健康医疗数据治理

国际数据管理协会大中华区（DAMA China）
上海市静安区国际数据管理协会

刘雷　主编

清华大学出版社
北　京

图书在版编目 (CIP) 数据

健康医疗数据治理 / 刘雷主编 .-- 北京：清华大
学出版社 , 2024. 9. --ISBN 978-7-302-67366-8

Ⅰ. R319

中国国家版本馆 CIP 数据核字第 20241VM355 号

责任编辑：张立红
版式设计：方加青
封面设计：钟　达
责任校对：卢　嫣
责任印制：宋　林

出版发行：清华大学出版社
　　　　网　　　址：https://www.tup.com.cn，https://www.wqxuetang.com
　　　　地　　　址：北京清华大学学研大厦 A 座　　　　　邮　　编：100084
　　　　社 总 机：010-83470000　　　　　　　　　　　邮　　购：010-62786544
　　　　投稿与读者服务：010-62776969，c-service@tup.tsinghua.edu.cn
　　　　质 量 反 馈：010-62772015，zhiliang@tup.tsinghua.edu.cn
印 装 者：小森印刷霸州有限公司
经　　销：全国新华书店
开　　本：170mm×240mm　　　印　　张：28.5　　　字　　数：596 千字
版　　次：2024 年 10 月第 1 版　　　印　　次：2024 年 10 月第 1 次印刷
定　　价：128.00 元

产品编号：104286-01

本书编委会

序　言

本协会在 2021 年提出了编写"数据管理和数字化"丛书的倡议，在出版了《财务数据治理实战》《首席数据官知识体系指南》之后，作为丛书之一的这本《健康医疗数据治理》也出版了。

在大数据、人工智能和互联网迅速发展的今天，数据已经成为医疗健康行业的关键资源和生产要素。无论是医学研究、临床决策，还是公共卫生管理，数据都扮演着不可或缺的角色。然而，面对海量且多样化的医疗健康数据，如何有效进行数据治理，成为了摆在我们面前的重要课题。

《医疗健康数据治理》一书正是在这一背景下应运而生。作为一本专注于医疗健康数据治理的专业书籍，它系统地阐述了数据治理的理论框架、实施策略和实践经验，旨在为行业从业者、研究人员以及政策制定者提供全面而实用的指导。

本书的编写团队由多位在数据治理、医疗信息学以及卫生管理领域具有丰富经验的专家学者组成。在编写过程中，我们充分考虑了医疗健康数据的独特性和复杂性，从数据采集、存储、处理到应用，全面解析了每一个环节中的挑战与解决方案。同时，本书也特别关注数据安全、隐私保护和伦理问题，提出了切实可行的规范和标准，以确保数据治理过程中的合法合规性。

书中还通过大量的实际案例，展示了国内外医疗机构在数据治理方面的成功经验和最佳实践。这些案例不仅为读者提供了宝贵的参考，也为数据治理在医疗健康领域的应用提供了有力的支持和借鉴。

在此，我要特别感谢所有参与本书编写和审核的专家学者，特别是本书的主编、DAMA 大中华区理事刘雷教授，是你们的智慧和辛勤付出，使得这本书得以呈现。同时，也要感谢所有支持和关心医疗健康数据治理的读者，是你们的需求和期望，激励着我们不断努力和进步。最后特别感谢本书责任编辑张立红主任的全程指导和支持。

数据治理是一个持续发展的过程，需要全行业的共同努力与合作。我们希望本书的出版，能够为医疗健康行业的数据治理提供有力的理论支持和实践指导，推动行业的健康发展和技术进步。

愿这本书能够成为您在医疗健康数据治理领域的重要参考和得力助手，助您在数据驱动的新时代中，开创更加美好的未来。

国际数据管理协会大中华区主席
上海市静安区国际数据管理协会会长
汪广盛

前　言

本书的目标与定位

近年来，随着国家出台面向健康医疗行业的一系列大数据政策法规，健康医疗大数据作为国家大数据战略的重要组成部分，各个地方省市也在积极响应国家政策号召，多个省份率先开展了健康医疗数据中心的建设。但是在健康医疗大数据产业化落地过程中，行业内对健康医疗数据治理一直没有统一的定义，同时对如何做健康医疗的数据治理，也没有专业的指导理论。而本书将针对健康医疗行业大数据治理的实际问题，提供 DAMA 数据治理理论在健康医疗大数据领域的落地指南。

健康医疗数据治理，是面向健康医疗领域的相关数据管理过程，有针对性地从事数据治理活动，以及数据治理活动的设计、监督和实施。

本书作为"DAMA 数据管理知识体系"丛书面向健康医疗行业的分册，将立足于 DAMA 数据治理体系的知识框架，结合健康医疗行业数据治理的特点，分别从健康医疗领域的数据治理理论和理论落地的最佳实践这两个视角阐述健康医疗数据治理，期望通过 DAMA 数据治理理论框架与健康医疗行业数据治理工具、方法、理论与规范相结合，通过与健康医疗行业数据治理理论与最佳实践相印证，为健康医疗数据治理提供 DAMA 数据治理的落地指导，为健康医疗行业大数据从业者提供健康医疗 DAMA 数据治理实践指南。

本书面向的人群

本书作为一本覆盖健康医疗大数据治理的指导书籍，面向所有从事医疗信息化相关工作的群体，覆盖人群广泛，从服务机构予以人群划分，本书主要面向以下几类机构：各级卫健委、等级医院、基层医疗机构和健康医疗行业服务企业。

面向各级卫健委的人群主要为规划发展与信息处业务管理人员、项目管理人员、信息规划人员、数据标准制定人员、医学信息相关顶层设计人员等；

面向等级医院的人群主要为医院数据管理人员、IT 信息管理人员、业务管理人员、科研数据需求人员等；

面向基层医疗机构的人群主要为医院管理人员、业务管理人员等；

面向健康医疗的服务企业的人群主要为企业管理者、战略规划者、首席数据官（CDO）、IT 信息管理人员、产品经理、项目经理、数据架构师、开发人员等。

本书的主要内容

数据管理在各个行业都会有很多挑战，但 DAMA 数据管理体系的建立将有效降低数据管理的复杂度，提升数据治理的成功率。随着国家健康医疗大数据战略的政策落地，健康医疗行业对管理和利用数据的能力和愿望在增强，对可落地的数据治理实践的需求也在增加。

本书作为一本覆盖健康医疗大数据治理的指导书，面向数据管理专业人员的权威参考书，DMBOK 通过健康医疗行业语言进行了重新诠释，支持 DAMA 在健康医疗行业的使命。

（1）为实施健康医疗机构或企业的数据治理实践提供功能框架，包括指导原则、最佳实践、落地的方法和技术、组织角色和可交付成果。

（2）为健康医疗数据治理概念建立行业术语表，并以此作为数据治理专业人员最佳实践的指南。

（3）为健康医疗数据治理专业人士的能力提升和认证考试提供实践参考指南。

本书的主体框架参照 DMBOK，围绕 DAMA-DMBOK 数据管理框架的 11 个知识领域构建，同时又融合了健康医疗行业数据治理的一些特殊性，例如因为健康医疗数据强监管政策，将医疗数据的开放与共享独立出来讲解；又例如因为健康医疗行业的领域知识专业度较高，医疗术语管理和知识图谱构建也单独作为一个章节予以详细描述。在阅读本书之前，如果对 DMBOK 的框架结构提前进行熟悉，将更加有利于本书的阅读和理解。

本书并不是传统意义上的手册类书籍，因医疗行业的数据特殊性与知识特殊性，与数据相关的技术和规范均有更为详细的书籍进行阐述，所以本书推荐，在面临特定技术或特定法规政策与行业标准时参照其他手册类书籍进行协同阅读与学习。

本书的主体逻辑包括三大部分，共 20 章，在 DMBOK 知识框架结构的基础上，将 DMBOK 的数据治理框架理论和健康医疗行业的实践相结合，将加速读者的理解和知识框架的构建。

第一部分为健康医疗数据治理背景。

（1）引论——DAMA 数据治理知识体系

通过概要介绍 DAMA 数据治理知识体系，为健康医疗数据治理提供知识框架的背景知识。

阐述本书的框架结构，主体框架参照 DMBOK，围绕 DAMA-DMBOK 数据管理框架的 11 个知识领域构建，同时又融合了健康医疗行业数据治理的一些特殊性。

（2）医疗行业数据治理现状

通过案例分别介绍医院数据治理现状、基层医疗卫生机构数据治理现状、公共卫生机构数据治理现状、卫生管理机构数据治理现状，以及其他机构的数据治理现状。

第二部分为健康医疗数据治理框架的实践。

（3）医疗数据架构

介绍医疗数据的价值，从数据架构和数据资产的视角分别予以阐述健康医疗数据治理的数据架构设计和数据资产管理。

（4）医疗数据建模和设计

通过介绍健康医疗行业常见的信息流通规范，以实际案例的方式介绍健康医疗行业的数据建模方法。

（5）医疗数据存储和操作

从健康医疗数据特征出发，介绍健康医疗数据管理底层的数据存储方法。

（6）医疗数据安全与隐私保护

在全球范围内，健康医疗数据都属于政策强监管范畴，为了符合监管政策，将通过隐私安全计算等技术手段和数据管理手段规避数据安全风险。

（7）医疗数据开放与共享

健康医疗数据价值最大化的有效手段是促进健康医疗数据的开放和共享，而目前因为患者数据所有权的不明确造成了一些困境，在不同的应用场景下通过数据权限分级可以解决部分问题。

（8）医院数据集成与互操作

健康医疗数据的集成和互操作方法，建议遵从美国 HIE（Electronic Health Information Exchange，健康信息交换）健康医疗信息集成交换规范和中国互联互通标准的要求，有效提升数据集成的规范性。

（9）医疗文件和内容管理

分别从电子健康档案管理、医学文献管理、医学影像文件管理和医学多媒体文件管理出发，参照国内外实践经验，介绍知识管理方法和工具。

（10）医疗元数据治理

主要阐述为什么要进行元数据管理。包括数据集成方面、帮助理解数据方面、提高数据质量方面以及数据分析、数据上报等，贯穿医疗数据的全生命周期。

（11）医疗主数据管理

从医疗主数据管理的需求出发，例如如何识别一个人，分别从主数据的抽取、主数据的集成和主数据的维护进行讲解，实现主数据的标识和管理。

（12）医学术语与知识图谱

医学术语是健康行业语言，有效的医学术语管理是计算机能识别的前提条件，而对医学数据进行知识图谱的构建，将赋予计算机逻辑思维，有利于构建医疗的人工智能应用。

（13）医疗数据仓库与医疗健康智能

通过健康医疗行业的案例，讲述健康医疗行业数据仓库构建和基于健康医疗数据分析需求的 BI 构建。

（14）医疗数据质量

结合数据质量的管理和评估方法，分别从医院数据质量管控和区域数据质量管控2个维度出发介绍实践案例。

第三部分为有关知识领域章节外的其他主题。

（15）医疗数据治理成功案例与最佳实践

本章通过健康医疗行业内大量的实践案例集中介绍健康医疗数据治理的成功案例和最佳实践。

（16）健康医疗数据伦理与法规

描述了健康医疗行业关于患者健康数据应用的过程中，数据伦理规范的核心作用，对健康医疗数据管理的专业人员进行有效指导。

（17）国外数据管理与组织变革

描述了在健康医疗数字化转型背景下，国外数据管理与组织变革的实践经验，为国内健康医疗相关机构提供案例参考。

（18）数据管理成熟度评估

描述了现有的健康医疗数据管理成熟度评估的各种方法，同时提出了对未来健康医疗数据管理成熟度评价体系进行逐步完善的建议。

（19）医疗大数据应用

针对健康医疗行业大数据的应用场景，分别在精准医学、医疗人工智能方面予以阐述。

数据治理是一切数据相关操作的基础，数据治理的成功与否直接导致后期利用数据与管理数据的结局。本章意在引导读者更加快速地上手本书，以便更好地通过阅读本书的相应章节，掌握医疗数据治理的方法。

（20）健康医疗数据要素流通

描述了当前健康医疗数据要素流通的基本特征，以及相关法规政策、发展情况、跨境流通情况。

目　录

第 1 章
引论——DAMA 数据治理知识体系介绍

1.1 DMBOK 简介

1.1.1 DAMA国际和《DAMA数据管理的知识体系指南》（DMBOK）的发展历程

DAMA 国际（Data Management Association International，国际数据管理协会）是一个全球性的数据管理和专业志愿人士组成的非营利性协会，致力于数据管理的研究和实践。DAMA 国际在全球范围内拥有 50 多个分会，20000 余名数据管理专业人士会员。其宗旨是促进理解、发展和实践数据和信息的管理，以支持业务战略。DAMA 基金会是 DAMA 国际的附属研究和教育机构，致力于发展数据管理专业，并推动数据和信息作为企业资产的管理理念和实践的进步。DAMA 国际和 DAMA 基金会（统称为 DAMA）的共同使命是引领数据管理职业走向成熟。DAMA 推动管理数据、信息和知识作为企业关键资产的理解、发展和实践，独立于任何特定的供应商、技术和方法。

DAMA 国际通过多种方式致力于推动数据管理专业的成熟，其中一些举措如下。

（1）与威尔希尔会议公司合作举办一年一度的 DAMA 国际研讨会（现为企业数据世界），这是世界上最大的专业数据管理会议。研讨会上的教程和会议环节为数据管理专业人士提供持续的教育。

（2）与英国信息权利管理协会（Information Rights Management UK，IRM UK）合作举办一年一度的 DAMA 国际欧洲会议，这是欧洲最大的专业数据管理会议。会议上的教程和会议环节为数据管理专业人士提供持续的教育。

（3）与计算专业人员认证协会（ICCP）合作，提供专业认证计划，授予认证数据管理专业人士（CDMP）称号。数据仓库研究所（TDWI）在认证商业智能专业人士（CBIP）计划中也使用 CDMP 认证考试。

（4）DAMA 国际教育委员会的数据管理课程框架为美国和加拿大的院校提供指导，帮助它们将数据管理作为北美高等教育模式中 IT（信息技术）和 MIS（管理信息系统）课程的一部分进行教学。

DAMA 国际自 1980 年成立以来，多年致力于数据管理的研究、实践及相关知识体系的建设,在数据管理领域积累了极为深厚的知识沉淀和丰富经验,并先后出版了《DAMA 数据管理辞典》和 DMBOK,集业界数百位专家的经验于一体,是数据管理业界最佳实践的结晶,已成为从事数据管理工作的经典参考和指南,在全球范围内广受好评。

2009 年,DAMA 国际发布了 DMBOK1.0 版,将数据管理定义为规划、控制和提供数据资产,发挥数据资产的价值。它将数据管理划分为 10 个知识领域,分别是数据治理、数据体系管理、数据架构管理、数据开发、数据操作管理、数据安全管理、参考数据和主数据管理、数据仓库和商务智能管理、文件和内容管理、元数据管理和数据质量管理。其中,数据治理是高层次的、规划性的数据管理活动,其关键管理活动包括制定数据战略、完善数据政策、建立数据架构等,注重数据的使用者、使用方式、使用权限等合规性制定,强调开展数据资产全生命周期管理前的基础工作,关注数据资产管理中的相关保障措施。

《DAMA 数据管理辞典》是对 DMBOK 的有机补充,最初是作为对 DMBOK 的扩充词汇而编撰的,由于其规模和商业价值,DAMA 国际将其单独出版。该辞典中的术语定义都与它们在 DMBOK 中的用法一致。

2015 年,DAMA 国际发布 DMBOK2.0 版,将数据管理知识领域扩展为 11 个管理职能,分别是数据治理、数据架构、数据建模与设计、数据存储与操作、数据安全、数据集成与互操作、文件和内容管理、参考数据和主数据、数据仓库和商务智能、元数据、数据质量等。DMBOK2.0 版是 DAMA 国际专家对过去 30 多年数据管理领域知识和实践的总结,是一部综合了数据管理方方面面、具有权威性的基础工具书。

1.1.2 DMBOK的目标及用途

DAMA 国际组织出版的 DMBOK,是为了进一步推动数据管理专业的发展,并希望成为数据管理的权威入门读物。没有一本单独的书可以描述整个数据管理知识体系。DMBOK 并不是试图成为数据管理的百科全书,也不是涵盖所有与数据管理相关内容的完整论述。相反,DMBOK 简要介绍了数据管理的概念,并确定了数据管理的目标、职责和活动、主要交付成果、角色、原则、技术和组织 / 文化问题,描述了普遍接受的良好实践以及重要的替代方法。

作为权威入门读物,DMBOK 的目标如下。

(1)提供通用语言:DMBOK 旨在为数据管理专业人员建立一套通用语言和术语。它定义了标准化的术语和概念,使从业人员能够有效沟通并就数据管理原则达成共同理解。

(2)定义最佳实践:DMBOK 识别并定义了跨越各个领域和学科的数据管理最佳实践。它概述了不同数据管理领域应遵循的推荐方法、方法论和技术,为专业人员实现高效的数据管理成果提供指导。

(3)促进一致性和标准化:DMBOK 促进数据管理实践的一致性和标准化。它提供了一个结构化的框架，组织可以使用该框架评估其当前的数据管理能力、识别差距，并使其实践与行业标准和基准保持一致。

（4）促进协作和知识共享：通过提供全面的知识体系，DMBOK 促进了数据管理专业人员之间的协作和知识共享。它作为一个参考指南，可以帮助从业人员提高技能、交流经验并学习行业领先的实践。

（5）支持专业发展：DMBOK 支持数据管理人员的职业发展。它概述了数据管理领域内不同角色所需的知识、能力和技能。专业人员可以将 DMBOK 作为指导其职业发展和识别需要进一步学习和专业化的领域的路线图。

（6）实现有效的数据治理：DMBOK 的主要目标之一是实现有效的数据治理。它提供了建立数据治理框架、定义数据政策和标准以及实施数据管理制度实践的指导。通过遵循 DMBOK，组织可以建立健全的数据治理实践，确保数据以一致、安全且符合业务目标的方式进行管理。

（7）提高数据质量和完整性：DMBOK 强调数据质量和完整的重要性。它提供了评估、改进和维护数据在整个生命周期中的质量的方法和技术。通过实施 DMBOK 中概述的实践，组织可以提高其数据资产的准确性、完整性和可靠性。

（8）促进数据驱动决策：DMBOK 的最终目标是促进数据驱动决策。通过推广有效的数据管理实践，组织可以利用其数据资产来获得有意义的洞察力、做出明智的决策并提高业务价值。DMBOK 作为一个指南，确保数据以支持组织目标和实现数据驱动决策的方式进行管理。

总的来说，DMBOK 的目标是建立标准、最佳实践和对数据管理原则的共同理解，以使组织能够有效地管理和利用其数据资产，实现战略和运营目标。

DMBOK 的受众包括以下几种。

（1）认证数据管理专业人士和有志于成为认证数据管理专业人士的人员。

（2）与数据管理专业人士合作的其他 IT 人士。

（3）所有类型的数据管家。

（4）对管理数据作为企业资产感兴趣的高管人员。

（5）认识数据作为企业资产的重要性的知识工作者。

（6）评估和帮助改善客户数据管理工作的顾问。

（7）负责开发和提供数据管理课程的教育工作者。

（8）数据管理领域的研究人员。

关于 DMBOK 的使用，DAMA 国际预计会有以下几种潜在用途。

（1）让不同受众了解数据管理的性质和重要性。

（2）帮助在数据管理社区内做好术语及其含义的标准化工作。

（3）帮助数据管家和数据管理专业人士理解他们的角色和职责。

（4）为评估数据管理的有效性和成熟度提供基础。

（5）指导实施和改进数据管理工作的举措。

（6）指引读者查阅更多关于数据管理的知识来源。

（7）指导高等教育数据管理课程内容的开发和交付。

（8）提出数据管理领域进一步研究的领域。

（9）帮助数据管理专业人士备考 CDMP 和 CBIP 考试。

1.1.3 DMBOK框架介绍

DMBOK 数据管理框架（也称为 DAMA 车轮图），即技术视角的 DAMA 车轮图，如图 1-1 所示。

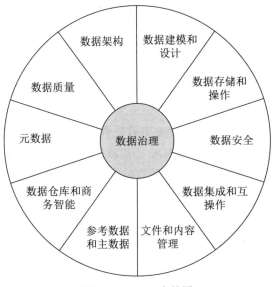

图 1-1　DAMA 车轮图

DAMA 车轮图定义了数据管理知识领域，它将数据治理放在数据管理活动的中心，因为治理是实现数据管理工作内部一致性与维持工作之间平衡所必需的。其他知识领域（数架构、数据建模等）围绕车轮平衡。它们都是成熟数据管理工作的必要组成部分，但根据各组织的需求，它们可能在不同的时间实现。

DAMA 数据管理框架也被描述为另一种形式的 DAMA 车轮图，即业务视角的 DAMA 车轮图，数据治理范围内的应用活动围绕着数据管理生命周期内的各项核心活动进行，如图 1-2 所示。

核心活动位于框架中心，包括元数据管理、数据质量管理和数据架构。生命周期管理活动可以从多个方面定义，如计划的角度（风险管理、建模、数据设计、参考数据管理），实现的角度（数据仓库、主数据管理、数据存储和操作、数据集成和互操作、数据开发技术）。生命周期管理活动源于数据的使用：主数据使用、文件和内容管理、商务智能、数据科学、预测分析、数据可视化。许多情况下都会基于现有数据进行增强性的开发，获取更多洞察，产生更多的数据和信息。数据货币化的机会可以确定源于数据的使用。数据治理活动通过战略、原则、制度和数据管理，提供监督和控制。它们通过数据分类和数据估值实现一致性。

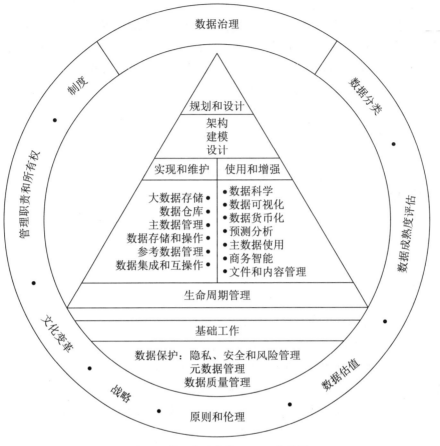

图1-2　另一种形式的DAMA车轮图

DAMA数据管理框架采用多种方式描述的原因是期望提供额外的视角，并就如何应用DMBOK中呈现的概念展开讨论。随着数据管理重要性的提高，这些框架成为数据管理社区内以及数据管理社区和利益相关方之间沟通的有力工具。

DMBOK2.0是围绕DMBOK数据管理框架的11个知识领域构建的。各个知识领域章节遵循相同的结构。

- 引言
  ○ 业务驱动因素
  ○ 目标和原则
  ○ 基本概念
- 活动
- 工具
- 方法
- 实施指南

● 与数据治理的关系

● 衡量指标

数据管理知识领域描述了各种数据管理活动集合的涵盖范围和工作背景，并阐释了数据管理的基本目标和原则。由于数据在组织内呈横向流动，这些知识领域涵盖的活动之间以及与其他组织职能之间难免会存在交叉和相互影响。

（1）数据治理通过建立一个能够满足企业需求的数据决策体系，为数据管理提供指导和监督。

（2）数据架构定义了管理数据资产的蓝图，通过与组织战略保持一致，建立战略性数据需求和设计以满足这些需求。

（3）数据建模和设计是以一种称为数据模型的精确形式发现、分析、表示和沟通数据需求的过程。

（4）数据存储和操作包括数据的设计、实施和支持存储以实现其价值最大化。操作在整个数据全生命周期内提供支持，从数据规划到数据处置。

（5）数据安全确保维护数据隐私和机密性，防止数据泄露并确保适当地访问数据。

（6）数据集成和互操作包括与数据存储、应用程序和组织内外的数据移动和整合相关的流程。

（7）文件和内容管理包括用于管理各种非结构化媒体（尤其是支持法律和法规遵从性要求所需的文件）中的数据和信息的生命周期的规划、实施和控制活动。

（8）参考数据和主数据包括持续核对和维护核心关键共享数据，以便在整个系统中一致使用最准确、及时和相关的核心业务实体事实版本。

（9）数据仓库和商务智能包括计划、实施和控制过程，以管理决策支持数据，并使知识工作者通过分析和报告从数据中获取价值。

（10）元数据包括计划、实施和控制活动，以实现对高质量、集成的元数据的访问，包括定义、模型、数据流和其他关键信息，这些信息对于理解数据及其创建、维护和访问的系统至关重要。

（11）数据质量包括规划和实施质量管理技术，以衡量、评估和改进数据在组织内的适用性。

除了有关知识领域的章节，DMBOK2.0还包含以下主题的章节。

（1）数据处理伦理描述了关于数据及其应用过程中，数据伦理规范在促进信息透明、社会责任决策中的核心作用。数据采集、分析和使用过程中的伦理意识对所有数据管理专业人员有指导作用。

（2）大数据和数据科学描述了随着收集和分析大型、多样化数据集的能力的提高而涌现的技术和业务流程。

（3）数据管理成熟度评估概述了评估和改进组织数据管理能力的方法。

（4）数据管理组织和角色期望为组织数据管理团队和实现成功的数据管理实践提供了最佳实践和注意事项。

（5）数据管理和组织变革管理描述了如何计划和成功地实施将有效的数据管理实践嵌入组织所需的文化变革。

一家特定的组织如何管理它的数据取决于它的目标、规模、资源、复杂性以及对数据如何支持总体战略的认识程度，但大多数企业并不会实施每个知识领域中描述的所有活动。然而，了解数据管理更广泛的背景将使组织能够更好地做出在改善这些相关职能内和跨职能之间的实践时应该关注哪些方面的决策。

1.2 数据治理概述

1.2.1 数据治理概念

DMBOK 对数据治理的定义是：指对数据资产管理工作履行职权和实施管控（如规划、实施、监督和执行等）的行为。DAMA 认为数据治理是建立在数据管理基础上的一种高阶管理活动，是各类数据管理工作的核心，指导所有其他数据管理工作的执行。

我国《信息技术服务 治理 第 5 部分：数据治理规范》（GB/T 34960.5）对数据治理的定义是：数据资源及其应用过程中相关管控活动、绩效和风险管理的集合。

中国银行保险监督管理委员会在 2018 年下发的《银行业金融机构数据治理指引》（银保监发〔2018〕22 号），对数据治理的定义是：指银行业金融机构通过建立组织架构，明确董事会、监事会、高级管理层及内设部门等职责要求，制定和实施系统化的制度、流程和方法，确保数据统一管理、高效运行，并在经营管理中充分发挥价值的动态过程。

随着数据要素产业的蓬勃发展及数据要素在各行各业的应用落地，更多的主体意识到数据治理的重要性并参与其中，根据各行业、各业务场景的特点，数据治理被赋予了不同的含义和作用。考虑到数据治理的发展趋势，为更全面地体现数据治理的内涵和知识体系，本书采纳《信息技术服务 治理 第 5 部分：数据治理规范》（GB/T 34960.5）中关于数据治理的概念，与 DMBOK 中数据治理的概念相比，它是广义的数据治理，包含了 DAMA 车轮图中数据管理的内容。

1.2.2 数据治理原则

DMBOK 将数据治理原则划分为领导力和战略、业务驱动、共担责任、多层面、基于框架和原则导向，这些原则在 2021 年中国通信标准化协会发布的《数据治理标准化白皮书》（2021 年）中被借鉴并予以完善，完善后的数据治理原则被概括为以下内容。

（1）**战略重视、组织保障**：规划数据治理中长期路线图、明确职责分工、建立数据治理组织架构，监督各项任务执行情况、解决组织间矛盾及冲突、及时调整规划内容。

（2）**责任共担、协调配合**：明确各部门的职责及任务，制定工作原则，明确各自任务及边界，建立配合机制，共同确保数据治理整体任务的实现和目标的达成。

（3）**业务驱动、问题导向：**基于业务活动中发现的数据不标准、不一致、不准确、不可信、用数困难等问题，通过业务驱动开展计划、控制、开发、运营等数据治理活动，并通过数据治理考核机制来监督落实。

（4）**流程嵌入、实用落地：**数据治理是管理、业务、技术三位一体的系统工程，将数据治理的活动、工具、输入输出物、人员角色等嵌入管理、业务、技术的关键流程中，并达成用户体验好、自动化程度高、简单适用的成效。

（5）**服务导向、量化评价：**以服务为核心理念，为数据应用提供可用、可信的高质量数据，满足数据需求、赋能业务发展。设置量化指标评价数据治理的工作成效，反映数据治理存在的成绩和不足，提出针对性的改进和优化措施。

健康医疗领域的数据治理也可以借鉴上述原则，将其作为参考性原则。

1.2.3 数据治理参考框架

数据治理国家标准《信息技术服务 治理 第 5 部分：数据治理规范》（GB/T 34960.5），将数据治理框架划分为顶层设计、数据治理环境、数据治理域和数据治理过程四大部分，如图 1-3 所示。

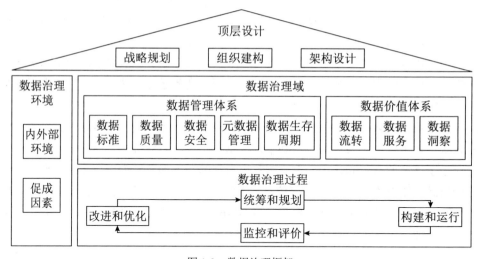

图 1-3 数据治理框架

数据治理相关国家标准、行业标准为相关行业数据治理工作提供了参考指引，推动了数据治理事业的发展，但又不像 DMBOK 那样能够提供一套完整的知识体系指导数据治理工作的开展，不利于数据治理工作的具体实施。然而，由于 DMBOK 是一个通用性的数据管理知识体系指南，未能够体现行业特点及与特定行业的结合应用，所以在特定行业应用上尚不能得到充分应用。为此，DAMA 中国（上海市静安区国际数据管理协会）于 2021 年决定基于 DMBOK 组织编写一套数据治理丛书，选取医疗健康、金融、制造业、交通、零售等行业作为试点，计划建立起与行业特点相结合的行业性数据治理知识体系指南，以期为特定行业的数据治理工作提供适用性强且系统性的指导，赋能多个行业数据治理工作的开展，支撑不同行业数字化转型的高效落地及数据要素的价值发挥。

本书结合 DMBOK 数据管理框架和其他数据治理相关框架以及健康医疗领域数据治理的特点，形成健康医疗领域的数据治理参考框架，该参考框架包括数据战略、数据治理机制、数据治理关键领域、数据应用及服务、数据共享与安全、数据治理成熟度评估六个部分，如图 1-4 所示。

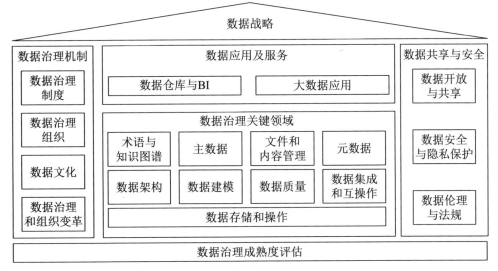

图 1-4 数据治理参考框架

（1）**数据战略**：根据法律法规、行业监管要求、业务战略、未来科技发展趋势等对数据的需求，建立数据战略，明确数据治理愿景、目标、原则、任务、路径等要素，指导未来数据治理工作的开展。

（2）**数据治理机制**：数据治理机制包括数据治理制度、组织及团队建设、组织变革以及数据文化，它是数据治理和数据应用各项工作有序开展的基础，为数据治理提供依据和机制保障。

（3）**数据治理关键领域**：数据治理关键领域包括术语与知识图谱、主数据、文件和内容管理、元数据、数据架构、数据建模、数据质量、数据集成和互操作、数据存储和操作，它体现了数据治理的具体工作，能实现数据治理关键领域工作的落地。

（4）**数据应用及服务**：数据应用及服务包括数据仓库与 BI、大数据应用，它是实现数据价值和作用的重要手段。

（5）**数据共享与安全**：数据共享与安全包括数据开放与共享、数据安全与隐私保护、数据伦理与法规，它是防范数据风险、保障数据合法合规合理使用的前提。

（6）**数据治理成熟度评估**：通过建立数据治理的相关评估指标，对上述数据治理相关工作进行成熟度评估和现状诊断，发现数据治理工作存在的问题及不足，明确数据治理工作的改进方向及措施，促进数据治理工作的持续改进。

第2章
医疗行业数据治理现状

数据治理是指对数据资产管理行使权力和控制的活动集合。相比数据管理，医疗行业数据治理更强调国家级、省级卫生主管部门、医疗信息行业协会以及机构高层管理者统一协调、共同协作，建立起一套自上而下、分工科学、协作紧密、流程明晰的数据治理组织体系。目前我国在医疗行业领域的数据治理处于起步阶段，存在着"重创造轻管理、重数量轻质量、重业务轻增值"的现象，亟须健全的治理体系和有效的解决方案。近年来，国内外相关机构在数据治理领域开展了深入的理论研究，提出国际标准数据治理框架、数据治理协会（Data Governance Institute，DGI）数据治理模型、DAMA数据治理模型、国家标准化管理委员会数据治理框架等多种代表性的理论体系。在理论研究的基础上，我国医疗行业开启了数据治理实践的探索。

2.1　医疗卫生机构数据治理现状

医疗卫生机构包括医疗机构和公共卫生机构，是产生健康医疗数据的主要场所。随着医疗和公共卫生机构信息化建设的不断深入，尤其是近年来智慧医疗和智慧公卫的快速发展，医疗卫生机构的数据呈爆炸式的增长，但数据的质量和利用率不如人意，越来越多的医疗卫生机构认识到数据治理的重要性和紧迫性，开始了数据治理的相关工作。尽管数据治理已经提上了医疗卫生机构运营管理的日程，但就目前医疗卫生机构数据治理的现状来看，总体而言，我国医疗卫生机构数据治理仍处于起步阶段，各医疗卫生机构仍在积极探索有效可行的数据治理体系和具体实施方法。

2.1.1　医院数据治理现状

医院在推进信息化建设的过程中，系统越建越多，功能越来越复杂，因缺乏整体规划能力，各信息系统产生了众多数据，存在数据质量不高和利用率低的现状。数据是医院精细化管理的重要载体，在智慧医院建设中发挥着重要作用。面对如此现状，医院迫切需要构建数据治理体系，加快推动医疗数据的治理，提升数据质量，促进数据共享，发挥数据价值。当前，我国医院数据治理还处在起步阶段，存在以下挑战：专业数据治理人才不足；数据中心重建设，轻管理，少应用；数据治理对人工还存在较强的依赖性，缺少自动化、实时性管理工具；重视数据安全的同时也限制了数据的共享和应用；数据治理未形成体系，难以支撑智慧医院的建设等。数据治理涉及医院所有业务和管理领域，需要明确相关部门和科室管理活动的职责范围和协作模式，方可切实保障数据治理工作的顺利推进。

2.1.1.1 医院产生的健康医疗数据类型及特征

医院是产生健康医疗数据的主要场所之一，根据数据产生的源头，医院数据主要可以分为医疗服务产生的业务数据和医院运营管理数据。业务数据即临床数据，包括门急诊数据、住院数据、EMR 数据（医嘱、病历记录等文书、诊断、护理）、检验检查数据、手术麻醉数据、药品使用数据、随访数据等；医院运营管理数据包括财务数据（患者缴费、医保结算等）、医院成本数据、上报至统计信息中心和人口信息平台的数据等。

近年来，随着医院业务的快速发展，医院信息化建设不断完善，患者就诊流程中越来越多相关的数据被采集和保留下来。一方面，这些数据数量庞大，体系架构差异大，数据结构复杂，缺乏统一数据标准，即使在同一家医院，由于数据库的分割，信息孤岛的问题仍然存在，信息共享程度相对不足。另一方面，医院掌握着大多数患者的健康医疗数据，与其他健康医疗数据相比，准确性相对较高，极具开发价值。

2.1.1.2 医院数据治理的发展阶段

医院数据的重要性逐渐凸显，而医院数据由于其复杂性等因素未能得到充分利用，越来越多的医院开始对医院数据进行数据治理，以期深入挖掘医院数据的价值。2017 年 8 月，Dimensional Insight 对美国 104 名医院的首席信息官进行调查显示，约有 44% 的医院在整个医院内部已经实现了对健康医疗数据的管理，而剩下的 56% 的医院未能实现完整的数据管理或者尚未开始实施数据管理。2017 年，中国数字医疗网 HC3i 组织开展的《医院数据管理状况调查》活动显示，其中 84% 的医院在 2017 年针对健康医疗数据治理的预算达到 20 万元以上，50% 的医院数据治理的预算金额达到 50 万 ~100 万元。而 2016 年同期为 84% 的医院在数据管理上的投入高于 20 万元，33% 的医院投入资金在 50 万 ~100 万元。全球范围内，当前大多数医院对数据治理的概念有着一定的认识，也认可其重要性。可以发现在受调查的医院中有相当一部分医院对于数据治理都安排了资金投入，并且在数据治理上的预算不断增加，显示出医院对于数据治理重视程度在加深。

尽管数据治理已经提上医院运营管理的日程，就目前的医院数据治理现状来看，总体而言，我国的医院数据治理仍处于起步阶段，各地医院仍在积极探索有效可行的医院数据治理体系和具体实施方法。数据治理可以解释为"管理数据管理"，是对数据管理的统筹，医院在数据治理中更关注对数据管理的执行，缺乏对数据治理的统筹规划以及组织制度建设层面的考虑。在数据治理概念理解上，大多数医院在实际工作中并未将数据治理、数据管理和数据处理进行明确的区分。在数据治理组织建设中，很大一部分医院的数据治理工作属于医院信息化建设的工作内容，并未组建独立的医院数据治理组织，而是直接由医院信息化相关科室开展。在数据治理人才方面，医院并不安排专职的数据管理专员，通常由信息科室的成员兼顾数据治理的工作。不过在一些大型三甲医院中，院方已经认识到组织结构在数据治理方面的重要意义，如北京天坛医院、北京清华长庚医院等医院在信息科内设立了数据小组，专门负责数据的挖掘和利用。还有医院成立了独立于信息科之外的部门，如陆军军医大学第一附属医院成立医院大数据与人工智能中心，并安排全职工作人员负责医院数据的相关工作。目前，医院数据治理的重点主要集中在数据质量提升、数据可用性、数据互操作性、数据安全管理等方面。

2.1.1.3　目前医院数据治理的主要方面

1）数据质量管理

医院数据在其生命周期的各个环节均有可能出现不同程度的质量问题。数据的质量将直接影响数据的价值，也可能会对临床诊疗活动造成严重的后果。医院数据质量问题主要有数据缺失不完整、格式错误、重复记录、数据颗粒度不统一、数据录入不及时等问题。医院通常利用数据监测、数据核查等手段，对数据库中的数据进行抽取，并依据一定的标准对其进行梳理和检查，并对数据质量进行反馈。在核查和监测的数据项方面，由于医院数据的数据项众多，医院数据质量管理一般聚焦在那些最直接影响医疗诊疗活动的数据上。例如四川大学华西医院制定了数据质量控制框架，从数据质量属性和数据质量特征2个角度切入，分别通过8个和5个监测维度进行医院数据质量监测，覆盖了医疗服务能力、医疗服务效率、医疗收入、医疗费用控制、患者辐射范围、医疗质量终末指标、医疗保障等方面共42项核心管理数据。

2）数据标准管理

医院在实施数据治理的过程中，制定统一可行的数据标准体系是数据治理的基础。对于医院来说，建立医院数据标准体系及其管理机制，有利于支撑数据的标准化建设，保证数据在数据治理过程中的一致性。各个国家和地区发布了多套医疗健康领域的数据标准，可供医院选择。我国经过十多年的发展也已形成了比较完善的健康医疗数据标准体系框架，现行的是基于大数据参考架构和全民健康信息标准体系框架提出的健康医疗大数据标准体系框架，包括6大类标准，分别为基础类、数据类、技术类、安全与隐私类、管理类和应用与服务类。同时，我国将部分健康医疗数据标准作为国家医疗健康信息医院信息互联互通标准化成熟度测评和区域全民健康信息互联互通标准化成熟度测评的依据，数据资源标准化建设情况占测评总分的30%，其中数据集标准化情况和共享文档标准化情况各占总分的15%。该测评的举措在一定程度上促进了我国医院数据标准的统一，不但有利于医院自身的数据治理，也为医院间的区域性数据治理提供了重要保障。

3）数据集成管理

医院在探索医院数据治理的过程中，通过建立临床数据仓库（Clinical Data Repository，CDR）、大数据中心等数据平台，与医院现有的 HIS、CIS、LIS、RIS/PACS 等关键系统数据库相结合，逐步搭建医院数据治理平台，形成医院数据治理框架。临床数据仓库是一个以业务支撑为主，面向电子病历，整合多个来源的数据中心，提供以患者和医护人员为中心的统一视图的数据库。与 CDR 相比，医院大数据中心强调数据的二次利用，主要起数据分析的作用，对医院管理和临床科研等方面至关重要。大数据中心包含了数据收集、数据治理、数据计算、数据挖掘分析、数据利用等方面的功能。医院利用数据平台，建立医院自身的临床样本库，并利用数据平台开展临床研究与临床决策支持，通过数据平台让数据产生临床价值。

4）数据安全管理

医疗健康数据体现的价值不仅是经济价值，更是生命，也正因如此，数据安全一直是医院在进行数据管理活动时需要考虑的关键。病毒和人为的恶意攻击、人为误操作是影响医院数据安全的主要原因。为了加强医院数据安全，一方面，医院建立数据安全管理制度，包括业务系统密码管理、数据查询与登记、数据库后台安全监管、业务系统使用权限等相关制度，不断完善数据安全防范策略，从网络终端控制、数据存储、数据访问权限、数据交换、数据加密等方面着重保障数据的安全。另一方面，医院通过加强信息系统硬件设备，如增设设备或线路、多路备份、增加异地备份等手段，降低数据安全风险。

2.1.1.4 医院数据治理的典型案例

案例 1：美国堪萨斯大学医院（University of Kansas Hospital）

1）面临的问题

堪萨斯大学医院面临医疗卫生机构几个常见的数据挑战：数据收集方面，随着多源数据的数据量日益增长，通过手工的方式收集、获取和验证数据，非常耗时耗力，医院需要寻找一个更有效的替代方案；数据质量方面，数据不准确、完全丢失或数据相互矛盾对数据的应用造成重大的影响，用户对数据不信任问题突出；数据标准化方面，存在数据术语和定义的非标准化问题等。

2）数据治理目标

堪萨斯大学医院希望通过实施更好的数据管理流程和实践，来改善数据收集和数据质量方面的问题，同时提高用户对数据的信任程度。

3）数据治理实施

（1）顶层设计

堪萨斯大学医院首先从组织构建、战略规划改进、架构设计三方面进行了数据治理的顶层设计。

在组织构建上，堪萨斯大学医院成立了一个数据治理委员会，该委员会由医院高层领导批准成立，并拥有管理所有 BI、数据和信息资产的权限。如图 2-1 所示，该委员会被划分为数据咨询组、数据治理执行组和数据治理支持团队等。数据咨询组由相关研究领域的专家组成，主要在战术策略的跟进上发挥作用，负责处理数据质量问题、工作优先级和工作组的创建等；数据治理执行组负责监督改进工作的策略和远景；其他主要委员会成员包括数据治理支持团队，由技术、流程改进和临床专家等组成。

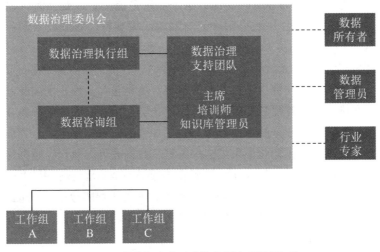

图 2-1 堪萨斯大学医院的数据治理组织架构

在战略规划改进上，堪萨斯大学医院选择以现代分析基础设施作为劳动力，替代持续增加的全职员工的工作量，从而满足不断增长的数据报告需求。通过这些现代化分析基础设施的部署实现数据收集过程的自动化，获取及时、准确的决策数据，并实现为正确的用户访问正确的数据，从数据报告转向识别和执行等环节改进。

康萨斯大学医院也对架构设计进行了调整。从管理大型数据集和使用预测分析创建最佳结果的理想视角出发，堪萨斯大学医院开发了一个更具凝聚力的商业智能路线图（如图 2-2 所示），并根据该路线图跟踪数据治理的进展。

堪萨斯大学BI路线图	2015财政年 零散分布	2016财政年 企业视角	高级分析	2017财政年 大数据
BI架构	没有或少量关键解决方案 ①	实施中央基础设施 ②	核心&自助服务设施 ③	优化的基础设施（如：数据集市、ODS）
数据源/数据时效	来自一个系统或来自内部系统有限数量的特定BI系统的交易申请	主要数据源构建的ETL ②	辅助数据源构建的ETL ③	网页、患者、基因组学&其他外部来源（如：堪萨斯大学、eMeasure、对比分析）
分析类型/分析的利用	自动内部报告（部分）①②	企业KPI&自动外部报告 ③	预测性&规范性分析和基于证据的分析	结合多个复杂数据源的分析
数据模型	部门的 ①②	通用词汇、起始模式、维度 ③	多种数据模型 ②	无
数据治理	独立的&部门的 ①	通用政策/标准、集中管理的KPI&安全管理	商定议程&优先事项、数据规范化&系统变化的初始来源	内部&外部数据的所有者&管理者、复杂分析的审查和交付
工具	冗余信息、桌面工具集 ①	统一数据管理工具 ③	拓展的分析能力 ③	专门的、针对性的能力
技能	SQL、Excel、Access轻量化的数据模型、轻量化的可视化 ①②	对人体有深度理解、逻辑数据模型、轻量化统计和术语标准	对统计有深度理解、操作分析、程序设计	NLP、基因组学、规则引擎 ②
文化/企业数据素养	数据价值被低估足够好的决策 ①	越来越强调基于事实的决策 ②	数据素养培训识别BI机会、改变	深刻理解BI能力的局限性

图 2-2　数据治理长期路线图

（2）数据治理重点

堪萨斯大学医院数据治理委员会主要从信息治理、数据质量、数据的可用性和数据的有效性四方面入手改进其数据质量和数据可信问题。

信息治理方面，通过将临床、管理和技术合作伙伴联合起来，根据组织的战略和目标共同设计和优化信息资产，包括对事实来源的声明、记录系统、角色和职责、信息交付标准和经过认证的企业报告／仪表板，以及数据安全和访问决策的治理。

数据质量方面，以数据的完整性、及时性、准确性和一致性为依据，通过标准体系和数据质量评价评估体系的创建和数据工作流程的监控来确保数据质量。

数据的可用性方面，开发易于使用的应用程序，并以数据字典、数据模型和元数据存储库作为工具，尽可能实时地访问可信的数据集以促进数据的交互和知情决策，创建一种通用的数据语言来理解组织绩效。

数据的有效性方面，实施适当的分析基础设施，使临床和业务用户在需要时能够获得各自的临床和业务需要的数据。

（3）数据治理流程的改进

在统筹和规划层面，堪萨斯大学医院着重对统筹层面的领导力进行优化。最有效的领导者应该具备必要的技术技能和客户服务意识，以便与临床和行政领导建立伙伴关系，同时重视确保高级领导人的承诺，在实施先进的分析基础设施和有效的改进策略时需获得高级领导人的积极支持。由医院数据治理委员会带动建立数据驱动的核心文化，并将数据所有权的责任落至临床医生和操作决策者，由终端用户承担数据的所有权，并承担管理数据质量的责任。医院数据治理在构建和运行层面，通过构建高级商业智能体系结构，确保管理团队具备该项目所需的必要技术、操作和临床专业知识，并提供足够的资源和专用资源推进数据治理；以透明度为目标，向终端用户提供用于日常工作的高质量数据；从多个源系统中提取质量数据，并将其提取为一个单一的真理源（Enterprise Data Warehouse，EDW）；尽可能自动化数据提取和报告；基于通用词汇表和术语进行高级数据建模；教育培训用户，向他们提供性能优化的高级分析和改进技能，允许用户能够有效地拥有和管理他们的数据需求。

（4）监控和评价

堪萨斯大学医院还计划构建一个数据治理绩效评估表以跟踪和管理治理指标，这些指标包括：确定的数据所有者数量、记录的流程数量、节省的成本/避免的费用和企业数据仓库的使用情况（例如获得的效率、减少非企业数据的使用）。

案例 2：首都医科大学宣武医院

1）面临的问题

首都医科大学宣武医院在数据应用过程中面临院内数据质量冲突问题、复杂数据的获取困难问题及数据治理实施过程中的数据安全保障问题。

2）数据治理目标

通过数据治理实现不同就诊场所、不同时间的患者及诊疗信息贯通；实现全院级别的影像数据的统一管理；在保证信息安全的前提下增强了各类临床数据的可及性。

3）数据治理实施

（1）顶层设计

在组织架构上，宣武医院专门成立了数据治理委员会，数据治理委员会是信息管理委员会的分支机构，涉及职能部门、主要数据采集部门和应用部门、信息中心等多类人员。

（2）数据治理实施

从四个方面进行数据治理，分别是数据内容管理、数据安全与隐私保护及数据获取便捷性、数据整合与数据质量、主数据管理。

在数据内容管理中，持续不断地扩展医院级别统一管理的数据内容，例如整合床旁设备数据，逐渐将监护仪、呼吸机、输液泵、床旁血气分析等设备输出数据整合到信息系统；通过流程和程序改造，将专科系统内存储的影像（如眼科影像、内窥镜影像等）加入患者标识，逐步联通整合到影像平台，进行全院级别的统一管理；增加院内外数据的联动性，通过提供患者报告数据的入口，构建医疗数据生态圈；通过拓展 APP 功能，提升随访、医患互动的便捷性以及对患者报告数据的采集可行性；

数据安全与隐私保护及数据获取便捷性方面，制定面向院内和院外，涉及和未涉及患者隐私的不同数据提取流程。数据提供的内容只能按照需求方、迫切度、持续时间、需求频度等具体要求去分析，综合决策。将数据治理和信息安全委员会合并，从而促进关于数据利用的长期决策合理化，保证数据安全和隐私保护。

数据整合与数据质量方面，主要从数据完整性、数据的真实可信性和数据时间线三个维度考察数据质量，关注数据形成的闭环，对数据质量进行多重验证。例如患者出病房、入手术室、开始麻醉、开始手术等一系列时间的先后顺序，系统要进行验证，不合理的数据不能存入系统。

主数据管理方面，应用主数据管理工具，保证数出一源，口径一致，如对诊断字典进行规范统一，尽量减少诊断字典的种类，并通过集成平台将最终统一的字典向各个业务系统分发。统一不同系统中同一指标的统计口径。并由数据治理委员承担起主数据管理中定义、鼓励使用和解决数据冲突管理者的角色。除了指定编码数据标准，数据治理委员会还需参与制定数据计算、分析的算法，将数据绑定到分析算法中，并在整个机构内统一、持续使用。业务主数据治理范围包括机构数据标准（材料编码、人员编码、设备编码、部门编码等），以及区域和行业标准（ICD、SNOMED、LOINC）等。患者主数据管理除了使用患者主索引（EMPI）这样通用的患者主数据管理工具，还基于医院实际门诊、急诊、住院患者身份标识（ID）不统一的实际情况，对患者各个场景下住院的信息进行贯通，并设计多个验证环节以弥补 EMPI 功能无法覆盖的情况。

2.1.2　公共卫生机构数据治理现状

广义的公共卫生机构指一切能够促进健康、预防疾病、保护健康的机构。本书中的公共卫生机构聚焦在疾病控制机构，这些机构的数据治理的主要目的是应对公共卫生事件，通过对公共卫生机构收集的相关数据进行治理，并基于数据，对公共卫生事件及时地进行干预和处理。疾控机构收集的数据主要是人群的公共卫生监测数据。

当前公共卫生机构的数据治理重点主要集中在数据质量管理、数据标准管理和公共卫生监测网络。

1）数据质量管理

公共卫生监测数据的质量问题大部分集中在数据采集录入环节。公共卫生机构在设计数据收集报表时，就已将数据质量因素考虑在内，利用规范、逻辑清晰的报表来确保录入数据的准确性和完整性。电子化的报表还可通过限制录入字段的格式控制输入的数据质量。利用双录的形式输入数据也是公共卫生机构保证数据质量的常用手段。在收集数据之后,工作人员还需要对数据进行审核、抽检,以提高数据质量。另外,我国公共卫生机构还建立了反馈机制,上级主管部门在收到公共卫生机构的相关报告时,会对数据质量进行反馈,从而提高机构的数据质量管理能力。

2)数据标准管理

我国针对疾控系统的数据标准不够完善,各地疾控机构在建立数据标准体系时,一般参考《中国公共卫生信息分类与基本数据集》《中国公共卫生信息分类与基本数据集》等数据标准,结合机构自身的业务需求,对疾病预防控制业务进行分类,并利用该业务分类构建疾病预防控制数据标准体系框架。疾控机构的数据标准体系覆盖疾病监测管理、健康影响因素监测与干预以及公共卫生服务等方面。

3)公共卫生监测网络

各国部署了公共卫生监测网络来收集疾病监测数据,并对数据进行分析。我国自 2004 年启动国家级疾病监测信息报告管理系统,实现传染病监测数据从县级到中央的实时报告。系统通过自动对收集到的相关疾病监测数据进行分析,还可以起到疾病预警的作用,实现对传染病的事前监测,对及时控制传染源和切断传播途径起到重要作用,有效阻止传染病的进一步蔓延和扩散。例如,中国疾控于 2008 年 4 月运行了国家传染病自动预警系统,系统利用数据模型,自动分析各地上报的疾病监测数据,实现对超过 30 种传染病的自动监测,并将疾病异常发展的预警信号发送给相关区县的疾控机构,同时收集对应机构对该预警信号的处理反馈。2016 年,该预警系统共发出 325208 条预警信号,涉及 2996 个区县,在一定程度上控制了传染病扩散的规模。

2.2 政府行业管理机构数据治理现状

2.2.1 卫生健康管理机构数据治理现状

国务院和国家卫健委等政府管理机构高度重视健康医疗大数据、"互联网＋医疗健康"工作,为推动医疗大数据的快速发展,国家相继出台了一系列相关政策:如 2015 年 9 月国务院发布了《促进大数据发展行动纲要》;2016 年 6 月国务院印发《关于促进和规范健康医疗大数据应用发展的指导意见》;2017 年 2 月发布的《"十三五"全国人口健康信息化发展规划》提出要夯实健康医疗大数据基础、深化健康医疗大数据应用、创新健康医疗大数据发展三大任务;2018 年 9 月,为加强健康医疗大数据服务管理,促进"互联网＋医疗健康"发展,充分发挥健康医疗大数据作为国家重要基础性战略资源的作用,国家卫生健康委员会正式发布了《关于印发国家健康医疗大数据标准、安全和服务管理办法(试行)》;2020 年 4 月,《中共中央、国务院关于构建更加完善的要素市场化配置体制机制的意见》正式公布,数据首次被正式纳入生产要素范围,与土地、劳动力、资本、技术等传统要素并列为要素之一。

在国家层面的积极倡导下，各地政府、医疗机构和相关企业等开始从不同环节切入，进行医疗大数据建设，持续推动大数据、互联网、人工智能等新兴技术在医疗健康领域落地应用。通过建立一套完整的数据治理体系来加强全民健康信息化建设，推动国家级全民信息平台和省统筹区域全民健康信息平台的建立，还在规范医院信息化建设方面制定了《全国医院信息化建设标准与规范（试行）》及其相关的数据标准化指导文档，组织全国公共卫生信息化标准与规范文档的编制工作，为医疗健康行业的数据治理奠定了坚实的基础，并且在国家和地方层面都开启了健康医疗大数据的治理工程。

2.2.1.1　国家健康医疗大数据治理现状

1）国家全民健康信息平台数据治理

国家卫生健康委统计信息中心在实施全民健康保障信息化工程一期项目，以及推进国家全民健康信息平台建设过程中，高度重视数据治理工作，包括推进数据统一采集、资源目录统一注册、数据汇聚集中、数据质量多重管控、使用的规范化管理、数据综合分析利用等。国家全民健康信息平台数据治理内容如下。

（1）组织制度保障

为有效保障全民健康保障信息化工程一期项目建设，推进数据治理工作，在项目建设之初，国家卫生健康委就制定、印发了相关规章制度，明确了工程实施组织架构，相关司局承担数据资源的组织、协调等职责，各实施机构负责相应业务系统的建设。国家卫生健康委统计信息中心牵头各实施机构，共同建设统一应用支撑平台，以及部分业务应用系统。为加强项目实施、系统开发和数据管理规范，项目组织制定了包含管理类、技术类、数据类和安全类等一系列规范和办法，结合部门相关工作规章制度，规定了各部门、单位工作机制和流程，基本奠定了数据治理的组织架构和制度基础。

（2）资源中心构建

通过统一应用支撑平台，实现数据的统一采集交换与汇聚。业务应用子系统提供数据采集需求，由业务系统负责制定、发布数据集、数据元等标准，由平台进行统一注册管理业务系统、系统表单、数据字段和术语字典。国家级平台以及部分业务应用系统采用平台对接或系统对接方式实现联通，数据进入平台采集交换库，转发给业务应用子系统生产库。国家全民健康信息平台数据资源中心最终整合省级平台、相关业务应用系统、业务应用分平台数据资源，支撑业务应用子系统之间的业务协同，并可进行各项数据的管理、分析与利用，从逻辑上可以分为支撑库、全员人口库、健康档案库、电子病历库、生产库和分析库等。数据资源中心按照业务划分对数据分类存储，并组织成基础库、主题库、索引库、字典库等数据库。根据数据挖掘和分析需求将数据组织成主题类数据，在数据仓库内分类存放。通过服务管理支撑库、数据管理支撑库和共享库向外提供数据服务。

（3）数据质量控制

数据质量控制体现在业务系统建设、数据仓库建设。各重要阶段设置数据检查监控点，并能实现跨监控点、数据源的比较分析。全民健康保障信息化工程通过建设应用支撑平台数据质量控制系统，实现对数据生命周期的数据质量控制，涵盖数据源到应用端的全过程分级负责，重点是业务系统端和数据资源中心端的数据质量控制。应用支撑平台采集交换库经过技术质控，将质控的数据转发给业务应用子系统的生产库，生产库可根据业务需求自行对数据进行质控。应用支撑平台提供统一数据监控能力，为平台数据采集交换各组件，提供完整的数据采集日志和数据交换监控报告信息功能，对业务层、服务层数据质量提供质量评估、质量评价、质量报告、质量监控等功能，为信息资源中心建设提供质量保证支撑。

（4）数据安全管理

在项目整体信息安全体系基础上，加强平台数据安全管理。主要措施包括提供数据加解密服务，实现数据安全管理，对数据进行秘密性保护；对平台业务数据进行存储备份；对接入实现权限控制，要求提供口令验证、IP地址验证、时间控制等；加强安全策略管理、数据安全检查、数据权限管理和数据安全审计；加强采集与共享数据传输的安全性，兼顾平台网络传输效率；设计数据脱敏，确保国家全民健康数据中心数据高效、可靠及业务应用安全。通过数据治理安全设计实施，进一步加强平台在数据采集、上传录入、数据利用、跨区域共享等环节的管理，保证数据的完整性，加强对敏感数据的防护。

（5）数据资源管理

基于数据资源池构建数据开放目录、数据共享系统，建立数据集与数据表之间的映射关系。在此基础上，实现数据之间的影响分析和血缘管理分析。基于集中管理的元数据，建立数据监控系统。在数据生命周期管理过程中，数据监控负责监控数据生成、传入、存储、处理、应用、销毁等环节，主要包含数据访问监控、数据状态监控、数据质量监控和数据安全监控等。可提供对数据的可视化访问监控、状态监测、统计分析、告警、报表生成功能，提供完整的日志和监控报告信息功能，确保数据使用安全、系统运行稳定。

（6）数据价值利用

通过安全审批、统一监控、权限管理等功能，设计保证数据安全、高效、便捷使用，为分析利用提供支撑。利用数据开放目录创建、管理的能力，提供较为通用的预测、预警、对比、关联等模型。未来逐步面向国家部委、地方省市相关机构、行业、科研团体等不同的用户，进行权限设计、开放共享。通过融合各类结构化、非结构化及半结构化的数据资源，实现对海量的医疗健康数据的有效利用，聚焦在分级诊疗、现代医院管理、医疗卫生服务资源等方面作出分析示范。加强了平台数据的可视化能力，提供可视化公共服务，力求数据价值不断提高，推进数据管理科学化。

2）国家健康医疗大数据中心（北方中心）数据治理

2016 年 6 月国务院办公厅印发《关于促进和规范健康医疗大数据应用发展的指导意见》，将健康医疗大数据应用发展纳入国家大数据战略布局，随后原国家卫生计生委按照"1+5+X"的总体规划，确定福建（南部中心）、江苏（东部中心）、山东（北方中心）、安徽（中部中心）和贵州（西部中心）为 5 大区域数据中心试点省份，承接国家健康医疗大数据中心和产业园建设。2018 年北方中心在山东济南落地，率先完成了国家卫生健康委试点评估。北方中心汇聚了山东省近 5 年报送系统数据，包括省人口库、省健康档案库、省电子病历库和省卫生资源库，以及济南市近百家医院的全量数据。为打通健康医疗数据汇聚、传输、存储、处理、交换、销毁全生命周期链路，有效支撑惠民、惠医、惠企、惠研、惠政等行业应用，北方中心实施了数据治理工程，具体内容如下。

针对数据质量无法满足业务需求的数据资源，按照统一标准对数据资源进行标准化处理，形成数据质量较高的可以支撑上层应用的 DWD 数据层。数据治理主要针对原始数据进行数据元解析、数据映射、数据清洗、数据归一、值码标准转换等方面的处理，理清医院的库表结构与表间关系，并对整个数据处理过程形成可跟踪、可追溯的处理流程记录、脚本，最终形成完整的数据处理报告。待治理数据来源包括省市级全民健康信息平台、各级医院单位系统等。

（1）数据注释 / 解析

根据健康医疗大数据北方中心的实际状况，对原始数据提供数据元注释 / 解析服务。数据来源：解析来自省级医疗数据平台和市级医疗数据平台的全量数据；解析来自三级医院、二级医院以及二级以下医院的全量医疗数据。

（2）数据映射

依据医院表结构、表数据及数据标准，提供数据映射服务，对医院原始数据进行数据归一化映射（包含表与表、字段与字段级的关联关系）、值域标准化、值码标准化，确保归一后的数据与医院生产的数据一致，满足支持上层业务应用的需求。

（3）数据质量管理

完善、规范数据标准与数据质量管理规则，包括数据质量类别管理、数据质量检核入库、问题数据展现、问题数据趋势分析、数据质量检核监控、检核日志管理、数据质量报告、专项数据质控规则处理模块等。根据数据标准与数据质量管理规则，针对省市级健康医疗大数据平台与各级医疗机构系统汇聚上来的原始数据进行数据汇聚质量评估标准服务。数据质量管理规则将最终落实到系统工具中，输出可供追溯、分析的报告。

2.2.1.2 地方健康医疗大数据治理现状

1）甘肃省健康医疗大数据治理

甘肃省卫生健康委于 2016 年 5 月启动了省级全民健康信息平台建设，建设内容主要包括：完善全员人口数据库、电子健康档案数据库和电子病历数据库，依托省级交换平台建成医疗协同服务、公共卫生服务、人口计生服务、医疗保障管理、药品采购配送、综合卫生管理等 6 大应用系统，实现面向社会公众的服务、跨区域业务应用协同和数据交换共享、面向各级卫生计生机构的综合信息统计分析、大数据应用和决策支持功能。经过三年多的建设和发展，甘肃省的卫生信息化取得了明显的成效，并且积累了大量、优质的健康医疗数据。 但是，由于医疗机构信息系统的建设时间、建设主体和承建单位的不同，采用的数据库、平台、网络结构等不同，造成了大量形态不同的数据。为进一步提高甘肃省健康医疗大数据的质量，使甘肃省的健康医疗大数据发挥真正的作用，省卫生健康统计信息中心开始探索对大数据进行治理。本次数据治理在保证不对原有系统做任何改动的前提下，数据保留在原系统不做任何迁移，逐项对甘肃省的全员人口数据库、电子病历数据库、健康档案数据库、健康扶贫数据库和卫生资源数据库进行了治理。数据治理的过程如下。

（1）明确数据的标准与规范

甘肃省全民健康信息平台是根据国家信息化建设的要求，以全员人口、电子病历、健康档案等五大基础数据库为基础，实现了医疗保障、免疫规划和慢病管理等多项业务系统的互联互通，新建了远程医疗、双向转诊等新业务系统，通过居民电子健康卡的创新应用，为甘肃省健康医疗大数据的可持续发展奠定了坚实的基础。 该平台以国家制定的疾病诊断、手术操作、药品和医疗服务项目编码为标准，以全省统一的接口规范完成了医疗机构的接口改造工作，基本实现了省、市、县、乡、村医疗机构的全覆盖。数据标准和规范的制定，在一定程度上解决了医疗机构信息化建设的历史遗留问题，通过数据标准和规范的明确使医院内部多个系统之间、不同医疗机构之间的数据实现互联互通，凸显数据深度挖掘的价值。

（2）最大限度整合历史数据

过去卫生行政部门和医疗机构也积累了大量的历史数据，由于历史原因，数据的利用率和开发程度处于非常低的水平。由于数据标准和规范的不同，历史数据的使用必须经过数据的转化，将其转化为满足现行标准和规范的数据。在历史数据的转化中，需要建立较多的对应关系和对应规则，需要充分考虑当时的政策背景和业务场景。数据整合结果的验证是难度比较大的工作，主要通过抽样的方法从医疗机构的 HIS 系统中进行验证，其次就是采用循证医学的方法在相关的研究文献中提取验证规则。

（3）有计划地进行数据清洗

数据清洗是指在对数据进行审核时，将脏数据清洗为干净数据的过程。而所谓的脏数据则是指在数据审计的过程中发现的有问题的数据，即低质数据。目前，对于数据的清洗研究，主要集中体现在缺失数据的清洗、冗余数据的清洗、异常数据的清洗。在数据的清洗过程中，科学地分析脏数据的类型，根据不同类型的脏数据定义不同的清洗策略。数据清洗的粒度必须是从最小粒度的"字段"开始，以"字段"

为单位制定数据的转化规则。选择合适的清洗工具，将计算机决策和人工清洗有效结合，并对清洗的结果进行抽样验证。

（4）科学选择数据清洗技术

随着信息化技术的不断发展，数据的清洗技术也随之发生了较大的进步。数据清洗技术是为了提高数据质量而剔除数据中错误记录的一种技术手段，在实际应用中通常与数据挖掘技术、数据仓库技术、数据整合技术结合应用。由于历史的原因，目前采集到的数据，种类多样，结构复杂，所以有大量的数据需要进行清洗和处理以后，才可以进行利用。传统的人工处理的成本会非常大，而且效率和准确率都有明显的差异，所以自动化应用软件的清洗工具也受到了各方的关注。本项目对数据的清洗以函数清洗为主，结合人工清洗，函数清洗是目前大数据清洗过程中比较常用的一种手段，对于结构性较好的数据有明显的作用，可以同时纠正数据的异常、重复、错误和缺失等多个方面的问题。数据的清洗工作主要是在数据的预处理环节进行，力求从数据源头减少噪声数据，有效提高了数据的清洗效率和分析结果的准确性。人工数据清洗主要是定义清洗规则和规则的优先级别，清洗过程中对数据采用了"分类分级"的清洗思路，针对不同优先级的数据制定不同的清洗规则。

通过数据治理取得如下成果。

（1）**人口基础数据的质量明显提高**。治理后，甘肃省的全员人口数据库总记录条数 4.8 亿条，占用存储 124.42GB，分属于 12 个数据库表。甘肃省常住人口为 2600 多万人，录入基本实现全覆盖。治理后的全员人口数据库可以实现到乡镇级的数据查询，并支持个人查询。

（2）**电子病历数据的价值密度大幅提升**。经过治理后，甘肃省健康医疗大数据平台电子病历数据库目前实现了门诊、住院、手术、麻醉、孕产和护理等 16 项电子病历的查询、统计等功能。

（3）**盘活了居民的电子健康档案**。通过治理后，甘肃省健康档案数据库集 15 个，数据表 52 个，累计获取居民健康信息 16506 万条，占用存储约 92GB。累计获得个人基本信息 2733.78 万条，个人疾病史 306.01 万条，个人家族史 280.23 条，个人手术史 110.81 万条，个人输血史累计 108.22 万条，个人外伤史累计 168.94 万条。目前，甘肃省的健康档案数据库涵盖了个人档案、家庭档案、健康体检、孕产妇健康、儿童健康等诸多领域，对高血压、糖尿病和严重精神障碍患者实现了全方位监测。

（4）**健康扶贫工作的监管更加精准**。经过数据治理后，甘肃省的健康扶贫数据库实现了对贫困人口的精准筛选，实现了对贫困人口就医环节的全程监管，对健康扶贫工作进行实时监管。目前主要分析的指标包含全省的建档立卡贫困户的总人数、参加社会保险人数、患病人数、患病人数中的已治愈人数和未治愈人数；健康状况分布情况（健康人群数、患病人群数、死亡人数）；婚姻状况分布；兜底保障户的统计情况；患病的疾病分类情况、因病负债情况等。健康扶贫数据库包含贫困人口档案、入户调查记录和"一人一策记录"三大模块，实现了 188.28 万条入户调查的记录，核实了 163 万条贫困人口的健康状态，对 3.18 万人的治愈情况进行核实。

（5）**卫生资源大数据的治理**。经过治理后的甘肃省卫生资源数据库，涵盖了 2.89 万家医疗机构，总数据 1.99 亿条，建立 57 个数据库表。实现了对 200 余家二级及二级以上医院的卫生资源查询；覆盖了全省的疾病预防控制中心，包含了 1300 多家卫生院以及 1.70 万家村卫生室。

2）成都市成华区健康医疗大数据治理

成都市成华区卫生健康局对目前辖区内 13 家小区卫生服务中心及 5 家公立医院进行了联网，目前已经具备了全区卫生专网，为实现区域医疗健康大数据发展进行医疗健康大数据治理与应用开发的工作，核心工作在于完成医院和基层医疗健康信息系统数据的融合治理和可视化建设，达到数据共享和统一监管的初步愿景。成华区在对医疗健康大数据治理过程中在元数据的生命周期管理和变更管理的基础上来实现功能层的建设和应用。基于元数据的健康医疗大数据治理过程如下。

（1）元数据解析和融合

元数据的采集首先会从区域内各医疗机构内原始数据进行 ETL 抽取与解析。在不同的机构中，不同的厂商对相同的业务所定义的元数据命名不同、含义不统一。为便于统一认识和管理。需要将不同的元数据翻译成统一的语言以及描述，在此需要建立元数据语料库，并对所有元数据基于语料库进行翻译。在平台中需要对所有元数据翻译结果进行维护。在传统的业务系统建库时，针对一个业务所涉及的表，表之间是有相互业务关联关系的，但在建库时并非所有的业务关联关系都会建立在数据库中，无法通过元数据之间关联关系完整地映射出一个业务场景，在对元数据管理过程中，需要通过业务分析，将各种表间关联关系维护到元数据库中，形成一个完整的业务流程。基础元数据语料库主要包含数据元及数据集，通过元数据语料的审核和知识库来管理元数据。在知识库中，用一套可维护的，统一的语料表达数据元和数据集，实现对具备相同含义的不同数据元和数据集给予统一的描述。利用基础元数据语料库，通过自然语言处理（Natural Language Processing，NLP）算法对数据进行去重、归一、梳理、消歧然后将元数据同基础元数据语料库进行对比识别，完成不同系统中的不同元数据的统一理解过程，将处理后的业务数据模型添加进知识库；再将数据按照对应业务数据模型抽取、清洗到目标数据库中。当某一厂商的数据源通过智能算法及人工核检统一其元数据表述后，将会以厂商为单位，按分类分别保存和展示每个版本的元数据信息，包含原始元数据与通过算法识别和人工校验后统一的元数据信息。

（2）元数据生命周期管理

元数据生命周期管理核心步骤包括对元数据采集，元数据中识别，值域映射，结构标准化 ETL 和数据质量的管理。一个系统库的处理流程代表一个任务，每个任务是一条完整的监控链，通过监控链可查看每个任务执行过的步骤、跳过或未执行的步骤。在处理流程中，可以通过查看元数据生命周期中每个节点的进度进行管理。

每个版本的元数据通过一条完整的元数据生命周期管理，保证元数据的一致性和连续性，避免元数据错乱。利用数据的生命周期管理完成对数据流向过程中的监控，把控数据流向的每一个过程，完成对数据处理过程的追溯。通过数据流，以数据源为基准，分析每张表里，每个元数据与其他数据源中元数据之间的联系，可能存在一对多的关系，推断出该元数据的影响力，即该元数据可能影响到的其他数据，从而为保证元数据的一致性和正确性提供保障。经过了数据溯源和数据血缘分析后，记录每个元数据在数据流通网上与其他元数据的关系。在进行元数据生命周期管理过程中所有对元数据的操作过程，包括元数据的导入和导出都将信息转换为使用标准元数据格式的 XML 文件。

（3）元数据变更管理

随着业务场景的变化，系统的升级改造，元数据会随着业务的改变而发生变化，通过对元数据进行变更管理，尤其在监控上层数据流中的元数据，以规避对后续计算统计结果的影响。保留业务元数据历史变更记录，以便后续可对此进行版本管理追溯，统一对元数据版本进行管理追溯。对元数据的变更进行监控，查看明细信息，随时监察，消除问题隐患，掌握数据资产的变化。通过定时检测生产库中元数据的变化，并通过影响分析查看该元数据变化后对上层应用的影响。再进行元数据变更后对比，包含元数据及其所有下游数据的比对，监控元数据的改变；对比相同厂商的元数据结构，完成元数据差异的对比，对于其本身元数据结构的更改，同步更改到元数据标准库中；对比不同数据来源的单位，完成同库下元数据版本的对比。

基于元数据管理的数据治理工作的完成使得成华区健康医疗大数据的治理达到了预期成果。首先通过对元数据的解析融合，梳理出了数据资产目录。对业务系统及计算引擎中存在的大量数据表、API 等各类数据资产进行统一管控，并提供对应数据资产管理规范。再通过数据资产管理，资产使用者可快速对资产进行查找、申请和使用等操作。编制出的数据资产目录可以给出业务场景和数据资源的关联关系，降低理解系统数据的门槛；同时考虑到随着对业务数据的抽取转换和分析次数的递增，系统中存储的元数据数量越来越大，为了避免出现混乱以及便于后续数据的利用，相应地开发了元数据检索功能，辅助用户定位和查看元数据；其次，通过元数据的治理可以进行血缘分析，指出某一类数据是从哪张表采集而来，后续又转储到哪张表中，构建出完整的数据流通网，分析打通数据在产生、处理、流转到消亡的全过程，数据能被串联起来，便于对数据进行快速查询、维护。

统一元数据标准后的主数据，能够在跨平台间实现数据采集、融合、监管等工作，并且在 HIE 融合等过程中，实现元数据向标准数据的转换映射、数据清洗过滤等数据治理流程；最后将整合后的医疗数据通过按疾病、药品、公卫监管等主题分类放入数据集市中，为上层应用提供更高效的数据支撑。最终成华健康医疗大数据平台项目建设成功并持续投入使用，实现了精准到人的面向百姓的健康服务，包括慢性病管理服务，强化对家庭医生的管理，使家庭医生能够真正服务群众，对慢病做到早预防，早治疗；实现了面向卫健局的监管服务，对各门诊机构的就诊人次、人均医疗费用等指标进行实时监管。

2.2.2　医疗保障局数据治理现状

医保大数据以人的健康为核心，以数据标准为基础，通过数据治理整合涵盖医保全链条、全周期、全人群、全方位的数据资源，通过数据分析、人工智能等技术，实现医保数据信息的规范化、可视化、自动化、智能化，满足政府科学决策、智慧治理，医疗资源优化配置，方便群众就医等需要。

虽然医保数据蕴含着巨大价值，但是目前我国城乡二元制度造成了人员、信息及资源的长期割裂局面，医保统筹信息系统应用主要集中在区县级，且多数相对独立，各地信息系统的软硬件不一，这使得相关医保数据亟待通过数据治理后整合形成大数据。数据治理是实现医保大数据的必然路径，其可以通过分析病人收入水平、家庭负担等情况，寻找解决因病致贫的有效办法；可以通过分析社会保障基金的运行数据，结合医疗资源分布，掌握社会保障的整体效率，提出社保、医疗资源合理配置的建议；还可以通过分析病人就诊情况，研究包括临床医学、流行病学、临床路径等在内的医疗服务行为，改进治疗方式、卫生经济学评价等。值得注意的是，数据治理是医保数据整合中的前提，也是实现医保大数据面临的最大难题。例如，各地医保系统用的疾病分类代码，有用 ICD-10，也有用 ICD-9，还有地方自定义的一套。此外，药品分类编码、病人基本信息编码等也存在不一致。这些问题都亟待解决。

2.2.2.1　医保关键数据问题

《"十四五"全民医疗保障规划》中明确指出医疗保障是减轻群众负担、增进民生福祉、维护社会和谐稳定的重大制度安排。建成完善的基本医疗保障网，推进医疗保障高质量发展，满足人民群众多元化的医疗保障需求是进行医疗大数据治理的核心目的。目前国家在推动医疗大数据的发展和应用方面出台了一系列政策与有力的指导，但想在充分发挥大数据的效能的同时确保各类医疗健康数据的准确性、安全性、完整性，还需要更多的资源投入和数据治理相关技术与工具的研发跟进。

一是存在数据质量问题。各信息平台中存在着大量基础数据不全、不准确、标准不统一等问题。造成原因主要有：来源于各方应用的参保人数据在录入时没有相应的校验规则或同一参保人多次录入不同的个人信息；各地区医保信息系统间差异巨大，在数据采集时也没有统一标准；新旧数据之间没有有效的更替机制。

二是各信息系统间互联互通程度不高。医保、医疗机构以及监管部门之间互联互通程度低、信息系统林立各自有参考标准、数据化获取渠道单一、数据利用率低等问题，都不利于数据的获取与流动，也不利于医保监管，易出现人员重复参保、骗保以及报销困难这些民生难题。

三是医保数据治理机制与应用体系不完善。没有做好底层的数据治理工作以及没有建成医保数据应用体系，都难以进行医保数据的共享与商业化价值变现。

2.2.2.2 医保数据治理途径

1）打破信息孤岛，加强部门间数据连通

通过加强部门间的数据共享，实现数据来源的多渠道化。不仅医保和医疗等部门要建立信息数据的共享合作机制，同时要加强与税务、公安、民政等其他相关部门的合作，建立多渠道的数据归集共享机制。通过横向联通、纵向贯通方式实现医保业务信息共享与业务协同，为医疗保障信息平台提供数据支撑。

2）完善数据标准，提升数据质量

国家局信息平台通过制定医保数据元规范，实现数据的标准化和数据的规范管理，不断开展技术标准、业务标准、总体标准等标准规范的工作，最终建立形成以医疗保障信息平台为依托的医保数据综合标准库。统一药品编码和医疗服务及医疗器械编码，统一参保人数据采集标准，逐步实现全国医保数据信息的标准化，有效提升医保数据质量，为大数据应用打下坚实的基础。

3）结合大数据技术，建设主题仓库形式的大数据平台

常州市医疗保障局依托常州市医疗保障信息系统平台，按照医保管理决策和业务应用要求，通过对海量大数据的收集、整合等，围绕医保核心管理决策和"三医"联动的目标和标准规范，建立按主题仓库形式存储的大数据平台，涵盖基础信息管理、医保费用管理、医疗服务质量、费用监管路径、医药价格、医药交易采购分析、信用评价管理等多领域，为规范医保业务服务流程、费用审核稽查方向和信息安全共享协同提供数据基础，有助于提高精算分析和管理决策的水平。

4）建立医保数据安全应用管理机制

医保数据的安全是医保数据使用的前提，关乎每一个参保人的权益。医保管理部门要逐步探索建立医保数据的安全管理机制，在数据的收集、管理、使用方面出台具体的操作规程，厘清数据管理者和数据使用者之间的责任和义务。既要充分发掘医保数据在医保监管领域的价值，又要确保数据的安全。

2.2.2.3 山西省医保数据治理案例

1）现状分析

目前医保行业已经沉淀海量的存量数据，且每年还将在持续的增长；数据分散在各地市，和人社其他系统数据在一起，没有统一割裂集中；建设厂商多，虽然参考核心平台三版标准，但在实施过程中各厂家差异标准不统一；从政策角度出发，打通各地市数据、建立省级集中、统一标准的数据中台，为挖掘医保数据的价值提供先决条件，为支撑医疗保障信息化建设打下坚实的基础。

山西省医保局数据分布在各个地市和省直，医保核心系统由 7 个核心供应商建

设，涉及 17 个库，标准不一，数据量大，数据治理工作任务繁重。现场的数据治理工具不稳定，性能与易用性欠缺。主要存在以下问题。

体量大。医疗数据体量巨大，一个省的医疗健康数据要以 TB、PB 量级存储和管理。

多态性。数据源是各种各样的，并且涵盖了多种类型数据，多种结构的数据对数据治理能力是一项重大考验。

不完整性。就医数据的收集和处理常常被分割，导致医疗资料库难以完整体现出所有相关信息。很多数据都来自手动记录，导致数据记录的偏差和残缺。科室、诊断信息等关键信息缺失量大，空值率高。

冗余性。医保每日会产生大批量数据，同一个人可以在不同的医院药店创建相同的信息；整个医学数据库包含许多重复的和不相关的信息。无效信息缺少标识，造成数据冗余量大。300 万的参保人，库里却有 600 多万参保人信息。

时效性。数据生成速度非常快，更新速度非常高，许多数据的获取时间每周、每天、每分钟甚至每秒都在不断更新，因此，要求更高的响应速度和治理速度。

隐私性。数据隐私是医疗大数据的重要特征。医疗和卫生数据如疾病、诊断和基因数据等泄露将对个体造成负面影响，也会导致公民权利受到侵犯。

2）数据治理平台

随着大数据时代的来临，各行各业开始认识到数据的价值。把数据视作宝贵的财富，已经成为业界的一种共识，企业也在快速探索应用场景和商业模式，并开始构建数据平台。如果在大数据“拼图”中遗忘了数据治理，那么技术投资就可能毫无意义。因为没有数据治理这一环节，其带来的后果往往是随处可见的数据不统一、难以提升的数据质量、难以完成的模型梳理、难以保障的数据安全等。源源不断的基础性数据问题会进一步产生，进而导致数据建设难以真正发挥其商业价值。因此，消除数据的不一致性，采用标准化的数据标准，提高数据管理能力，实现数据安全共享，并将数据作为公司在企业、管理和战略决策的宝贵资产使用，发挥数据资产价值变得迫在眉睫，数据治理呼之欲出。企业通过制定战略方向，建立组织架构，明确分工责任，控制数据风险，满足安全标准，提高业绩和增加价值，并提供创新的大数据服务。

数据治理平台是为企业用户打造的一站式数据建仓和治理平台，由数据地图、数据血缘、数据标准、数据模型、数据质量、数据集成、数据安全、元数据管理等功能模块组成。目标是解决数据治理过程中数据不集中、标准不统一、质量不可控、交付周期长等一系列问题，通过标准化工具和智能化方法，将杂乱无章的基础数据治理成有价值的数据资产，实现数据的价值化和业务化。

数据治理平台依托 Postgresql 数据库加 Hadoop 混搭架构的大数据平台，提供海量数据的存储和大规模并行计算能力，支持 PB 级以上的数据存储和海量数据加工处理，实现海量存储和高效的数据处理。采取数据分层架构的方式，治理了 28 万个目录,存储了几十 TB 的数据,实现全面的数据覆盖。提供从数据探查、数据标准建设、业务模型建设到数据共享服务的全流程业务支撑,由元数据管理、数据地图、数据探查、数据标准、数据模型、数据质量管理、数据清洗等功能模块组成。数据治理涉及的各个人员和角色如数据治理管理人员、业务领域数据分析师、数据科学家、数据架构师、部门 IT 人员等都可以使用该平台完成各自在数据治理和运营过程中的任务和工作。依据保密安全和信息安全体系框架和管理要求,基于数据分类分级安全管理策略矩阵,通过统一安全认证平台接入、堡垒机、VPN, 涉数操作行为审计在技术层面实现了事前、事中、事后安全控制,实现数据安全模块的研发落地,为数据服务体系奠定坚实数据安全基础。

3)数据治理方法

(1)标准管理

以支持数据应用为出发点,数据治理标准以国家标准为依据,参考省级在用标准,制定出适合省医保数据应用发展的数据标准。

(2)数据标化治理

由于目前系统中数据范围大,标准不一,差异性较多, 所以, 针对数据中台内数据模型设计必须充分考虑数据源多,数据结构复杂的问题,因此采用分层建设模型,且有一定的建模规范作为支撑。分层的主要目标是不同的分层有不同的职责和作用,可以方便定位和理解数据,更快速响应外部需求。数据中台的模型分层主要包括:数据交换层、数据贴源层、数据治理层、数据整合层、数据集市层、数据服务层。

数据贴源层:表结构与源系统一致。贴源层对来自所有源系统的数据进行统一存储和管理。针对本省数据特点,增加聚合缓冲区,主要针对 17 个源数据,按 7 个厂商标准进行轻度聚合。

数据治理层:对贴源层数据标准和质量校验规则进行数据转换和清洗工作,标准化、规范化明细数据,发现问题数据的区域。

数据整合层:数据整合层用来存放整合后的历史数据,存放的格式采用逻辑模型进行存储,数据经过加工和转换,与原始贴源层的数据结构完全不同。

数据集市层:主要是为应用提供数据服务,数据集市中的数据结构,要按照数据应用主题的需求进行独立设计,数据库能力要匹配相应的应用场景需求。

(3)数据问题稽核优化

由于各地市政策各异,导致在数据完整性、规范性等方面,需要针对具体问题进一步细化及优化。比如居民的缴费收入,经过核查,各地市的财政补贴数据基本缺失,会影响征缴数据统计;涉及行政区划未按国家标准进行存储、生存状态缺失等部分数据,下发各地市从源头进行整改,进行追踪核查,跟进数据问题修复。

4)治理后的成效

目前治理了 2017 年以来全省医保业务系统数据。帮助医保局收集与沉淀数据,加速医保数据资产形成,解决数据不一致问题,进而支持业务的决策和优化。

提供大屏快速配置，以供展示组件编排、排列组合的能力，满足医保局数据汇报和展示的需要。通过抽象、梳理、整合可复用能力和场景，提炼为可被业务单元引用的基础能力并下沉，满足医保局快速响应政策需要。通过对数据的颗粒归仓和主题预置，保持对潜在新型数据智能应用的条件就绪状态，支持新应用的插件式载入与上线。

2.3 医药行业企业数据治理现状

2.3.1 医药研发行业的发展

由于新药研发的周期长、研发困难大、成本高、风险高等特点，制药企业为了降低研发成本和风险，将非专利研究交给专业的研究服务企业，以较低成本换取满意的成果。此外，随着制药企业的研发需求不断增长，提供研究服务的企业也因此迅速增多，其业务范围也在不断扩张，并逐渐得到了市场的认可，最终变成了一个独立发展的医药类外包服务行业——合同研究组织（contract research organization，CRO）。

20世纪90年代以来，在全球经济一体化趋势不断深化、医药技术迅猛发展和企业经营方式不断创新等多重因素的共同推动下，越来越多的医药企业采用医药研发外包的形式，以便能够充分地利用外部专业化的资源。医药研发外包产业的发展呈现加速发展的态势，深刻影响了我国的医药产业发展模式。2003年，我国颁布的《药物临床试验质量管理规范》首次确定CRO的定义。随着全球制药企业研发投资成本加大、研发周期变长、研发成功率降低，作为社会分工专业化的产物——CRO企业，凭借其低成本、高效率、多服务的特点在我国快速发展并逐渐成为我国医药生物研发领域中热门且规模发展潜力巨大的产业。截至目前，CRO在我国医药研发领域的服务范畴已涵盖药物研发的整个过程，成为我国医药研发产业链中不可缺少的环节。

2.3.2 临床CRO主要业务内容

当前，医药研发主要以CRO作为主要服务形式，CRO的类型被分类为临床前CRO和临床CRO。临床前CRO主要提供药物筛选与发现、药物合成与工艺开发、药物临床前安全性评价、药代动力学、药理毒理学以及动物模型构建等，为新药临床试验申请提供准备资料；而临床CRO可提供临床I-IV期的临床试验服务，其中包括临床试验方案的撰写，选择试验机构，临床数据录入，招募受试者入组，临床数据管理分析等工作；在临床试验后，又可提供注册申报，药品监测、药物警戒药品上市后再评价等服务。临床CRO在研发的每个阶段都涉及数据管理。

2.3.3　临床CRO的数据管理

当前，临床 CRO 数据管理主要包括：临床和研究数据的采集录入、数据的质控，以及基于数据开展药物警戒和患者招募。具体而言，CRO 安排临床协调员 CRC（Clinical Research Coordinator）在医院现场协调各科室，按临床试验研究的目的和病例报告表 CRF（Case Report Form）的要求，完成相关临床数据的搜集整理和录入。录入之后，由临床监查员 CRA（Clinical Research Associate）对数据的质量进行核查。在这个阶段初步完成了临床的数据录入和质控管理。

在药物的临床试验阶段，还需要观察和收集患者用药的不良反应情况和数据。在临床试验启动后，首先需要招募患者，并将招募过来的患者进行注册登记，保存患者基本数据信息。

2.3.4　CRO数据治理现状

近些年，临床 CRO 企业面临着日益严格的监管和日益复杂的临床试验执行环境，这些对 CRO 的临床试验数据治理提出挑战，主要包括以下方面。

患者招募成本高。根据塔夫茨（Tufts）药物开发研究中心的数据显示，患者招募成本占整个临床试验预算的 30% 以上，但仍约有 11% 的临床中心没能招募到一名患者，37% 的临床中心未能按时完成患者招募目标。没有足够患者，接下来的临床试验、数据分析、药物警戒就很难完成。

第二，缺乏有效的临床数据管理手段。当前大部分 CRO 已采用临床试验电子数据采集系统 EDC 系统（Electronic Data Capture System）来录入和管理 CRF 数据。目前 EDC 主要依赖 CRC 录入，无法利用医院信息系统已经记录和产生的数据。

第三，临床试验设计，缺乏有效的数据驱动方案。临床试验开始之后，前期试验所得的部分结果往往可以提示一些不合理的临床试验设计。如果对这些数据进行剖析，并据此调整后续试验方案，就可以更正临床试验的不合理设计，减少研究成本，缩短研究周期。但传统的临床试验手段往往忽略这些前期临床试验数据，缺乏对这些数据的剖析，由此导致后续的临床试验结果不够理想。

第四，药物警戒阶段，缺乏智能化手段。当前药物警戒阶段的数据管理难点主要体现在：医生虽然正确提供了药物的使用说明，并且患者也正确地遵循医嘱，但仍然产生不良反应，这一部分往往需要一些智能化的药物警戒手段和不良事件上报机制，以及需要建立相应的数据追溯机制来进行有效管控。目前来看，这一部分还有所缺失。

近年来，我国新药临床试验的规模和复杂性急剧增加，这导致了新药临床试验的时间及资源消耗与日俱增。如何在确保受试者安全性的前提下，提高临床试验数据质量并减少时间消耗是迫切需要解决的问题。因此，如何通过数据治理建立更高效率、更高质量、更加规范的临床试验数据管理体系，在构建其行业竞争力中就显得至关重要。一些 CRO 企业也在开始逐步应用信息化的手段进行数据治理。

比如在数据采集方面。开始使用临床试验电子数据采集系统（Electric Data Capture，EDC），有效解决了纸质 CRF 的不足，缩短了采集周期，减少了许多中间环节。通过 EDC 系统，临床医生 / 研究者可以在线录入临床研究数据，省去了纸质 CRF 的填写环节，且及时高效。

除此之外，在临床试验的质控环节（主要是监查部分）也需要大量的时间和人力投入。因此，监查工作同样成为高成本消耗及制约临床试验效率的因素。同时整个临床试验完成速度和质量高度依赖 CRC 和 CRA 的工作经验和学术背景。另外，由于监查过程中可依据的源数据量有限、监查时间延迟等问题，临床试验质量无法从根本上得到保证。针对这一问题，许多数字化 CRO 企业建立起一套完整的数据采集治理以及核查的 EDC 系统。CRA 可以根据 EDC 系统提供的实时数据，了解各次监查访视之间的数据变化，同时对"问题"数据进行跟踪查询与核查。整个过程实现了无纸化传递，加快了临床数据核查与清理的速度，实现了远程核查，降低对现场稽查的依赖程度，大大降低 CRA 现场数据审核的工作量。

2.3.5 基于数据治理的CRO数据管理进展

近些年，随着 EDC 系统广泛应用于各类临床研究中，虽然可以初步实现 CRO 数据管理中的数据采集和数据质控，然而随着临床研究设计越来越复杂、多变和不确定，常规 EDC 已经难以应对多样化的临床试验在数据管理方面各种的需求。一些 CRO 公司通过开展数据治理，运用数字化的技术探索更加标准化、自动化和数字化的解决方案。

比如，一些 CRO 公司开始将 CRF、EDC、数据分析进行组合，更为高效地解决临床研究数据处理的挑战，帮助医药研发企业：更加标准高效地设计临床试验数据库；更高程度地自动化清洗数据，实时自动化转换标准数据；为单项目和跨项目的大批量数据的医学分析、统计分析和数据挖掘提供实时标准的数据，也为后续帮药企建设企业级数据中心奠定基础。

具体而言，CRF 设计平台，基于行业 CDISC 标准及企业本身积累的数据标准和设计的元素库，可以智能生成统一标准化的 CRF，为自动化 EDC 建库、自动化 SDTM 数据转换、ADaM 转换和统计分析，做好 CRF 设计和数据标准的准备。基于企业库中的标准 CRF 数据根据方案智能生成项目所需的 CRF，在线审核定稿，一键导入 EDC，免除建库 eCRF 设计。随后标准库的映射可以自动将 EDC 数据集转换为 SDTM 数据集，同时生成 eCRF，Define 等文件，免除重复编程。

EDC 方面，新增诸多功能来解决数据处理和数据分析的问题。比如：迁移环境 / 报告功能让临床项目可以面对任何类型的方案变更；自动编码功能则大幅提升编码效率和准确度；升级后的自定义函数功能将数据处理比率提高到99%。同时，数字化 CRO 公司也开始尝试对接一期病房系统，试验数据直接导入，有效提升数据质量。

数据分析技术方面，"CRF 设计平台 +EDC+ 数据分析技术"组合构成的自动化临床数据解决方案，不仅更好地帮助药企应对临床项目中多变的需求，也极大程度地优化了数据处理的流程。EDC 新增的功能显著减少了 CRF 表单设计、报告等环节的时间，大幅节省研究成本。

2.3.6　CRO数据管理和数据治理的发展趋势

当前数字化 CRO 数据管理，运用信息化和数字化技术已经实现了数据的自动化和无纸化。但是随着临床科研需求的不断深化，迫切地需要一些智能化的手段，以满足研究机构深层次的科研需求。

比如在 CRA 数据核查方面，运用区块链技术，建立数据追溯系统，将录入的检验检查、影像数据、处方记录等原始数据进行上链；可以实现数据的自动化核查、安全可信核查，保证数据的可追溯，大大降低 CRA 核查数据工作量的同时，也提升了核查数据的准确性。

另外，在药物警戒方面。过去的药物警戒手段，一般只是在患者产生不良反应以后，将不良反应信息上报，缺乏相关的智能预测手段。通过大数据和人工智能技术，基于药物的各种预期和非预期不良反应数据建立起的药物警戒模型，智能化地预测患者的不良反应。在达到预期临床试验效果的同时，保障受试者的安全。

除此之外，在患者招募方面，过往的患者招募更多情况是 CRC 登录医生工作站搜索查看过往患者信息，找出符合研究目的的患者，这种方式比较费时费力。通过人工智能和大数据技术，建立一套智能化的搜索引擎，制定符合临床研究规则的搜索条件，从而可以快速准确地定位到符合研究要求的患者。

近年来，随着科技的发展，区块链和大数据技术在医疗科研、公共卫生、医药研发、监管决策等多个领域得到广泛应用。其中，医药研发作为医疗研究的重要组成部分。在医药研发的各个环节中，数据是临床研究的最直接产物，也是进一步分析的基础。因此，保证数据的准确性、可靠性、完整性是临床研究中的一项重要工作。

伴随着真实世界数据（Real Word Data，RWD）在医药卫生领域研发的探索，其应用价值也得到社会各界得到普遍关注与认可。广义地讲，在医疗健康领域 RWD 是指除随机对照试验（Randomized Controlled Trial，RCT）数据之外的其他用于提供医学证据，辅助临床决策的一切数据的统称。美国 FDA 在 2018 年发布的《真实世界证据方案的框架》以及《使用真实世界证据以支持医疗器械监管决策》中，将 RWD 定义为"在日常医疗过程中收集到的与患者健康状况有关的各种数据"和"除了传统临床试验以外的数据"，这些数据都可作为真实世界研究（Real Word Study，RWS）数据。

但就目前来看，我国在将 RWD 转化为临床科研成果的过程中存在着大量问题。其中包括，RWD 相关的数据来源、数据质量、数据标准及其相关评价尚无成熟、统一的法规和指导原则，不同数据来源的信息化发展不均衡，数据共享和整合面临较大阻碍，存在大量异构的数据孤岛。从 RWD 的可及性、准确性上讲，现存问题主要为数据标准不统一、数据表达之间难以理解和互通，数据管理和分析系统与相关信息系统难以实现数据的准确识别、理解和调用，数据语义的表达形式不统一，导致大量异构的数据孤岛。多源数据系统间沟通壁垒较高，缺乏统一的数据传输标准，数据共享和整合面临较大阻碍，导致不同来源的数据连接沟通效率较低，极大地限制了 RWD 转化为 RWS 的效率。同时，由于缺少相应的隐私保护机制，导致海量数据无法汇集，无法真正发挥数据的价值。

针对 RWD 常见的数据治理问题，需要对其进行数据治理，将原始 RWD 转化为研究型数据库，以满足 RWD 研究的需求。一些 CRO 公司，开始尝试通过区块链 + 大数据等创新技术手段，从以下 4 个方面优化 CRO 药物发现与临床试验管理以及真实世界数据治理。

第一，通过机器学习技术构建超大规模知识图谱、医生调研网络和多源数据处理与预测模型，为研究机构和患者匹配最适合的临床试验，提升临床未满足需求的改进效率，同时解决了患者招募难的痛点；通过深度学习技术来实现大数据的数据处理，筛选出可能有效的药物成分，加快研发的进程。

第二，依托高质量的数据处理技术和临床试验技术平台，实现临床试验数据自动采集、智能数据管理、不良反应主动提示、方案违背及时预警的一体化，提高临床试验效率，降低临床试验的风险；通过大数据技术对疾病的药物需求趋势进行分析，从而得出比较有效率的投入产出比，以达到资源的最佳配置。

第三，利用其真实世界数据处理和研究能力，结合国内外临床研究成果，对疾病治疗现状进行完整回顾，挖掘药物治疗、上市潜力。并以治疗需求为依据，为研究者提供研发策略方案。从而在药物研发早期，让众多创新药临床开发团队及时通过适应性设计，调整临床试验设计方案，降低药物研发成本。

第四，利用区块链技术，保障真实世界数据应用过程的真实性和可追溯性，实现全程监控。使用安全多方计算、联邦学习等技术建立分布式的虚拟大数据，帮助研究机构开展多中心的临床研究，汇集海量数据，真正意义上发挥数据的价值，并保证数据的安全可信共享。

2.3.7 总结

我国现代化医药研发数字化进程，经过了前后近 30 年的实践和探索，从最初的纯手工式的数据采集录入、数据核查，患者招募成本高，缺乏有效的数据驱动方案；到利用信息化和数字化的手段，建立起一套新型的数字化 CRO 运营模式，有效实现标准化、自动化和智能化的数据治理；再到现在如今，利用区块链 + 大数据等创新技术手段，汇集海量数据，实现数据的安全可信共享。这三个发展阶段，反映了我国现代化的医药研发的数字化进程，也见证了我国药物、医疗器械及耗材研发生产企业三十多年的发展历程。

根据国卫规划的《关于印发国家健康医疗大数据标准、安全和服务管理办法（试行）的通知》（国卫规划发〔2018〕23 号），健康医疗大数据是指在人们疾病防治、健康管理等过程中产生的与健康医疗相关的数据。国务院发布的《根据国务院办公厅关于促进和规范健康医疗大数据应用发展的指导意见》（国办发〔2016〕47 号）指出健康医疗大数据是国家重要的基础性战略资源。数据架构体系是在全域原始数据的基础上，通过标准定义及分层建模，最终呈现一套完整、规范、准确、可用的数据体系（组织级数据模型），为数据应用提供可靠、高效的支撑。本章将介绍健康医疗数据的数据架构。

3.1　健康医疗数据

3.1.1　健康医疗数据的定义和范畴

随着物联网、移动互联网、云计算等新兴信息技术的迅猛发展和普及应用，行业应用系统规模迅速扩大，产生的数据呈现出前所未有的爆发式增长态势。未来，一个国家拥有数据的规模和运用数据的能力，将成为综合国力重要的组成部分，对数据的占有、控制和运用也将成为国家间和企业间新的争夺焦点。

关于健康医疗数据的定义，美国国家标准技术研究所（National Institute of Standardsand Technology，NIST）的大数据工作组在《大数据：定义与分类》中认为：大数据（Big Data）是指那些采用传统架构无法有效处理的新数据集；2015 年国务院发布的《促进大数据发展行动纲要》中指出"大数据是以容量大、类型多、存取速度快以及应用价值高为主要特征的数据集合，正快速发展为对来源分散、数量巨大、格式多样的数据进行采集、存储的关联分析，从中发现新知识、创造新价值、解决以往存在的"信息孤岛"问题，提升人们的洞察力和统筹规划能力"；2018 年国家卫生健康委员会发布的《国家健康医疗大数据标准、安全和服务管理办法（试行）》指出"健康医疗大数据是指在人们疾病防治、健康管理等过程中产生的与健康医疗相关的数据"。

健康医疗大数据是国家重要的基础性战略资源，是健康中国建设的重要支撑。发展和应用好健康医疗大数据，是以创新推进供给侧结构性改革的重大民生工程，有利于激发深化医药卫生体制改革的动力和活力，有利于提高健康医疗服务的效率和质量，有利于健康产业发展，增加有效供给，提高群众获得感，促进培育新业态、形成新的经济增长点。

一般情况下，健康医疗大数据会按照数据结构的不同，分为结构化数据，半结构化数据和非结构化数据三大类。结构化数据就是数字和符号，非结构化数据包括图片，声音，视频等，半结构化数据介于结构化数据和非结构化数据者之间，通常指结构变化很大的数据，例如医疗上的诊疗数据，电子病历，电子账单等都属于这类数据，但是，基因序列，医疗影像等数据属于非结构化数据，无法像结构化数据那样易于存储和分析。

健康医疗大数据按照数据来源的不同，既包括个人健康，又涉及医药服务、疾病防控、健康保障和食品安全、养生保健等多方面数据的汇聚融合。按照数据获取的来源，健康医疗数据可以是医院医疗大数据、卫生资源大数据、公共卫生大数据、自我量化大数据、网络医疗大数据、生物大数据、运营类大数据以及医疗支付大数据等。见图3-1。

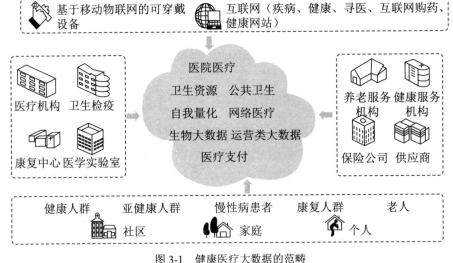

图3-1 健康医疗大数据的范畴

医疗大数据：产生于医院常规临床诊治、科研和管理过程中，包括各种门急诊记录、住院记录、影像记录、实验室记录、用药记录、手术记录、随访记录和医保数据等。

卫生资源大数据：指可以反映卫生服务人员、卫生计划和卫生体系能力和特点的数据，包括医院基本数据、医院运营数据、医院公共卫生数据，也包括通过医疗健康服务平台汇集整合区域内很多家医院和相关医疗机构的医疗健康数据，致使数据量大幅度增加。

公共卫生大数据：指关系到国家或地区大众健康的公共事业的相关数据，包括环境卫生数据、传染病疫情数据、疾病监测数据、疾病预防数据、出生死亡数据等。

自我量化大数据：指基于移动物联网的个人身体体征和活动的自我量化数据，是一种新型的医疗健康大数据。包含了血压、心跳、血糖、呼吸、睡眠、体育锻炼等信息。

网络医疗大数据：指的是互联网上与医学相关的各种数据。网络大数据产生于社交互联网关于疾病、健康或寻医的话题、互联网上的购药行为、健康网站的访问行为等。

生物信息大数据：指从生物医学实验室、临床领域和公共卫生领域获得的基因组、转录组学、实验胚胎学、代谢组学等研究数据，有助于理解遗传标记与疾病之间的因果关系，将传统的"一刀切"治疗方法转变为基于基因组数据的定制治疗，已成为一种新兴的疾病预防和治疗手段，直接关系到临床的个性化诊疗及精准医疗。

运营类大数据：指各类医疗机构、社保中心、商业医疗保险机构、药企、药店等运营产生的数据，包括不同病种治疗成本与报销数据，成本核算数据，医药、耗材、器械采购与管理数据，药品研发数据、产品流通数据等。

医疗支付大数据：指医疗服务过程中所有与费用相关的数据。包括医保支付信息、交易金额、交易记录等医疗交易信息；以及保险账号、保险状态、保险金额等保险信息。

3.1.2　健康医疗数据的特征

业界通常应用国际数据公司（International Data Corporation，IDC）定义的4V来描述大数据的特征：多样性（variety）、速度快（velocity）、体量大（volume）和数据价值高（value）。健康医疗大数据完全符合大数据的4V特征，除此之外，健康医疗大数据根据其自身特点，还具备真实性（veracity）、实时性（realtime）、冗余性（redundancy）、隐私性（privacy）等特点。

1）多样性结构多样性大数据呈现结构化、半结构化和非结构化的多样性、来源多样性，健康医疗大数据的主要来源广，包括电子病历、公共卫生数据、人体基因组数据、社交网络数据、搜索引擎数据等。

2）产生速度快和处理得快是大数据处理技术与传统数据处理技术最大的区别。数据产生得快是指有的数据是爆发式产生的，有的数据是涓涓细流式产生的，但短时间内产生的数据量依然非常庞大；数据处理得快是指大数据有批处理和流处理两种范式，以实现快速的数据处理。

3）体量大大数据最明显的特征就是数据体量巨大，传统的数据计量单位已经难以描述其体量。大数据的计量单位从目前常用的TB（240 Bytes）扩展到PB（250 Bytes），甚至ZB（270B ytes），增加了千倍和十亿倍。健康医疗大数据涉及亿万人群，其体量巨大不言而喻。

4）价值高大数据技术使人们可以从海量价值密度低的数据中挖掘出具有高价值

的数据，这一特性突出表现了大数据的本质是获取数据价值。通过大数据技术，对患者的健康医疗数据进行采集和分析，可以获得针对特定患者的最佳治疗途径，实现个性化治疗和精准治疗。

5）真实性健康医疗大数据在现实生活中具有真实性高而密度较低的特点。如新药研发或医学试验会产生海量的试验数据，而成功的试验往往是经过无数次尝试的，如此海量的数据中真正有价值的信息仅部分而已。

6）实时性健康医疗大数据的实时性反映在数据的快速产生及数据变更的频率上。

7）冗余性健康医疗大数据指的是，健康医疗大数据中包含了大量相同或相似的被重复记录的数据，如对某种疾病的多次检查诊断、疾病症状的描述及与疾病无关的其他信息被重复记录。

8）隐私性信息时代数据泄露事件已是屡见不鲜，健康医疗大数据中包含了大量患者的个人隐私内容、需要保密的临床实验与试验数据等。因此，健康医疗大数据分析时确保数据的隐私与安全至关重要。

3.1.3　健康医疗数据的价值

医疗大数据在大数据中处于极其重要的地位，一方面，人类健康意识的觉醒和加深使得医疗健康的需求层次不断提升，刺激大数据技术在医疗领域的深度应用。另一方面，移动互联网医疗、自动化分析检测仪、可穿戴设备的普及，使得患者、医生、企业、政府各方都成了数据的直接创造者，每天产生海量的医疗数据，这为医疗大数据的发展提供了重要基础。

健康医疗大数据的应用发展将带来健康医疗模式的深刻变化，有利于激发深化医药卫生体制改革的动力和活力，提升健康医疗服务效率和质量，扩大资源供给，不断满足人民群众多层次、多样化的健康需求，有利于培育新的业态和经济增长点。

1）应用场景广泛

医疗大数据使用的主体、应用的场景众多。具体的应用主体包括亚健康、健康群体、患者、医生、医疗机构、政府、药企、保险公司、医药经销商等。医疗大数据根据不同使用主体的差异化需求被广泛应用到行业治理、临床科研、公共卫生、管理决策、惠民服务、产业发展等具体领域，具体应用场景和面向主体如图 3-2 所示。

2）医疗大数据产业是推动智慧医疗发展的核心力量

智慧医疗已成为未来重要的发展趋势，医疗大数据产业是推进智慧医疗产业发展的核心要素。当前我国智慧医疗与医疗大数据产业存在标准不统一、归属权不明确、数据共享困难、缺乏有效的运营机制、产业规划和体系不健全等问题，建立统一的医疗行业数据标准、构建数据共享新模式、强化医药卫生体制改革、优化产业运营机制将是促进医疗大数据产业发展的有力措施。

3）优化我国医疗产业的发展

健康医疗大数据是重要的基础性战略资源之一，其应用将推动中国大健康产业

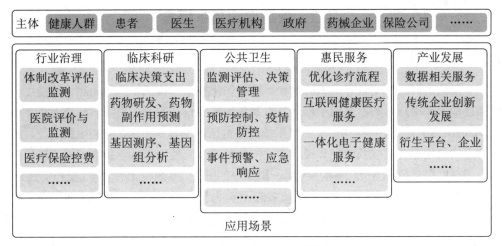

图 3-2 健康医疗大数据的应用场景

发生革命性变化。健康医疗大数据的发展不仅有利于优化我国医疗产业的发展，而且也将对我国经济、社会、民生都产生重大影响。

4）提升诊疗

大数据可发挥其全样本、深入关联、注重相关性等优势，解决以往存在的"信息碎片化""盲人摸象"等问题，提升人们的洞察力和统筹规划能力。越来越多的证据证明，只要拥有足够长的连续历史数据，足够强大的计算分析工具，就可以根据过去和现在预测未来。大数据分析挖掘能为行业带来巨大的商业价值，为衣食住行、健康、社交、信用等与生活息息相关的领域提供高附加值的增值服务，进一步提升行业的经济效益、社会效益。

未来，一个国家拥有数据的规模和运用数据的能力，将成为综合国力的重要组成部分，对数据的占有、控制和运用也将成为国家间和企业间新的争夺焦点。联合国于 2012 年发布了关于大数据政务的白皮书《大数据促进发展：挑战与机遇》，以推动各国政府机构、重大行业对大数据技术的研究和应用。美英等欧美发达国家从国家科技战略层面提出了一系列的大数据技术研发技术，如美国发布《大数据研究和发展计划》，推出"数据——知识——行动"计划，启动"数据开放行动"。欧盟正在力推《数据价值链战略计划》，英国发布《英国数据能力发展战略规划》，加拿大发布《健康大数据分析白皮书》，澳大利亚发布《公共服务大数据战略》，日本发布《创建最尖端 IT 国家宣言》，韩国提出"大数据中心战略"。

中国在 2015 年相继出台《推进"互联网 +"行动指导意见》和《促进大数据发展行动纲要》，系统部署大数据发展工作；2016 年发布的《促进和规范健康医疗大数据应用发展的指导意见》，明确指出健康医疗大数据是国家重要的基础性战略资源，顺应新兴信息技术发展趋势，规范和推动健康医疗大数据融合共享、开放应用。

3.2 数据架构基本概念

3.2.1 数据架构

架构是对组件要素有组织的设计，旨在优化整个结构或系统的功能、性能可行性、成本和用户体验，是用于描述信息系统的重要设计部分。在国际标准 ISO/IEC/E42010：2011 中，将架构定义为"系统的基本结构，具体体现在架构中的组件、组件之间的相互关系以及管理其设计和演变的原则"。然而，从全局来理解"架构"一词可以指对系统当前状态的描述、一组系统的组件、系统设计的准则（架构实践）、两个系统或一组系统的意向性设计（未来状态或计划的架构）、描述系统的构件（架构文档）或执行设计工作的团队（架构师或架构团队）等。

数据架构是数据管理的基础。由于大多数组织拥有的数据超出了个人可以理解的范围，因此，有必要在不同抽象层级上描述组织的数据，以便更好地了解数据，帮助管理层做出决策。

数据架构的构件包括当前状态的描述、数据需求的定义、数据整合的指引、数据管控策略中要求的数据资产管理规范。组织的数据架构是指不同抽象层级主要设计文档的集合，其中主要包括数据的收集、存储、规划、使用和删除等标准。这是按照数据的生命周期来对数据架构中包括的内容进行定义和范围界定的，同时也可以按照数据在组织系统中所存储的容器和路径来进行定义和确定范围。最为详细的数据架构设计文件是正式的企业数据模型，包含数据名称、数据属性和元数据定义。

数据架构的基本组成部分包括数据架构成果，包括不同层级的模型、定义、数据流，这些通常被称为数据架构的构件；以及数据架构活动，用于形成、部署和实现数据架构的目标；还有数据架构行为，包括影响企业数据架构的不同角色之间的协作、思维方式和技能。

3.2.2 医院数据架构

医院数据架构体系是在医疗机构原始数据的基础上，通过标准定义及分层建模，最终呈现一套完整、规范、准确、可用的数据体系（组织级数据模型），为数据应用提供可靠、高效的支撑。医院数据架构分为操作数据层、数据仓库层、标签数据层和应用数据层，如图 3-3 所示。

操作数据层（Operational Data Store）：对医院各个业务信息系统（业务数据域）的数据进行采集、汇聚，形成全域数据。数据结构与业务信息系统基本保持一致，不做深度清洗加工。

数据仓库层（Data Warehouse）：按照一定主题，定义一致的指标、维度，提取历史业务过程数据进行维度建模存储，形成统一规范的标准业务数据体系。

标签数据层（Tag Data Model）：面向对象建模，对各个数据域的特定对象数据进行标化、整合，通过 ID-Mapping 链接同一对象类的数据，形成对象的全域标签体系，提供数据的深度分析、挖掘和应用。

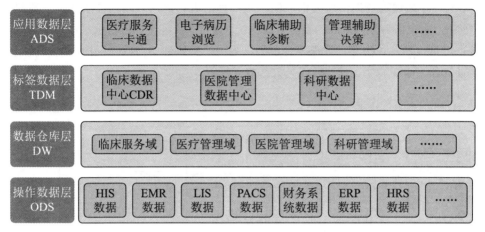

图 3-3　医院数据体系架构

应用数据层（Application Data Store）：按照业务的需要从数据仓库、标签数据层提取数据，并面向业务的特殊需要加工业务特定数据，向特定应用组装应用数据。

数据体系的建立，能够有效消除医院目前存在的数据来源、数据描述、数据标准、计算方法不一致等导致的数据孤岛和信息烟囱问题。

数据体系建设的关键内容是标签数据层的建设，其建设过程如图 3-4 所示。

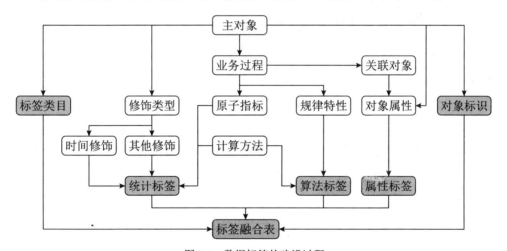

图 3-4　数据标签的建设过程

标签归属到一个主对象，按照产生和计算方式的不同分为属性标签、统计标签、算法标签。属性标签描述对象的固有特性；统计标签是特定场景下，对象的维度和度量的组合；算法标签是指通过逻辑分析推理得到的规律性结论。对象标识用来标识一个对象，在业务域内每一个对象一个唯一的标识符。标签类目是标签的分类组织方法，是标签信息的一种结构化描述。标签融合表将生成的对象标识、属性标签、算法标签、统计标签组合起来，成为数据标签层的产出物。

图 3-5 是通过数据治理后形成的，由数据汇聚、数据开发、数据体系、数据资产管理、数据服务体系构成的数据资源框架。来自医院各个业务信息系统的源数据，进行汇聚、开发、构建、管理等处理后，为用户提供诸如全数据视图、辅助决策、精细管理、精准诊疗、绩效管理等数据增值服务。

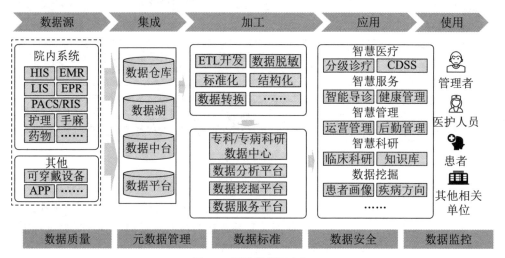

图 3-5　医院数据平台架

3.2.3　数据架构能力评估等级标准模型

对照 GB/T 36073-2018《数据管理能力成熟度评估模型》的数据架构能力评估等级标准模型（见表 3-1），给出数据治理的基本内容与策略，从稳健级起步逐渐向上提升。

表 3-1　数据架构能力评估等级标准模型

初始级	受管理级	稳健级	量化管理级	优化级
● 在应用系统层面编制了数据模型开发和管理的规范； ● 根据相关规范指导应用系统数据结构设计。	结合组织管理需求，制定了数据模型管理规范；对组织中部分应用系统的数据现状进行梳理，了解当前存在的问题；根据数据现状的梳理，结合组织业务发展	● 对组织中应用系统的数据现状进行全面梳理，了解当前存在的问题并提出解决办法； ● 分析业界已有的数据模型参考架构，学习相关的方法和经验； ● 编制组织级数据模型开发规范，指导组织级数据模型的开发和管理；了解组织战略和业务发展方向，分析利益相关者的诉求，掌握组织的数据需求； ● 建立覆盖组织业务经营管理和决策数据需求的组织级数据模型；	● 使用组织级数据模型，指导和规划整个组织应用系统的投资、建设和维护； ● 建立了组织级数据模型和系统应用级数据模型的同步更新机制，确保一致性；	● 在业界分享最佳实践，成为行业标杆。

续表

初始级	受管理级	稳健级	量化管理级	优化级
的需求，建立组织级数据模型； 应用系统的建设参考了组织级数据模型。	● 使用组织级数据模型指导应用系统级数据模型的设计，并设置相应的角色进行管理； ● 建立了组织级数据模型和系统级数据模型的映射关系，并根据系统的建议定期更新组织级的数据模型； 建立了统一的数据资源目录，方便数据的查询和应用。	● 及时跟踪、预测组织未来和外部监管的需求变化，持续优化组织级数据模型。		

3.3 数据中台建设与架构

3.3.1 数据中台定义

目前，数据中台还没有统一和明确的定义。有人认为数据中台是云平台的一部分，同时包括业务中台和技术中台；有人认为数据中台是数据的共享、整合和深度分析；还有人认为数据中台是"计算平台＋算法模型＋智能硬件"，不仅有云端，还需要智能设备帮企业在终端收集线下数据，从服务方到客户方，对数据中台的理解并不相同。目前普遍认为数据中台是一套可持续"让企业的数据用起来"的机制，是一种战略选择和组织形式，是依据企业特有的业务模式和组织架构，通过有形的产品和实施方法论支撑，构建的一套持续不断把数据变成资产并服务于业务的机制。数据来自业务，并反哺业务，不断循环迭代，实现数据可见、可用、可运营。

通过数据中台把数据变为一种服务能力，既能提升管理、决策水平，又能直接支撑企业业务。数据中台不仅仅是技术，也不仅仅是产品，而是一套完整的让数据用起来的机制。既然是机制，就需要从企业战略、组织、人才等方面来全方位地规划和配合，而不能仅仅停留在工具和产品层面。

在产业互联网背景下，医疗健康产业需要从传统业务模式向数据驱动模式进行转型，从而寻找新的产业动能和产业突破点。数据中台是推动这个正在重塑的产业实现数字化、智能化建设的关键所在。数据中台是一个连接数据与产业业务的枢纽，它实现了数据采集、数据管理、数据分析、数据驱动业务完整的数据赋能体系。医疗健康产业的数据中台建设为产业解决"看病难、看病贵"问题提供了新思路。在产业横向协同上，通过原材料数据、药械流通数据等数据，上游生产商可以采取药械原材料价格管理、制造过程优化等方式降低成本，同时协调药械中间环节的竞争，在下游医疗服务机构中，通过数据中台监管临床诊断过程，从而降低医药成本；在产业纵向延伸上，产业利用数字中台实现患者电子病历、用药记录、个体健康数据等数据的上下级连通，帮助医疗服务体系中分级诊疗制度更好地落实并发挥作用，促进医疗资源在患者间、地区间的合理配置。

3.3.2　数据中台的核心能力

数据中台需要具备数据汇聚整合、数据提纯加工、数据服务可视化、数据价值变现 4 个核心能力，让企业员工、客户、伙伴能够方便地应用数据。

1）汇聚整合：随着业务的多元化发展，企业内部往往有多个信息部门和数据中心，大量系统、功能和应用重复建设，存在巨大的数据资源、计算资源和人力资源的浪费，同时组织壁垒也导致数据孤岛的出现，使得内外部数据难以全局规划。数据中台需要对数据进行整合和完善，提供使用、适配、成熟、完善的一站式大数据工具平台，在简便有效的基础上，实现数据采集、交换等任务配置以及监控管理。

2）提纯加工：数据中台必须联通全域数据，通过统一的数据标准和质量体系，建设提纯加工的标准数据资产体系，以满足医院业务对数据的要求。

3）服务可视化：为了尽快让数据用起来，数据中台必须提供便捷、快速的数据服务能力，让相关人员能够迅速开发数据应用，支持数据资产场景化能力的快速输出，以响应客户的动态需求。

4）价值变现：数据中台通过打通各部门数据，提供以前单个部门或者单个业务单元无法提供的数据业务能力，以实现数据的更大价值变现。

3.3.3　医疗健康产业数据中台设计

目前医疗健康产业内成体系的数据来源于医疗服务机构、互联网医疗平台以及医药电商平台。医疗服务机构以医院为例采用综合管理系统（HIS）、以电子病历为中心的管理信息系统（EMR）等管理信息系统对医疗业务数据进行存储和管理，平均一个三甲医院平均每天产生约 90~100TB 的医疗数据。互联网医疗平台以及医药电商平台中多采用 SaaS 建站，数据存储在 SaaS 系统服务商的数据库中，包括用户数据管理、交易记录管理、药品管理、库存管理等。

在确定数据来源后，采集数据进行数据资产沉淀，形成数据池。从各系统、数据库、互联网、本地文档等途径采集数据得到原始数据，然后对原始数据进行一定的数据处理，主要分为数据清洗和数据标准化。通过数据清洗完成对错误数据的清除和对重要数据的修复，通过数据标准化完成异构数据的结构化，在医疗健康产业中多源异构型数据十分常见，例如症状报告、诊断报告、基因数据等，数据标准化利用数据词典、人工标识、机器学习等方式对这些数据进行标准化的处理，得到经过结构化的标准数据集。规范化的数据资产才能在后续的数据分析与挖掘中发挥更大的价值。

有了数据沉淀模块，中台就具备了基本的数据存储、处理、调用能力，在此基础之上，以数据池数据为基础建立数据资产体系。数据资产体系的建立，将数据进行多维度的分类和分层，可以提高数据的一致性和可复用性，方便数据的管理和维护。一般而言，中台数据资产体系分为 4 层：贴源数据层、统一数仓层、标签数据层、应用数据层。将数据资产分层对应到医疗健康产业，贴源数据层包含不同业务系统中的基本数据，包括 MIS 数据、HIS 数据、PACS 数据等；统一数仓层将数据按照类别进行划分，分为顾客域、药品域、员工域、疾病域、生物组学域、运营域、患者域、财务域、物品资源域等；标签数据层是在统一数仓层的基础上，将数据标签化便于数据筛选和分析，例如患者标签包括性别、年龄、地域、患病类型等患者基本属性，临床路径标签包括诊断次数、诊断时间、症状、用药记录、入院记录、手术记录等临床诊断和治疗数据；应用数据层即根据具体应用需求构成的不同数据集，包括病人数据、预算分析数据、临床路径数据、销售预测数据等。数据资产体系建设帮助中台庞大的数据集转化为统一标准的、方便应用的数据资产。数据中台设计的顶部为数据分析与服务层。数据分析与服务作为数据资产转化为业务价值的中介，是数据中台对于数据资产的应用，在医疗健康产业中，主要的数据分析与服务方法包括 NLP 处理、医疗影像挖掘、建模与评估、数据可视化等。在完成数据中台的基本架构后，为了保障数据中台的平稳安全运行并持续发挥数据应用价值，还应建设数据运营体系和数据安全管理体系。

最终的医疗健康产业数据中台模型如图 3-6 所示：医疗健康产业数据中台实现了医疗数据的标准化、数据资产的层次建设、数据资产的管理与监控、指标体系建设以及统一的对外服务。数据中台作为枢纽，向下发展可以提高数据性能、保障数据的应用能力，向上拓展可以实现数据资产的价值、赋能医疗健康产业具体环节。

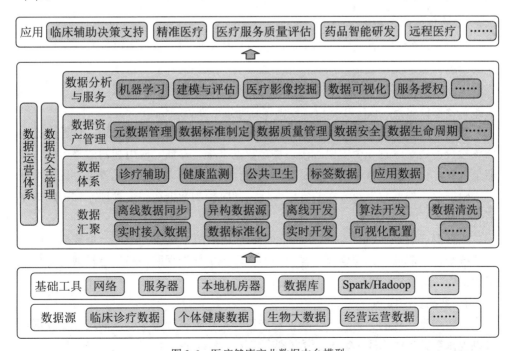

图 3-6 医疗健康产业数据中台模型

3.4   数据资产管理

3.4.1   数据资产管理概述

1）数据资产管理的定义

数据资产（Data Asset）是指由企业拥有或者控制的，能够为企业带来未来经济利益的，以物理或电子的方式记录的数据资源，如文件资料、电子数据等。在企业中，并非所有的数据都构成数据资产，数据资产是能够为企业产生价值的数据资源。

2）数据资产的属性

数据资产具有无形资产的属性，从这个角度出发，我们可以发现数据资产主要有无消耗性、增值性、依附性、价值易变性、战略性。

（1）无消耗性：数据资产的每次使用只需要花费很低的成本，不会因为使用频率的增加而磨损、消耗，与其他传统无形资产有相似性。

（2）增值性：企业通过稳定发展，会促使数据资产在原有的基础上，不断积累数据规模和数据维度，整体价值进一步提升。

（3）依附性：与其他无形资产类似，数据资产不能独立发挥作用，其发挥作用和效应往往依附于相应的软件、硬件。

（4）价值易变性：数据资产时刻受到数据容量、数据时效程度、应用场景等因素的影响，与其他无形资产相比，其价值更易发生变化。

（5）战略性：一切数据业务化，一切业务数据化，具有战略性。

3）数据资产管理概念

数据资产管理（Data Asset Management）是指规划、控制和提供数据及信息资产的一组业务职能，包括开发、执行和监督有关数据的计划、政策、方案、项目、流程、方法和程序，从而控制、保护、交付和提高数据资产的价值。数据资产管理需要充分融合业务、技术和管理，以确保数据资产保值增值。

数据资产管理（Data Asset Management）一般来说包括统筹规划、管理实施、稽核检查和资产运营4个主要阶段，贯穿数据采集、存储、应用和销毁整个生命周期全过程。企业管理数据资产就是对数据进行全生命周期的资产化管理，促进数据在"内增值，外增效"两方面的价值变现，同时控制数据在整个管理流程中的成本消耗。

数据资产管理（Data Asset Management）包括两个重要方面，一是数据资产管理的核心管理职能；二是确保这些管理职能落地实施的保障措施，包括战略规划、组织架构、制度体系等。

4）数据资产内涵

在数据资产化的大背景下，数据资产管理是在数据管理基础上的进一步发展，可以视作数据管理的升级版，主要区别在以下三个方面。

一是数据管理的视角不同，数据资产管理强调数据是一种资产，基于数据资产的价值、成本、收益开展全生命周期的管理。

二是管理职能有所不同，数据资产管理包含数据模型、元数据、数据质量、参考数据和主数据、数据安全等传统数据管理职能，同时整合数据架构、数据存储与操作等内容，将数据标准管理纳入管理职能，并针对当下应用场景、平台建设情况，增加了数据价值管理职能。

三是管理要求有所升级，在"数据资源管理转向数据资产管理"的理念的影响下，相应的组织架构和管理制度也有所变化，需要有更专业的管理队伍和更细致的管理制度来确保数据资产管理的流程性、安全性和有效性。

3.4.2 数据资产管理框架

国外对"数据资产管理"的定义为：数据资产管理（Data asset management 简称 DAM）是规划、控制和提供数据及信息资产的一组业务职能，包括开发、执行和监督有关数据的计划、政策、方案、项目、流程、方法和程序，从而控制、保护、交付和提高数据资产的价值。大数据时代之下，数据就是资产，"数据即资产"这一概念已经被广泛认可。数据就像企业的根基，是各企业尚待发掘的财富，即将被企业广泛应用。大数据是企业资产，那就必须被纳入企业的资产管理中，同时，大数据资产又不是企业传统意义上的资产，因此，大数据资产管理又不同于企业的传统资产管理。

日常生活中，数据无处不在，但并不是所有的数据都可以成为资产。数据作为资产需要具有以下特性：可控制、可量化、可变现。所以数据资产一般具备如下特点：虚拟性、共享性、时效性、安全性、交换性和规模性。

大数据最重要的发展方向是"数据驱动"，即在任何情况下，可以通过数据本身的统计和分析结果来获得相关目标的决策或行为，从而构成一个整体高效的运营系统。

大数据的发展包括了三个层次，自下而上依次为大数据处理能力、数据资产管理、业务价值实现。随着大数据技术发展的日新月异，大数据处理能力不仅包括了目前技术领域所关注的海量数据采集、存储、分布式计算、突发事件应对等，而且已经具备对各种格式、类型的数据进行加工、处理、识别、解析等能力。数据资产管理所起到的作用就是把在各种大数据处理平台上获得的数据资产有效地管理起来，并且围绕它支持创造业务价值目标，

更好的流动、加工、分析、应用，甚至是数据的开放、连接、整合、嫁接等一系列过程，围绕数据资产本身建立起一个可靠可信的管理机制。能够通过数据资产管理清晰地知道相关数据的定义、数据之间的血缘关系，并可以验证数据的有效性、合理性等数据质量指标。大数据资产管理总体功能框架如图 3-7 所示。

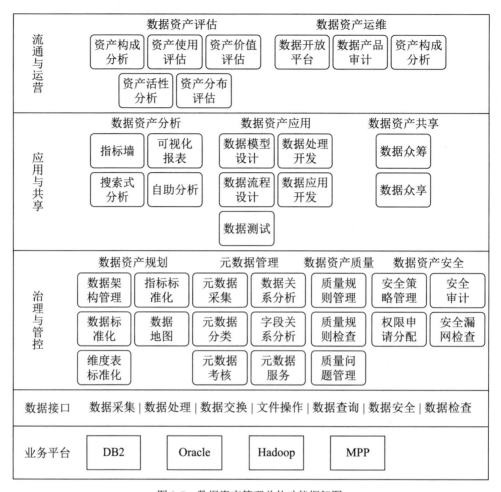

图 3-7 数据资产管理总体功能框架图

3.4.3 数据资产管理价值

1）数据资产管理的必要性

伴随着大数据时代支撑数据交换共享和数据服务应用的相关技术的不断发展，不断积淀的数据开始逐渐发挥它的价值，因此，将数据作为一项资产，"盘活"数据将充分释放其附加价值。事实上，由于各种原因，数据资产管理面临诸多挑战。

首先，大部分企业和政府部门的数据基础还很薄弱，存在数据标准混乱、数据质量参差不齐、各条块之间数据孤岛化严重等现象，阻碍了数据的共享应用。其次，受限于数据规模和数据源种类的丰富程度，多数企业的数据应用刚刚起步，主要集中在精准营销、舆情感知和风险控制等有限场景，应用深度不够，应用空间亟待开拓。再次，由于数据的价值很难评估，企业难以对数据的成本以及其对业务的贡献进行评估，从而难以像运营有形资产一样管理数据资产。

而数据资产管理是充分发挥数据价值的必经之路。通过解决释放数据价值过程中面临的诸多问题，以体系化的方式实现数据的可得、可用、好用，用较小的数据成本获得较大的数据收益，具体体现在以下6个方面。

一是全面掌握数据资产现状。数据资产管理的切入点是对数据进行全面盘点，形成数据地图，为业务应用和数据获取夯实基础。数据地图作为数据资产盘点的输出物之一，可以帮助业务人员快速精确地查找他们想要的数据，帮助数据开发者和数据使用者了解数据，并成为对数据资产管理进行有效监控的手段。

二是提升数据质量。强调高质量的数据在发挥数据价值中的重要性。数据资产管理通过建立一套切实可行的数据质量监控体系，设计数据质量稽核规则，加强从数据源头控制数据质量，形成覆盖数据全生命周期的数据质量管理，实现数据向优质资产的转变。

三是实现数据互联互通。数据资产管理通过制定企业内部统一的数据标准，建立数据共享制度，完善数据登记、数据申请、数据审批、数据传输、数据使用等数据共享相关流程规范，打破数据孤岛，实现企业内数据高效共享。同时搭建数据流通开放平台，增强数据的可得性，促进数据的交换流通，提升数据的服务应用能力。

四是提高数据获取效率。数据资产管理通过搭建数据管理平台，采取机器学习等相关自动化技术，将大量前期的数据准备时间和交付项目的时间缩短，提升数据的获取和服务效率，让数据随时快速有效就绪，缩短数据分析人员和数据科学家的数据准备时间，加快数据价值的释放过程。

五是保障数据安全合规。保障安全是数据资产管理的底线，数据资产管理通过制定完善的数据安全策略、建立体系化的数据安全措施、执行数据安全审计，全方位进行安全管控，确保数据获取和使用合法合规，为数据价值的充分挖掘提供了安全可靠的环境。

六是数据价值持续释放。存储和管理数据的最终目的是实现数据的价值，数据资产管理将数据作为一项资产，并通过持续、动态的全生命周期管理过程，使数据资产能够为企业数字化转型提供源源不断的动力。管理方面，建立一套符合数据驱动的组织管理制度流程和价值评估体系。技术方面，建设现代化数据平台、引入智能化技术，确保数据资产管理系统平台持续、健康地为数据资产管理体系服务。

2）数据管理、数据资源管理和数据资产管理的关系

数据管理指利用计算机硬件和软件技术对数据进行有效的收集、存储、处理和应用的过程。数据管理的目标在于充分有效地发挥数据的作用。

数据资源管理致力于发展处理企业数据生命周期的适当的建构、策略、实践和程序。数据资源的目标是去寻找手段，以有效地控制数据资源，并提升数据资源的利用率。

数据资产管理的核心思路是把数据对象作为一种全新的资产形态，并且以资产管理的标准和要求来加强相关体制和手段。从经济角度，满足对资产运营的各类管理要求。

3）数据资产管理的重要性

进入大数据时代，数据作为第五生产要素，越来越受到企业的重视，尽快对数据进行精细化管理已成为许多企业的共识。从最开始的大型企业主导，到如今中小型企业相继探索尝试，数据资产管理的重要性可见一斑。究其原因，是因为高效的数据资产管理可以解决企业数据的大部分痛点。

（1）数据价值难以评估。多数企业的数据评价体系处于初级阶段，数据资产化程度不高，因此要对数据进行较为准确的估值衡量有一定难度。

（2）数据缺乏统一的标准。只有统一的标准才能保证信息流动畅通，然而很多企业尚未建立统一的数据标准，无法在数据登记盘点流程中有效避免数据混乱、数据冲突、一数多源等问题。

（3）数据质量参差不齐。数据冗余、数据缺值、数据冲突等数据质量问题不能被及时发现和有效解决。需要建立规范的数据治理流程和考核机制等途径加以完善。

（4）数据处理效率低下。由于方法不够便捷，无法快速挖掘出完善优质的数据供分析应用，导致开发及治理效率不高和整个工作周期拉长。

（5）数据垃圾大量留存。大量的历史留存冷数据无法被有效识别及处理，形成数据"包袱"。这些数据"包袱"不仅难以转化为有价值的数据资产，还会挤占存储空间，浪费成本。

（6）数据不能及时满足业务需要。数据需求、数据质量、数据应用等问题的管理和解决分散在不同部门，各部门之间缺乏清晰的协调机制和统一的数据管理渠道，导致业务不能及时、按需获得数据支持。

（7）安全监管形势严峻。技术的发展对数据安全提出了更艰巨的挑战，企业缺乏有效的数据安全管理机制，以防范数据泄露带来的潜在的声誉和法律风险。

数据资产管理是企业数字化转型的必修课，有力推动我国大数据与实体经济深度融合、经济转向高质量发展阶段。

4）数据资产管理的三个关键变革

数据与企业设备、软件、人才一样成为企业的重要资产，可以从多个角度和多个层面为企业带来价值收益。

数据资产管理除了包含传统以数据质量提升为目标的数据治理外，还包括挖掘数据价值的数据运营。

数据资产管理不能仅仅依靠信息部门开展，还需要企业自上而下各个部门之间的分工协作。

3.4.4 数据资产管理策略

数据治理并不等同于数据管理。数据管理指规划、控制和提供数据和信息资产，发挥数据和信息资产的价值，强调在企业或企业内部进行。数据治理是对数据资产管理活动行使权力和控制的活动集合（规划、监控和执行）。数据治理制定正确的原则、政策、流程、操作规程，确保以正确的方式对数据和信息进行管理。

数据资产治理和管控是业务部门和IT部门的共同职责，需要由业务部门和IT部门分别或共同制定相关决策，如业务运营模型、数据治理模型、企业信息模型、业务规范、信息规范、数据库架构、数据仓库/商务智能架构、元数据架构、技术元数据、数据安全管理等。

数据资产治理和管控的方法主要面向数据的生命周期，从空间视角和时间视角实现治理和管控。

从空间视角上看，因为数据在不同业务、不同系统中流动，因此数据治理必须实现跨系统、跨业务的，端到端治理，需要有机构统筹规划与决策、协调与推进。

从时间视角上看，企业管理数据资产，就是管理数据的生命周期。数据首先被创建或获得，然后被存储、维护和使用，最终被销毁。因而有效的数据管理，开始于数据获取之前，企业先期制定数据规划、定义数据规范，以期获得实现数据采集、交付、存储和控制所需的技术能力。

1）构建数据体系

构建企业数据体系之前，需要先梳理清楚企业数据资源管理的业务体系，才能保证数据来源的可靠性。

2）建立数据标准体系

梳理汇总企业现有的各类业务的数据标准后，筛选出可直接参考和使用的标准，并与行业标准相互结合，制定出新的数据标准体系，形成一套标准化的数据规范，对具体数据项的定义、口径、格式、取值、单位等进行规范说明，提升数据质量，最终实现企业数据资源的统一管理和展现。

3）数据资源整合

通过汇集企业全域级数据，做数据资源整合，为业务融合提供有力支撑。

（1）构建数据画像，理清数据脉络

数据分类：基于业务体系进行数据分类，建立数据资源目录，对各类数据进行相应的描述。

数据关系：明确数据之间的流转关系，设计出合理的数据流路径，统一数据的口径。

责任主体：确定数据生命周期中每个阶段数据的责任主体和归属状态。

（2）构建数据管理，规范数据秩序

数据存储管理：基于集中统一共享，分层分级管理的思路原则，对于不同类型的数据,采用不同的数据存储方式。

数据规整入库:对已存入数据库中的数据、未建库的数据以及各种纸质 / 电子文档数据进行统一规整,建立数据入库标准与秩序,保证数据有序存储和使用的便捷性。

数据更新管理:在机制和工具上设置双重保障的前提下,保障数据更新管理的规范性、安全性和隐私性。建立完善的动态更新机制和操作规范流程,对数据进行统一管理,为数据入库更新提供有效的支持;同时,结合数据库更新管理系统对数据进行安全检测、入库更新、数据导出,提供全链路的保障机制。

(3)提供数据内外共享服务

在确保数据安全和数据隐私的前提下,设计合理的数据共享与数据服务。

4.1 医疗数据建模概述

4.1.1 医疗数据建模的困难与挑战

由于医疗数据往往分散在各种设备、系统和平台等数据源中，要通过医疗数据建模实现多源医疗数据的汇集、处理和整合并不是一件容易的事。

1）数据源越来越多，并且分散异构。随着医学工程技术的发展，医疗数据的数据源种类越来越多，包括医疗机构内的电子病历系统、医院管理信息系统、医学检验信息系统、影像信息系统、各种随访系统；不断涌现的用于检查、诊断、治疗的新型医疗设备；医疗机构的体检中心以及第三方体检机构的健康体检信息系统；移动医疗和穿戴式健康监测设备；各种组学数据库，如核酸序列数据库、蛋白质组序列数据库、基因信息数据库。这些数据源在空间位置上是分散的，在数据存储结构上由于来源于不同的制造商，具有较大的差异性。

2）数据内容越来越复杂。医疗领域是一个知识密集型的领域，医疗数据内容复杂。据统一医学语言系统 UMLS（Unified Medical Language System）统计，医学涉及的概念超过 382 万种，与之相关的概念名称超过了 1218 万种，而由这些概念所构成的信息结构更是复杂多样。随着医疗科技的进步，越来越多新的检验设备、检查设施和治疗手段进入临床，也在不断增加医疗数据内容的复杂程度。不要说技术人员很难理解如此复杂的数据内容所蕴含的医学知识，就算是医生甚至是整个机构也难以完全掌握，很难定义一个完整的信息模型来汇集各类医疗数据，这也是医疗大数据很难整合和有效利用的重要原因。

3）对于数据语义要求越来越高。随着医疗数据应用的不断深入，对医疗数据语义的要求在不断提高。早期的医疗数据应用只需要用户能够读懂数据的含义，随着人工智能技术和大数据分析技术的不断应用，不仅要求用户能够读懂数据语义，而且需要计算机能够理解数据的语义，因而对医疗数据的标准化和结构化提出了更高的要求。同时，随着医疗专科分化越来越细，不同专科对数据的应用差别很大，对数据语义上的要求也会大相径庭，这为数据的标准化和结构化带来了更大的难度。此外，在没有事先约定的前提下，针对相同的医疗信息内容，不同的建模场景和建模人员构建的医疗信息模型可能差异性较大，难以达成一致，不能满足医疗信息语义互操作对医疗信息模型的一致性要求。

4）模型更新越来越频繁。医疗领域是一个知识密集型的复杂领域，包含众多的领域概念并且还在不断地变化，这对医疗信息模型的扩展性提出了高要求。此外，伴随着健康医疗大数据的发展和有效利用，医学模式正在加速变革，出现了许多需要利用信息模型来进行信息融合，从而对大数据进行获取、存储、管理和有效应用的场景。医疗数据的类型、关联和规模正在以前所未有的速度进行增长，导致医疗信息模型需要具备灵活的扩展能力来适应领域的变化。

通过医疗信息互操作来实现多个数据源的医疗数据关联和共享一直是医疗信息化领域的常用方法，在医疗大数据时代，更好地通过医疗信息互操作的技术和方法成为解决该问题的重要途径。

4.1.2 医疗数据模型的结构演变

医疗信息模型按照模型结构可以分为医疗信息单层模型和医疗信息分层模型两类。

医疗信息单层模型将信息语义和领域语义都表达在同一个层次模型中，包括数据类型、数据结构和数据元素的定义和组织方式，它是最常见的信息模型，其构建方法已经在之前的章节中进行过叙述。但是，由于缺乏必要的约束，导致单层模型的构建过于灵活随意；由于医学知识被"硬编码"进信息模型中，导致单层模型的维护和扩展需要巨大成本。

医疗信息分层模型则将医疗信息模型分层表达，通常可以分为参考模型和临床信息模型。方法的核心思想是通过"抽象-约束"结合的方式实现信息模型分层。"抽象"是以一种特定的逻辑为框架对医疗信息的通用、共性属性进行定义，其产物是稳定的底层信息模型。"约束"是通过对底层信息模型添加约束的方式定义出语义清晰的上层信息模型。底层信息模型为医疗信息的表达提供最小的必要约束和最大的信息表达范围，以保证对领域内医疗信息的表达能力。上层模型则可以保证对医疗信息的精细语义的表达能力，可以满足特定医疗信息需求的表达，其具有最紧密的约束和最精细的语义表达。参考模型是表达医疗信息通用属性的稳定的模型，其用来表达信息语义，包括数据类型、数据结构和逻辑结构。临床信息模型是通过对参考模型添加约束来定义领域语义。参考模型可以用来表达通用的信息语义，并且为上层的临床信息模型的构建提供语义约束。通过参考模型和添加约束的方式，可以对复杂环境下的医疗信息语义进行分层表达，可以实现医疗信息共性和特异性的表达，即保证医疗信息表达的灵活性，并且都能在一定程度上保证约束信息的一致性。因此，基于医疗信息分层模型满足医疗信息语义互操作需求逐渐成为一种趋势。

最终，分层模型实现了清晰的责任划分。领域专家负责对领域知识和临床需求进行原型模型的定义和术语绑定，软件开发技术人员负责基于参考模型的软件编程而不用考虑其中涉及什么样的临床知识，系统开发与信息建模工作的分离，使得技术人员与医疗人员的协作更为容易。这就带来了四点好处：其一，用户可参与，软件工程师可以基于参考模型进行系统的实现而无需充分学习和理解领域知识，领域专家可以通过编辑原型和模板来实现对信息系统或功能模块的控制；其二，易维护，原型驱动的方法可以通过动态加载原型的方式满足由领域知识变化而带来的需求变更；其三，支持语义互操作，稳定的参考模型可以支持信息系统的句法互操作，而可共享、重用的原型提供领域语义的表达，结合二者可以实现语义互操作，然而语义互操作能力很大程度上取决于原型的共享和重用；其四，领域知识共享，原型作为一种可共享的、计算机可处理的领域知识既能够促进厂商和临床专家之间的沟通交流，又能作为一个领域知识源为领域的发展提供知识服务，如标准的制定、指南的编写、信息模型的构建等。

4.1.3 医疗数据建模的模式演变

伴随着医疗数据模型结构从单层结构向多层结构的演变，随之而来的是从集中的统一数据建模向受控的协作数据建模方法的演变。

协同建模机制是从建模机制的维度来保障复杂且动态环境下医疗信息模型的一致性和完备性。面对医疗领域本身的复杂性和动态性，医疗信息语义互操作对应的医疗信息分层模型的构建必然是一个协同的过程。医疗信息建模所需的领域知识是非常庞杂的，已经远远超过个人所能够表达的地步。只有通过多区域跨领域的领域专家的协同建模，才能够满足医疗信息语义互操作对医疗信息分层模型的需要。除此之外，医疗信息建模需要涵盖的医疗健康数据范围越来越大，标准滞后数据有效利用的现象越来越明显，进而影响数据的集成、共享和有效利用。因此，以往的标准组织完全掌控的、封闭式的医疗信息建模方法已经不能够完全满足医疗信息需求，开放式的医疗信息建模已经成为一种必然趋势。这种具有一定约束的开放式的医疗信息建模，使得建模团队有可能找到模型统一性和需求个性化的平衡点，实现不同专业、不同需求的建模协同，同时保证数据的互操作性。

4.2 常见的医疗数据模型

4.2.1 openEHR

openEHR 信息建模方法由 openEHR 基金会提出并进行维护，通过两层信息模型的构建来促进医疗健康信息的生成、语义互操作和利用。openEHR 分层建模方法是参考近 20 年的 EHR 相关研究和项目的成果所提出的，包括欧洲的 Good European Health Record（GEHR）、GEHR 澳大利亚项目（1997—2001）、欧洲 Synapses（1996—1998）和 SynEx（1998—2000）、欧洲 EHCR support action、ISO 18308、HL7 以及其他相关研究经验。

openEHR 将信息模型的构建分为 2 个部分：参考模型（Reference Model，RM）和原型模型（Archetype Model，AM）。参考模型依据上述描述的医疗健康信息需求和研究经验，抽象出医疗信息记录和表达所需要的通用属性，并用面向对象的方法构建出相应的类和属性。参考模型是一个稳定的参考信息模型，其详细内容通过几个对应的 openEHR 规范对外公布。原型模型包括原型和模型。原型是对领域知识的表达，原型通过对参考模型进行约束而定义；模板则是依据具体的信息需求对原型的组装和约束。原型和模板都可以由领域专家进行定义。每一个原型对应一个领域概念的最大数据元素集，而模板对应特定医疗信息应用环境下的特定数据元素集合。换言之，原型面向领域知识表达，模板对应实际医疗信息应用需求。openEHR 分层建模方法是术语中立的，术语的绑定可以发生在原型和模板定义的过程中。

openEHR 参考模型用来表达医疗信息的信息语义，通过固定的对象类集合定义了医疗数据表达的通用属性，使得医疗信息系统或者服务可以基于参考模型进行构建。openEHR 发布了多个规范用来支持和定义参考模型，包括数据类型、数据结构、逻辑信息结构、访问安全、隐私和其他技术实现所需的内容。其中 EHR 信息模型规范和人口统计学规范描述了参考模型的逻辑信息结构，分别对应着 EHR 信息和人口统计学信息。这些逻辑信息结构对应着原型的定义类型，如表 4-1 所示。EHR 信息模型中的逻辑信息结构对应的类包括：COMPOSITION、SECTION、ENTRY、OBSERVATION、ADMIN_ENTRY、INSTRUCTION、EVALUATION 和 ACTION。人口统计学信息模型中的逻辑信息结构对应的类包括：PARTY、ROLE、PARTY_RELATIONSHIP、PARTY_IDENTITY、CONTACT、ADDRESS、CAPABILITY、ACTOR、PERSON、ORGANIZATION 和 AGENT。

表 4-1　信息模型类名称及其描述

信息模型类名称	描　　述
COMPOSITION	医疗信息修改、交互的单元。一个能够引用 EHR 信息模型中其他的逻辑结构的容器类。可以类比为一份医疗信息文档。
SECTION	一个用来表达标题结构中的一个标题，类似于文档中的一个标题。
ENTRY	医疗信息内容表达的抽象类，其子类用于表达具体的医疗信息内容。
OBSERVATION	用来记录发生在过去或现在的临床信息的 ENTRY 子类。
ADMIN_ENTRY	用于表达管理信息的类定义，是 ENTRY 类的子类。
INSTRUCTION	用来记录发生在未来的行动信息的 ENTRY 子类。
EVALUATION	用来记录评估内容的 ENTRY 子类，如诊断、风险评估。
ACTION	用来表达已经发生的临床动作信息的 ENTRY 子类。往往对应着一个 INSTRUCTION 中的一个发生的步骤。
PARTY	用来表达所有当事人信息抽象类，包括现实世界的实体和角色。
ROLE	用来表达角色相关信息内容的类，是 PARTY 的子类。
PARTY_RELATIONSHIP	用来表达当事人之间关系的类。
PARTY_IDENTITY	用来表达当事人标识的类。

续表

信息模型类名称	描　述
CONTACT	用来表达当事人联系方式的类。
ADDRESS	用来表达联系地址信息的类。
CAPABILITY	用来表达角色所具有的能力信息的类。
ACTOR	用来表达能够扮演角色的实体，包括人员和组织。
PERSON	用来表达人员信息的类。
ORGANIZATION	用来表达组织信息的类。
AGENT	用来表达代理信息的类，包括装置、软件系统，但是不能用来表达人员和组织信息。

参考模型中 EHR 信息模型中的 COMPOSITION 和 SECTION 是用来组织医疗信息内容的容器类，为灵活地表达医疗信息内容提供基础。ENTRY 及其子类负责用来表达所有的医疗信息内容单元。openEHR RM 将医疗信息内容分为临床信息内容和管理信息内容，其中 ADMIN_ENTRY 用来表达管理信息内容，而剩余的临床信息内容则按照临床问题解决过程划分为 OBSERVATION、INSTRUCTION、ACTION 和 EVALUATION。ENTRY 类于临床问题解决过程中的医疗信息类型关系如图 4-1 所示。

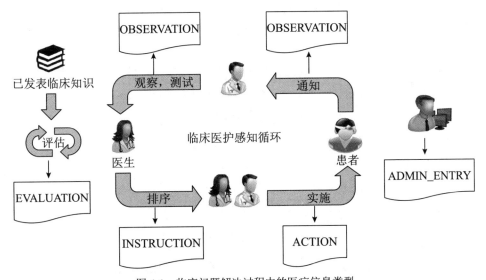

图 4-1　临床问题解决过程中的医疗信息类型

原型是领域实体的基于约束的模型，每一个原型都是针对一个领域概念对其在参考模型对应的类型的数据实例的配置。原型的类型对应着参考模型中可以原型化的类，如 COMPOSITION、SECTION、OBSERVATION、ADMIN_EENTY、INSTRUCTION、EVALUATION、ACTION、ROLE、ORGANIZATION 等类型原型。COMPOSITION 和 SECTION 类型原型用来组织和约束 ENTRY 类型的原型内容，来表达特定的领域概念，如病案首页、健康档案、SOAP 病历等。ENTRY 的 5 个子类原型用来表达一个个完整离散的领域概念，不同类型表达不同类型的医疗信息内容：INSTRUCTION 类型原型用来表达发生在未来的医疗干预或者指令相关概念，如影像检查申请、实验室检验申请、处方申请；OBSERVATION 类型原型用来表达已经发生的客观记录对应的领域概念，如影像检查报告、实验室检查报告；Action 类型原型用来表达 INSTRUCTION 类型所指定的医疗信息活动中已经发生的活动，如为筛查、诊断、治疗等目的而进行的临床活动；ADMIN_ENTRY 类型原型用来表达管理相关的领域概念，如就诊、转诊和离院信息。openEHR 定义了一种原型表达的形式化语言——原型定义语言（Archetype Definition Language，ADL）。ADL 已经被国际标准化组织 ISO 采纳成为 ISO 13606-2 标准。ADL 使用限制原型定义语言 cADL（constraint ADL）、数据原型定义语言 dADL（data ADL）和一阶谓词逻辑 FOPL（First-order Predicate Logic）三种语法来表达原型，其中 cADL 负责定义原型定义语言的约束部分，dADL 负责定义原型定义语言的数据部分，FOPL 负责定义一阶逻辑相关部分。原型的内容可以分为原型标识、语言、定义和本体等几个部分，原型定义语言的三种语法在原型内容不同部分的应用如下图 4-2 所示。openEHR 原型可以由领域专家基于专用的建模工具进行定义。

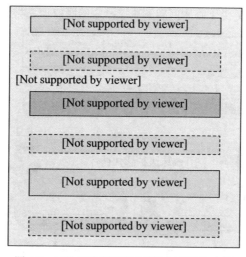

图 4-2　三种语法在原型内容不同部分的应用

原型是领域概念的最大数据集定义，而模板是为了满足特定的目的或者实际医疗信息应用需求而对多个原型进行组装和约束。就使用范围来讲，原型是通用的、重用的、可共享的，也是医疗信息语义互操作中语义表达的基础。医疗信息的语义互操作的实现形式往往通过模板实现，因为模板对应着具体的应用需求，包括数据的输入和认证。模板的定义往往都通过在 COMPOSITION 和 SECTION 原型引用 ENTRY 子类型原型并添加具体的约束得以实现。

基于模型驱动的方法和分层建模方法，openEHR 方法支持领域专家通过定义原型和模板来控制医疗信息系统的功能实现，包括数据存储、用户界面语义互操作涉及的内容等。此外，openEHR 定义了一种基于原型进行医疗信息语义检索的原型查询语言（Archetype Query Language，AQL），该语法的实现独立于应用程序、编程语言、系统环境和存储模型。除了发布了一系列的 openEHR 规范文档和一些原型和模板编辑工具之外，openEHR 还提供了一个原型和模板管理平台——临床知识管理器（Clinical Knowledge Manager，CKM）。目前 CKM 平台上已经共享了 500 多个原型，包含 6500 多个数据元素。

4.2.2　HL7 RIM

Health Level Seven Version 3（HL7 V3）是 Health Level Seven（HL7）的新的一代消息标准，是一种用于生成 XML 表现形式的消息或者文档的、基于模型驱动方法的临床信息交换方法。HL7 V3 标准文档提供了一个参考信息模型（Reference Information Model，RIM）、数据类型定义、术语集和一个形式化的标准开发方法来支持 V3 消息和 CDA 文档的构建和交换。HL7 V3 采用分层建模方法促进医疗信息语义互操作，其目标是解决医疗信息系统之间的信息交换问题。

HL7 V3 分层模型建模涉及 RIM、HL7 发展框架 HDF（HL7 Development Framework）和 HL7 模板（HL7 Template）规范。RIM 是一个低层的通用信息模型，所有的 HL7 V3 的模型都是源自 RIM 中类的继承或约束，包括域信息模型（Domain Message Information Model，D-MIM）、精细化消息模型（Refined Message Information Model，R-MIM）、层级消息描述（Hierarchical Message Description，HMD）等，并且这些模型也属于参考模型，如 HL7 临床档案结构（Clinical Document Architecture，CDA）R2 对应的 R-MIM 也是参考模型。HL7 模板是分层模型中的上层模型。HL7 发展框架是定义针对消息或者文档所需的消息模型的框架描述，是承接底层模型 RIM 和上层模型 HL7 模板的约束规范。HL7 V3 的建模方法如图 4-3 所示。

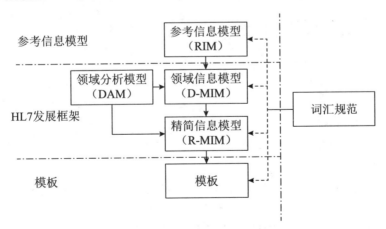

图 4-3　HL7 V3 分层模型构建方法

RIM 提供了 HL7 V3 标准信息需求的静态视图。RIM 使用高度抽象的方法将所有的医疗信息内容抽象成为"实体"扮演"角色"，"参与"到"行动"中，此外"行动"

之间存在关系，"角色"之间也存在关系。RIM 定义了 6 个核心类来支持这个抽象。

（1）Act 类：对应着"行动"，记录正在做的、已经做的、想要做的或者申请去做的事情。领域信息和过程记录主要采用 Act 及其子类进行表达。例如，临床观察、健康状况评估、治疗服务等。

（2）Entity 类：对应着"实体"，医疗保健活动中涉及的人或者物。例如，人、组织、材料等。

（3）Role 类：对应着"角色"，用来表示医疗保健活动中涉及的各种角色。例如，捐献者、医生、患者等。

（4）Particiption 类：对应着"参与"，表示"行动"和"角色"之间的关联以及活动发生的上下文信息。例如"行动"的主体、位置。

（5）ActRelationship 类：用来表示不同"活动"之间的关系。例如，为了观察"胆石症"可能会进行"胆囊切除术"，其中"胆囊切除术"和"胆石症"观察都是"行动"。

（6）RoleLink 类：用来表示不同"角色"之间的关系。例如，角色"管理员"对于"检验员"存在"直接授权"的关系。

除了上述 6 个核心类之外，RIM 中还包括它们的子类。RIM 中类的信息和关系如图 4-4 所示。这些类是 HL7 V3 模型驱动方法的基础，所有的 HL7 V3 模型都是对 RIM 类的约束细化，都可以追溯到具体的 RIM 类。

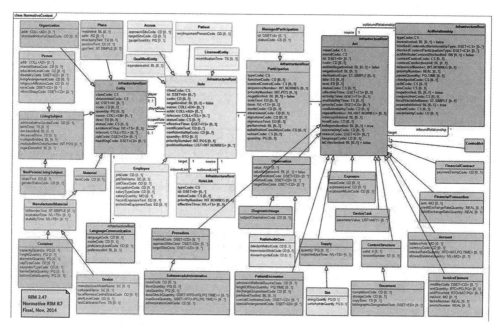

图 4-4　RIM 的 UML 类图（来源：HL7 RIM 规范）

HDF 规范是由 HL7 的建模和方法学工作组主导的方法规范项目的产物。HDF 项目目的是分析、涉及和记录与 HL7 标准开发相关的过程、策略和人工产物。HDF 是一个 HL7 用来制定实现医疗信息系统之间互操作的规范的建模、管理过程、策略和可交付成果（deliverables）的框架。HDF 是 HL7 V3 标准制订过程的重要组成部分，其指导标准如何通过为 RIM 添加约束来获得标准所需的各种信息模型及其相关的知识产物。HL7 V3 的信息模型包括 RIM、D-MIM、R-MIM、HMD 或 HD（HL7 V3 CDA 标准中的层级描述）。RIM 是与具体的业务领域无关的顶层的概念模型，D-MIM 和 R-MIM 是逻辑模型，D-MIM 是一个特定业务领域的信息模型，一个业务领域中可能包含多个主题，R-MIM 是业务领域内一个主题的信息模型。HMD 是针对一个特定触发事件对应的 R-MIM 的扁平化描述，是 HL7 V3 消息定义的重要依据。HD 是针对 CDA R-MIM 的扁平化描述，是 CDA 标准实际应用过程中所需的 CDA XML schema 的来源。HDF 框架的信息约束流程如 HL7 V3 分层模型构建方法示意图中 HDF 对应部分所示，可以描述为：首先针对建模领域进行一系列的分析并描述为领域分析模型（Domain Analysis Model，DAM），其中包括故事板（Storyboard）、用例模型（Use Case Model）、词汇表（Glossary）、信息模型分析（Information Model Analysis）、业务触发时间分析（Business Trigger Analysis）、流程图（Process Flow）和业务规则描述（Business Rules Description）。然后，结合DAM 基于 RIM 中对应的类约束定义 D-MIM，其中描述了特定领域所涉及的类及其关系。每个 D-MIM 中具有多个入口（Entry），并且其中的类型的约束相当的通用，不能够直接进行实现。最后，针对每一个入口对 D-MIM 进行约束细化形成多个 R-MIM。HMD 和 HD 分别是 V3 消息的 R-MIM 和 CDA R-MIM 的扁平化表达。

　　HL7 模板是针对 HL7 标准的一个模型添加约束的形式化定义，如 HL7 V3 R-MIM或者 HL7 CDA R-MIM 模型。模板中定义的约束类型包括：数据类型约束、基数约束、强制性 / 一致性约束、数值范围、单位、分数、术语绑定、出现等内容。模板是一个为了满足特定的用例或者上下文的需求而针对现有模型的约束，可以看作针对特定用途数据实例创建的"指令"或者"指令集合"。

4.2.3　OHDSI OMOP CDM

　　美国观察性医疗结果合作组织（Observational Medical Outcomes Partnership，OMOP）由 FDA 和 NIH 发起，于 2010 年成立。在 OMOP 建成后，观察性健康医疗数据科学与信息学（Observational Health Data Sciences and Informatics, OHDSI, 发音为"奥德赛"）作为一个开放科学社区成立。OHDSI 旨在通过各个组织间的合作来收集和分析数据，进而促进更好的决策和医疗。为解决使用多中心数据进行科学研究的挑战，OMOP 团队设计了通用数据模型（Common Data Model，CDM）以应对各个来源的数据类型，和一套标准术语集以统一各个国家和各个机构对于医学术语的应用。

　　1）OMOP CDM 优势

　　由于单独使用医疗大数据来源均难以满足统计分析的需求和避免单个数据的局限性，因此使用多中心数据共同分析研究问题显得尤为重要。

　　为实现多中心数据分析和对于各中心数据隐私的保护，CDM 具有以下优势。

（1）通用性：各个不同来源、结构的医疗数据在脱敏后，均可使用 OMOP 提供的 ETL 工具和标准术语集，在本地转化存储为 CDM 结构。

（2）统一性：对于医疗术语部分，OMOP 标准术语集囊括了医疗数据所需的相关概念，以统一各个数据源对于术语使用的不同。

（3）安全性：数据经由各个机构脱敏后，CDM 转化和研究分析均在本地进行，无需联网。开展多中心研究也只需分享研究代码和研究结果。源数据仅该机构可见。

（4）可拓展性：CDM 的设计赋予了各个机构根据自身需求，引入适当的新概念和术语的选择。

2）OMOP CDM 结构介绍

OMOP CDM 结构主要包括以下 6 方面。

（1）临床数据：病人信息，诊断，操作，用药，检验等临床记录。

（2）临床派生数据：临床数据基础上，对于诊断，用药的归纳总结。

（3）标准术语集：标准概念，概念关系，源概念信息等。

（4）医疗系统数据：就医地点，医疗提供方信息。

（5）健康经济数据：就医费用，投保信息。

（6）整体数据信息概况（Metadata）：机构数据的整体描述信息。

3）OMOP CDM 标准术语集

OMOP CDM 通用数据模型中，对各类术语进行了标准化映射。由于很多术语集已经在真实世界中被广泛地使用，并且术语集的创造和成熟需要大量的资源和时间的检验，OMOP 标准术语集均选用了已有的术语系统。针对各个领域各个国家的术语集（共 78 个），OMOP 标准术语集选用了其中适用于开展研究的术语集作为标准，并将未被选择或者各国本土化的术语系统映射到标准术语集。

以下为 OMOP 所收录和选用的主要术语集的介绍。

（1）疾病诊断类：标准术语集选用医学系统命名法 SNOMED 和国际疾病分类第 10 版 ICD-1O，SNOMED 中对于疾病的逻辑分层，以及 ICD-1O 中对于肿瘤特有属性的表述更有利于研究开展。

（2）手术操作类：各大术语集对于操作类的概括均有亮点和不足，因此根据不同操作，选用了不同术语集作为 OMOP 标准。

（3）药品类：标准术语选用临床药品标准命名术语表 RxNorm，一个关于临床药物的标准命名法，包含了药物的活性成分、强度和剂型。RxNorm 不仅标准化、全面、系统地记录了药品信息，并且其关系表实现了药品信息交互。

（4）检验类：标准术语选用检测指标标识符逻辑命名与编码系统 LOINC，其临床部分的术语包括生命体征、血流动力学、液体的摄入与排出、心电图、产科超声、心脏回波、泌尿道成像、胃镜检查、呼吸机管理、精选调查问卷及其他领域的多类临床观测指标。

4）OMOP CDM 中文术语标准化映射方案

以下将从疾病诊断、手术操作、药品、检验四方面阐述中文术语到 OMOP 标准术语集的映射方案。

（1）疾病诊断类

我国诊断类术语以 ICD-10 或者 ICD-11 的不同拓展版本为主，在 ICD-10 的 4 位代码的基础上进行拓展。编码拓展的繁多使得一步式的标准化映射尤为困难并需要更多资源。因此，疾病诊断类术语到 OMOP 标准术语集的映射可分为两个步骤。

①提取中文术语中与 ICD-10 相同的前 4 个字符；

②根据各个机构所使用的拓展版本，由医学专家做第二轮 6 字符中文术语到 OMOP 标准的细致映射。

（2）手术操作类

与疾病诊断类术语相似，我们的手术操作类术语以 ICD-9 Procedure 的不同版本为主，在 ICD-9 Procedure 的 4 位编码的基础上进行拓展。因此，手术操作类术语到 OMOP 标准术语集的映射也可分为两个步骤：

①提取中文术语中与 ICD-9 Procedure 相同的前 4 个字符；

②根据各个机构所使用的拓展版本，由医学专家做第二轮 6 字符中文术语到 OMOP 表尊的细致映射。

（3）药品类

由于药品类在我国术语使用情况较少，因此将其术语化需要首先建立我国药品的信息库，继而完成信息库到 OMOP 标准术语集 RxNorm 的映射。对于医院使用的药品数据，进行标准化映射具体步骤如下。

通过国家药品监督管理局的数据库，获得所有批准的化学药品的清单和其对应的各方面信息，如成分（中文和英文）、剂型、商品名、产品名、生产单位等。将信息结构化处理后，使用 RxNorm 信息模型，建立每个药品独特的概念，并将其相关信息与 RxNorm 中已有概念进行关联（如成分，剂型等），从而建立药监局获批的所有化学药品到 RxNorm 的映射。

根据各个医院的不同药品记录方式，利用 ETL 和 NLP 技术，提取有用信息，如成分、商品名信息，进而与第一步中的我国药品信息库做映射，最终获得 RxNorm 的映射关系。

（4）检验类

与药品类相似，检验类术语在我国的应用较少，各机构之间对于检验项目名称的记录和检验单位也存在较大不同。我国目前对于检验类的术语集包括 LOINC 中国，这份检验数据表也被 LOINC 国际收录。因此，我们可根据各个机构的不同检验数据记录，适用 ETL 和 NLP 的方法，通过 LOINC 中国将检验数据与 OMOP 标准检验术语集 LOINC 相映射。

4.2.4 其它数据模型

临床元素模型（Clinical Element Model，CEM）是 Intermountain Healthcare 公司的第三代临床数据模型。Intermountain Healthcare 的 CEM 信息建模方法，将模型分为抽象实例模型（Abstract Instance Model）和抽象约束模型（Abstract Constrain Model）。抽象实例模型通过递归结构表达实例数据，而抽象约束模型为实例数据添加约束，进而提供一种正式的详细临床模型（Detailed Clinical Model）的定义方法。临床元素模型语言（Clinical Element Model Language，CEML）是抽象实例模型的实现语言。

抽象实例模型的构建方法是构建一个以临床元素为核心的递归模型。抽象实例模型是由临床元素节点组成的树状结构。临床元素的最基本骨架包括 type、key 和 value choice 属性。属性 type 的取值是一个确定该临床元素实例所要遵从的临床元素约束类型的编码值，对应着抽象限制模型中的临床元素类型。属性 key 的取值对应着现实世界概念的一个编码值，用于说明临床元素要表达的内容。属性 value choice 则是一个数据结构选择，待选择结构为 data 和 items。属性 data 代表一个叶子节点，其取值为一个符合 HL7 V3 数据类型的数值。如血清钠含量是 140 mEq/L，如下图 4-5 所示。属性 items 是一个包含多个临床元素的序列结构，其体现模型的递归属性。以血压实例为例子，血压包含收缩压和舒张压，收缩压和舒张压就是 items 属性下的 2 个临床元素，而且这 2 个临床元素的 value choice 都是 data 属性，如下图 4-6 所示。

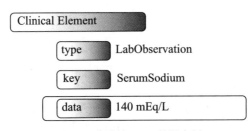

图 4-5   血清钠 CEM 数据实例

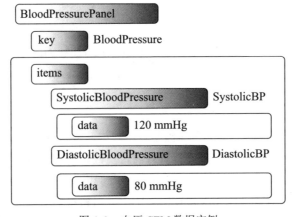

图 4-6   血压 CEM 数据实例

除了最基本的属性外，抽象实例模型的其他属性，包括 quals、mods、atts、instanceId 和 alt。属性 quals 用于记录一些修饰信息，其不会修改临床元素的意思，如血压测量的位置信息，并且在处理实例数据时忽略修饰信息也不会有太大问题。属性 mods 用于记录一些修改临床元素的意思，包括主题（subject）和否定（negation）信息，在处理实例数据时必须与 mods 属性的信息一起解释，否则会引起致命的问题。属性 atts 用于记录一些上下文信息，如谁、什么时间、在哪、为什么等属性信息。属性 instanceId 用来记录临床元素的唯一表示，采用 GUID 进行记录。属性 alt 用于记录一些不符合临床元素限制类型但是实例数据语义等同的临床元素，如血压测量的临床元素限制类型 BloodPressurePanel 中要求收缩压为数值，但是实际的实例数据却为"高"，这时可以在属性 alt 中记录"高"，并将属性 data 中的取值设置为"Null"。

抽象约束模型用来约束抽象实例模型，其由临床元素限制类型（Clinical Element Constrain Type，CEType）组成。CEtype 的定义包括 name、base、kind 属性和一系列约束（constrains）。

属性 name 是用来定义 CEType 的名称，也是其唯一标识符，保持整个约束模型都是唯一的。属性 base 用来定义应用其他的现有 CEType 所定义的约束，通常 base 引用的 CEType 应该是比定义的 CEType 更为通用的约束，如 base 定义了 labObervation，而定义的 CEType 定义了其中血清钠约束。属性 kind 用于记录 CEType 的功能性分类，其类型包括 statement、component、Noninstantiable、panel、attribution 和 modifier。

Noninstantiable 用来定义不完整的约束，需要进一步定义为 statement、panel 和 component。statement 用来定义 data 属性所定义的约束。panel 用来定义 items 对应实例数据所需的约束。component 用来定义可存储实例的部分约束的 CEType，如修改属性 quals。attribution 用来定义约束 atts 属性的 CEType。modifier 用来定义约束 mods 属性的 CEType。

约束由属性 path 和 value 两个部分组成。path 用于记录约束应用在临床元素实例模型中的位置，路径能够定位到实例模型中的任意节点。属性 value 对应着实例模型中约束节点的取值。在路径表达过程中能够定义到其所对应的数据类型的所有属性，如 key.code、key.domain、data.type、data.cwe、data.cwe.code、data.pq.unit.code、data.pq.unit.domain、data.pq.unit.normal 等。

4.3 医疗数据建模平台和方法

4.3.1 开放式协同建模平台

医疗信息建模协同平台的设计需要明确服务的领域知识类型和形式、相关知识个体、医疗信息模型的运转流程和生命周期、管理功能。由于医疗信息建模协同平台的构建服务于大数据环境下医疗信息协同建模,因此平台的设计与所采用的信息建模方法紧密相关,包括领域信息建模的定义及其表现形式、信息建模参与者、参与和协同方式、管理功能。

以 openEHR 为例,其原型开发和生命周期如图 4-7。由于原型的构建是一个需要结合多个相关领域知识而定义计算机和人可识别、处理的领域知识表达的过程,这个过程中涉及的知识个体包括临床专家、信息学专家、术语专家、技术实现人员、医疗信息化从业者等。在原型构建过程中,往往需要多个专家进行协同而不是由指定的个人独立工作,协同覆盖原型的创建、修订、审核等原型操作。虽然在现有的原型构建方法中并没有要求每个阶段必须协同,但是整个原型建模过程的协同对于原型定义质量的提高和原型的标准化或者重用至关重要。从另一个角度来看,原型构建过程中协同程度越高,涉及范围越大,其标准化和重用的可能性越高,这对于大数据下医疗信息的应用意义重大。

上述的 CKM 平台就是一个国际 openEHR 原型和模板的管理平台,提供原型和模板的查看、下载、上传、审核和发布功能。它聚集了来自世界各地感兴趣和积极的个人组成的活跃社区,专注于推进一种开放的、国际化的临床信息学方法——一种与程序和信息无关的通用语言,用于在个人、临床医生和组织之间,以及在应用程序、跨区域和国界之间共享健康信息。所有对 CKM 的贡献都是自愿的,CKM 的所有内容都是开源的,在知识共享许可下免费提供。它的主要功能是创建原型库,制定正式的审查流程,以实现内容达成一致以及原型发布和原型管理。所有注册者,包括临床医生,都能以多种特定角色参与 CKM 原型发布:编辑员、审查员、翻译员和术语绑定员。每个专家都可以通过专业领域的知识丰富各个原型的内容,因此其提出的意见都很受欢迎。显然,临床医生需要推动临床原型的临床内容,而其他人则负责对原型质量在其他方面的进一步提升,例如:确保原型的设计在技术上得到优化,具有正确的术语绑定和翻译等。编辑任务并非易事,为促进对每个原型的审查,直到内容共识和发布,它需要编辑员经过在openEHR 和 CKM 方面的大量的基础培训,拥有持续的时间和精力。编辑员通常在小团队中负责编辑其专业领域知识的原型。临床医生和信息学家被任命为所有临床原型的编辑员;软件工程师和人口统计专家则担任人口统计原型的编辑。非注册用户可以浏览 CKM 应用程序,查看和下载所有组件,但进一步参与则需要进行注册。由于 CKM 的流程和活动是透明的,所有注册用户都可以查看模型、评论、背景资料、修订 / 版本历史、审查意见等。他们可以对每个原型发表评论,提供背景参考资料,采用原型并参与这些原型的审查以及通过监视列表和通知跟踪原型进度。

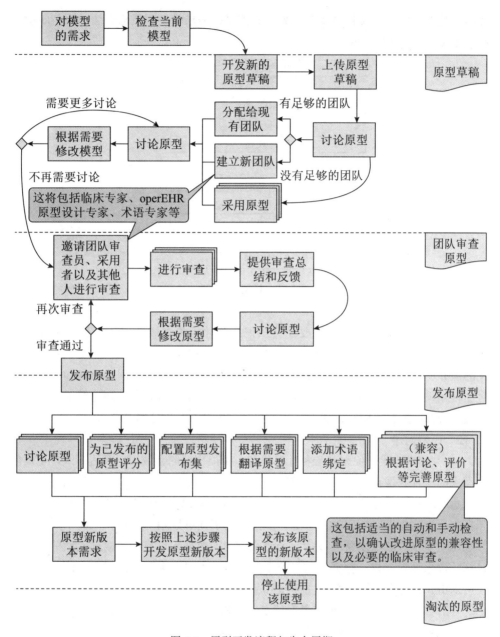

图 4-7 原型开发流程与生命周期

4.3.2 协同医疗数据建模方法

虽然领域专家或者其他利益相关者可以自行构建原型,但是自由、分散的原型构建模式可能会导致原型定义质量参差不齐、语义重叠等妨碍语义互操作的问题产生。整合领域资源进行协同建模是提升原型定义质量,促进原型共享和重用的一种途径。本研究的医疗信息建模方法包括 3 个主要部分:角色划分、原型构建和原型管理。其中原型构建又包含 4 个步骤，分别是：需求收集、概念表达、原型映射、原型定义，如图 4-8 所示。

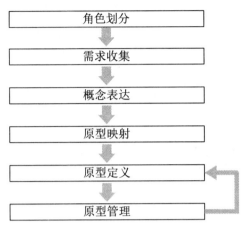

图 4-8　模型构建方法

1）角色划分

考虑到原型定义过程中需要 3 种知识：医学相关领域知识、信息技术知识和 openEHR 知识。领域知识是原型定义的来源、评估的依据；信息技术知识是原型定义的媒介、评估的依据；openEHR 知识是原型定义、评估和使用的指导和规则。针对 3 种知识来源，方法中定义了 3 种角色：领域专家、信息专家和建模工程师。每一种身份都由拥有对应知识的人员所扮演，其中允许一人分饰多个角色。

2）原型构建

（1）需求收集。原型是一种计算机和人都能理解的领域知识表达方式，也是信息需求的一种表现形式。信息建模需求的采集是原型构建的开始，同时也决定了原型构建的质量。信息需求的来源多样，包括：现有信息系统需求文档、系统功能、临床指南、专家知识、发表的文章等。本研究为了促进原型的构建，在需求采集阶段要求将众多来源的需求整理成为一个语义清晰的数据元素集合。数据元素的元数据包括：数据元素名称、数据类型、数据元描述、术语绑定、数据元素来源。需求采集可以由 3 种身份中的任意一种身份完成。

（2）概念表达。每一个原型对应着一个领域概念，因此概念的表达是原型定义过程中重要的一环。概念的表达形式可以有很多种，包括自然语言、思维导图和其他计算机化的表达方式。为了促进原型的协同构建，本方法规定概念的元数据包括：概念名称、概念描述、概念包含的属性及其关系。在需求采集阶段的数据元素对应着概念中的属性。为了促进多角色人员的沟通与协作，概念的表达采用思维导图作为可视化媒介。概念的表达最好是由领域专家完成，或者经领域专家确认。

（3）原型映射。原型映射是对现有原型的重用。首先，依据领域概念表达对现有原型进行检索。其次，基于检索结果决定对应的原型映射操作。原型映射包括以下 5 种类型。

①直接采用：领域概念的语义被原型完全表达；领域概念的属性被原型的数据元素全部覆盖；概念元数据被原型元数据完全表达。

②原型修正：领域概念的语义被原型完全表达；领域概念的属性被原型的数据元素全部覆盖；概念元数据被原型元数据部分表达。

③原型扩展：领域概念的语义被原型完全表达；领域概念的属性被原型的数据元素部分覆盖；

④原型特例化：领域概念的语义是原型表达语义的一种特例；

⑤不兼容性修改（新建）：领域概念的语义与原型表达语义不一致、不兼容。

（4）原定义。当领域概念没有被现有原型表达或者需要进行不兼容修改时，新的原型需要被构建。首先依据"问题解决逻辑"和领域概念的语义确定原型所属类型。然后依据领域概念元数据定义原型的元数据。参照领域概念的属性及属性间关系定义原型的数据元素及数据元素对应的约束。原型的定义可以由建模工程师完成。

3）原型管理

一个开放的原型协作平台能够促进原型的协同构建、共享和重用，以获得更好的语义互操作能力。语义互操作需要严格的原型定义和管理来促进原型的共享和重用，因此原型管理平台也很重要，目前的原型管理平台有 openEHR CKM、NHS-CfH 仓库和 HMC。openEHR CKM 作为一个国际原型管理平台和原型仓库已经被广泛地采用了，但是没有提供原型编辑功能。

4.4 医疗数据建模案例

4.4.1 电子病历数据建模案例

电子病历系统的应用和电子病历数据的有效利用能够提高医疗服务质量、提升医疗服务工作效率、降低医疗费用、减少医疗差错，并且能够为医院的管理、科研、教学和公共卫生提供大量的信息资源。电子病历数据的有效利用与信息技术在医疗领域的应用密切相关，并且不断发生变化。早期电子病历数据的有效利用主要是一家医院内部电子病历数据的有效利用，包括医疗服务流程的优化和临床决策支持技术的应用。伴随着医疗信息技术的不断发展，目前电子病历数据的有效利用不再局限于一家医院或者几家医疗机构的数据利用，尤其是大数据时代的到来和人工智能技术的不断应用，使得电子病历数据有效利用打破了原有的医院或者区域限制，数据利用需要基于越来越多来自分散的异构电子病历数据的有效融合。

电子病历涉及患者在医院内所有相关的电子化记录，包括人口统计学信息、费用信息、诊断信息、药物信息、免疫信息、体检信息、实验室检验信息、就诊信息、实验室检验信息、影像检查信息、用血信息、护理信息、手术信息、麻醉信息、医嘱信息、病程录、病案首页、查房记录等，这些信息既相对独立又相互关联，共同组成了患者所有的医疗健康相关的信息。一方面这些信息的背后是大量的领域知识，另一方面这些复杂的信息具有极大的利用价值。电子病历涉及信息内容种类繁多、关联复杂，这对标准化和医疗信息建模是一个挑战。

此外，电子病历数据的标准化和信息建模也需要面对动态性问题。由于目前医院内部并不是所有数据都已经电子化，仍存在一些纸质的特殊检查、检验数据或者一些还没有实现电子化的专科相关数据，伴随着医院信息化的发展，这些数据应该都会电子化并成为电子病历覆盖的内容。同时，医学领域在不断地发展和进化，不断有新的技术或者疗法产生，进而也会导致新的电子病历数据产生，使得电子病历数据具有动态性特征。

本节将展示一个基于 openEHR 多层单源建模方法的医疗信息协同模式下的电子病历标准信息模型是如何构建起来的。

4.4.1.1 电子病历信息建模需求分析

在需求分析阶段，首先组建一个跨区域多领域专家组成的电子病历标准信息模型团队。考虑到电子病历数据从产生到利用的过程以及原型构建所需的领域知识，确定电子病历标准建模团队的成员，包括：10 个临床专家、4 个电子病历系统实施人员、2 个原型知识专家、5 个医疗信息学专家和 2 个术语专家。

然后确定电子病历建模的需求来源。目前，电子病历已经被国内很多的医院所采用，尤其是三级甲等医院。电子病历系统用来收集、存储、管理和使用电子病历数据。目前我国的电子病历数据主要包括患者人口统计学信息、病程录、诊断、药物、体征、既往史、免疫、实验室检验、影像检查、就诊、离院、转科/转院等信息。现有的电子病历系统中的数据需求可以作为电子病历原型构建的参考，因为它们是在临床实际中产生和运转的电子病历需求。因此，在电子病历标准信息模型构建的需求分析阶段，选用 2 个具有代表性的电子病历系统的数据库文档作为数据需求收集的参考资料。其中一个是已经被超过 1000 家医院所采用的电子病历，可以代表我国近年来电子病历的需求；另一个则是在国家项目"高端电子病历研究与实现"中的研究成果之一，并在示范医院进行使用的电子病历系统，可以在一定程度上代表最近的电子病历水平。这两个电子病历系统都采用关系型数据库进行数据的存储和管理。此外，结合新增的电子病历体检需求构建原型以满足体检数据需求，其中的体检信息需求来源是一家医院的体检关系型数据库表结构。

为了收集数据需求，电子病历系统实施人员将两个关系型数据库的设计结构进行分析和处理。首先，依据两个数据库中的表结构进行分类作为概念发现的结果。然后，按照分类结果将数据库中所有的字段都收集起来作为起始的电子病历所需的数据元素。

通过分析现有的 2 个电子病历关系型数据库结构收集其中的数据元素，并将这些数据元素分成 13 种类别，如表 4-2 所示。

表 4-2 概念发现结果

数据库模式 -1	数据库模式 -2	电子病历数据需求
PAT_MASTER_INDEX	MASTER_PATIENT_INDEX	人口统计学信息（69 项）
MEDREC.DIAGNOSIS	DIAGNOSIS	诊断信息（25 项）
MEDREC.PAT_VISIT	PATIENT_VISIT	
OUTPADM.CLINIC_MASTER	VISIT_IN_HOSPITAL	ADT 信息（175 项）
INPADM.PATS_IN_HOSPITAL	VISIT_OUT_PATIENT	
ORDADM.ORDERS	ORDERS	医嘱信息 （92 项）
OUTPDOCT.OUTP_ORDERS	ORDERS_PERFORM	
ORDAMD.VITAL_SIGNS_REC	VITAL_SIGNS_RECORD	体征信息 （17 项）
EXAM.EXAM_MASTER	EXAM_REQUEST	
EXAM.EXAM_ITEMS	EXAM_ITEM	影像检查信息（182 项）
EXAM.EXAM_DATA	EXAM_DATA	
EXAM.EXAM_REPORT	EXAM_REPORT	
LAB.LAB_TEST_MASTER	LAB_TEST_REQUEST	
LAB.LAB_TEST_ITEMS	LAB_TEST_DATA	实验室检验信息（112 项）
LAB.LAB_RESULT	LAB_TEST_MASTER	
OPERATION_SCHEDULE	OPERATION_REQUEST	手术信息（200 项）
OPERATION_MASTER	OPERATION_REPORT	
BLDBANK.BLOOD_APPLY	未涉及	输血信息（36 项）
BLDBANK.BLOOD_CAPACITY		
NURSERCORD_SUMMARY	未涉及	护理信息（62 项）
未涉及	CONSULT_MASTER	会诊信息（19 项）
未涉及	NEWBORN_REPORT	新生儿（129 项）
EMR.EMR_DOCUMENT	EMR_DOCUMENT	病历信息（88 项）
	EMR_DOCUMENT_DETAIL	
共计		1226 项

　　电子病历关系数据库中的表结构设计往往是用来支持特定的业务逻辑或者功能，而不是用来表达领域概念。一张关系型数据库表可能包含了一个领域概念的一部分属性，也可能包含多个领域概念，但是其很少直接对应一个领域概念。由于需求分类被定义作为一组具有相似功能的领域概念，如医嘱信息、入出转信息，因此几张表示类似功能的关系表可以被归类到一个需求分类。如此一来，非常方便利用种类来归类关系型数据库表和其所包含的数据元素，然后再将这些数据组织成为领域概念。

4.4.1.2 电子病历信息概念设计

　　基于领域本体中定义的领域概念，结合上述步骤中获得的电子病历概念发现结果和对应的数据元素集进行电子病历信息概念设计。这一过程由临床专家、原型知识专家和医学信息学专家完成，可以采用 3 种模式来进行概念组织，分别是人口统计学模式、临床模式和非临床模式。每一种电子病历需求类型对应着三种模式之一。

对于患者人口统计学模式，可以基于电子病历系统的开发和实施经验来组织领域概念，概念包括患者信息、地址信息和组织信息。对于非临床模式，可以参考患者在医院中的实际就诊流程进行概念组织，概念包括就诊、离院和转院/科。对于临床模式，可以基于代表临床信息流动的问题解决逻辑来组织领域概念。问题解决逻辑将临床信息分为四类，包括指令（Instruction）、行为（Action）、评估（Evaluation）和观察（Observation）。指令类型用来表示检查或者干预信息，其在时间上用于表示未来将要发生的活动；行为类型表示关于指令已经发生了什么；观察类型用来表示或者记录客观观测的数据，如实验室检验结果、心电图报告或者影像检查报告；评估类型是关于意见和总结，其往往是由医疗服务人员基于领域知识做出的评价或者评估，如诊断信息、风险因素评估和社会史。临床模式中的对应的电子病历需求类型基于问题解决逻辑进行更为细粒度的概念划分。例如，电子病历需求中的影像检查类型被分为影像检查申请、影像检查行为、影像检查结果和影像序列。在这一步骤中，临床专家会被邀请对于概念的组织进行审核。为了方便临床专家对概念的可行性和合理性进行审阅，将思维导图这种领域专家更容易接受和理解的概念表达方式作为临床概念展现的媒介。领域专家们共组织了 37 个领域概念，如图 4-9 所示。

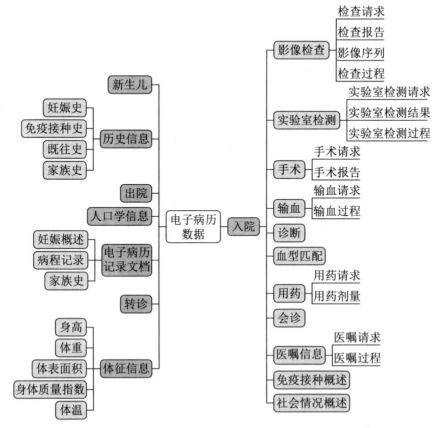

图 4-9　领域概念设计结果

确定领域概念之后，由电子病历系统实施人员、医学信息学专家和术语专家共同对领域概念中所包含的数据原型进行正规化。为了获得完整且没有语义重叠的电子病历数据元素，三个我国电子病历相关标准作为参考被用来进行数据元素的正规化，分别是《电子病历基本数据集》《卫生信息数据元目录》和《卫生信息数据元值域代码》。《卫生信息数据元目录》定义了标准数据元及其对应属性，包括数据元名称、数据元定义、数据类型、表示格式和允许值；《卫生信息数据元值域代码》定义了编码的标准数据元素的取值范围及其包含的属性，包括编码值、含义和备注；《电子病历基本数据集》定义了电子病历中涉及的 17 个子集及其对应包含的数据元素，其可以促进不同系统之间特定的医疗信息互操作。《电子病历基本数据集》中的部分数据元素是引用《卫生信息数据元目录》中的数据元定义，而其中编码的数据元素的值域则是引用自《卫生信息数据元值域代码》。

由于以上 3 个标准是通过收集和分析国内一些代表性医院内的临床业务表格进行定义，以求促进数据互操作，所以它们的定义内容仅仅能够覆盖大部分的医疗数据互操作所涉及的内容，而不能够覆盖电子病历的全部数据内容。因此，相关标准和实际的电子病历需求之间存在着差异。虽然在标准和实际的电子病历数据需求之间存在差距，但是这些标准可以用来帮助数据需求中涉及的数据元素的正规化。

首先，将标准中的未出现在已经收集的信息需求的数据元素添加到数据需求收集阶段定义的数据元素集中。然后，利用标准来正规化数据元素集，具体的正规化规则如下。

（1）如果电子病历数据元素和标准中的数据元素具有同样的语义，那么采用标准中的数据元素定义来替代原有的数据元素定义，包括命名、值域、编码值和备注。

（2）如果多个电子病历数据元素对应一个标准数据元素，意味着电子病历中的数据元素粒度小于标准中对应数据元素的粒度，那么细粒度的多个电子病历数据元素和标准中的对应数据元素都将保留，如 Apgar 评分在标准中对应一个数据元素，而在实际的电子病历需求中对应着 6 个数据元素，最后 Apgar 评分包含 7 个数据元素。

（3）如果一个电子病历数据元素对应着标准中多个数据元素，并且电子病历数据元素的语义能够被这些标准数据元素所覆盖，那么电子病历数据元素将被标准数据元素替代，如在电子病历需求中地址对应着一个数据元素，而在标准中则对应着 6 个数据元素，包括省、市、县、街道、门牌号。

（4）如果一个电子病历数据元素对应多个标准中的数据元素，但是这个电子病历数据元素的语义并不能够被标准中的数据元素全部覆盖，那么电子病历数据元素和标准数据元素同时保留。

（5）如果多个电子病历数据元素对应着多个标准中的数据元素，且存在语义重叠现象，那么在保留标准数据元素的前提下需要进行一次讨论。

通过基于我国的 3 个电子病历相关标准进行数据元素的正规化，将 91 个标准中的数据元素补充到上述的 13 个类别中，最终得到一个完整的电子病历数据集，如下

表 4-3 所示。经过数据元素正规化操作后，电子病历数据集共包含 932 个数据元素。

表 4-3 数据元素正规化结果

电子病历需求	数据库模式 -1	数据库模式 -2	电子病历数据元素	标准补全数据元素
人口统计学信息	29	44	48	7
诊断信息	12	13	15	2
ADT 信息	109	66	123	11
医嘱信息	43	49	105	34
体征信息	7	10	12	3
影像检查信息	103	79	113	5
实验室检验信息	48	64	66	3
手术信息	83	117	124	3
输血信息	36	未涉及	42	6
护理信息	62	未涉及	66	4
会诊信息	未涉及	19	23	4
新生儿信息	未涉及	129	132	3
病历文档	33	55	63	6

4.4.1.3 电子病历信息原型开发

为了尽可能重用现有的原型，检索领域概念所对应原型是一个必要的步骤。原型的重用对于利用 openEHR 方法促进语义互操作至关重要。除此之外，通过原型的检索可以促进领域概念定义的优化。

检索到的领域概念对应的或者原型与领域概念的关系可以分为三种类型。第一种，领域概念与检索到的原型语义相同，如概念"诊断"和现有原型"openEHR-EHR-EVALUATION.problem_diagnosis.v1"。第二种，领域概念的语义是对应检索到原型语义的一种特例，如领域概念"手术申请"是现有原型"openEHR-EHR-INSTRUCTION.request.v0"。第三种，领域概念的语义比检索到原型的语义更为通用，换言之，现有原型是领域概念的一种特例，如概念"体征"和现有原型"openEHR-EHR-OBSERVATION.body_temperature.v2"的关系。对于第三种情况，领域概念可以考虑精细化，如概念"体征"可以划分成为粒度更细、语义更为清晰的概念，包括身高、体重、体温、体表面积、BMI 指数、心率。

基于上述三种关系，HMC 平台作为原型的检索平台和源头。由于 HMC 中的大部分原型都是重用国际上现有的原型，导致这些原型的内容都是非中文版本的。虽然 HMC 上已经提供本地化翻译模块，并且已经翻译了一些原型，但是还不足以支持全平台的基于中文的原型检索。因此，在检索过程中免不了需要将一些领域概念翻译成对应的英文内容再进行检索。考虑到 HMC 平台上目前的检索功能主要是基于字符串匹配进行执行的，所以领域概念的翻译准确度及原型内容中英文的表达准确程度都将影响原型的检索准确程度。

　　为了提高检索的查准率和查全率，领域概念及其翻译内容的同义词应该尽可能地被考虑。同时，考虑到检索功能存在问题，人工检索还是必需的。虽然通过人工的查询和比对可以提升检索的查全率和查全率，但是人工检索是一件费时费力的工作。

　　对于每一个领域概念，HMC 支持基于概念名称、数据元素或者它们同义词的查询。在检索结果列表中，可以通过比对领域概念与查询到的原型的定义来确定检索结果是否存在与领域概念对应的原型。当存在多个原型与领域概念对应的情况时，选最高相似度的原型作为最终的查询结果，查询结果如下表 4-4 所示。

表 4-4　领域概念对应原型查询结果

领域概念	对应已有原型
Dmographics	openEHR-DEMOGRAPHIC-ADDRESS.address.v1
	openEHR-DEMOGRAPHIC-ADDRESS.electronic_communication.v1
	openEHR-DEMOGRAPHIC-PERSON.person.v1
	openEHR-DEMOGRAPHIC-PARTY_IDENTITY.person_name.v1
	openEHR-DEMOGRAPHIC-ORGANISATION.organisation.v1
	openEHR-DEMOGRAPHIC-CLUSTER.person_identifier-provider.v1
	openEHR-DEMOGRAPHIC-CLUSTER.person_identifier.v1
	openEHR-DEMOGRAPHIC-PERSON.person-patient.v1
	openEHR-DEMOGRAPHIC-ITEM_TREE.person_details.v1
Immunization summary	openEHR-EHR-EVALUATION.Immunization_summary.v1
Social summary	openEHR-EHR-EVALUATION.social_summary.v1
Pregnancy history document	openEHR-EHR-COMPOSITION.pregnancy_summary.v1
Pregnancy history	openEHR-EHR-EVALUATION.pregnancy_summary.v0
	openEHR-EHR-CLUSTER.document_entry_metadata.v1
Vaccination history	openEHR-EHR-EVALUATION.vaccination_summary.v1
Health history	openEHR-EHR-EVALUATION.health_risk.v1
Family history document	openEHR-EHR-COMPOSITION.family_history.v1
Family history	openEHR-EHR-EVALUATION.family_history.v2
	openEHR-EHR-EVALUATION.exclusion-family_history.v1
	openEHR-EHR-CLUSTER.person_name.v1
Progress note document	openEHR-EHR-COMPOSITION.progress_note.v1

续表

领域概念	对应已有原型
Progress note	openEHR-EHR-EVALUATION.absence.v1
	openEHR-EHR-CLUSTER.distribution.v1
	openEHR-EHR-EVALUATION.exclusion.v1
	openEHR-EHR-OBSERVATION.progress_note.v1
Admission	openEHR-EHR-ADMIN_ENTRY.admission.v1
	openEHR-EHR-CLUSTER.address.v1
	openEHR-EHR-CLUSTER.organisation.v0
	openEHR-EHR-CLUSTER.education.v1
	openEHR-EHR-CLUSTER.household.v0
	openEHR-EHR-CLUSTER.employment.v0
Discharge	openEHR-EHR-ADMIN_ENTRY.discharge_admin_info.v3
Blood matching	openEHR-EHR-OBSERVATION.blood_match.v1
Transfusion request	openEHR-EHR-INSTRUCTION.transfusion.v0
Transfusion process	openEHR-EHR-ACTION.transfusion.v1
Medication request	openEHR-EHR-INSTRUCTION.medication_order.v1
	openEHR-EHR-CLUSTER.medication_ingredients.v1
	openEHR-EHR-CLUSTER.medication_admin.v1
	openEHR-EHR-CLUSTER.timing.v1
	openEHR-EHR-ACTION.medication.v0
Lab test request	openEHR-EHR-INSTRUCTION.request-lab_test.v1
	openEHR-EHR-CLUSTER.specimen.v0
Lab test process	openEHR-EHR-INSTRUCTION.lab_test.v1
Lab test result	openEHR-EHR-OBSERVATION.lab_test.v1
Newborn	openEHR-EHR-OBSERVATION.apgar.v1
Height	openEHR-EHR-OBSERVATION.height.v1
Weight	openEHR-EHR-OBSERVATION.body_weight.v2
Body surface area	openEHR-EHR-OBSERVATION.body_surface_area.v0
BMI	openEHR-EHR-OBSERVATION.body_mass_index.v2
Temperature	openEHR-EHR-OBSERVATION.body_temperature.v2
Consultation	openEHR-EHR-INSTRUCTION.request.v0
Order request	openEHR-EHR-INSTRUCTION.request.v0
Order process	openEHR-EHR-ACTION.procedure.v1
Operation request	openEHR-EHR-INSTRUCTION.request-procedure.v0
Operation report	openEHR-EHR-OBSERVATION.operation_record.v1
Examination request	openEHR-EHR-INSTRUCTION.request-imaging_exam.v1
Examination report	openEHR-EHR-OBSERVATION.imaging_exam.v0
Examination process	openEHR-EHR-ACTION.imaging_exam.v0
Diagnose	openEHR-EHR-EVALUATION.problem_diagnosis.v1

通过领域概念和检索所得的原型的内容比较，可以将其对比的结果分为六类。根据这六类情况，原型编辑的规则如下表 4-5 所示。

表 4-5　原型映射规则

查找结果	种　　类	操　　作
存在对应原型	领域概念被原型全覆盖	直接采用
	修改描述、添加翻译、扩展值域	Revision 操作（修改）
	通过原型特例化添加约束	Specialization 操作（特例化）
	对原型的 Definition（定义）部分进行兼容性修改	Extension 操作（拓展）
	对原型进行不兼容性修改	New version 操作（更新）
不存在对应原型		新建操作

如果领域概念没有被检索到对应的现有原型，那么领域专家将依据领域概念的定义新建一个原型。如果存在现有原型与领域概念对应，那么以下五种操作可以实现对现有原型的重用。

（1）如果现有原型可以覆盖领域概念所有的数据元素并且不需要任何修改，那么现有原型将被直接重用。

（2）如果现有原型覆盖了领域概念中的所有数据元素，但是其中原型的元信息需要修改，那么将对现有原型进行 Revision 操作（修改），涉及翻译的添加、数据元素值域的扩充以及描述信息的修改。

（3）如果现有原型仅仅能够覆盖领域概念中的部分数据元素，那么需要对原型进行三种操作中的一种。三种操作分别为特例化（Specialization）、扩展（Extension）和更新（New version）。当领域概念是现在原型的一种特例时，可以通过 Specialization 操作实现对现有原型语义的紧密约束，可能涉及数据元素的语义的紧密约束、值域范围的约束、利用特例化数据元素替代原有语义更为通用的数据元素。Extension 操作则是通过对现有原型进行一种兼容性修改，主要涉及数据元素的添加和更新，以达到重用现有原型来表达领域概念的目的。如果领域概念与现有原型存在一定的非兼容性差距，则需要对现有原型进行 New version 操作，其会导致一个新的原型被构建，但是其中也会复用一部分现有原型的数据元素，这些数据元素与领域概念中的数据元素是兼容的。

现有原型的修改涉及元数据的修改、数据元素的添加、数据元素值域和术语的调整。新建原型时首先需要确定原型的所属类型及原型名称，其中原型类型在参考模型中有定义，包括 COMPOSITION、SECTION、ACTION、EVALUATION、OBSERVATION、INSTRUCTION、ADMIN_ENTRY 等。然后需要对原型的元数据进行编辑，包括原型对应的领域概念的描述、关键字、适用情况、不适用情况、原型构建的目的。最后，编辑领域概念对应的原型中所应该包含的数据元素及相关术语。

目前，原型编辑工具或者包含原型编辑功能的平台包括 Archetype Editor（AE）、Link EHR Editor 和 HMC 平台。电子病历标准信息模型构建采用协同建模的方法，因此采用 HMC 平台支持协同建模方法的实现。首先，在 HMC 上的受控层设立了一个电子病历受控子空间，用来保证原型构建的标准化；然后，由建模专家组在受控空间内开发原型；最后，经过多次原型建模迭代开发了"草稿"状态的原型，等待进一步的原型审核和发布。

4.4.1.4 电子病历信息原型审核和发布

原型审核是在目标领域内获得一致的、高质量原型的一种实用方法，其中的审核行为由整个建模团队操作。原型的审核过程中涉及原型状态信息。只有状态为草稿状态的原型才能够被允许发起审核申请，进入审核过程时原型的状态为审核状态。若原型内容得到领域专家们的认可并通过审核，原型的状态变更为发布状态。若原型内容未得到领域专家们的一致认可，则原型状态由审核状态变更为草稿状态，并继续进行修改直至下次进入审核流程。

为了提高原型构建质量，促进原型的共享和重用，通过专家审核团队来执行原型审核操作。专家团主要审核原型内容的 2 个方面：领域概念和信息表达。对于领域概念审核，为了方便领域概念内容的审核，原型内容采用思维导图的方式呈现给参与领域概念审核的专家们。审核内容包括概念的元数据和组织结构，包括命名、概念描述、术语约束，以及数据元素之间的关系。对于信息表达方面的审核，其关注点在于数据元素的数据类型选择和数据元素的组织方式。

通过近一年的努力，为了覆盖电子病历信息需求，一共定义了 64 个原型（如下表 4-6 所示）。这些原型中，55%（35）是直接重用的原型，9%（6）是完全新建的原型，36%（23）是基于现有原型的修改。换言之，案例中构建的原型中 91% 是对现有原型的重用。通过分析原型状态数据，我们发现仅有 19% 的原型是发布状态，也就意味着大部分的重用原型还需要进一步地被认可。与此同时，在所有重用的原型中有 17% 被 openEHR 设置成为弃用或者拒绝状态，也就是说这些原型已经被建议不再重用。在对现有原型的修改，涉 2 个 Revision 操作、2 个 New version 操作、1 个 Specialization 操作和 18 个 Extension 操作。另外，我们发现原型的修改大部分发生于 ACTION、ADMISSION、EVALUATION、INSTRUCTION 和 OBSERVATION 类型的原型，而直接采用的操作大部分发生于 CLUSTER、EVALUATION、OBSERVATION 和 DEMOGRAPHIC 类型，新建原型操作多发生于 CLUSTER、ADMISSION 和 OBSERVATION 类型的原型。

表 4-6　电子病历标准原型

直接重用	基于现有原型修改	新建原型
CLUSTER.timing	DEMOGRAPHIC-PERSON. person-patient	CLUSTER.insurance
CLUSTER.medication_admin	DEMOGRAPHIC-ITEM_TREE. person_details	CLUSTER.electronic_ communication

直接重用	基于现有原型修改	新建原型
CLUSTER.medication_ingredients	ACTION.imaging_exam	CLUSTER.contacts
CLUSTER.address	ACTION.Lab_test	ADMIN_ENTRY.transaction
CLUSTER.distribution	ACTION.medication	OBSERVATION.physical_sign
ADDRESS.electronic_communication	ACTION.transfusion	OBSERVATION.imaging_exam_image_series
CLUSTER.organization	ADMIN_ENTRY.admission	
CLUSTER.specimen	ADMIN_ENTRY.discharge_admin_info	
DEMOGRAPHIC-PERSON.person	EVALUATION.problem_diagnosis	
DEMOGRAPHIC-PARTY_IDENTITY.person_name	INSTRUCTION.medication_order	
DEMOGRAPHIC-ORGANISATION.organization	INSTRUCTION.request-imaging_exam	
DEMOGRAPHIC-CLUSTER.provider_identifier	INSTRUCTION.request-lab_test	
DEMOGRAPHIC-CLUSTER.person_identifier	INSTRUCTION.request-operation	
INSTRUCTION.request	INSTRUCTION.transfusion	
OBSERVATION.lab_test	OBSERVATION.operation_record	
CLUSTER.document_entry_metadata	OBSERVATION.imaging_exam_report	
COMPOSITION.pregnancy_summary	OBSERVATION.lab_test_single	
COMPOSITION.progress_note	EVALUATION.pregnancy_summary	
CLUSTER.person_name	EVALUATION.vaccination_summary	
COMPOSITION.family_history	OBSERVATION.progress_note	
EVALUATION.family_history	OBSERVATION.blood_match	
EVALUATION.exclusion-family_history	EVALUATION.immunisation_summary	
EVALUATION.absence	CLUSTER.employment	
EVALUATION.health_risk		
EVALUATION.social_summary		
CLUSTER.education		
CLUSTER.household		
OBSERVATION.body_surface_area		

直接重用	基于现有原型修改	新建原型
OBSERVATION.body_mass_index		
OBSERVATION.body_weight		
OBSERVATION.height		
ACTION.procedure		
EVALUATION.exclusion		
O B S E R V A T I O N . b o d y _ temperature		
OBSERVATION.apgar		

4.4.2 专病医疗数据建模案例

随着医疗信息技术的不断发展，越来越多的医疗信息系统在实际的医疗服务场景中发挥着重要作用的同时积累了大量的电子化医疗数据，为基于电子化医疗数据开展科学研究提供了基础。在实际的对医疗数据的有效利用中，研究团队往往都以某种特定疾病为中心开展相关研究，因此，专病医疗数据的收集是数据有效利用的前提。由于缺乏标准或者标准化的信息模型支持，专病医疗数据存在共享性差和利用率低的问题。在应对小样本专病医疗数据有效利用需求时，这些问题可能更多地表现为人力资源的浪费，但是不会影响其科研价值的获取。然而，随着大数据和人工智能相关技术不断被应用于医疗领域，专病医疗数据的共享已经成为迫切需求。通过人工智能和大数据相关技术在专病医疗数据上的应用，可以分析、挖掘出更多的科研价值。这些技术的应用需要以专病数据共享为前提。特定的临床注册中心或者临床人员收集的专病医疗数据已经不能满足有效利用的需求，需要将多个专病医疗数据相关的数据源中的数据进行共享才能够满足数据分析和挖掘的需求。考虑到大数据应用的特点，专病医疗数据共享涉及的电子病历和临床注册中心数据源会越来越多、内容越来越复杂、语义要求越来越高，需要一套标准化的信息模型来支持专病数据共享和语义互操作。

本节将以急性冠脉综合征（Acute Coronary Syndrome，ACS）为范例，展示如何以 openEHR 原型为表现形式进行标准信息模型的开发。

急性冠状动脉综合征是一组由冠状动脉内粥样硬化不稳定斑块破裂或者糜烂导致血栓形成而引起急性心肌缺血的临床综合征，其包括不稳定型心绞痛、非 ST 段抬高心肌梗死、急性 ST 段抬高心肌梗死，是心源性猝死的重要原因。ACS 的相关研究需要以 ACS 患者的相关数据作为基础，本案例选取的患者数据由来自不同的医疗卫生机构的不同结构的 ACS 相关数据组成，与通用电子病历中的数据存在一定的差异。ACS 数据粒度更细并且数据内容是以疾病为导向进行组织的，而不是侧重于服务临床业务，更侧重观察性结果的记录，具有专科或者专病数据的特征。除此之外，

ACS 数据中还会包含一些目前电子病历并未包含的数据项目，如是否患有某种疾病的标记，是否复用某种特定的药物标记。然而，电子病历中的数据记录往往服务于临床业务流程，并且其粒度更为粗糙以增强其通用性。虽然两者之间存在一定的差异，但是两种数据之间会存在一定的联系：ACS 研究数据中有一部分可以从电子病历中进行提取或者转换，剩余部分可能需要人为的补充。因此，ACS 标准信息模型的构建可以参考电子病历标准信息模型和上述医疗信息协同建模方法，具体构建过程描述如下。

（1）需求分析阶段

首先，根据 ACS 标准信息模型组建包括 30 名来自不同三级甲等医院的 ACS 治疗相关的临床专家、3 名原型建模专家、5 名医学信息学专家、5 名临床数据中心开发人员和 2 名术语专家的 ACS 原型建模团队。然后，由 ACS 治疗相关的临床专家讨论并定义出 ACS 专病数据应该包括的数据元素，包括数据元素的名称、描述、值域和对应的表现形式。临床专家组将这些数据元素编辑成为一张 CRF 表单形式的文档，以便提供数据元素之间的上下文信息，辅助其他领域专家理解，促进领域概念的设计。CRF 表单中的每一个小节及其包含的数据元素就是概念发现的结果和对应的数据元素定义。

（2）概念设计阶段

基于领域本体中定义的领域概念，结合上述步骤中获得的 ACS 概念发现结果和对应的数据元素集，由临床专家、医学信息学专家和原型建模专家共同进行 ACS 概念设计。确定 ACS 领域概念之后，由术语专家对数据元素的术语进行定义和添加。最终，定义了包含 183 个数据元素的 20 个领域概念。

（3）原型开发阶段

首先在 HMC 上申请了一个受控子空间用于 ACS 标准原型的开发。然后依据每个领域概念在 HMC 检索对应原型，以便尽可能地重用现有原型，保证原型定义的一致性。检索结果中，原型重用的规则如下。

如果检索结果中同时存在电子病历标准原型和非电子病历标准原型，那么选择电子病历标准原型进行重用。因为电子病历标准原型就是基于原型进行构建的，在遵从建模原则上进行了原型内容的扩展，并且已经获得了领域的认同。此外，ACS 专病数据本身有一部分来自电子病历数据。

如果检索结果仅存在非电子病历标准原型，那么在重用的基础上参考现有的原型内容进行原型内容的扩展。虽然现有的非电子病历标准原型的定义在数据元素定义和组织方式上可能存在问题，但是其中的一些数据元素的定义可以作为一种参考。

然后，原型建模专家负责依据医疗信息协同建模方法中关于原型映射的规则进行原型的编辑工作。获得了原型初步的定义之后，医学信息学专家和临床数据中心开发人员会对原型内容的组织方式进行修改或者编辑，术语专家进行编码数据元素的术语绑定工作。

在建模团队成员对原型没有修改需求的时候，子空间管理员将原型状态设置为"草稿"状态，等待进入原型审核和发布阶段。

（4）原型审核和发布阶段

邀请国内临床专家、医学信息学专家、医疗软件开发人员、医疗信息管理专家在 HMC 平台上对原型的内容、组织方式和术语三个方面进行审核，并将审核意见收集汇总反馈给建模团队。如果专家们对于原型的定义没有异议，那么将原型设置为"发布"状态。如果专家们对于原型的定义提出修改意见，那么原型将由建模团队基于修改意见进行修改，然后进入下一个审核周期直到原型发布为止。

最终建模团队定义了 26 个 ACS 标准原型，其中重用电子病历标准原型 18 个，重用非电子病历标准原型 5 个，新建原型 3 个，如下表所示。

表 4-7　ACS 标准原型信息

原型类型	原型名称
重用电子病历标准原型	openEHR-EHR-ADMIN_ENTRY.person
	openEHR-EHR-OBSERVATION.height
	openEHR-EHR-INSTRUCTION.medication_order
	openEHR-EHR-OBSERVATION.body_weight
	openEHR-EHR-ACTION.procedure
	openEHR-EHR-OBSERVATION.body_mass_index
	openEHR-EHR-CLUSTER.contacts
	openEHR-EHR-ADMIN_ENTRY.discharge_admin_info
	openEHR-EHR-OBSERVATION.imaging_exam
	openEHR-EHR-CLUSTER.laboratory_test_analyte
	openEHR-EHR-CLUSTER.anatomical_location
	openEHR-EHR-OBSERVATION.laboratory_test_result
	openEHR-EHR-EVALUATION.family_history
	openEHR-EHR-EVALUATION.problem_diagnosis
	openEHR-EHR-CLUSTER.person_name
	openEHR-EHR-ADMIN_ENTRY.admission
	openEHR-EHR-CLUSTER.address
	openEHR-EHR-ADMIN_ENTRY.transfer
重用非电子病历标准原型	openEHR-EHR-OBSERVATION.blood_pressure
	openEHR-EHR-OBSERVATION.pulse
	openEHR-EHR-CLUSTER.symptom
	openEHR-EHR-EVALUATION.reason_for_encounter
	openEHR-EHR-EVALUATION.tobacco_use_summary
新建原型	openEHR-EHR-OBSERVATION.exercise_summary
	openEHR-EHR-CCTA_parameter
	openEHR-EHR-CCTA_report

（5）设计数据库

通过模板、原型、模板关系映射配置三部分信息，按照一定的映射规则，映射成相应的数据库表来存储具体的 openEHR 实例数据。原型定义了各种临床概念，如体征、医嘱、血常规检查等，模板对这些原型进行合理组合，并做进一步的语义约束，而模板关系映射配置包含了自动映射过程对关系数据库的一些必要的约束和配置，如索引列、字段类型长度的设置等。通过解析原型、模板和模板关系映射配置，得到一个经过约束和修正的模板对象模型，然后按照一定的映射规则生成一组关系数据库表，最后 openEHR 实例数据可以通过属性与数据库字段的映射信息存储到相应的数据库表和字段中。

第 5 章
医疗健康数据
存储和操作

5.1 医疗健康数据存储需求现状

2018 年 4 月，国家卫生健康委员会规划与信息司发布了《全国医院信息化建设标准与规范（试行）》。该《标准与规范》不仅指导各级医院信息化建设，要求医院实现信息共享和业务交互，数据标准化、业务规范化，同时也对大数据技术在医疗业务中的应用提出明确要求和基本功能描述。《标准与规范》明确，医疗机构需要借助医疗大数据平台来管理、分析、利用医疗大数据，以实现提升医学科研及应用效能，推动智慧医疗发展的目标。为了从标准、服务、安全、监督等方面更好地指导医疗机构和管理部门加强健康医疗大数据服务管理，2018 年 9 月，国家卫生健康委员会出台了《国家健康医疗大数据标准、安全和服务管理办法（试行）》（简称《试行办法》）。《试行办法》明确健康医疗大数据的定义、内涵和外延，以及制定办法的目的依据、适用范围、遵循原则和总体思路等，明确各级卫生健康行政部门的边界和权责，以及各级各类医疗卫生机构及相应应用单位的责权利，并对三个方面进行了规范。在标准管理方面，明确开展健康医疗大数据标准管理工作的原则，以及各级卫生行政部门的工作职责，提倡多方参与标准管理工作，完善健康医疗大数据标准管理平台，并对标准管理流程、激励约束机制、应用效果评估、开发与应用等作出规定；在安全管理方面，明确健康医疗大数据安全管理的范畴，建立健全相关安全管理制度、操作规程和技术规范，提出了数据分级分类分域的存储要求，对网络安全等级保护、关键信息基础设施安全、数据安全保障措施等重点环节提出明确的要求；在服务管理方面，明确相关方职责以及实施健康医疗大数据管理服务的原则和遵循，实行"统一分级授权、分类应用管理、权责一致"的管理制度，强化对健康医疗大数据的共享和交换。同时，在管理监督方面也强调了卫生健康行政部门日常监督管理职责，并提出大数据应用的安全监测、评估、追究制度。

随着医院信息化进程的逐步深入，医疗全流程业务系统一般包括：排队叫号、银联前置机、HIS（Hospital Information System，医院信息系统）、合理用药系统、EMR（Electronic Medical Record，电子病历系统）、LIS（Laboratory Information System，检验信息系统）、PACS（Picture Archiving and Communication Systems，图像档案管理和通信系统）、RIS（Radiology Information System，放射科信息系统）、

CIS（Clinic Information System，临床管理信息系统）、医保系统、OA 系统等。医疗健康行业医院相关信息系统的应用越来越多，环境也变得越来越复杂。一般医疗机构信息化系统架构见图 5-1。

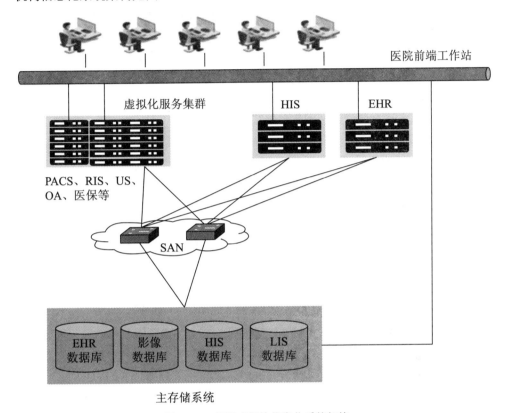

图 5-1　一般医疗机构信息化系统架构

医疗行业 IT 部门面临的最明显挑战是由信息数字化造成的信息量持续增长带来的。其中，计算和存储资源的运维管理工作量较大，在数量上非结构化数据占大多数。这些增长的来源如下。

（1）医生诊疗过程涉及大量影像组学等数据，医疗记录存储年增长率超过 70%。

（2）更多类型的数据：文本、影像组学、基因组学、病理、免疫组化等数据，其中 80% 以上为非结构化数据。

（3）更多业务系统的数据：HIS、PACS、RIS、CIS、病理信息系统、EHR 等。

（4）更多设备产生的数据：心电监护器、血糖仪、血压器、手环等患者监视 /健康管理应用等。

（5）更多管理法规：医疗记录、科学试验记录保留要求等。

随着应用系统的不断增加，数据大量增长，这就要求提高系统数据整体安全性和可靠性，避免因数据丢失、泄露、使用不当等导致的公共事件、个人安全事件等发生。

医疗健康行业中不同业务应用系统解决的问题不尽相同。以医院的两个最有代表性的业务系统为例,如

1) HIS/EHR 需要满足:

(1)随着就诊人数的增长,需要保证系统的性能满足临床业务增长的需要。

(2)需要满足 7×24 小时高可靠运行的临床业务连续性要求。

(3)需要保证数据的安全性和可恢复性,避免因数据丢失、泄露等引起的安全事故、医疗纠纷等。

2) PACS 系统

(1)如何实现全院、区域影像数据共享和使用。

(2)在影像数据增长率高情况下,在满足业务需要前提下,如何降低存储与计算成本。

(3)需要满足 7×24 小时高可靠运行的临床业务连续性要求。

(4)需要保证数据的安全性和可恢复性,避免因数据丢失、泄露等引起的安全事故、医疗纠纷等。

随着医院不断有新的业务系统上线,数据呈级数增长,原有的系统迫切需要扩容升级。在要求平滑地提供更大存储空间的同时,也要求提供更快的数据响应速度、更大的数据吞吐能力和灵活的服务器和存储等资源调配能力。

在数据管理方面的问题日益凸显出来,主要表现在以下方面。

(1)存储容量容易不足,难以持续性满足临床业务增长需要。

(2)数据使用操作不便。

(3)系统结构相对落后,系统稳定性有待提高。

(4)分散存储的模式,严重影响了数据资产的管理和利用效率。

5.2 医疗健康数据存储和操作的主要特点

在医疗健康行业,数据存储需要为医务人员及研究者提供更安全更快捷的患者诊疗、疾病管理、医疗信息互操作等基础服务。

患者安全:需要利用一个整合的基础架构来改进多元异构业务系统数据的融合,以支持更快的诊断、更精准的决策和更优质的诊疗服务效果。

业务连续性:需要最大限度地减少宕机,制定容灾备份恢复措施,保护重要的患者数据,同时满足管理法规要求。

隐私和安全性:在诊疗服务、临床科研、临床试验过程中保护患者和医护人员的敏感信息。更重要的是需要保护医疗健康数据采集、传输、存储、计算等数据全生命周期的安全。

数据应用开放:随着医院临床数据中心以及区域医疗健康数据中心的建设,大量院内、院外医疗健康数据被汇集。这些数据应被充分发掘其潜在医学价值和产业

价值，需要利用先进技术如隐私计算、区块链等技术，将现有业务系统或数据中心存储的数据形成可用的高价值数据资产，通过应用隐私计算的理念建立数据应用开放的数据协作生态，实现数据价值的挖掘和应用转化。

5.3 存储整合与优化

现代化医院信息中心的建设有机地整合 HIS、EHR、PACS、RIS、CIS、LIS 等临床业务系统，为了确保整个系统能够提供最快的响应速度、最大的数据吞吐、最安全的数据保护。这就要求医院信息中心建立一套先进的存储系统，为医院的各种业务系统提供最安全、高性能的医院信息基础架构平台。

5.3.1 存储技术现状

存储系统按照不同维度有不同分类方法，常见的分类方法包括存储介质、组网方式、存储协议、存储数据类型、存储架构、存储方式等。存储技术的整体框架如下图 5-2 所示。

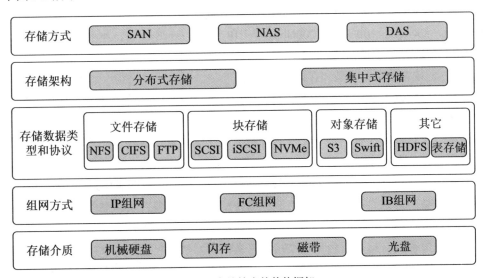

图 5-2 存储技术的整体框架

（1）按存储介质分类

企业级存储中的存储介质包括磁盘（HDD）、闪存（SSD）、磁带（TAPE）、光盘（Optical Disk）等，其中最常见的是以 HDD 和 SSD 为介质的存储系统。

按照存储介质，存储系统可分为磁盘存储、全闪存储、混闪存储、磁带库、光盘库等。

● 磁盘存储：指全部以磁盘为永久存储介质的存储；磁盘性能（IOPS、带宽、时延）一般，但价格便宜。

● 全闪存储：指全部以闪存为永久存储介质的存储；全闪存储性能高，但价格较高。

● 混闪存储：指永久存储介质同时含有磁盘和闪存盘的存储；混闪存储在性能和价格上进行了一定折中。

● 磁带库：指以磁带为存储介质，由磁带驱动器及其控制器组成的存储设备；磁带单 TB 价格较低，支持冷数据的长期保存，但读写性能不高。

● 光盘库：指以光盘为存储介质，由光盘架、光盘驱动器、自动换盘机构（机械手）组成的存储设备；单 TB 价格较低，支持冷数据的长期保存，但读写性能不高。

（2）按组网类型分类

按组网方式，存储系统可分为 IP 组网的存储、FC 组网的存储、IB 组网的存储等。

● IP 组网的存储：指采用以太网技术进行组网的存储设备，常见速率包括 1Gbps、10Gbps、25Gbps、100Gbps 等；IP 组网的兼容性较好，建设成本较低。

● FC 组网的存储：指采用 FC 光纤技术进行组网的存储设备，常见速率包括 8Gbps、16Gbps、32Gbps、128Gbps 等；FC 组网的效率较高，但采购成本和维护难度也相对较高。

● IB 组网的存储：指采用 InfiniBand 技术进行组网的存储设备，常见速率包括 40Gbps、56Gbps、100Gbps、200Gbps 等；IB 组网的延迟较低、速率较高，但采购成本相对较高，组网的扩展性也较弱。

（3）按存储数据类型和存储协议分类

按存储数据类型，存储系统可分为文件存储、块存储、对象存储、其它存储等。

● 文件存储：指自身构建文件系统后，通过互通的网络提供给服务器或应用软件使用，支持数据文件读写和文件共享服务的存储设备。文件存储的常用协议包括 NFS、CIFS、FTP 等。

● 块存储：指将物理存储介质上的裸空间按照固定大小的块组成逻辑盘，并通过裸设备的方式直接映射空间给服务器使用的存储设备；块存储的常用协议包括 SCSI、iSCSI、NVMe 等。

● 对象存储：指采用扁平化结构，将文件和元数据包装成对象，并抽象成网络 URL，通过 HTTP 协议直接访问的存储设备。对象存储的常用协议包括 S3、Swift 等。

● 其它存储协议：包括在大数据存储中广泛使用的 HDFS 协议，以及表存储协议等。

（4）按存储架构分类

按系统架构，存储系统可分为集中式存储和分布式存储。

● 集中式存储：指基于双控制器或多控制器架构的企业级存储系统，具有较强的纵向扩展（Scale-up）能力和一定的横向扩展（Scale-out）能力。集中式存储的特点有高可靠、高可用、高性能等。

● 分布式存储：指基于软件定义存储（Software Defined Storage）的思想，将商用服务器上的存储介质虚拟化成统一的存储资源池来提供存储服务。分布式存储具有高扩展性、低成本、易运维、和云计算紧密结合等特点。

（5）按存储方式分类

按存储网络结构，存储系统可分为 SAN 存储、NAS 存储、DAS 存储。

● SAN（Storage Area Network，存储区域网络）：通过光纤通道交换机、以太网交换机等连接设备将磁盘阵列与相关服务器连接起来的高速专用存储网络。

● NAS（Network Attached Storage，网络附加存储）：是一种专业的网络文件存储及文件备份设备，对不同主机和应用服务器提供文件访问服务。

● DAS（Direct Attached Storage，直连存储）：将存储设备通过 SCSI 接口或光纤通道直接连接到一台主机上，主机管理它本身的文件系统，不能实现与其他主机的资源共享。

不同存储结构与性能对比如下表 5-1。

表 5-1 不同存储结构与性能对比

存储结构 / 性能对比	DAS	NAS	FC-SAN	IP-SAN
成本	低	较低	高	较高
数据传输速度	快	慢	极快	较快
扩展性	无扩展性	较低	易于扩展	最易扩展
服务器访问存储方式	直接访问存储数据块	以文件方式访问	直接访问存储数据块	直接访问存储数据块
服务器系统性能开销	低	较低	低	较高
安全性	高	低	高	低
是否集中管理存储	否	是	是	是
备份效率	低	较低	高	较高
网络传输协议	无	TCP/IP	Fibre Channel	TCP/IP

5.3.2 统一存储架构

通常情况下，医疗机构 HIS、EHR、PACS、RIS、CIS、LIS 等业务系统是在不同时期分步建设的，一般都会建立独立的应用服务器系统环境和存储系统环境，这就造成服务器及存储资源的浪费，同时增加了整个系统的维护难度，增加了业务系统宕机的风险。根据医疗机构的各业务应用系统对存储设备性能要求的不同级别，针对不同的应用系统采用不同的部署方式。

● 针对实时响应速度要求最快的基于数据库应用的业务系统，如 HIS、EHR、LIS、RIS、PACS 等系统，采用 FC-SAN 进行连接，提供最高的主机访问速度。

● PACS 系统中拥有千万级别的海量医学影像文件，采用 NAS 功能，通过 CIFS 及 NFS 等文件传输协议，在提供文件共享服务的同时，节省了大量的服务器硬件设备投入。

● 针对响应速度要求一般且压力不大的系统如门户网站、电子邮件、OA 等业务系统，可以通过采用虚拟化的技术将这些业务系统进行服务器虚拟化，在确保主机访问性能的同时，最大限度地节省成本。

根据上述医疗机构业务系统的应用特点和最佳系统部署方式，采用 SAN + NAS 的统一存储架构。针对医疗机构复杂的应用系统环境，采用统一存储架构将有助于：最大化利用存储资源；提升业务系统效率；简化系统维护；降低系统宕机风险；优化 IT 流程，提升医疗效率。

5.3.3 自动存储分层

医疗机构信息系统中，不同的分类数据对存储系统的要求也不同。根据不同应用数据的重要程度及性能要求，将不同应用系统的数据分别存储在不同类型的存储介质上，有助于提升系统整体性能，降低 TCO（Total Cost of Ownership）。

需要将 HIS、EHR、LIS、CIS、RIS 等系统的数据库存储在企业级固态 SSD 上，以最大限度提高数据库的访问速度。满足核心业务系统数据库对存储能够在最短时间内完成尽可能多的数据库查询操作以及对数据访问性能高的要求。

PACS 等系统具有存储数据量大、并发访问量不高、同时读取文件数量多且容量巨大、要求高吞吐等特点，需将这类系统中的数据存储在磁盘上，并可根据数据的读写频率差异，动态自适应地选择将数据存储在 SAS 磁盘或 NLSAS 磁盘上，达到更优的性价比。

门户网站、办公、电子邮件等业务应用系统对存储系统 I/O 性能的要求相对较低，可将这类系统的数据库及网站办公文件存储在 SAS 磁盘上和 NL_SAS 磁盘上。

根据应用数据的不同重要程度及性能要求，将其分别存储在以企业固态 SSD+SAS 磁盘 +NL_SAS 磁盘组成的存储资源池中，有助于提升系统整体效率，降低总体成本。

5.4 虚拟化

5.4.1 存储虚拟化

虚拟化改变了计算机使用存储的方式，和物理机器被抽象成虚拟机（VM，Virtual Machine）一样，物理存储设备也被抽象成虚拟磁盘（Virtual Disk）。服务器扩展存储的手段主要有 DAS、SAN 和 NAS 这三种类型。虚拟机管理程序（Hypervisor）采用 NAS 的方式来实现虚拟磁盘。VMware 通常采用 VMFS（Virtual Machine File System）或 NFS 协议来实现虚拟磁盘，VMFS 是专门针对虚拟机环境的文件系统协议。医疗机构桌面虚拟化系统架构见下图 5-3。

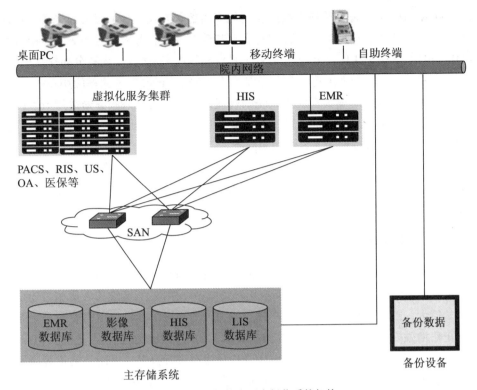

图 5-3　医疗机构桌面虚拟化系统架构

每个虚拟机的数据实际上就是一组文件，最主要的文件就是虚拟磁盘文件（VMDK 文件），此外还有交换分区文件（vswp 文件，相当于 swap）、非易失性内存文件（nvram 相当于 bios）等。每个 VM 对虚拟磁盘的 IO 操作，实际上是对这个虚拟磁盘文件的读写。

VMFS 的设计、构建和优化针对虚拟服务器环境，可让多个虚拟机共同访问一个整合的群集式存储池，从而显著提高资源利用率。采用 VMFS 可实现资源共享，使管理员轻松地从更高效率和存储利用率中直接获益。

云存储使用虚拟磁盘的方式有实例存储、卷存储、对象存储。在实际的云存储应用中，需要根据机构的实际情况来合理运用不同的虚拟化存储技术。通常，对于非结构化的静态数据文件，如音视频、图片等，一般使用对象存储。对于系统镜像以及应用程序，我们需要使用云主机实例存储或者卷存储。对于应用产生的动态数据，我们一般还需要利用云数据库来对数据进行管理。

5.4.2　业务服务器虚拟化

随着医疗机构信息化的深入发展，医疗机构内业务科室不断提出新的需求，医疗机构的规模不断扩大，这都带来了医疗机构的信息系统在规模和复杂程度上的不断提升。这些医疗机构业务系统绝大多数是运行在基于 x86 架构 PC 服务器上，采用 Windows 或 Linux 操作系统，按照传统的应用部署方式，一个应用部署在一台物理服务器，一般的三甲医院普遍拥有几十台甚至上百台服务器，这些服务器中除了有 HIS、EHR、PACS、LIS、RIS 等核心业务系统和数据库系统外，还有分布排队叫号、银联前置机、医保、合理用药、病人查询系统、OA、Email 等非关键应用系统。

以前医疗机构对于非关键应用系统的管理仍以分散为主，服务器故障节点比较多，一旦发生故障，宕机时间长，IT 人员维护工作量大。常常出现硬件和运营成本高、可用性低、缺乏可管理性、兼容性差等问题。

现在医疗机构大多采用服务器虚拟架构来解决上述问题，达到服务器整合和基础架构的优化；消减物理服务器架构的成本；增强数据中心扩展性；改善操作的易用性和灵活性；增加应用系统的可用性并改善业务连续性。

5.4.3 业务桌面虚拟化

随着医疗机构规模的不断扩大，桌面终端数量和类型迅速增加，医疗机构如医院管理桌面面临各种挑战。因为桌面应用环境复杂，医院 IT 运维的人员相对较少但工作量巨大，医疗系统繁多需要更高效的部署维护手段，多机共用需要配合桌面标准化策略增强安全；所以，桌面 PC 维护及相关的应用系统安全一直是困扰 IT 管理员的一个大问题，如何能在网络上更加轻松自由地进行办公、上网、通讯等应用，而又可满足防病毒等安全要求，这在过去似乎是一个很难解决的矛盾。

桌面虚拟化平台信息基础架构常采用 SAN+NAS 集中存储方式。将虚拟桌面的操作系统创建在共享的 SAN 集中存储阵列上，通过模板部署其他桌面环境。将虚拟桌面根据性能的需要通过 FC-SAN，并利用 SSD、SAS 盘和 NL_SAS 磁盘实现自动存储分层，降低总体成本；如虚拟桌面采用 VMware linked clone 方式部署，利用 FAST Cache 技术降低防病毒扫描、启动风暴或重组事件的影响，优化性能。将虚拟桌面上所管理的个性化文件数据通过 NAS 进行整合，不仅可以提供高性能的文件共享，还可以实现集中的数据管理。

因此，通过面向桌面的虚拟化，可以减少服务的中断，提高医疗信息的可用性。虚拟桌面均部署在数据中心，可实现对虚拟桌面集中、标准化管理，使桌面与应用部署更灵活、快速、有弹性，桌面部署时间从天 / 小时级缩短到分钟级，从而具有更高的系统可管理性和更快的桌面部署速度，资源利用率也被极大地提高。

5.5 云存储

随着医疗机构信息系统中存储数据规模越来越大，这时单一 SAN、NAS 和 DAS 集中式存储系统因其存储架构和系统实现等方面引起的扩展性限制，已无法满足业务系统对存储容量和性能的要求，只能同时部署多套独立的集中存储系统。这种做法虽然可以一定程度上满足业务系统的要求，但也带来了数据重复备份、更多的 IT 运维人员和数据孤岛等一系列新的问题，大大增加了系统实施和运维成本，这时提供近似无限扩展能力的云存储就成为一个很好的选择。

云存储是一种发生在云端的数据存储和组织方法，云端是一种可以通过互联网连接访问的远程服务器网络。借助基于云的存储，用户和机构可以从任何提供互联网连接的位置存储、访问和维护其数据，而不是将其文件限制到单个物理位置或设备。

云存储向用户提供近似无限实时的弹性扩展能力。云存储供应商允许用户在远程数据服务器的网络上租用存储空间，用户向云供应商支付费用以获得运行应用程序、主机服务以及将数据备份到云的能力，在一定的成本花费下，用户通常只能获得固定的存储容量和带宽能力。当用户需要更多的存储容量和带宽能力时，只需简单支付额外的费用即可；反之亦然，当用户选择减少数据存储规模和带宽消耗时，花费也会相应减少。

云存储除具有随时随地访问、弹性扩展这些优点外，因为规模效应，云存储提供商一般都具有更专业的存储和安全技术团队，从而有能力为用户提供更好的数据可靠性和安全性保证。另外，云存储还可以为未来大规模数据挖掘和分析提供坚实基础。医疗机构的数据大都直接产生于各医疗信息系统，在当前大部分情况下，这些数据也还只是简单地直接服务于这些医疗信息系统，导致这些数据的价值远远未发挥出来。通过弹性云存储和云计算能力，可按需有效对这些数据进行深度的数据挖掘和机器学习建模，从而为患者提供更好的就医体验，为医生提供更好的决策支持，最大程度发挥数据潜在价值。

虽然云存储具有如上所述诸种优点，能大大降低医疗机构的 IT 运营成本，但因其有接入互联网和采用第三方存储设备等限制，使得很多医疗机构出于对数据安全和供应商锁定等的顾虑，无法完全拥抱云存储。这时医疗机构可以采用混合云解决方案，一方面将本就需要互联网接入的互联网类前端业务部署到公有云，直接使用公有云存储解决方案；另一方面将涉及病患医疗信息等敏感数据的业务放在本地，仍然采用集中式存储，从而保证一定的可控性。另外，也可将一些历史脱敏数据存放到公有云存储，不仅可以降低数据备份成本，还可以利用公有云弹性计算的能力，对历史数据进行数据挖掘和建模，生成模型以支撑业务系统。

5.6 区块链存储

在医疗行业，虽然各医疗机构内部信息化水平越来越高，但由于多方面原因，医疗机构间还无法共享数据。同一个病人的信息往往碎片化存储于各医疗机构，个人诊疗信息无法在医疗体系中无障碍流通，实现医疗信息共享。对医生而言，无法完全掌握病人既往病史给诊疗造成了巨大的障碍。对病人而言，无论是无法完全获取既往诊疗数据，还是无法透彻理解诊断结果，都给病人再度就医、个人健康管理造成了困扰。这时天然去中心化的区块链技术就可用于医疗卫生领域，实现不同医疗机构间的数据安全可靠的共享,极大减少了医疗数据获取和分享过程中数据审核、数据审计的时间。

区块链是分布式数据存储、点对点传输、共识机制、加密算法等计算机技术的新型应用模式。区块链本质上是一个去中心化的数据库。狭义来讲,区块链是一种按照时间顺序将数据区块以顺序相连的方式组合成的一种链式数据结构, 并以密码学方式保证的不可篡改、不可伪造和可回溯的分布式账本。广义来讲,区块链技术是利用块链式数据结构来验证与存储数据、利用分布式节点共识算法来生成和更新数据、利用密码学的方式保证数据传输和访问的安全、利用由自动化脚本代码组成的智能合约来编程和操作数据的一种全新的分布式基础架构与计算方式。

区块链技术具有不可篡改、不可伪造和可回溯等优点,除了可应用于上述病人信息在不同医疗机构间安全共享,还可用于药品溯源及防伪,如利用区块链追踪溯源药物从研发、生产到出售各个环节,确保信息真实、安全、不被篡改,最终保障药品的合法性和安全性。另外,在医疗欺诈与理赔领域,区块链技术也能使得保险公司方便、安全、可控地从各医疗机构直接获取到未经篡改的患者的健康状况、就医数据、疾病历史等数据,从而快速准确地提出理赔解决方案,完成理赔事宜,改善投保和理赔体验。

值得一提的是,区块链作为一个还在不断发展中的新兴技术,当前还无法作为一个通用的存储解决方案,还不适合在链上存储大规模结构化或非结构数据,在具体实施过程中,可采用链上链下数据协同的方式,链下存储实际数据实体,链上存储数据证明,在牺牲一定数据可用性的前提下,保证所有数据的不可篡改、不可伪造和可回溯等特性。

5.7 存储安全与业务连续性

随着信息系统对支撑医疗机构如医院业务的重要性越来越高,越来越需要在确保数据得到安全保护的同时, 做到关键业务系统服务不停顿以及关键数据不丢失。一般容灾方案拓扑结构如下图 5-4 所示。

医疗机构信息系统中存储大量的患者诊疗数据和医院管理数据,其中涉及众多个人和机构的敏感信息。随着隐私数据保护监管法律法规如《数据安全法(草案)》、《个人信息保护法(草案)》的出台,医疗数据的生产、传输、存储、计算、分析等利用过程中的隐私安全越来越受关注。

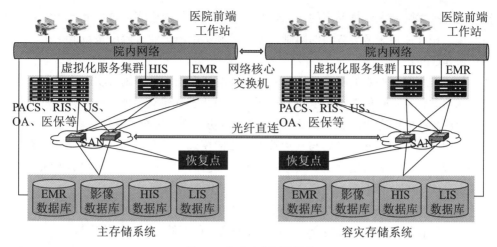

图 5-4 容灾方案拓扑结构

5.7.1 业务连续性

传统的备份、恢复解决方案虽然可以使数据得到很好的保护，但是发生故障时所造成的数据丢失量较大（RPO=24 小时），以及系统恢复时间较长（RTO 一般超过 4 小时）都是现代医疗机构所无法承受的。因此，规划一套满足业务连续性要求的数据中心系统架构，也就成为医疗机构信息系统基础架构建设中的一项重要任务。

5.7.2 存储高可用与双活

在灾难备份与恢复行业国家标准《信息系统灾难恢复规范》中，将信息系统的灾难恢复能力划分为了 6 级，明确了 RTO/RPO 与灾难恢复能力等级的关系，在最高级（第 6 级）中要求 RPO=0，RTO 在分钟级内。如表 5-2 所示。

表 5-2 信息系统的灾难恢复能力

灾难恢复能力等级	RTO	RPO
1	2 天以上	1 天～7 天
2	24 小时以上	1 天～7 天
3	12 小时以上	数小时～1 天
4	数小时～2 天	数小时～1 天
5	数分钟～2 天	0～30 分钟
6	数分钟	低

随着医疗服务业务的进一步发展，医疗信息系统要求提供 7×24 小时的高可用性服务，业务运行不允许中断，系统一旦停机会给医院造成巨大的损失。

为了应对系统停机、业务中断等风险，多数医院建设了容灾数据中心，传统的以数据复制技术为基础的多数据中心架构均以灾难情况下的站点整体切换为第一目标，这种技术强调灾难情况下的站点恢复能力，但往往由于底层数据复制配置、网络环境、相互依存服务等方面的限制，无法顺利实现单个业务应用系统或主机的透明切换和迁移。

另一方面容灾站点的服务器、存储、网络等资源长期处于闲置状态，长期占用机房场地并耗费大量能源，所以大部分医疗机构并没有建立一个高效的容灾机制，一旦应用系统或机房硬件出现故障，将会造成业务中断，影响医院运营。

采用医疗机构存储高可用与双活数据中心的模式，确保当单个系统或整个数据中心出现故障时，最大限度减少数据的丢失量（包括 RPO=0），以最快速度恢复关键应用系统（RTO 接近零），提高信息系统的整体服务级别。

关于本地存储高可用，是在数据中心内提供存储空间的高可用和透明协作，实现本地不同存储系统高可用整合，之后再将整合后的存储空间分配给主机。

分布式缓存一致性技术能够提供随处访问的数据访问能力，打破数据中心间的物理壁垒，允许从不同地理位置同时访问单个数据副本。如果在其中一个数据中心发生了导致应用程序中断的计划外事件，则中断的应用程序可以在容灾数据中心的站点上重启，业务不中断。

双活数据中心是远距离扩展两个数据中心之间的随处访问能力，保持服务级别，即使一个数据中心发生故障，系统仍可继续运转并且数据和应用程序将保持在线和可用，无需人工干预，支持跨远距离共享、访问单个数据拷贝，实现主备主机同时访问同一套卷的目的。

通过存储高可用和双活数据中心等建设，不仅可帮助医疗机构实现在数据中心间透明的在线移动应用程序和数据，实现无中断的运营和升级，同时提高资源的使用效率、降低总体拥有成本。

5.7.3　备份与恢复

备份系统主要解决因硬件故障造成的数据丢失；因应用程序 / 数据库损坏造成的数据丢失；因人为错误造成的数据丢失；因黑客攻击 / 病毒感染造成的数据丢失；因软硬件系统升级与维护前的数据备份。为防止因前述问题造成数据丢失，需对医疗机构信息系统的核心应用系统进行定期备份，并定期进行数据恢复验证测试，确保备份数据的可恢复性。

在医疗机构数据增长和服务级别不断提高的现实情况下，对数据的安全保护提出了更高要求，如能够快速而可靠地备份与恢复，以满足当下关键的恢复时间要求；通过保护至关重要的资产和减少流程错误提高安全性和可靠性；利用基于策略的备份任务和集中化管理减少复杂性；利用目前重复数据删除技术减少备份空间和备份介质的增长等等。总体上帮助医疗机构显著提高备份效率和可靠性、降低成本，并最大限度地减少管理工作。

5.7.4 容灾

当前,医疗机构业务连续性需确保当单个系统出现故障,特别是系统逻辑故障时,最大限度减少数据的丢失量(包括RPO=0),以最快的速度恢复关键应用系统(RTO<1小时), 提高信息系统的整体服务级别。

数据保护具备同步(连续数据保护)和异步复制方式,针对业务应用系统数据库,采用同步复制方式,针对文件,采用异步复制方式。

● 针对数据库的同步复制特点

○ 无数据丢失(RPO=0),所有写操作都由源同步到目标,有距离限制(500米),可以基于 FC 网络实施部署。

○ 支持变量更新,链路故障恢复后进行变量更新。

○ 不占用服务器资源,独立运作,与操作系统、应用等无关。

○ 简化管理,基于浏览器图形界面的设置及管理。

● 针对文件的异步复制特点

○ 远距离复制技术,距离达到百公里,利用 IP 网络。

○ 自定义数据复制周期,分钟,小时,天。

○ 不占用服务器资源,独立运作,与操作系统、应用和文件系统无关;有效带宽利用。

○ 简化管理,基于浏览器图形界面的设置及管理采用以上的业务连续性解决方案,可实现受保护的数据库的任一时间点的故障恢复,及影像文件系统的远程保护。

当主数据中心的数据出现逻辑错误时,可以通过容灾存储上的数据进行快速回滚,从而实现数据库等系统进行任意时间点的恢复;在容灾中心部署备用服务器,可以在生产站点发生灾难时,接管容灾存储上的数据,从而实现容灾的快速切换。当生产中心站点恢复后,可以通过数据反向复制将修改数据增量同步回生产中心,然后实现容灾恢复。

综上所述,容灾方案能够保护医院数据在通常的如数据逻辑损坏、软件出错、病毒和终端用户差错等情形下尽可能减少损失。同时,凭借持续数据远程保护技术,还使得系统可以抵御突发灾难事件,使整个数据中心尽量减少停运。

医疗机构如医院建设业务连续性解决方案,目的是当故障发生时,能够通过业务连续性数据保护实现业务和数据的恢复,这就一方面要求数据可以恢复并且可用,另一方面定期的容灾演练才能验证容灾架构、灾难恢复预案的有效性以及实际执行能力。针对演练过程发现各方面存在的问题并加以改进,可以使容灾体系更加完善,同时也能使各部门相关人员都熟悉、了解相关的策略、流程和方法,提高医院应急响应和灾难恢复的综合执行能力。

第6章
医疗数据安全
与隐私保护

6.1 概述

6.1.1 数据安全

在国家政策的引导下，各地积极开展区域卫生信息平台建设工作，卫生信息化建设不断加强。我国已初步建立了全员人口信息、电子健康档案、电子病历等数据库。随着区域卫生信息化建设的不断深入，加之医疗信息动态更新的特点，区域卫生信息平台存储的医疗数据以几何速度暴增。2016年，国务院印发《关于促进和规范健康医疗大数据应用发展的指导意见》，鼓励基于区域健康信息平台的健康医疗大数据开放共享。2017年，国家卫计委出台《"十三五"全国人口健康信息化发展规划》，提出建立健全统一权威的大数据采集、存储、发布、应用的卫生信息平台。

然而，当前区域健康医疗大数据开放共享效果不尽人意，实际共享中困难重重，各平台共享应用参差不齐。医疗信息比一般信息具有更高的隐私性及商业价值，极易被不法分子利用，其泄露可能对患者造成难以预计的损失。区域卫生信息平台在提供区域内医疗数据的交换共享、支持临床科研教学以及面向大众开放查询等便利时，隐私泄露问题却日益突出。因此，在区域卫生信息化的进程中保护患者隐私，降低信息泄露风险迫在眉睫。

目前，医疗信息隐私安全管理薄弱，保护的制度不够完善，对于隐私保护的规定比较笼统；相关人员的信息隐私意识不够；缺少合理、可遵循的信息使用流程，部分机构过于宽松以至于数据批量导出无需任何人员审核，部分又过于保守，给必要的医疗信息共享与使用制造了较大困难。区域卫生信息平台管理机构虽然在平台技术方面储备深厚，但本身缺乏隐私安全评估经验，以至于不敢、也不愿意在承担风险的前提下进行开放共享。

如何在基于区域健康信息平台的健康医疗大数据开放共享中，识别医疗信息在准备、传递、共享、使用等过程中潜在的泄露风险点，构建医疗信息隐私安全评估标准，提前发现可能造成信息泄露的关键环节，改进或新增相应的医疗信息隐私保护措施。对于提高区域健康医疗大数据共享实施的规范性，把控其准入，引导其发展，充分发挥健康医疗大数据未来在临床诊疗、医学研究、健康管理方面的作用，具有重要且深远的理论和实践意义。

6.1.2　隐私保护内容

6.1.2.1　敏感个人信息

2021《个人信息保护法》专门规定了"敏感个人信息"的概念。敏感个人信息是一旦泄露或者非法使用，容易导致自然人的人格尊严受到侵害或者人身、财产安全受到危害的个人信息，包括生物识别、宗教信仰、特定身份、医疗健康、金融账户、行踪轨迹等信息，以及不满十四周岁未成年人的个人信息。可见医疗健康信息被纳入敏感个人信息的范畴进行规制。

敏感个人信息认定标准如下。

①风险指向内容：除个人信息权益之外的更加广泛的人身、财产权益。

②风险严重程度：人格尊严"受到侵害"和人身、财产安全"受到危害"。

③风险兑现概率："容易"导致风险后果（从草案中的"可能"改为"容易"）。

④风险发生形式：主要为泄露型风险和非法使用型风险。

6.1.2.2　医疗健康隐私数据

医疗健康数据包括个人健康医疗数据以及由个人健康医疗数据加工处理之后得到的健康医疗相关电子数据。如经过对群体健康医疗数据处理后得到的群体总体医疗数据分析结果、趋势预测、疾病防治统计数据等。

医疗隐私数据是指不愿被他人知悉、与本人健康相关的情况。医疗信息需要在诊疗服务时告知医疗机构，且医疗行为最易探及患者隐私，加之医疗信息由患者与医院共同产生，造就了医疗信息相比普通个人信息的特殊性，其所面临的隐患更多。当医疗信息泄露后，可能导致患者经常接到推销甚至诈骗电话、个人形象或名誉受损、就业或购买保险受歧视等一系列问题。

6.1.2.3　隐私度测量

以 Terry 等学者提出的"隐私量表"为基础，设计调查问卷，对不同医疗健康隐私数据字段进行打分，各字段分值均值分布见图 6-1。其中，患者对身份证号码（3.99±1.76）、手机号码（3.76±1.795）、医保卡号（3.7±1.846）、所患疾病（3.49±1.933）、住址（3.19+2.048）这五项信息的隐私性需求最高；检查报告、手术记录、出院小结等关键信息的隐私性需求较高；而对出生地、年龄、过敏史等显而易见的、特征化不明显的信息的隐私性需求较低；国籍、民族、性别分别最低。性别（1.56±1.985）、年龄（1.84±2.024）等 15 个指标低于总平均分（784±199），可见患者对于能够识别出身份、直接联系到自己的信息以及总结报告类的医疗信息的隐私性的需求最高。

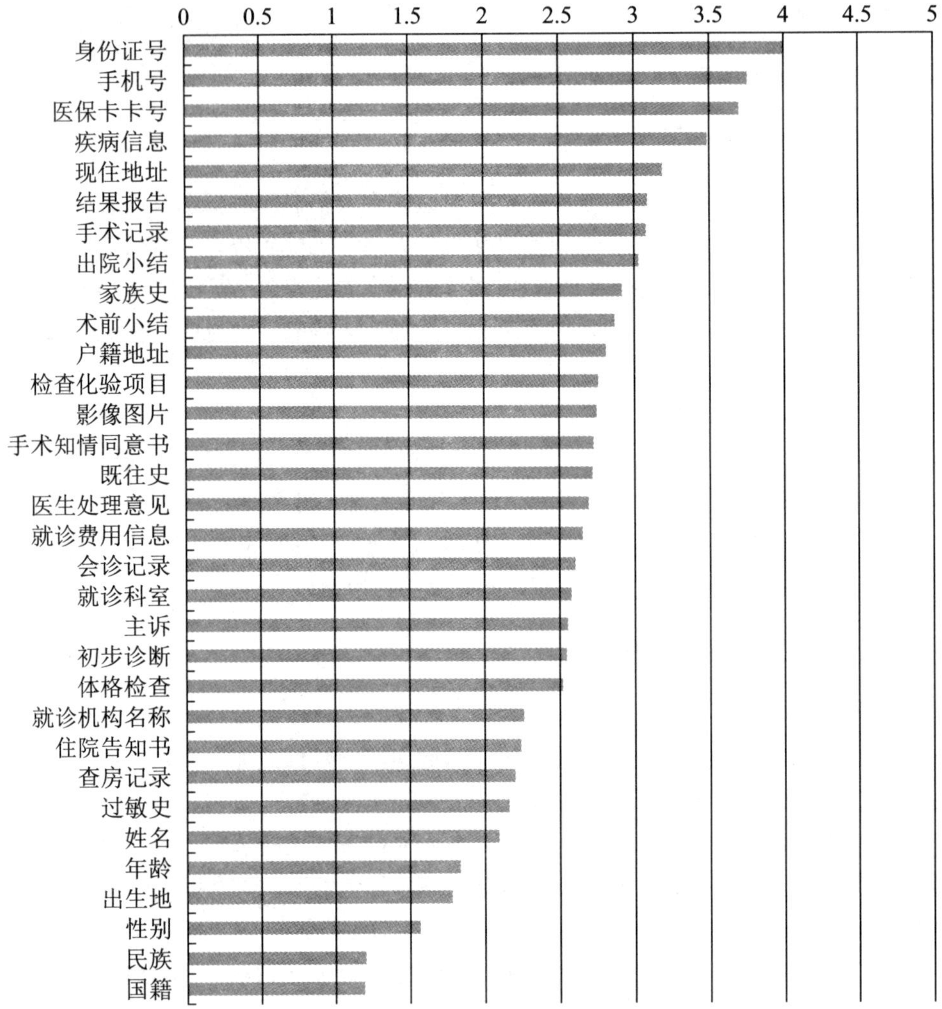

图 6-1　各医疗信息的隐私性示意图

　　根据数据重要程度和风险级别以及对个人健康医疗数据主体可能造成的损害以及影响的级别，《健康医疗数据安全指南》将医疗健康数据划分为以下 5 级。

　　（1）可完全公开使用的数据，可直接在互联网上面向公众公开，例如医院名称、地址、电话等。

　　（2）可在较大范围内供访问使用的数据，各科室医生经过申请审批可以用于研究分析，例如不能标识个人身份的数据。

　　（3）可在中等范围内供访问使用的数据，仅限于获得授权的项目组范围内使用，例如经过部分去标识化处理，但仍可能重标识的数据。

　　（4）在较小范围内供访问使用的数据，仅限于相关医护人员访问使用，例如可以直接标识个人身份的数据。

　　（5）仅在极小范围内且在严格限制条件下供访问使用的数据，仅限于主治医护人员访问且需要进行严格管控，例如特殊病种（例如艾滋病、性病）的详细资料。

6.1.2.4　隐私信息界定

目前我国并未从法规政策层面明确医疗隐私信息的范畴与内容，因此我们参考国际实践经验，以美国《健康保险携带和责任法案》（Health Insurance Portability and Accountability Act，HIPAA）、欧洲《通用数据保护条例》（GDPR）等为主，同时结合问卷与访谈的调研结果，最终整合并进行专家咨询，完成了适应我国国情的隐私信息界定。以下陈述主要结论。

参考欧美等国的实践经验，基于专家咨询，完成了适应我国国情的隐私信息界定。

（1）可识别符

界定了适合中国国情的5大类可识别符：姓名；身份证/驾照等证件号；电话号码、地址、传真、电子邮件；社保号、病历档案号、就诊卡号等账户；生物识别（指纹、虹膜、基因等）；脸部图像等。这些信息是能识别个人身份的标识符。

（2）特殊病种和特殊身份

界定了特殊病种和特殊身份。特殊病种包括性生殖相关疾病、传染性疾病、心理疾病、恶性肿瘤、遗传性疾病、肛门疾病、罕见病、其他不治之症等8类疾病。特殊身份包括孕产妇、恶性肿瘤患者、高干等，这些数据的价值较一般人更高，营利性使用的可能性更高。

（3）数据分级分类

科研使用场景下，可分为公用数据集（public use files，PUF）、有限数据集（Limited Data Set Files，LDS）、可识别数据集（Research Identifiable Files，RIF）。PUF主要是汇总概要级的信息；LDS涉及患者级别的受保护信息，但身份识别信息被加密或泛化；RIF则包含患者的身份识别信息。隐私级别越高，应当对申请者要求越严格，需提交的材料越多，审核机构也越多。

医生调阅场景下，可分为默认级、告知级、授权级。默认级资料，如检验检查名称、就诊医院、就诊科室等。告知级资料，如检验检查报告、手术小结、住院小结、用药情况等小结报告类资料。授权级资料，如住院详细病历等。此外，涉及特殊病种、特殊身份的资料均需授权或告知。

6.2　法律

纵观国际上关于医疗信息隐私保护的立法，有些国家或地区对医疗信息隐私进行了专门的立法，有些则将"医疗信息隐私保护"纳入"公民隐私权保护"的范围，或纳入"个人数据保护"的范围，以及在基本法中根据对患者医疗信息的特点做了特殊规定。

6.2.1 美洲

美国医疗信息隐私保护立法以公民隐私权保护的基本立法为前提，1996 年美国国会颁布 HIPAA，2000 年美国卫生和福利部（Health and Human Services，HHS）依据该法授权制定《个人可识别健康信息的隐私标准》，标志着美国已为保护患者医疗隐私构建起一个完整且具有可操作性的法律体系。HIPPA 规定受保护的信息是指以任何形式和介质保存或传递的可识别的个人健康信息，包括检查、诊断、治疗、咨询等产生的医疗记录及其他个人健康信息。

6.2.1.1 美国

美国医疗信息隐私保护立法以公民隐私权保护的基本立法为前提，1974 年制定《隐私权法》（Privacy Act），这部法律可视为美国隐私保护的基本法，它规定了联邦政府收集和使用个人资料的权限范围。1996 年美国国会颁布 HIPAA，规定医疗信息属本人所有，受联邦法律保护。HIPAA 没有强制性要求各州按照联邦模式来统一隐私立法，而是规定了各州应当执行的最低标准。在美国的病人隐私权法律体系中，HIPAA 具有基础性规范作用，属于主干法，其他法律具有细化并支持 HIPAA 法律的作用。2000 年，美国卫生和福利部依据该法授权制定《个人可识别健康信息的隐私标准》，标志着美国已为保护患者医疗隐私构建起一个完整且具有可操作性的法律体系。

HIPPA 规定受保护的信息是指以任何形式和介质保存或传递的可识别的个人健康信息，包括检查、诊断、治疗、咨询等产生的医疗记录及其他个人健康信息，可识别符见下表 6-1。

表 6-1　美国 HIPAA 法案 17 项可识别符

序号	可识别符	序号	可识别符	序号	可识别符
1	姓名	7	社保号	13	设备标识符及序列号
2	地址	8	病历号	14	网络通用资源定位符（URLs）
3	日期	9	健康计划受益人号码	15	IP 地址
4	电话号码	10	账户号码	16	指纹、声纹等生物识别标识符
5	传真号码	11	证书号码 / 执照号码	17	全脸摄影图像及类似的图像
6	电子邮箱	12	车牌号等车辆标识符及序列号		

HIPAA 规范的主体，涵盖了个人可能在卫生保健过程中涉及的医疗保健、票据、支付和因履行财政和行政职能而处理信息的各部门，甚至包括了与上述部门合作的商业伙伴。

HIPPA 规定允许使用隐私信息的情境包括：（1）使用隐私信息的对象为本人；（2）为当事人提供治疗服务、保健服务及相应财务活动；（3）能够征得隐私信息当事人同意，以及在紧急情况下使用隐私信息对当事人最有利；（4）在采取必要的信息安全措施的前提下，对隐私信息进行偶然性的使用或披露；（5）为国家安全或社会公众利益而进行活动；（6）在去除了个人身份标识信息的受控数据集上，进行研究、诊疗、提供公共卫生服务活动；（7）国家卫生主管部门执行合理性检查、审查或开展执法行为。

6.2.1.2 加拿大

自 1983 年《隐私法》（Privacy Act）颁布以来，加拿大个人信息保护法律制度已实施了 26 年，形成了一个比较成熟、富有成效的个人信息保护法律体系。《隐私法》主要规范加拿大联邦政府部门和机构收集、使用和披露个人信息的行为。1983 年，加拿大颁布《个人信息保护与电子文件法》（Personal Information Protection and Electronic Documents Act，PIPEDA），主要规范加拿大私营部门在商业活动过程中收集、使用或披露个人信息的行为，并明令禁止跨省或跨国商业机构使用个人健康信息。

PIPEDA 规定个人信息是指除姓名、职务以及作为一个组织雇员的办公地址或电话号码外，所有的可识别的个人的信息。

隐私法规定个人信息是指任何形式的能够识别一个人的身份的信息,有关种族、民族或族裔、肤色、宗教年龄以及婚姻状况的信息，有关教育、医疗、犯罪史、就业经历的信息以及涉及金融交易的信息，各类分配给个人的识别号码、符号及其他特定信息，地址、指纹及血型，个人意见或观点，表明隐私属性的发送给政府部门的信件。

6.2.2 欧洲

6.2.2.1 欧盟

欧盟是个人信息保护的先驱，它的立法理念影响了世界诸多国家，带动了世界个人信息保护的立法步伐。在欧盟，个人信息隐私被当作基本人权看待。1995 年，欧盟出台了《个人数据处理和自由流动保护指令》（Directive 95/46/ EC on the protection of individuals with regard to the processing of personal data and on the free movement of such data，95 指令），要求各成员国在 3 年之内各自制定出有关个人信息保护的法律，并规定敏感信息原则上禁止处理,信息的处理必须经当事人明示同意。

规定受保护的信息包括有关种族、血缘、政治倾向、宗教或哲学信仰、工会员工、健康或性生活等。

允许使用个人数据的情境：（1）当事人明确表示同意；（2）履行特定义务和享受特定权利，且具有充分保障措施；（3）当事人无法表示同意时，为保护当事人或其他人的根本利益；（4）基金、协会或其他非营利性机构出于政治、哲学、宗教或工会的目的，仅可涉及其成员或机构经常联系的人。

GDPR 于 2018 年 5 月 25 日实施。GDPR 的出台取代了 95 指令，不同于 95 指令，GDPR 将直接适用于每个欧盟成员国。GDPR 要求对个人数据的收集和使用必须基于合法的理由，需要取得当事人的同意，同意必须是具体的、清晰的，是当事人在充分知情的前提下自由做出的。

GDPR 规定医疗信息的法律内涵是所有与当事人健康状态有关的数据，可以表明当事人在过去、现在或未来的身体或心理健康状态。包括自然人在注册或医疗服务过程中收集的信息，为健康的目的用于唯一识别一个自然人的数字、符号或其他指定的标记；来源于对身体的部分或身体中的物质进行检验、检测时获取的信息，包括来源于遗传数据及生物样本的信息；任何与当事人的疾病、残疾、致病风险、病史、临床治疗、生理或生物医学状态等有关并有独立来源的信息。GDPR 的特殊类别信息主要包括：种族或民族血统、政治观点、宗教或哲学信仰、工会会员资格、遗传数据、生物特征识别数据、健康、性生活与性取向、与犯罪定罪和犯罪有关的个人数据，受欧盟成员国法规约束。

允许使用医疗信息的情境：（1）履行合同需要或法定义务的需要，以及为使用主体的合法利益的目的；（2）医疗——为了预防性或职业性医学，评估员工的工作能力，医疗诊断，提供健康、社会保护或治疗、或管理健康医疗、社会保障系统的目的，或在遵守职业隐私相关法律规定的前提下，基于与医疗执业人员或其他人员签订的合同的目的；（3）公共利益——为了公共健康领域的公共利益；（4）科学研究——为了保障科学研究者可以最大限度地利用个人健康数据进行科学研究，数据控制者不需要获得本人同意。然而，相关的隐私保障措施和通知义务仍然需要执行。

6.2.2.2 瑞典

在隐私权保护方面，瑞典是一个走在其它欧洲国家前面的国家。早在 1973 年，瑞典就制定了《个人数据法》（Personal Data Act），是全球个人信息保护最早的立法，1998 年修订。

法律规定，有关机构或个人在收集涉及个人隐私方面的信息时，必须将信息的收集、保管情况如实告知本人，在本人未授权的情况下不得私自收集当事人信息。

在医疗信息方面，瑞典法规做出了比较全面的保护，从采集、保存到更正、救济均有规定：只有经过特别的程序且获得批准的情况下才能收集和保存有关公民健康状况的资料。对于已收集到的但不完整的个人信息要适时地加以补充完善，对于其中不准确的信息要及时予以更正，采取必要措施防止公民个人信息的泄露。

《个人数据法》规定受保护的信息包括有关刑事犯罪记录、政治和宗教观点、精神病治疗或智力障碍，个人疾病或健康状况的资料。

6.2.2.3 德国

德国个人数据保护立法也比较早，信息保护相关法律较为完备。1970年德国黑森州颁布的《个人资料保护法》是国内最早的个人信息保护的法律。1977年，适用于德国联邦政府层面的《联邦数据保护法》（Federal Data Protection Act）出台，其所规定的内容与瑞典的法律规定相差不大。1983年修订，提出了"信息自决权"概念，即个人原则上有权自主决定个人信息的透露和使用，又相继于2001、2006年根据欧盟新规定再次修订。

规范的主体是指医生、护士以及其他特定的承担医疗服务职责的个人和组织，包括医疗行政机构、未成年人的父母或监护人。

允许使用隐私信息的情境：行为目的在于为自身或家庭采集、处理、利用信息。例如保险机构提出请求，则医疗卫生机构及医务人员应当为其提供患者的相关医疗信息。

6.2.2.4 法国

法国于1978年制定了《资讯处理自由法》（Law relating to the protection of individuals against the processing of personal data）。2002年颁布《医疗隐私法》（Medical Privacy Act）、《医疗保险法》（Healthcare Insurance Act），明确提出患者对自身数据的所有权，并规定，医疗人员在诊疗过程中需要将患者数据传输异地时，必须获得患者本人授权，只有患者授权后才能操作。2007年出台了《关于医疗信息存储于计算机的形式和电子传输的保密法令》（Decree on the confidentiality of medical information stored in computerized form or transmitted electronically），明确了患者医疗隐私保密原则、数据存储和传输的安全要求等。

法律规定的医疗信息是指通过医患关系而获取的所有信息，规范的主体包括所有处理个人信息的机构，不论是政府还是民间团体。

6.2.2.5 英国

1984年英国议会通过了《数据保护法》（The Data Protection Act），1998年重大修订后将健康、基因等医疗卫生信息划为个人私密信息予以严格保护。同年颁布《人权法案》，个人隐私作为一种重要的基本人权被英国社会广泛接受。

《数据保护法》规定受保护的信息包括宗教信仰、政治倾向、种族、血缘、健康、基因、性生活等。

6.2.3 亚洲

6.2.3.1 日本

日本的《个人信息保护法案》（Act on the Protection of Personal Information）于

2003 年通过，2005 年开始实施，2015 年修订，是日本关于个人信息保护的第一个综合性法律，该法以 0ECD 的 8 项原则为基础，借鉴了欧盟的立法模式，在实质上又采纳了美国立法的诸多规定。

法案规定个人信息的内涵是有关活着的个人的信息，能把个人从他人中识别出来的与该个人相关的信息，包括能简单地查对其他的信息，根据那些信息来识别个人的东西。规范的主体是全部持有并处理个人信息的企事业单位。

《个人信息保护法案》通过后，厚生劳动省依据该法颁布了《医疗护理机构适当处理个人资讯指导原则》。该原则规定医疗信息包括：生者和死者的个人信息；书面和电子的医疗信息；客观性的医疗资料和医师判断评价生成的主观性医疗资料；个人遗传信息。规范的主体包括所有使用医疗信息的机构。

综上，医疗信息隐私保护所面临的严峻挑战一直是亟待解决的国际性难题，本文仅讨论了法律层面，其他层面还涉及社会的方方面面，包括国家政策支持、医疗机构管理制度制定、信息技术、医患隐私保护意识等层面。

一些国家除了通过法律对信息采集的主体的权利、义务、责任作了明确的规定，还制定设立了相关制度、机构或职务。如法国的登记监督制度，组建个人数据保护机构、国家信息委员会（CNIL），设立专门的监察官；德国的个人数据保护机构及监察官；瑞典的数据库监督局；加拿大联邦的隐私专员办公室、隐私影响评估工具、隐私年度报告制度；日本的"隐私保护标志认证"制度等。通过事前对患者医疗信息处理者的登记审查、日常咨询监督审计及事后的诉讼来提供高效的行政干预，从而填补司法的不足。

6.2.3.2　新加坡

新加坡设立个人信息保护委员会，2012 年 10 月出台推行《个人信息保护法案》（Personal Data Protection Act，PDPA），详述了数据拥有者对个人资料进行收集、使用、披露和保管、进行管制的各项权利，把如下个人信息视作敏感信息：医疗数据、财务数据、破产状况、儿童个人信息、个人识别符。PDPA 为信息保护法例，为监管收集、使用、公开、处理个人信息订立标准。数据主体具有访问权、知情权、撤回同意等。

6.2.3.3　中国

中国立法机构于 2021 年 8 月 20 日颁布了《个人信息保护法》，规定在处理个人信息时，要取得个人的"单独同意"，处理者除了告知义务外，不能"概括同意""一揽子同意"，更不能"默认同意"。个人信息处理者处理个人信息的前提是下列之一：（1）取得个人同意；（2）为订立或者履行个人行为的合同所必须；（3）为履行法定职责或义务所必须；（4）为应对突发公共卫生事件，在紧急情况下为保护自然人的生命健康和财产安全所必须；（5）为公共利益实施新闻报道、舆论监督等行为在合理范围内处理个人信息。

需取得个人单独同意的 5 大场景：（1）向第三方提供个人信息；（2）公开个人信息；（3）公开场所采集图像，身份信息；（4）处理敏感个人信息；（5）向境外提供个人信息。

此法对于数据本地化存储的要求全球最高，以下情形个人信息要求在境内存储：（1）国家机关处理的个人信息；（2）关键信息基础设施运营者在境内收集和产生的个人信息（访问量、注册人数、影响人数超过 100 万）；（3）在境内收集和产生的个人信息数量达到一定数量的主体（累计有 50 万以上个人信息，或数量超过 1T）。

要求数据处理者构建个人信息保护标准体系、认证与标志体系、风险评估、去识别性处理等基本制度。满足一定条件的组织，需要设立专职的个人信息保护负责人和个人信息保护工作机构。

6.3　技术

6.3.1　隐私安全计算

6.3.1.1　基于访问控制的技术

访问控制技术通过限制用户对各类信息资源的权限管理，来防止越权使用资源，使各类数据在合法范围内使用。目前大多数研究集中在基于角色的访问控制，Blanquer、Agrawa 提出了利用本体进行自动授权，提高隐私保护水平和效率；Harry 提出了一种基于情境的访问控制模型来加强 HIPAA 的隐私保护功能；Mohammad 基于交互式架构提出了一种新的应用于医疗领域的访问控制模型，该模型能够根据用户的行为进行访问权限的动态设定；Martino 设计了一种基于多域隐私感知的访问控制技术应用健康系统；刘逸敏、王志勇等分析了基于视图的访问控制和使用数据标签的访问控制在医疗隐私数据保护中存在的问题，并探讨解决方法。基于角色的访问控制应用范围广，但灵活性较差，代价较高。针对上述问题，也有研究开始探讨利用规则引擎技术等来完成隐私保护。

6.3.1.2　基于数据加密的技术

数据分析、处理过程中隐藏敏感数据的方法，在分布式应用环境中有着广泛的应用。在分布式环境下实现隐私保护要解决的首要问题是通信的安全性，分布式聚类的重点在于如何计算加密后数据间的距离。Maglogiannis 提出了一个面向患者远程监控系统的数据加密框架，基于点对点协议实现了一个原型系统，保证点对点通信中的加密。同时在分布式应用中，如分布式关联规则挖掘和分布式聚类等，数据加密也起着重要的作用。Clifton 研究了关联规则挖掘的加密技术如何在统计频繁集的过程中保护隐私信息。

6.3.1.3 基于匿名化的技术

通过对数据的隐藏和泛化等操作来保护隐私。匿名化的经典技术包括在发布的数据中加入随机化的干扰数据，在保证统计性质的同时对原始数据进行隐藏。Alhaqban 使用假名来替代患者真实身份，让患者能够控制自己的隐私信息，并用实例证明该架构在数据真实性和患者隐私之间取得了较好的平衡；Mohammed 对香港红十字会血液传输过程中设计的隐私问题进行研究，提出了一种基于匿名算法的LKC 隐私模型来解决血液传输过程中的隐私保护问题；为保护真实性而不发布某些特定数据的阻塞技术，Sweent 提出了 k- 匿名模型（k-anonymity）消除了链接攻击，Machanavajjhala 在 k- 匿名基础上提出了 l- 多样性模型（l-diversity），解决了同质性攻击（homogeneity attack）的威胁。从目前的状况上来看，基于访问控制的技术效率较高，但是灵活性较差；基于加密的技术能保证最终数据的准确性和安全性，但计算开销比较大；而匿名化技术则可以在效率和数据的准确性之间进行平衡。隐私保护技术在卫生信息的保护方面有着重要的意义和广泛的应用。国内外目前针对医疗信息的隐私保护研究迅速展开，随着隐私保护受到越来越多的关注，隐私保护技术得到了快速发展。

6.3.2 基于区块链的隐私保护计划

区块链技术是一种分布式的数据库，它在 P2P 网络上存储资产和交易账本，通过加密技术加以保护，随着时间的推移，其历史记录会被锁定在以加密方式链接在一起并受保护的数据块中。医学领域的应用主要包括电子病历、医疗保险、生物医学研究、药品供应和采购流程以及医学教育，并通过不同设备实现医疗物联网等应用。

2016 年 6 月美国 HHS 向医疗卫生行业征集区块链技术应用研究报告，象征着美国卫生部门在区块链领域启动研究应用工作。2017 年 1 月美国 FDA 与 IBM 沃森健康部门（IBM Watson health）签署协议，主要通过研究、开发和测试，在包括临床试验、医疗记录、基因组数据、来自移动可穿戴设备以及物联网的健康数据等公共卫生领域，探索区块链技术应用。2018 年美国 5 家规模最大的医疗卫生企业利用区块链系统收集与医疗服务提供者相关的统计数据。参与这项研究的还包括 1 个国家医疗测试实验室、1 家医疗索赔处理机构以及两家保险公司。这标志着美国保险业在推动共享医疗卫生数据中全面关注和研究区块链技术的隐私保护作用。

国内目前已有一些地区和企业开始尝试"医联体＋区块链"项目，将区块链技术应用于医联体技术架构，医疗机构之间可以实现安全可靠的数据交互，以低成本、高安全的区块链技术解决长期困扰医疗机构的信息孤岛和安全问题。基于区块链技术，通过建立可信的数字身份、数据指纹上链、建立共享安全通道等方式，可以建立更为合理的隐私保护机制，实现医疗数据的确权管理，实现医患之间诊疗信息的便利共享、快捷流转。电子病历内存在大量的个人隐私信息，这些私有数据应受到严苛的保护。事实上，哈希计算是区块链技术的核心，哈希计算的数据可以用于保护个人信息的隐私安全。服务提供商可以通过状态通道来维护用户数据的私密性和安全性。可以链下进行交易，并将交易的哈希值存储到区块链上，而不披露任何有关交易的机密细节。此外还包括同态加密、状态通道等。

在政策、健康需求和技术发展的驱动下，健康医疗领域信息安全以及与之相关的医疗保险、药品、监管信息安全成为关注焦点。区块链的优势在于可以为医疗数据交互、医保证据与赔付、医药追溯、政府监管相关的信息可信安全和开放共享提供技术保障，能够提高整体医疗协作效率并控制成本。

可信医疗区块链利用密码学原理、共识机制等技术手段，建立健康医疗环境的互信机制、数据安全共享机制和可溯源机制。而信任则是医疗数据共享的基础。通过电子病历及医疗数据的上链存证与共享，可为医患纠纷提供证据，可为集团化医院提供基于电子病历的业务协作与流转，可以为患者提供自我管理的电子病历夹，可以在不同的医院间建立检查检验互认，可以为多中心临床研究提供协作，可以进行药品供应链监管，可以为医保赔付提供可信医疗数据并实现自动化赔付。

此外，还可将区块链技术应用于药品研发、健康管理、医疗审计、DRG 等领域，打造健康医疗产业新架构，助力医院、医保、医药、监管等单位实时连接且无缝分享数据，并实现数据的真实、可信、可追溯、防篡改，为提升健康医疗服务效率和质量以及建立互联共享的智慧健康医疗奠定基础。

6.3.3 数据脱敏

数据脱敏匿名化与去标识化，两者存在区别。匿名化，是指个人信息经过处理无法识别特定自然人且不能复原的过程。去标识化，是指个人信息经过处理，使其在不借助额外信息的情况下无法识别特定自然人的过程。

以数据应用于科学研究时的情形，数据脱敏要求如下。

（1）去除个人属性数据中可唯一识别到个人的信息或披露后会给个人造成重大影响的信息。

（2）个人属性数据中可间接关联到个人的信息，出生日期、出院时间、工作单位等，宜进行泛化处理。

（3）模糊化后仍有医学意义的数据可以保留模糊后的结果。

在数据脱敏相关技术方面，其难点在于定义敏感数据。在识别敏感数据方面，Chen 针对结构化数据展开研究，进行人工指定，标注敏感信息字段的名称、敏感级别、字段类型、字段长度、赋值规范，并应用于实际。而 Wang 针对非结构化数据提出了一个自动识别的理论模型，基于数据特征学习以及自然语言处理等技术来进行敏感数据的自动识别。此外，Kohlmayer 研究了数据的某部分用" ** "表示的数据抑制，Liu 运用隐私度量标准，尝试添加均匀分布噪声（UD）、添加正态分布噪声（ND）、奇异值分解（SVD）、稀疏奇异值分解（SSVD）、非负矩阵分解（NMF）

等进行数据扰动。其他相关技术还包括一般化与删除、数据重构、数据净化、阻碍、抽样、随机化。

在数据分析与挖掘方面，在建立隐私保护机制之前，得到隐私属性之间的相关知识规则至关重要，比如高血压检查结果数据仅需要姓名、性别、年龄、检查号等基本信息，而入院治疗就需要身份证、银行卡、医保卡等高等级隐私信息。对此，Li 提出了一种基于隐私相关度量的隐私信息知识规则挖掘方法机制，在基于隐私相关度量的隐私信息知识规则挖掘方法研究中，给出这些隐私属性之间的相关度，继而根据相关度确立了对隐私数据的处理等级。另外，针对类似于区域卫生信息平台等数据汇聚中心，Li W 描述了一种基于群体聚类的隐私保护机制，主要思想是应用聚类的方法，将数据群体特征进行聚类，然后在专家系统的基础之上，给出隐私等级和隐私保护机制。

6.3.4　数据沙箱

研究人员（医务人员、高校师生等）出于科研目的向汇聚中心申请健康医疗数据时，汇聚中心可利用数据沙箱保障数据隐私安全，数据沙箱具有数据目录展示、数据申请、数据脱敏、统计分析等功能。

6.3.4.1　数据目录展示

汇聚中心首先将数据按隐私级别分为三类，分别是公用数据集（public use files，PUF）、有限数据集（Limited Data Set Files，LDS）、可识别数据集（Research Identifiable Files，RIF）。PUF 主要汇总概要级的信息；LDS 涉及患者级别的受保护信息，但身份识别信息被加密或泛化；RIF 则包含患者的身份识别信息。隐私级别越高，对申请者的要求应当越严格，需提交的材料越多，审核机构也越多。

其次将数据分类，制作成数据包，以数据目录的形式展示数据包，包括数据包简介、包含的变量、可获取的年份等，可展示少量样本数据或修饰后数据，如图 6-2 所示。

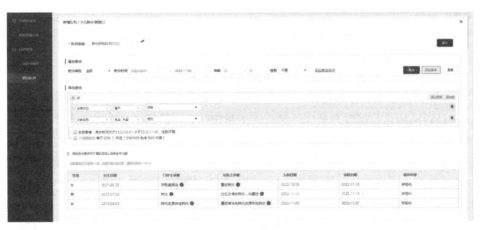

图 6-2　数据申请页面

6.3.4.2 数据申请

数据仅供科研人员申请使用，汇聚中心可以通过向数据申请者收取一定的费用来覆盖数据处理及管理成本，费用取决于数据文件的类型、样本大小和所选择的年数，对于申请者，费用可从课题数据处理费中支出。

对申请者的限定：

● 研究人员，有相应级别的课题支撑，在其提出的研究领域有丰富的经验和专业知识。

● 不接受个人申请，需以单位的名义申请。需使用单位、组织、大学的邮箱来表明身份。

数据使用用途限制：规定数据使用目的应当仅限于研究。明确定义研究，如有课题立项，且有利于卫生事业发展。对研究主题需进行审查，需与医学相关。平台自行规定主题范围。

进行数据申请需提供：

● 研究目的、设计相关简要描述材料。

● 对数据的统计分析策略。

● 申请的数据应符合最小需要原则，即在满足研究目的的前提下申请最小量的数据。

● 研究发现如何传播。包括发表隐私保护及注明数据来源等。

6.3.4.3 数据审批

汇聚中心应成立数据委员会（或第三方独立审批），委员会由医学专家、伦理专家、科研人员代表按比例构成，制定委员会章程、数据审批规范。审批需从科学研究价值、数据泄露风险、提供数据成本三方面进行考量，应当制定定性或定量的数据审批评分表并进行公示。

6.3.4.4 数据脱敏

结合数据申请者的需求，对数据进行相应的去标识化工作，完成后进行重识别检测。

6.3.4.5 统计分析

对于审批后的数据，可在数据沙箱中使用，支持进行信度、效度、相关、回归和方差分析等常规统计分析，所有分析方法底层算法同 IBM SPSS 软件类似，如图 6-3、6-4 所示。

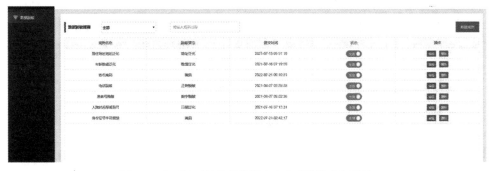

图 6-3　分别针对结构化数据和文本型数据进行脱敏

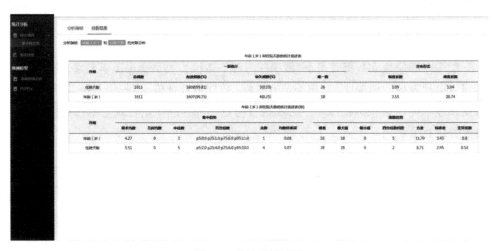

图 6-4　统计分析页面

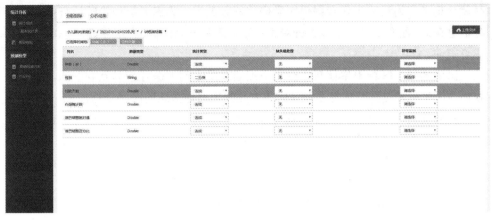

图 6-4 统计分析页面（续）

6.4 管理

6.4.1 医疗数据隐私安全风险点

针对每个场景，以国务院信息化工作办公室发布的《信息安全风险评估指南》中的风险理论为指导思想，识别出医疗信息隐私安全面临的风险，进而提出相应的隐私保护目标，如表 6-2 所示。

表 6-2 三大典型场景隐私安全风险点

场 景	风 险 点	目 标
医生调阅	不该看的时候能看到	仅就诊状态下可查看
	不该看的人能看到	除就诊医生外其他人员不得查看
	看到了不该看到的	仅查看与本次就诊相关的内容
科研使用	数据给了不该给的人	仅研究人员可申请的数据
	给了不该给的数据	数据审批
	数据在路上出了问题	数据传递做好安全措施
	研究者没保护好数据	研究者对数据进行保障
患者查询	根据什么查	仅本人或代理人查询
	能查到什么	仅能查询本人相关信息
	是否允许导出	仅供查询使用

6.4.2 医疗数据安全隐私模型

医疗数据价值巨大。不同业务场景下，数据的使用者、应用方式及途径不同，医疗信息所面临的风险也不同。总结目前主要实现的 3 大类业务应用，包括院际信息调阅、科研数据申请、部分医疗档案网上查询，具体指为医生提供调阅患者的既往就诊记录，为科研工作者提供医学研究基础数据，为患者提供检验检查报告等医疗信息查询。面向上述三项业务开展医疗数据隐私安全评估，即医生调阅、科研使用、患者查询。

医生调阅：区域卫生信息平台完成连通医院之间的医疗信息互联互通，患者授权后，医生可通过医院信息系统调阅患者在某市其他医院的医疗信息。

科研使用：平台汇聚了各医院的医疗数据，潜在价值巨大，科研人员有统计分析利用的需求。

患者查询：患者通过平台门户网站，输入相关身份信息，可以查询到自己在医院所产生的相关医疗信息，包括检验检查报告、用药情况等。

最终形成面向医疗健康数据利用的隐私评价模型，如图 6-5 所示。

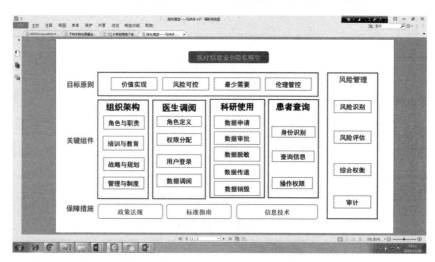

图 6-5　隐私评价模型

7.1 概述

7.1.1 相关概念辨析

在健康医疗数据管理领域，"数据开放"和"数据共享"是两个常见的术语，彼此相互联系，均涉及数据的获取、识别和使用，但各有侧重且边界不同，需要有所区分。

数据开放（Data Disclosure）也被称为数据披露、公开，旨在让持有或控制数据的主体采取开放态度，让其控制的数据能够为他人使用，实现数据的社会化利用。英国开放知识基金会（Open Knowledge Foundation）和世界银行（World Bank）都指出数据开放具有 3 个特性，分别是非专有性、机器可读性和开放性（可自由使用、重复使用、操作和传播）。

根据英国开放数据研究所（Open Data Institute）的定义，数据共享（Data Sharing）指在特定的、受控的条件下与特定的人或组共享数据的活动。数据共享通常指组织之间，为既定目的，定期、系统地共享数据，一般通过数据共享协议或类似团体章程来实现。数据共享也是一种数据开放，只是被限定在特定范围主体之间。

7.1.2 医疗数据开放共享的意义

健康医疗数据开放共享的意义体现在以下几个方面。

第一，提高医疗服务的质量和安全性。医疗健康数据的开放共享能够有效提升医疗服务的质量和安全性，其中具体表现为：减少患者就诊等候时间、简化来院就诊流程、提高急诊和 ICU 救治效率、避免重复用药及药物相互作用等。

第二，医疗成本控制。医疗健康数据开放能够降低患者的医疗总费用，其中直接原因在于数据的可及性提高，减少了重复的实验室检验、影像和非必要的医疗咨询，而且数据共享的标准和等级会对成本和效益产生显著影响。

第三，提高科研水平。当跨数据库、跨平台甚至跨区域的数据互通共享实现后，基于真实世界的临床、人群、基因和移动互联医疗数据库相结合的海量数据涵盖了宏观人群、中观个体、微观基因，通过有效的分析挖掘提升研究结果的外推性。

第四，辅助行政管理决策。对于卫生行政工作者，信息互联共享的业务系统能够起到优化工作流程、减少机械性的重复录入操作、解放劳动力、提高办公效率的作用；对于管理者而言，可以实现更广泛的信息互通和交换，以数据决策代替"拍脑袋"的决策方式，提高卫生决策的科学性。

第五，促进公共卫生领域进步。美国一项研究根据实践，列举了 11 个公共卫生领域数据开放的场景，报告了卫生信息的开放共享在公共卫生领域的价值，包括促进健康监测、提高公共卫生报告的效率和质量、增强突发公共卫生事件的处理能力、减少重复免疫接种等。

7.1.3　数据开放的国际经验

综合全球开放数据指数（Global Open Data Index，GODI）和开放数据晴雨表（Open Data Barometer，ODB）两个全球较为权威的开放数据评估项目结果，近几年全世界数据开放排名靠前几位的国家分别为美国、英国、澳大利亚、加拿大。中国 2018 年全球 GODI 排名 93 位，全球 ODB 排名 26 位，位于中后位置。用数据开放等级五星发展模型对健康医疗数据平台的数据开放水平进行评价，国内平台的开放性评价以 3 星级为主，发达国家的评级一般为 4—5 星级。通过比较分析排名靠前的先行国家的实践经验，可以从以下几个方面进行归纳。

第一，政府做好顶层设计。英美等国政府在开放数据的顶层设计方面发挥重要作用，并在健康医疗数据开放运动实践中始终发挥主导地位，为政策的落地执行和数据有效利用提供重要保障。比如美国政府发起了 NHIN 计划、blue button 计划，加拿大政府有 Health Infoway 项目，这些都是政府主导建设的促进健康数据开放的项目，并取得了很大成效。

第二，要求将高价值数据优先开放。《G8 开放数据宪章》中提出了包括健康医疗数据在内的 14 类高价值数据要优先开放外，各国政府或研究机构也在实践中逐步建立和实现了对高价值数据的识别和评价。美国联邦 CIO 委员会开发了开放数据价值评估的工具"数据优先次序矩阵"，并制定了识别高价值数据的基本问题清单；新西兰政府发布《高价值公共数据重用的优先级与开放——流程与指南》，其中把"高价值数据"定义为：能够提升效率或者创造经济、社会价值的数据；经合组织（Organization for Economic Co-operation and Development）对成员国开放政府数据行动进行调研分析，指出政府面临的最重要任务之一就是识别高价值、高影响的数据。

第三，注重数据质量控制。数据质量是数据发挥价值的前提，国外众多平台根据自身累积的数据资源特点建立了规范的数据质控体系和处理流程，对科学数据进行全生命周期的质量控制，如美国国家生物信息中心（NCBI）的 Gen Bank、欧洲 EMBL-EBI、日本的 DDBJ 都是国家层面的生物信息数据质量标准，为这类数据的开放质量和利用效率提供保障。

第四，重视数据应用。在数据应用方面，国内的数据平台大多出于业务目的建设，在业务开展过程中累积了一系列数据，更加注重数据存储和数据保护，对数据利用程度有限，针对数据开展的个性化服务方面也不足。在国外平台，为推动用户参与和开放数据应用，各国政府采取了多种措施，如加拿大政府开展开放数据体验竞赛，鼓励社会各界用户参与基于开放政府数据的创新，以及英国通过货币激励政策推动数据开放等。

7.1.4 我国医疗数据开放共享的现状和问题

目前我国健康医疗数据开放的主体一般是指医疗机构、公共卫生机构或者政府相关部门，开放应用场景包括以下：面向患者的自我健康信息查询、面向医生的决策支持系统、面向机构的电子病历共享和公共卫生数据交换、面向保险机构的 HIS 与医保数据的共享，以及面向特殊人群健康管理目的等。具体而言，公共卫生数据开放共享涉及职业病数据管理、卫生直报数据共享、社区慢性病健康管理数据共享；在临床数据开放方面，包括科研数据获取、患者就诊治疗信息查询、医联体平台建设等；在医保领域，如何实现医保信息与医院信息的交互是一个关键的问题。

因健康医疗行业的特殊属性，其数据开放共享涉及患者隐私、伦理道德和法律等多重风险，相较于其它领域面临更多阻碍。总体而言，包括：个人隐私权保护在管理制度和技术层面如何实现存在困难；医疗信息数据所有权不明确导致数据利用难题；信息安全风险的管控颇具难度；缺乏统一的数据开放目录、规范和标准；专业技术人才短缺以及建设资金不足。从法律的角度剖析，健康医疗数据开放中亟待解决的法律问题有：大数据存储、分析及应用的法律标准缺乏；数据共享过程中对个人信息权和隐私权的界定不够清晰；健康医疗数据所有权的界定仍未明确等。在数据开放实践应用过程中存在的问题包括：数据的数量少、价值低，数据可机读比例低；平台内开放的多为静态、统计数据，而非动态实时的业务数据；数据开放的授权协议条款内容含糊，未明确各主体权利责任；平台功能不完善，数据获取并不便捷；数据可利用程度不高；缺乏用户和政府之间的对话机制，缺少有效公开的互动交流等。

7.2 医疗数据开放共享的原则、政策和法规

7.2.1 医疗数据开放共享的原则

2009 年 12 月，时任美国总统的奥巴马签署《开放政府指令》（M-10-06），命令各个联邦机构必须在 45 天之内，在政府数据开放网站上至少开放 3 项高价值的数据集，自此拉开数据开放运动的序幕。2013 年 6 月 18 日，美国、英国等 8 国签署《G8 开放数据宪章》，明确了开放数据的 5 项原则和 3 项共同行动：包括国家行动计划、发布高价值数据和元数据映射，以及共同推动 14 个重点领域的数据开

放，其中健康医疗是数据开放的重点领域。英国开放知识基金会（Open Knowledge Foundation）建立并运营管理了数据目录网站，截至 2020 年 12 月 10 日，该网站已收录全球 590 个数据开放站点，包括联合国数据目录（UN Data）、欧盟开放数据（EU Open Data）、北京市政务数据资源网在内。从英美等数据开放领域先行国家的经验来看，明确并具备实践指导意义的原则框架是保障健康医疗数据安全有效开放的前提条件，是制定数据开放共享规范的依据，可从总体角度指导数据开放治理。

纵观国际数据开放指导原则，如由英国信息专员办公室基于 GDPR 和 DPA 法案制定的《数据共享行为准则》（Data sharing code of practice）文件、英国皇家国际事务研究所发布的指南《公共卫生监测数据和效益共享指南》（A guide to Sharing the data and benefits of public health surveillance）和全球基因组学和健康联盟提出的数据共享框架《基因组学与健康数据负责任的共享框架》（Framework for Responsible Sharing of Genomic and Health-Related Data）等，可以发现不同的原则框架基于考量的重点不同，侧重各有所异，大致包括以法律为依据、从伦理道德出发和结合实践经验三大类，但是任一原则框架都不可能包含所有内容，不同原则框架间存在共性。总体而言，在健康医疗领域的数据开放进程中，需要重视整体的法律规范性与标准规范性，实现全程可控可问责；强调对数据开放的评估实现以及评估机制的落地性和可操作性，包括但不限于开放健康医疗数据风险与效益评估、成本与效益评估、数据开放价值评估、数据开放质量与数量评估；以法律问责为最低标准，以协议与规则明确问责依据等为原则，对开展数据开放起着支撑和指导作用。

7.2.2 医疗数据开放的政策和法规

美国医疗信息隐私保护立法以公民隐私权保护的基本立法为前提，1996 年美国国会颁布《健康保险携带和责任法案》（HIPAA），2000 年美国卫生和福利部（HHS）依据该法授权制定《个人可识别健康信息的隐私标准》，标志着美国已为保护患者医疗隐私构建起一个完整且具有可操作性的法律体系。HIPAA 法案规定受保护的信息是指以任何形式和介质保存或传递的可识别的个人健康信息，包括检查、诊断、治疗、咨询等产生的医疗记录及其他个人健康信息。欧盟是个人信息保护的先驱，个人信息隐私安全被当作基本人权看待。欧盟的 GDPR，被称为"史上最严格的数据保护法"，于 2018 年 5 月 25 日正式实施，其允许使用医疗信息的情境如下。

（1）履行合同需要或法定义务的需要以及为使用主体的合法利益的目的。

（2）医疗：为了预防性或职业性医学，评估员工的工作能力，进行医疗诊断，提供健康或社会保护或治疗、或管理健康医疗或社会保障系统和服务的目的，或在遵守职业隐私相关法律规定的前提下，基于与医疗执业人员或其他人员签订的合同的目的。

（3）公共利益：为了公共健康领域的公共利益。

（4）科学研究：为了保障科学研究者可以最大限度地利用个人健康数据进行科

学研究，数据控制者不需获得本人同意。GDPR 将个人数据定义为"任何指向一个已识别或可识别的自然人（"数据主体"）的信息"。一些国家除了通过法律对信息采集的主体的权利、义务、责任作了明确的规定，还设立了相关制度、机构或职务。如法国组建国家信息委员会（CNIL），设立专门的监察官、瑞典的数据库监督局、加拿大联邦的隐私专员办公室、日本的"隐私保护标志认证"制度等。

在国内，全国人大常委会审议后的《个人信息保护法（草案）》（以下简称"草案"）正式于 2020 年 10 月 21 日对外发布征求意见，这标志着中国的个人信息保护制度即将进入新的里程碑。《草案》第 29 条将"个人健康医疗信息""个人生物特征"定义为敏感个人信息，《草案》对于敏感个人信息的保护，除了规定适用一般个人信息保护的原则外，还规定了更加严格的标准。比如：

（1）处理敏感个人信息应当取得个人的单独同意，且有可能还需要依法取得书面同意。

（2）在个人信息处理告知事项上，除《草案》第 18 条规定的处理一般个人信息应告知的事项外，还应当告知处理敏感信息的必要性以及对个人的影响。

（3）处理敏感个人信息应当事前根据《草案》第 54 条规定进行风险评估，并对处理情况进行记录，且风险评估报告和处理情况记录应当至少保存 3 年。

除此之外，部分政策文件、地方性管理办法也在数据管理方面进行了尝试创新，如 2015 年国务院印发《促进大数据发展行动纲要》、2016 年《国务院办公厅关于促进和规范健康医疗大数据应用发展的指导意见》发布、2017 年贵阳通过了《贵阳市政府数据共享开放条例》、2019 年上海出台《上海市公共数据开放暂行办法》等，分别从不同的角度对数据管理和开放共享提出新的要求。

7.2.3　医疗数据开放共享的关键流程

7.2.3.1　数据准备阶段

健康医疗数据开放有几个关键步骤：数据准备—数据开放—数据利用。每个步骤都涉及不同的利益相关角色，面临的关键问题也有所不同。平台数据开放的第一步，是要做好数据准备工作。在这个步骤中，数据管理包括以下多项内容。

第一，数据资源整合。广义的健康医疗数据共享，整合了由医院、公共卫生机构和基层医疗卫生机构产生的各类数据。数据采集、汇聚和整合的过程中需要明确数据采集方式、数据格式、数据标准、元数据、数据传输安全和存储安全等关键性问题。

第二，资源目录梳理。资源目录是指以数据资源元数据为基础，通过从内容、管理（含责任）、表示、获取和共享等维度进行描述，解决平台有哪些数据、数据资源在哪、如何获取，以及如何应用管理等基本问题。健康医疗领域开放数据资源进行目录梳理时，可以采用树形结构的同质化归类方法进行数据资源类目划分，依据我国《卫生信息标识体系对象标识符管理注册管理规程》和《卫生信息标识体系对象标识符编号规则》进行编码。国家卫生健康委统计信息中心也依据以上思路提出了适合我国国情的健康医疗大数据资源目录模型和框架，可以为健康医疗开放数据资源目录梳理提供借鉴。

第三，数据质量治理。良好的质量是健康医疗数据有效应用和产生价值的必要前提，如今区域卫生信息平台数据存在着多源、异构、冗余、错误、缺失等多类质量问题。数据可用是数据开放共享的前提，数据易用和数据重要是数据开放应用的重要条件。平台数据的治理可以从这三方面着手，优先解决数据可用问题，借助相应手段，如文本结构化工具、ETL 工具等，治理提升数据完整性、准确性、标准性和可访问性，实现全面数据质量管理。

第四，特殊数据脱敏。匿名化脱敏是保护数据主体隐私权的重要手段，是指开放数据应该去除掉所有能够识别出个人身份信息的部分，且脱敏后的数据不能够被去匿名化。美国 HIPAA 法案规定了 18 项可识别个人信息的数据类别，我国有研究者在此基础上拓展了隐私数据的类别，除可识别符外，还包括特殊病种和特殊身份。数据脱敏的方法较多，如替换、加密、遮掩、变换和删除等，数据脱敏的过程要统筹考虑安全、关联性和成本等问题。

第五，数据分级分类。数据分类的依据很多，如数据的隐私程度、密级、数据泄露后可能造成的风险等，按照分类的结果，将会影响数据是否适合开放、开放的对象是谁、按照怎么样的方式进行开放、是否需要脱敏处理等多个重要方面。数据开放共享过程应依据应用的实际情况，对数据开放的范围和方式进行合理的分类划分。

7.2.3.2　数据开放共享阶段

按照开放的程度和形式划分，数据开放包括暂不开放、直接开放和间接开放，其中直接开放又包括主动完全对外开放和有条件依申请开放，如下图 7-1。

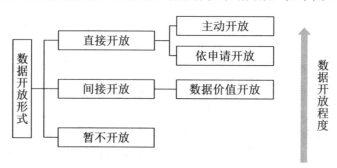

图 7-1　数据开放形式

数据直接开放包括以下两种形式。第一，需求导向下的完全对外开放。是指将符合质量、法律和风险控制要求的数据，按照数据包的形式，发布到门户网站上供数据需求用户获取和利用。第二，价值导向下的有条件依申请开放。是指将部分隐私程度、密级等要求较高的原始数据、中间数据或者结果数据安全存储在平台，仅对外公布数据资源摘要，包括数据集的内容、来源、格式等，有需求的用户可以依据流程进行数据申请，管理者进行审批，做出是否开放的决策。管理者决策时要综合考虑数据可能产生的价值、成本、风险等问题，优先通过具有增值潜力并且低风险的数据开放请求。

数据间接开放又叫做数据价值开放，是指不直接公开原始数据，而是面向专业化大数据资源，由数据所有方搭建一个和业务数据生产环境相隔离的共享环境，对资源进行加工，形成共享可用的价值知识，如原始数据经过计算后的结果、模型或其他中间产物。

暂不开放是指数据暂未达到开放要求，一方面可能是由于数据本身较为敏感、密级较高或者泄露后造成风险的可能性较大，另一方面可能是数据质量、格式、标准或内容等未达到要求，需要通过清洗、治理、脱敏后才能够开放。

7.2.3.3 数据利用阶段

数据开放不是最终目的，数据被有效利用并产生公共价值才是数据管理的终极目标。这里从数据开放方、数据利用场景、数据使用者角色和支持环境4个角度提出促进健康医疗领域数据开放利用的方案。

第一，从数据开放方的角度来看，完整、可机读、高质量的开放数据供应是资源利用的基础，专业、可持续的数据开放平台是提高数据可及性和利用效能的重要渠道。数据平台应具备数据下载、更新等基本功能，也需要面向用户需求提供检索、排序以及隐私自定义等特殊功能，此外搭建数据用户和数据管理者有效、顺畅的互动沟通机制和平台也是必要的。

第二，从数据利用的场景来看，医疗健康数据利用的主要场景有普通居民查阅信息、医疗卫生机构开展业务、科研工作者科学研究和商业机构开发利用，不同的场景对于数据的需求和利用方式都有所差别，数据主体在开放管理的过程中需要考虑到这一点。例如，对于普通居民获取数据的目的在于信息获知，从而用于指导个人健康行为，因此对数据的要求主要是准确、持续更新和全面；对科研工作者，获取数据是为了深度挖掘和分析，因此对数据的数量、关联性有更高的要求；对于商业机构用户，数据开放的风险相对更不可控，数据增值空间也差异很大，面对这类利用者需要以更加审慎的态度和严格的程序进行数据审批。

第三，从数据使用者的角色来看，开放数据的使用者包括内部人员和外部人员。内部人员出于合理需求获取本机构数据，相应的审批流程和要求较外部人员更为容易，风险也更小。外部人员又包括合作关系和非合作关系的数据使用者，合作关系是指与数据单位有项目合作、联盟协作或者帮扶等，合作也有松散型合作和紧密型合作之分。根据数据使用者角色的不同，开放数据获取的难度也有所差异，具体见下图7-2。

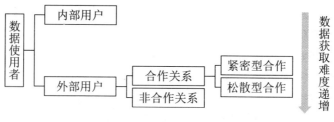

图 7-2 开放数据使用者分类

第四，从支持环境的角度来看，鼓励性的支持政策和措施是促进数据利用的关键。世界各国都有相应的举措来推动开放数据的再利用，更大限度释放数据的价值，他们的经验值得我们学习。例如，美国在政府数据开放网站上线同时就举办了程序员公共数据开发大赛（App for America）；英国在政府数据开放网站平台上设置有展示专区，专门用于发布数据应用成果，激发用户的创新意识和数据应用潜能。

7.2.4　医疗数据开放共享的典型场景

7.2.4.1　申康医联：上海市三级医院间临床数据共享

由上海申康医院发展中心组织建设的医联工程于 2006 年 10 月启动，2008 年基本实现申康内部三级医院间的临床信息共享。医联工程的建设初衷是解决市民群众看病就医的突出难题，包括回应百姓看病难、看病贵的呼声，减少重复用药、重复检查、大处方导致的费用浪费；其次是推动信息共享，强化医院间的协作，推动各医院间检验、检查结果互认。

目前的医联工程可以概括为"一网、二卡、三库、四平台、多应用"，即：一个连接申康中心与市级医院间信息交换的通信平台（医联网）；社保卡（医保卡）和医联卡；临床数据库、业务运行库、医疗资源库；数据交换平台、协同服务平台、公众服务平台和辅助决策平台；应用包括临床质量管理、管理服务决策等 18 个子系统。在具体的建设项目上，医联工程主要包括以下内容：利用政务外网覆盖连接了 39 家三级医院，实现技术上的互联互通。在共享交换上，与各个医院不同厂商的软件产品形成数据交换以及应用流程上的对接，实现了针对不同的异构系统统一、规范性的对接技术方案。在数据中心建立了患者病史档案，内容包括：患者基本信息、患者就诊日志信息、实验室检验报告、影像检查报告、医学影像图像文件、就诊费用、就诊处方报告、住院相关病历（首页、小结、手术报告）等。通过调阅平台，各联网医院均可以方便调阅到这些诊疗档案，实现检查检验结果、门诊处方、住院病案首页等临床信息的共享。上海市持社保卡就医的患者在这些医院就医时，经授权的医生可以通过医生工作站调阅该患者近一个月来在本院以及其他医院的就诊记录、门诊处方、住院病案首页、检查检验结果，并可以调阅部分医学影像。这使医生在卫生行政部门有关医学检查检验互认的有关规定下，认可其他医院的检查检验结果，减少了不必要的重复检查检验。

7.2.4.2　国家人口与健康科学数据共享服务平台：平台型的科学数据主动开放

国家人口健康领域数据共享服务平台（http://www.ncmi.cn/）是由科技部基础平台中心主管的医学科学数据网络共享平台，始于科技部 2003 年立项的"医药卫生科学数据共享系统"，2005 年纳入科技部科技基础条件平台建设内容，2009 年通过科技部和财政部认定转为长期运行服务平台，目前名为"国家人口与健康科学数据中心"。平台建设的总体目标是建立一个物理上分布、逻辑上高度统一的医药卫生科学数据管理与共享服务系统，为政府卫生决策、科技创新、医疗保健、人才培养、百姓健康和企业发展提供数据共享和信息服务。

在数据基础方面，截至 2021 年 5 月，平台已涵盖基础医学、公共卫生、中医药学、药学、气象环境与健康专题服务、新冠肺炎疫情专题等 15 个大类的主题数据服务，覆盖项目 38 个，数据集总数超过 1300 个，数据总量超过 113TB，数据记录超过 9600 亿条。

在数据标准方面，国家人口与健康科学数据共享平台在建设过程中，探索建立了数据分级分类标准和元数据标准，完善数据集制作规范和数据共享术语，为每个数据集提供唯一标识，使用唯一标识表明数据来源。

在数据服务方面，实名注册的数据用户可通过"定题服务申请表"进行数据申请操作，并签署数据共享使用责任书，人口健康平台管理办公室或者数据中心收到数据申请后会根据数据的需求情况及时与用户联系，以协议约定的形式为用户提供数据服务。除此之外，平台还免费提供数据采集、数据处理分析、可视化、存储、管理和检索查询等方面的配套工具服务，以及提供科学数据的 API 查询接口，支持第三方利用该接口将其他来源数据的科学数据集元数据集成到其他服务平台的检索服务中。

7.2.4.3　基于隐私计算和价值挖掘的数据授权使用机制

隐私计算指在不泄露参与方数据的前提下，由两个或多个参与方通过联合计算实现数据价值挖掘的技术体系。其技术路径可结合安全多方计算、差分隐私、联邦学习、可信计算、对抗神经网络等前沿计算机技术。在隐私计算的平台中，通过对数据进行分级和分类管理，使敏感级别高的隐私数据得到最大的隐私保护。

在隐私计算平台上，任何的数据都有所有者，所有的数据访问和使用都必须得到数据所有者的明确授权。平台建立安全威胁模型，把所有用户、第三方应用和服务都按照不可信处理，将平台的信任假设降到极低。在这样的信任假设下，平台通过密钥管理、安全计算（多方安全计算、联邦学习、可信任执行环境、沙箱计算等）、差分隐私、加密传输等计算机技术保证数据存储、传输、计算的安全和授权使用，严格控制数据的安全风险。

平台建立数据可用不可见、可用可见等授权使用机制，实现平台资产化的数据资源所有权和使用权的分离。数据所有者/管理者根据具体的医疗数据应用场景，采用最合适的数据授权使用方式，如在数据查询场景下，采用可用不可见的授权方式，使平台用户能感知平台数据，但不可见具体数据。在数据标注场景下，标注人员必须可见无敏感信息数据本身才能进行标注，需采用可用可见的授权方式。

如在癌症筛查过程中，传统方式常常通过一个数据使用方如数据分析师或第三方公司，需要从业务系统或已有的数据平台中将参与癌症筛查人群的原始数据导出系统或平台外，利用自行开发的癌症筛查模型进行计算，来评估筛查手段的灵敏度和特异性。这就造成原始数据离开平台，而平台失去对这部分数据的安全保护，数据所有者也失去了对该部分数据的所有权和使用权。如果该分析师或第三方公司未经数据所有者或平台管理者授权将数据作为其他用途，或者擅自将数据发送给他人使用，都可能会造成灾难性的后果。而隐私计算的方式，是第三方公司作为平台的用户在平台内找到需要的数据后向数据所有者申请数据使用授权，得到授权后的数据在平台内部进行加工、计算，经过提炼后的数据价值才可以从平台中输出。从而保证数据利用的全流程均在平台的安全管控中完成。

数据授权使用机制的建立，保证了数据所有者/管理者的诉求，同时将大大降低医疗数据使用成本，使得医疗数据能被充分利用，从而搭建数据要素与数据价值挖掘间的桥梁。

7.2.4.4 基于区块链分布式账本的临床信息整合及共享

区块链是一种去中心化的多方共同维护的分布式账本系统，账本上记录的信息具有公开可验证、不可篡改、可溯源等特点，并由智能合约技术保证链上业务的自动化执行，为隐私保护和数据共享提供了新的解决思路。在多中心的医疗机构间建立联盟区块链，由密码学基础保证医疗数据的隐私和安全，记录全程溯源不可篡改可实现监督，并通过智能合约的方式保证共识内容自动执行，是帮助解决医疗数据存储集中风险高、安全共享难、数据可信度低等管理问题的有效技术手段。基于区块链技术主要解决数据共享中的以下三个主要关键问题。

第一，实现分布式临床信息整合。分布式临床信息整合，主要解决患者身份唯一性识别、患者就诊事件统一管理、患者临床文档统一注册问题。

（1）患者身份唯一性识别：主要解决分布在不同医院的患者的身份唯一性识别问题，在区块链上通过分布式账本技术，存储患者唯一索引。

（2）患者就诊事件统一管理：患者在不同医院就诊，产生就诊事件，在区块链上基于分布式账本技术，存储就诊事件。

（3）患者临床文档统一注册：患者每个就诊事件对应若干临床文档，包括诊断报告、处方、检验报告、检查报告、手术报告、病案首页、出院小结、病程记录等，在区块链上基于分布式账本技术，存储这些文档的索引。

第二，实现多中心的临床信息安全共享。在基于区块链分布式临床信息整合的基础上，实现医院之间的信息共享、认证、授权、加密及追踪技术，然后通过结合分布式临床信息共享技术，主要解决跨院远程医疗及双向转诊中临床个案信息共享，在多中心临床研究中心或临床机构之间，结合安全多方计算实现跨多家医院分布式临床数据的大数据分析。在跨院临床信息共享中，基于区块链中的密码学技术，实现基于非对称密钥技术的跨院认证和授权，通过区块链的加密技术实现传输中的数据加解密操作，以区块链的分布式账本技术实现认证、授权等操作的交易留痕，以便事后可以追溯。

第三，建立多中心数据共享激励机制。基于对联盟链节点的管理，来支撑联盟相关管理，包括联盟机构的审批、注册、管理，联盟医疗人员的审批、注册、数据，及联盟服务患者的注册和管理。联盟机构在通过联盟审批后，可以创建一个联盟区块链节点，加入联盟链，联盟机构、人员和患者的注册和管理信息被存储在联盟区块链的分布式账本上。为激励联盟成员参与临床信息共享，可以设计各类激励规则，如面向不同的应用场景，编写智能合约实现不同的激励规则，基于各类信息共享在分布式账本上的交易记录，可以计算利益分配的结果。

第8章
医院数据集成
与互操作

8.1 引言

8.1.1 ESB介绍

企业服务总线（Enterprise Service Bus，ESB）是构建基于面向服务体系结构（SOA）解决方案时所使用基础架构的关键部分，是由中间件技术实现并支持 SOA 的一组基础架构功能。ESB 支持异构环境中的服务、消息，以及基于事件的交互，提供了连接企业内部间新的和现有软件应用程序的功能，以及一组丰富的管理和监控模块。

作为 SOA 基础架构的关键部分，ESB 的功能主要体现在通信、服务交互、应用集成、服务质量、安全性以及管理和监控等方面。在通信方面，ESB 能够支持消息路由/分发，支持多种通信技术，支持发布/订阅的通信模式，能够处理请求/响应、同步以及异步的消息传递方式，并且要求以可靠的方式传递消息。ESB 的重要功能就是集成不同的系统，必须能够支持多种接入 ESB 的方式，例如将 Web Service、HTTP 以及使用 Socket 方式访问的遗留系统接入 ESB 系统。

在集成不同系统的同时，必须考虑服务质量方面的问题，如事务性和消息传递的可靠性。对于关键的 Web 服务，ESB 需要以加密的方式进行消息传递，并且必须验证访问者的权限。ESB 软件作为 SOA 基础架构的一个复杂的子系统，还必须配有相应的管理和监控功能，用于 ESB 软件自身的系统管理、日志记录、测量和监控等。

ESB 具有以下功能和特点。

（1）提供企业服务总线 ESB 功能

基于开放式标准，内置提供了 ESB 常用功能，如服务的查找、访问、路由等，还内置了基于 XML、JSON 的数据对象，便于服务之间数据交互和互操作支持信息（数据）集成，以及流程集成与应用集成。

（2）支持企业级服务质量

支持的企业级服务质量，包括消息安全、失败恢复、状态诊断、服务管理、服务审计及消息可靠传输、事务的完整性等，提供数据交换过程和数据的跟踪能力。

（3）提供数据格式转换功能

提供图形可视化的异构数据格式转换映射工具，能够将数据从一种格式简便快速地转换成另一种格式。输入数据和输出数据可进行不同格式间的转换（如结构化的 XML、非 XML 或 JSON 数据），从而快速集成异构应用，无需考虑表示数据采用的格式。

（4）支持多种服务/组件通讯方式

ESB 支持多种服务/组件通讯方式，如同步和异步等，用户可以按照自己的需要，灵活定义通讯方式。

（5）提供对 Web Service 的完整支持

既支持不同外系统提供的 Web Service 访问，又能够将现有业务应用封装成 Web Service 供复用。支持 Web Service 常用标准协议，如 SOAP、WSDL 等。

（6）集成多种常用系统适配器并提供适配器定制开发能力

集成了多种企业应用中常见的适配器，如支持结构化和非结构化文件读写的文件类适配器，支持多种数据库访问如 Oracle、DB2、SQL Server、Sy Base、Mysql、Excel、Access 等数据库类适配器，支持多种通讯协议如 FTP、SMTP/POP3、Web Service、socket、HTTP 等通讯类适配器等，通过现成的适配器，减少程序员开发工作量，实现快速应用集成能力。

（7）监控与管理

提供了基于浏览器的管理控制台，能够对监控节点、服务、组件及业务流程进行状态查询和监控管理。

（8）符合 SOA 架构

内部集成了企业服务总线功能，支持服务的查找、访问、路由及服务的治理。集成开发工具 IDE，支持服务的开发封装、消费、服务编排、消息路由及业务流程构建与部署，覆盖了服务开发的多个环节。

（9）基于开放式标准，高度可扩展

ESB 的技术架构及实现基于开放式标准，支持 SOAP、WSDL 等规范。基于开放式标准，便于系统迁移并便于将来扩展。

（10）全面支持 Web Service

支持 Web 服务的封装和访问，并支持 Web 服务的常用协议，如 SOAP、WSDL 等。提供的集成开发工具，支持 Web 服务的编排及不同粒度的服务封装，便于创建松耦合及可复用的面向服务架构。

（11）集成一体化的监控、跟踪和日志管理

ESB 对监控、跟踪和日志具有全方位的支持。服务调用被实时监控，所有操作都被记录在案，且可根据实际情况需要，回滚任何操作。

8.1.2　ETL介绍

ETL，是英文 Extract-Transform-Load 的缩写，中文名称为数据抽取、转换和加载。用来负责将分布的、异构数据源中的数据如关系数据、平面数据文件等抽取到临时中间层后进行清洗、转换、集成，最后加载到数据仓库或数据集市中，成为联机分析处理、数据挖掘的基础。ETL 是数据仓库中非常重要的一环。它是承前启后的必要的一步。ETL 的实现有多种方法，常用的有三种。一种是借助 ETL 工具（如 IBM 公司的 DataStage、Informatica 公司的 Power Center、Oracle 的 OWB、SQL Server 2000 的 DTS、SQL Server2005 的 SSIS 服务、免费 ETL 工具 Kettle 等）实现，一种是 SQL 方式实现，另外一种是 ETL 工具和 SQL 相结合。前两种方法各有各的优缺点，借助工具可以快速地建立起 ETL 工程，屏蔽了复杂的编码任务，提高了速度，降低了难度，但是缺少灵活性。SQL 的方法优点是灵活，提高 ETL 的运行效率，但是编码复杂，对技术要求比较高。第三种是综合了前面两种的优点，会极大地提高 ETL 的开发速度和效率。

ETL 包含以下基本功能。

1）数据抽取

（1）确定数据源，需要确定从哪些源系统进行数据抽取。

（2）定义数据接口，对每个源文件及系统的每个字段进行详细说明。

（3）确定数据抽取的方法：是主动抽取还是由源系统推送，是选择增量抽取还是全量抽取以及抽取频率，比如是每十分钟、每一小时抽取一次。

2）数据转换

（1）将不完整数据、错误数据、重复数据进行处理。

（2）空值处理：可捕获字段空值，进行加载或替换为其他含义的数据，或数据分流问题库。

（3）数据标准：统一元数据、统一标准字段、统一字段类型定义。

（4）数据拆分：依据业务需求做数据拆分，如身份证号，拆分区划、出生日期、性别等。

（5）数据验证：时间规则、业务规则、自定义规则。

（6）数据替换：实现无效数据、缺失数据的替换。

（7）数据关联：关联其他数据，保障数据的完整性。

3）数据加载

将数据缓冲区的数据直接加载到数据库对应表中，如果是全量方式则采用 LOAD 方式，如果是增量则根据业务规则 MERGE 进入数据库。

8.1.3　HL7介绍

HL7 组织成立于 1987 年，是一家非营利性质的国际性组织，由 SamSchultz 博士在宾夕法尼亚州大学医院主持的一次会议促成了 HL7 组织和通信标准的诞生。随着许多用户、厂商、顾问组织的加入，HL7 队伍在逐渐壮大，于是成立了 HL7 工作组。HL7 名字中的 Health 指的是健康相关数据，而 Level 7 指的是 7 层开放式系统互联通信参考模型（Open Systems Interconnection model，OSI model）中的最顶层——应用层（Application Layer）。它定义了标准化的卫生信息传输协议，是医疗领域不同应用之间电子传输的协议。目前，HL7 组织有上千个成员，包括企业成员和个人成员。HL7 拥有四十个以上的工作组，这些工作组都是按照不同的主题来进行分工的，例如药品、基因组学、急诊等。工作组的目标是根据自己负责的领域来制定、维护相应的标准。HL7 汇集了不同厂商来设计应用软件之间接口的标准格式，它允许各个医疗机构在异构系统之间进行数据交互。

HL7 标准可以应用于多种操作系统和硬件环境，也可以进行多应用系统间的文件和数据交换。它是医疗领域不同应用系统之间电子数据传输的协议，主要的目的是要发展各型医疗信息系统间，如临床、检验、保险、管理及行政等各项电子资料交换的标准。截至当前，HL7 在医疗健康数据交换和信息模型标准领域已经耕耘了 30 余年，并不断适应医疗健康领域的数字化变革而发展。在全世界的范围内，HL7 标准的影响力已经波及了多个国家或地区。HL7 组织有 35 个国家分支机构，包括 HL7 中国。这些分支机构和组织，其目标是来处理本地化或者是满足本地定制化的需求，处理所有相关的本地化应用的问题。

HL7 的宗旨是开发和研制医院数据信息传输协议和标准，规范临床医学和管理信息格式，降低医院信息系统互连的成本，提高医院信息系统之间数据信息共享的程度。随着 HL7 应用的日益广泛，采用 HL7 作为标准的医院的信息系统和医用仪器、设备可以完全做到无障碍互联和医学数据信息的无障碍交换，为医疗服务机构内部各部门之间的数据交换和区域医疗服务机构之间的资源共享奠定了基础。

通过 HL7 组织各成员的不断努力，HL7 组织结构不断地发展和扩大，HL7 标准内容不断地完善和更新，发展到当下已经存在多个版本，每一次新版本的推出都是为了其更适应行业的需求和发展，比如说行业中熟知的 HL7 V2 版本、HL7 V3 版本、CDA 标准以及当前为了适应医疗机构复杂多样的信息系统间的互操作的新标准 HL7 FHIR（快速医疗互操作性资源）。

HL7 常用标准如下。

1）HL7 V2 标准

HL7 V2 标准（HL7 Version 2）是 HL7 的第一项信息交换标准。它是用于在系统之间交换临床和患者信息的医疗保健消息传递标准，使用代表临床事件信息的标准化消息（例如患者管理活动、人口统计、医疗订单、观察结果和财务信息）在健康信息系统之间提供互操作性。自 1987 年以来，该标准产生了 2.1、2.2、2.3、2.3.1、2.4、2.5、2.6、2.7、2.8 多个版本。所有 V2.X 版本都保持向后兼容性，以确保旧版和现代应用程序可以通过忽略意外内容或重复内容来进行简单通信。

HL7 V2 标准不适用于互操作性的即插即用解决方案,通常被称为"非标准标准",因为它提供了约 80% 的接口基础,而 20% 仍需要一些自定义。该标准通过允许灵活定义可选和重复段、可选字段以及其他自定义来满足这种灵活性。

HL7 V2.x 消息采用的是基于段(segment)和单字符分隔符的非 XML 编码语法所构成的消息。段具有由分隔符所分隔的复合字段。复合字段可以具有由子复合字段分隔符分隔的子复合字段(组件),并且子复合字段可以具有由子子复合字段分隔符分隔的子子复合字段(子组件)。默认分隔符是段分隔符的换行符,字段分隔符的竖线条或竖线(|),组件分隔符的插入符号(^),子组件分隔符的 & 符号(&)和井号(#)是默认截断分隔符。波浪号(~)是默认的重复分隔符。每个段以 3 个字符的字符串开头,用于标识段类型。消息的每个部分包含一个特定类别的信息。每条消息都有 MSH 作为其第一个段,其中包含一个标识消息类型的字段。消息类型确定消息中的预期段类型。特定消息类型中使用的段类型由 HL7 标准中使用的段语法表示法指定。此类消息用于在发送方与接收方系统之间传输与医疗保健服务相关的信息,以及用于调用相关的行为(如患者的转移、检验项目的申请等等)。HL7 V2 目前在世界上使用范围比较广,许多院内业务系统仍然在使用 HL7 V2 来实现相应的互操作,虽然 HL7 V2 没有 FHIR 拥有的一些能力,例如 REST API,没有相应的其他 FHIR 所用的特性,但在未来仍会继续发挥它的价值和作用。

2)HL7 V3 标准

HL7 V3 标准是 HL7 的下一代消息传输标准。它总结了以前 V2 版本中的经验教训和最佳实践,旨在创建更实用、内容更丰富的标准来支持医疗工作流程。HL7 V3 标准是基于共享模型的方法(参考信息模型 RIM)开发,用 XML 作为通讯数据格式令其更易读,从而实现了更好的重用性、标准化和格式一致性。

因为 HL7 V3 标准与 HL7 V2 标准不向后兼容。而且 HL7 V3 的实施过于复杂且成本高昂,比以前使用 HL7 V2 标准需要更长的实施时间,阻碍了其在已经实现了 HL7 V2 的医疗机构中的采用。但是后来在 HL7 V3 标准下产生了许多不同的标准,这些标准可以单独使用或组合使用以解决医疗保健行业中遇到的许多挑战。其中一些标准包括:(1)临床文件架构(CDA);(2)合并临床文档架构(C-CDA);(3)护理连续性文件(CCD);(4)结构化产品标签(SPL);(5)临床上下文对象工作组(CCOW)。

3)HL7 CDA 标准

由于 HL7 V3 标准比较复杂,HL7 小组在 2005 年基于 V3 创建了一个新标准,称为 CDA,以促进更轻松地交换共享临床数据。CDA 本身是基于 HL7 RIM 标准以及 HDF(HL7 开发框架)派生的。它既可以携带结构化数据,也可以携带非结构化数据(例如图像,视频,波形图和其他二进制数据)。CDA 文档与传输无关(并且不仅限于 HL7 V3)。例如,可以使用其他协议(例如 HL7 V2,DICOM,HTTP,

电子邮件）或使用 FTP 交换 CDA 格式的数据。

CDA 是目前国内互联互通成熟度测评采用最为广泛的 HL7 V3 标准。它提供了关于相应文档（文书，医疗文书）的元数据的标准化文件头（header），以及采用章节（section）的形式加以组织的临床内容。CDA 文档内容既可以是 PDF 之类未经编码的文件，也可以复杂到实现完全编码的 V3 结构化文档实例。

4）HL7 FHIR 标准

FHIR 是 HL7 组织开发的最新一代标准，全名是 Fast Healthcare Interoperability Resources，代表快速医疗互操作性资源。其读音和英文单词 fire 一致，这便是 HL7 采用火作为其图标的原因。它结合了 HL7 V2、HL7 V3 和 CDA 的最佳实践，同时利用最新的网络标准，并注重实施落地。FHIR 在从 2014 年正式发布标准试用第一版（STU 1）以来，先后发布了标准试用第二版（STU2）、标准试用第三版（STU3），直到 2018 年发布规范第一版（FirstNormative）4.0。目前最新的官方版本是 4.6.0，规范第二版本 5.0 正在投票中，预计不久会发布。

FHIR 不再局限于 HL7 V2 的文本格式和 V3 的 XML 格式。相比较而言，FHIR 与现有的 HL7 标准相比具有以下几个优点。如表 8-1 所示。

（1）易于实施是 FHIR 标准设计的核心，因此，创建接口既快速又容易。

（2）提供了许多实现库，为开发提供了必要的资源。

（3）在许多情况下，FHIR 的基本资源足够强大，可以按原样使用，但也可以进行调整以满足更具体的要求。

（4）基于 RESTful Web 服务而不是 SOAP Web 服务，允许进行基本的 HTTP 操作，包括创建、读取、更新和删除。

（5）可以将 FHIR "模块" 或 "资源" 组合起来，以提供更全面的数据集，并允许采用更易于管理的方法来提供临床解决方案。

表 8-1 HL7 各标准比较

版 本	优 势	不 足
HL7 V2	● 在世界范围内被广泛使用 ● 提供了一个基于语法的标准化接口的框架 ● 处理效率高	● 只提供了 80% 接口的规范 ● 没有标准的术语，没有考虑国际化支持 ● 不易定制和扩展 ● 人工可读性不友好
HL7 V3	● 定义了面向对象的通用模型 ● 提供了基于语义的标准化接口框架，提高了识别的一致性 ● 除消息外，提供了共享文档交换用的 CDA ● 基于 XML 结构，提高了系统之间的互操作性	● 扩展机制不够灵活 ● 结构层级复杂 ● 实施复杂、周期长 ● 支持工具不成熟 ● 学习曲线比较陡，需要更多培训

续表

版　本	优　势	不　足
HL7 FHIR	● 提升医疗数据的互操作性 ● 具有多个实施库和实施样例 ● 提供统一的扩展和约束机制 ● 支持 REST 体系架构，支持 web 标准－ XML，JSON ● 易于开发 ● 快速且易于实施 ● 简洁且易于理解、人工可读性友好	标准在发展中

8.2　医院数据集成和互操作流程

8.2.1　ESB构建流程

ESB 的构建流程大致如下。

（1）需求调研

通过对医院现有医疗系统之间交互接口的分析，整理出一套完整的交互接口流程图，核心内容包括但不局限于交互接口的发送方、接收方、业务性质、业务范围、同步 / 异步、异常处理等。

（2）方案梳理

根据需求调研的内容，将原来以业务系统为核心的交互接口，转化为以业务域为核心的 HL7 交互标准。所谓业务域指的是一系列彼此之间具有相互关联的医疗活动集合。

将交互接口从原始的医疗系统中剥离出来，有利于对交互接口进行重构，例如将相似交互接口进行整合，增加交互接口的复用率等。

（3）开发测试

根据方案梳理的内容，使用 Rhapsody 集成引擎，搭建基于业务域的集成平台功能模块，实现交互标准化。使用集成引擎自带的单元测试功能，完成单个交互标准的功能测试。配合自动化测试工具，完成整个业务域的压力测试。

（4）上线部署

为了减少由原来业务系统间点对点的交互接口，切换为以集成平台为核心的交互标准风险，上线部署的大体步骤如下。

①原始交互接口方式备份

②单科室、病区试点运行

③全院试运行

④试运行失败时，可及时切换至备份的原始交互接口方式。

⑤需求迭代

某些交互标准会因为医院需求的变更，而无法满足现有需求。这里涉及交互标准的需求迭代流程，大体步骤如下。

①医院需求变更分析

②保留原有交互标准

③新增衍生交互标准，新增交互标准版本号自增

④开发测试

⑤上线部署

8.2.2 ETL构建流程

ETL的设计分为三部分：数据抽取、数据的清洗转换、数据的加载。在设计ETL的时候我们也是从这三部分出发的。数据的抽取是从各个不同的数据源抽取到操作型数据存储（Operational Data Store，ODS）中——这个过程也可以做一些数据的清洗和转换），在抽取的过程中需要挑选不同的抽取方法，尽可能地提高ETL的运行效率。ETL三个部分中，花费时间最长的是"T"（Transform，清洗、转换）的部分。数据的加载一般在数据清洗完了之后直接写入数据仓库（Data Warehousing，DW）中去。

ETL目前主要有四种实现模式：触发器模式、增量字段、全量同步、日志比对。

（1）触发器模式

触发器方式是普遍采取的一种增量抽取机制。该方式是在要被抽取的源表上建立插入、修改、删除3个触发器，每当源表中的数据发生变化，相应的触发器捕捉到变化后就会将数据写入一个增量日志表，ETL可以从增量日志表中抽取数据，同时增量日志表中抽取过的数据要及时被标记或删除。

为了简单起见，增量日志表一般不存储增量数据的所有字段信息，而只是存储源表名称、更新的关键字值和更新的操作类型（insert、update或delete），ETL增量抽取进程首先根据源表名称和更新的关键字值，从源表中提取对应的完整记录，再根据更新操作类型，对目标表进行相应的处理。触发器模式的优点是数据抽取的性能高，ETL加载规则简单，速度快，不需要修改业务系统表结构，可以实现数据的递增加载。缺点是要求业务表建立触发器，对业务系统有一定的影响，触发器建立不当容易对源数据库构成威胁。

（2）增量字段

增量字段方式捕获变化数据的原理是在源系统业务表中增加增量字段，比如时间戳字段或者自增长字段。当源业务系统中数据新增或者被修改时，增量字段就会产生变化，时间戳字段会被修改为相应的系统时间，自增长字段就会增加。

每当ETL工具进行增量数据获取时，只需比对最近一次数据抽取的增量字段值，就能判断出来哪些是新增数据，哪些是修改数据。这种数据抽取方式的优点就是抽取性能比较高，判断过程比较简单，最大的局限性就是由于某些数据库在进行设计

的时候，未考虑到增量字段，需要对业务系统进行改造，对业务系统也有很大的侵入性。另外，无法捕获对时间戳以前数据的 delete 和 update 操作，在数据准确性上受到了一定的限制，可能出现遗漏数据的情况。

（3）全量同步

全量同步又叫全表删除再插入方式，是指每次抽取前先删除目标表数据，抽取时全新加载数据。该方式实际上将增量抽取等同于全量抽取。在数据量不大，全量抽取的时间代价小于执行增量抽取的算法和条件代价时，可以采用该方式。该方式的优点是对已有系统表结构不产生影响，不需要修改业务操作程序，所有抽取规则由 ETL 完成，管理维护统一，可以实现数据的递增加载，没有风险。不足之处是设计较为复杂，速度较慢。与触发器和时间戳方式中的主动通知不同，全表比对方式是被动地进行全表数据的比对，性能较差。当表中没有主键或唯一列且含有重复记录时，全表比对方式的准确性较差。

（4）日志比对

日志比对的方式是通过获取数据库层面的日志来捕获变化的数据，不需要改变原业务系统数据库相关的表结构，数据同步的效率比较高，同步的及时性也比较快。日志比对方式中比较成熟的是基于日志的 CDC（Changed Data Capture）技术，作用同样是能够捕获上一次抽取之后产生的相关变化数据，当 CDC 对源业务表进行新增、更新和删除等相关操作的时候就可以捕获相关变化的数据，相对于增量字段方式，CDC 方式能够较好地捕获删除数据，并写入相关数据库日志表，然后再通过视图或者别的某种可操作的方式将捕获的变化同步到数据仓库当中去。它的优点是 ETL 同步效率较高，不需要修改业务系统表结构，可以实现数据的递增加载。不足的是业务系统数据库版本与产品不统一，难以统一实现，实现过程相对复杂，并且需要深入研究方能实现。或者通过第三方工具实现，一般都是商业软件，而且费用较高。

8.2.3　二者区别

1）功能对比（见表 8-2）

表 8-2　ESB 与 ETL 功能对比

ESB	ETL
使用发送→接收的"推"方式进行数据交互	使用查询→接收的方式替代数据库服务
可充分利用队列技术将请求进行合理分配	提取、转换和加载数据时，请求不允许超时
批量移动大量数据时效率较慢	可扩展的解决方案，可同时处理大量数据
主要用于异构系统之间集成应用程序，功能范围集中在系统通信层	可以使用 ETL 集成数据库，功能范围集中在数据库层

2）ESB 优缺点

将多个业务子系统的公共调用部分抽离整合为一个共用系统，减少了调用链路的复杂性，但 ESB 在数据量过大时候会成为性能瓶颈，或者 ESB 宕机会导致多个系统无法正常提供服务。

ESB 的优点如下。

（1）快速适配各异构系统间的数据通信。

（2）高效传输轻量级数据。

（3）可无缝替代业务系统提供的各种服务。

（4）可一次性执行多个请求。

ESB 的缺点：无法高效传输大数据

3）ETL 优缺点

ETL 的优点如下。

（1）可快速传输大数据。

（2）传输、转换、清洗大数据更高效。

（3）可一次性从多个位置获取数据。

ETL 的缺点如下。

（1）只支持以"查询"类方式获取数据，局限性很大。

（2）如果只是传输轻量级数据，则会造成资源浪费。

8.2.4　二者融合

通过企业服务总线 ESB 将各异构系统连接起来，解决了点对点连接方式中存在的不足。而 ESB 主要解决的数据的传输交换，实现技术互操作性，但 ESB 不具备数据翻译、清洗，实现语法和语义上的互操作性。

要实现上述要求，还需配合 ETL 技术，进行大数据抽取、清洗和存储，结合人工智能，实现数据的二次利用。

接下来，我们以一个实际案例来分析 ESB 与 ETL 是如何融合使用的。某院医院信息系统平台如下图 8-1 所示，该院平台不仅涵盖了基础业务系统间的数据交互，还包含以 DW 数据中心为核心的若干数据中心，以及在此基础之上构建的平台应用。

（1）基础系统

HIS、CIS、EMR、医技等其他系统间数据交互，因其对数据实时性要求高，数据量小的特点，非常适合以 ESB 的方式进行升级改造。

市面上主流的集成引擎均支持多种通信方式的适配功能，故使用集成引擎对现有异构系统间的数据交互进行升级改造，是目前较为流行的做法。

异构系统间的数据交互改造一般分为标准接口和非标准接口，这里的标准接口指的是采用 HL7 标准的交互服务，版本可以是 V2、V3 或 FHIR 均可，一般与医技类系统的交互采用 V2，与 EMR 系统的交互采用 V3；非标准接口指的是采用厂商自定义的 XML 或 JSON 文本格式进行交互的接口。

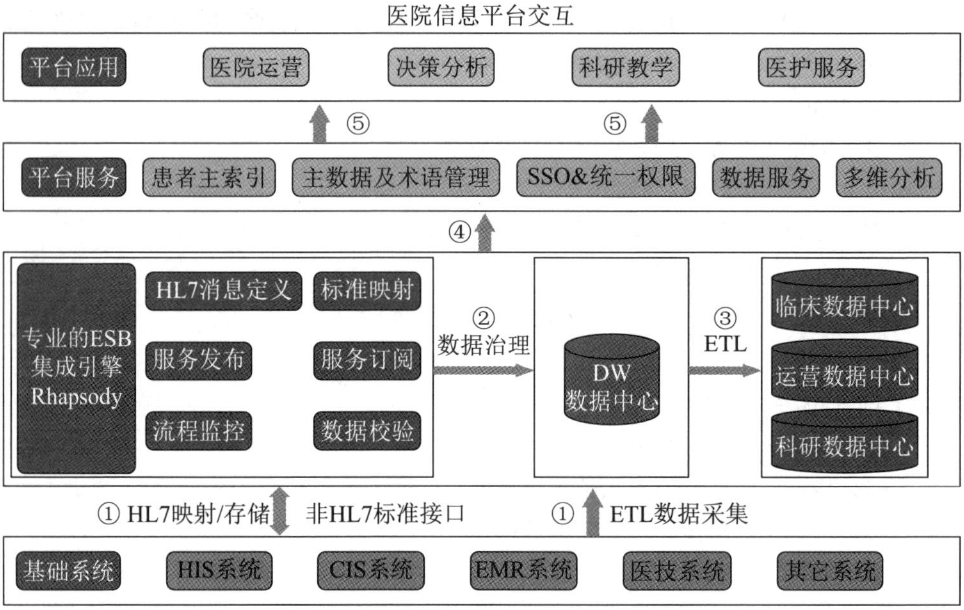

医院信息平台交互

图 8-1 ESB 与 ETL 二者融合

无论标准接口还是非标准接口，通信方式一般采用技术较为成熟的 Webservice、HTTP 或者 TCP/IP，三者的侧重点不同，详情请看下表 8-3。

表 8-3 Webservice、HTTP、TCP/IP 侧重点

通信方式	协议	侧重点	数据格式
Webservice	SOAP1.1 SOAP1.2	安全性高，技术成熟	XML
HTTP	HTTP1.0 HTTP1.1	更轻量级	纯文本或 JSON
TCP/IP	Socket	速度最快	HL7 v2

（2）ESB

ESB 通过提供对外接口服务的方式接收到请求消息后，对消息进行一系列加工处理，使其满足下游系统，如上图所示的"DW 数据中心"的对接需求，步骤如下。

①数据格式校验，对接收到的 HL7 消息进行格式校验，或者对非标准消息使用相对应的格式校验，比如针对 XML 的非标准消息使用 XSD Validation 进行校验，对 JSON 使用 JSON Schema 进行校验。

②数据转化，对校验后的消息进行格式转化，如将非标准消息转化为 HL7 消息。

③数据路由分发，对转化后的消息根据逻辑判断，分发至指定下游系统，可以是一个也可以是数个下游系统，如患者主索引系统，主数据及术语管理系统。

④应答处理，对下游系统返回的应答响应消息进行处理，如将错误应答记录至引擎监控模块。

（3）平台服务

患者主索引、主数据及术语管理、SSO 和统一权限等系统模块通过与 ESB 的对接，即实现了与数据源系统，如 HIS、EMR、CIS 等系统间的数据交互，又保证了自身接口的独立性和稳定性。数据服务和多维分析等基于数据中心的平台服务同理，通过调用相对应的数据中心，实现了自身功能。

（4）ETL

在保持医院业务数据库的稳定性以及对数据库的侵入性低为前提下，我们选择了基于日志的 CDC 技术对医院众多的基础业务系统数据进行 ETL，它需要源数据库生成数据完毕之后，在外部生成日志。数据抽取时通过检查源系统的执行日志找出数据增删查改的痕迹进行抽取作业，最终数据被存储到我们的数据中心库（DW）。当然，仅靠 ETL 是无法满足各种复杂的数据处理和交换场景的，许多业务流程需要对接不同协议和技术，这里就会用到基于 ESB 的数据交换技术。所以一般通常都会把两种数据交换技术一起综合使用，为工作流程提供服务。

（5）平台应用

在数据中心（DW）建立后，通过 ETL 工具对数据进行进一步的清洗转换、治理后转存到标准化的临床数据中心（CDR）、运营数据中心（ODR）、科研数据中心（RDR），形成按领域组织的、方便利用的数据集。最终结合院内的患者主索引、主数据管理、单点登录与统一权限等服务来开放 API 服务，提供给外部系统调用和数据访问，为医院的运营管理、科研教学、决策分析以及医护服务持续地提供数据质量和数据分析支撑，进一步提升医院的信息化水平。

8.3　DICOM 标准

8.3.1　DICOM标准概述

医学数字成像和通信标准（Digital Imaging and Communication of Medicine，DICOM）是美国放射学会（American College of Radiology，ACR）和美国电器制造商协会（National Electrical Manufacturers Association，NEMA）组织制定的专门用于医学图像的存储和传输的标准。DICOM 是随着图像化、计算机化的医疗设备的普及应运而生的。

DICOM 标准的作用是解决数字化医疗设备与医院信息系统，特别是 PACS 之间信息交换和存储的规范与标准问题，PACS 系统需要解决存储数据量极大的图像，有效地管理图像存储，以及实现不同生产商的设备之间共享信息资源，因此，美国放射学会和美国电器制造商协会在 1983 年成立了专门委员会——ACR-NEMA 数字成像和通讯标准委员会，制定用于医学图像存储和通信的标准，提供与制造商无关的数字图像及其相关的通信和存储功能的统一格式。

8.3.2　DICOM标准内容

DICOM标准从1983年开始制定，在1985年北美放射学年会（RSNA）上发布第一版ACR-NEMA1.0。1988年，发布了ACR-NEMA2.0，在1.0版本上增加了一些新的数据元和修改了一些错误和矛盾。随着网络技术的发展，ACR-NEMA结合当时的技术条件和方法对标准做了彻底的重新制定，于1993年正式公布了新的版本DICOM3.0，采用了面向对象的分析方法，定义了医学图像在存储和通信过程中的各种实体和关系，提供了对ISO-OSI（Inter-national Standard Organization-Open System Interconnection）和TCP／IP（Transmission Control Protocol／Internet Protocol）的支持，使得在医学图像应用层上可以与其他通信协议应用直接通信，标准由多个文档组成，当某个文档需要升级或变更时，扩充部分以附录形式提供，避免对整体产生影响，几乎每年更新。

DICOM标准在制定过程中不断听取工业界、学术界、医疗界等各方面的意见和建议，注意标准的可扩充性和可扩展性，目前标准共有以下20个基本部分和扩充部分组成，其中，第9与第13部位是关于点对点通讯协议，已放弃使用。

第1部分介绍和概述：给出了标准的设计原则，定义了标准中使用的一些术语，对标准的其他部分给了一个简要的概述。

第2部分遵从性：遵从性是指遵守DICOM标准的设备能够互相连接，互相操作的能力。由于DICOM标准内容庞大，功能复杂，包含面广，目前为止，还没有什么设备能够涵盖所有的DICOM功能，只是实现本设备必需的功能。因此标准要求设备制造商必须给出本设备所支持的DICOM功能的说明，即遵从性声明。本部分标准内容定义了声明的结构和必须表现的信息，包含三个主要部分：可以识别的信息对象集合、支持的服务类集合、支持的通信协议集合。标准没有规定遵从性实现的测试和验证的过程。用户在采购DICOM功能的设备时，必须注意各设备的遵从性水平是否一致，否则，各设备互连时会出现一些问题。

第3部分信息对象定义：为医学数字图像存储和传输方面的信息对象提供了抽象的定义，每个信息对象的定义是由其用途和属性组成的。为方便标准的扩充和保持与老版本的兼容，在DICOM中定义了复合型和规范型两大类的信息对象类。规范型信息对象类仅包含现实世界实体中固有的那些属性，复合型信息对象类可以附加上并不是现实世界实体中固有的属性，复合对象类提供了表达图像通信所需要的结构性框架，使网络环境下的应用更加方便。

第4部分服务类规范：服务类是将信息对象与作用在该对象上的命令联系在一起，并说明了命令元素的要求以及作用在信息对象上的结果。典型的DICOM服务类有查询／检索服务类、存储服务类、打印管理服务类等。服务类可以简单理解为DICOM提供的命令或提供给应用程序使用的内部调用函数。这部分实际上说明的是DICOM消息中的命令流。

第 5 部分数据结构和语义：说明了 DICOM 应用实体如何构造从信息对象与服务类的用途中导出的数据集信息，给出了构成消息中传递的数据流编码规则。数据流是由数据集的数据元素产生的，几个数据集可以被一个复合数据集引用或包容。一个复合数据集可以在一个数据包中传递信息对象的内容。这部分着重说明的是有关 DICOM 消息中数据流方面的内容，此外也定义了许多信息对象共同的基本函数的语义，即要求的条件、完成的结果、实现的功能等。

第 6 部分数据字典：是 DICOM 中所有表示信息的数据元素定义的集合。在 DICOM 标准中为每一个数据元素指定了唯一的标记、名字、数字特征和语义，这样在 DICOM 设备之间进行消息交换时，消息中的内容具有明确的、无歧义的编号和意义，可以相互理解和解释。

第 7 部分消息交换：消息是由用于交换的一个或多个命令以及完成命令所必需的数据组成，是 DICOM 应用实体之间进行通信的基本单元。这部分说明了在医学图像环境中的应用实体用于交换消息的服务和协议。

第 8 部分消息交换的网络支持：说明了 DICOM 实体之间在网络环境中的通信服务和必要的上层协议的支持。这些服务和协议保证了应用实体之间有效、正确地通过网络进行通信。DICOM 中的网络环境包括 OSI 和 TCP/IP 两种参考模型，DICOM 只是使用而不是实现这两类协议，因而具有通用性。

第 9 部分消息交换的点对点通信支持：说明了与 ACR-NEMA2.0 相兼容的点对点通信环境下的服务和协议。它包括物理接口、信号联络过程以及使用该物理接口的与 OSI 类似的会话 / 传输 / 网络协议及其服务。

第 10 部分数据交换的介质存储和文件格式：说明了一个在可移动存储介质上医学图像信息存储的通用模型。提供了在各种物理存储介质上不同类型的医学图像和相关信息进行交换的框架，以及支持封装任何信息对象定义的文件格式。

第 11 部分介质存储应用框架：用于医学图像及相关设备信息交换的遵从性声明，给出了心血管造影、超声、CT、核磁共振等图像的应用说明和 CD-R 格式文件交换的说明。

第 12 部分数据交换的存储功能和介质格式：它提供了在医学环境中数字图像和计算机系统之间信息交换的功能，将增强诊断图像和其它潜在的临床应用。这部分描述了介质存储模型之间关系的结构以及特定的物理介质的特性及其相应的介质格式，具体说明了各种规格的磁光盘，PC 机上使用的文件系统和 1.44M 软盘，以及 CD-R 可刻写光盘。

第 13 部分点对点通信支持的打印管理：定义了在打印用户和打印提供方之间点对点连接时，支持 DICOM 打印管理应用实体通信的必要的服务和协议。点对点通信卷宗提供了与第 8 部分相同的上层服务，因此打印管理应用实体能够应用在点对点连接和网络连接，点对点打印管理通信也使用了低层的协议，与已有的并行控制通道和串行控制通道硬件硬拷贝通信相兼容。

第 14 部分灰度标准显示函数：这部分仅提供了用于测量特定显示系统显示特性的方法。这些方法可用于改变显示系统以与标准的灰度显示功能相匹配或用于测量显示系统与标准灰度显示功能的兼容程度。

第 15 部分安全框架：该部分定义了安全框架的遵从性声明。安全框架通过引用外部已开发的安全标准，使用诸如 PKI、智能卡等安全技术。数据加密可以使用各种标准的数据加密算法。标准仅仅提供一些机制，可用于针对 DICOM 对象交换的安全策略的实施。

第 16 部分内容映射资源：定义了 DICOM 信息对象结构化文档的模板，信息对象所使用的编码术语集合，DICOM 维护的术语词典，针对不同国家的编码术语的翻译。

第 17 部分解释性信息：标准中所用到的标准、规范及资料性附录等的说明资料。在本标准出版时，所引用到的相关标准版本均为有效，所有相关引用标准都有可能被修订，鼓励使用它们最新版本的标准。

第 18 部分 Web 服务：指出了基于 Web 的服务访问和获取 DICOM 长期保存的对象（例如：图像，医学影像报告），它提供了一种简单的机制来访问一个 DICOM 对象，通过 HTTP/HTTPS 协议，利用 DICOM UID（唯一标识符）来检索数据，并提供给请求者。

第 19 部分应用托管：定义了两个软件应用程序之间的接口。一个应用（托管系统）提供数据给第二应用，第二应用（被托管的应用）分析这些数据，并可返回该分析的结果给第一应用。这样的应用程序接口（API）的特点在于，它规范了在同一系统上的软件组件之间的数据交换。被托管的应用可以插件的形式给托管系统，托管系统实现者只需要一次创建标准化的 API，就可以支持各种各样的附加托管应用。

第 20 部分使用 HL7 临床文档架构的图像报告：规定了使用的 HL7 临床文档架构版本 2（CDA R2）标准成像报告的编码模板，本部分构成 CDA 实施指南，并协调由 HL7 开发的 CDA 实施指南的模板标准化方法。

8.3.3 DICOM基本概念

1）DICOM 语法与语义

DICOM 标准是要解决不同设备制造商、不同国家等复杂的网络环境下的医学图像存储和传输的问题。要在这样复杂的情况下能够实现准确、无歧义的信息交换，需要解决的基本问题有语法和语义两大类。所谓语义的问题就是指交换信息的具体含义。人们用自然语言进行交流时，就存在二义性问题，即表达的意思存在多种含义，难于用计算机进行处理。为此，DICOM 需要专门定义自己的"语法"和"词汇"，解决二义性问题。DICOM 的"词汇"是用一对整数表示的，称为标记，用数据字典给出详细的定义和解释，另外用 UID 的方法给出唯一标识。DICOM 的"语法"则是指信息组成的规则，在 DICOM 中通信双方只有按约定的方法组织数据，才可能使对方准确获得所传输的信息。

（1）唯一标识符（UID）

§ 用于唯一标识 DICOM 标准中各种不同信息对象的字符串，以保证不同国家、地区、生产商生成的标识在世界上任何地点都可与其它生产商生成的标识相互区别。为保证每个标识的全球的唯一性，使用了下面的字符串（称为唯一标识符或 UID）产生机制。

＜根＞.＜后缀＞

根部分是由权威部门分配的，它保证没有其他人或机构再使用这个根标识。这个数值由标准化组织分配给公司或组织。后缀由该公司或组织自行分配，但必须保证在它们自己内部也是唯一的。例如"1.2.840.113681.2162644097.636.3189276047.7.50"的根为"1.2.840.113681"，后缀为"2162644097.636.3189276047.7.50"。

UID 也用于标识 DICOM 定义的有关的属性。如"1.2.840.10008"是 ANSI 分派给 NEMA 的根，用于标识 DICOM 术语，例如："1.2.840.10008.1.1"是验证服务类，"1.2.840.10008.1.2"表示 DICOM 默认的隐式 Little-Endian（注：小端存储，字节或半字节的最低位字节存放于内存最低位字节地址上，与之相反是 Big-endian，大端存储）传输语法，"1.2.840.10008.5.1.4.1.1.2"表示 CT 图像存储。

（2）传输语法（Transfer Syntax）

§ 数据存储与传输时，DICOM 传输语法指明了数据如何编码得到字节流的编码方式。传输语法可以是默认的，或者是通信双方传输前协商好的，或者与数据一起存储在介质上。传输语法定义了三个方面的内容：数值表示法如何指定；多字节数在存储或传输时的字节顺序，是低位字节先存储或发送（小端，Little Endian），还是高位字节先存储或发送（大端，Big Endian）；封装情况下的压缩格式，是采用 JPEG 还是 RLE 的压缩算法，是有损方式还是无损方式等。例如，对于一个 32 位无符号整数 12345678H，在 Little Endian 方式下的字节顺序为 78、56、34、12，而在大端方式下的字节顺序则为 12、34、56、78。

传输语法是由一个 UID 标识的，隐式 VR 小端 UID 为"1.2.840.10008.1.2"，是 DICOM 默认的传输语法。显式 VR 小端 UID 为"1.2.840.10008.1.2.1"，显式 VR 小端 UID 为"1.2.840.10008.1.2.2"。

（3）数据元素（Data Element）

§ DICOM 数据组织的基本单元是数据元素，数据元素是通过数据元素标记（Tag）唯一的标识，一个数据元素包含了数据元素标记、值长度和数据元素值。数据元素的值表示法是否存在，决定于协商的传输语法，数据元素中值域的字节长度必须是偶数，不是的部分填充空格。数据元素有标准数据元素和私有数据元素两种类型。标准数据元素具有偶数值组号，私有数据元素具有奇数组号。

数据元素结构分为显式 VR 和隐式 VR。显式 VR 结构有连续 4 个值域：数据元素标签（Tag），值类型表述，数据值长度（Value Length，VL）和数据值体（Value

Field，VF）。对于值类型表述为 OB、OW、OF、SQ 和 UN 的数据元素，在值类型表述后均有 16 位作为保留，以供 DICOM 以后版本使用，其值指定为空（000H）。数据值长度域（VL）是 32 位无符号整数。其他的值类型，数据值长度为 16 位无符号数。元素（0002,0010）的属性值表示了 3 种数据元素结构：值为 1.2.840.10008.1.2 表示隐式 VR 小端，1.2.840.10008.1.2.1 表示显式 VR 小端，1.2.840.10008.1.2.2 表示显式 VR 大端。

（4）数据集（Data Set）

数据集是由若干个数据元素组成，按数据元素标记中的组号以及元素号数值增加的方式进行排序，依次排列。一个数据元素在数据集内至多只能出现一次，但是在嵌套的数据集中可以再次出现。显式和隐式 VR 在数据集精确嵌套数据集中并不同时存在，一个数据集是否使用显式或隐式 VR 以及其他特性，取决于传输语法的协商。数据集的作用有两个：作为信息对象定义 IOD 中的信息对象模块 IOMs，作为信息交换中消息携带的数据内容。

（5）DICOM 图像信息模型

DICOM 的信息模型上主要有四个层次，分别是患者、检查、序列和图像层次。这四个层次分别对应了相关类型的信息的生成阶段和不同来源。

患者层次（Patient）包含属于某个检查的患者标识和描述信息。由于一个患者可能存在多个检查，患者层次是最高层次。然而在通常的实践中是使用检查层次用于收集单个的检查请求由不同系统处理的信息。

检查层次（Study）是在信息模型中最重要的层次，放射科的所有活动都围绕着检查的正确处理。一个检查是某个检查请求所产生的一个或多个图像序列，这些图像序列可能由多个影像设备产生。在检查层次上，保持着标识信息，并可以包含与同一个检查有关的医院管理信息系统中的信息引用。一个患者可能由于其它或以前的检查而有多个检查。

序列层次（Series）标识了生成图像的形态类型、序列生成的日期、检查类型的细节和使用的设备。一个序列是单一影像设备产生的相关图像的集合。当按序地采集具有空间联系或一般联系的图像时，这些图像可以组成到一个序列中。当存在于图像之间的联系不再有效时，必须开始新序列。

图像层次（Image）是信息模型的最低层次，每个图像包含描述信息以及图像数据本身。图像层次包含一幅、两幅和在相对短的时间内收集的多幅图像。

（6）应用实体（Application Entity，AE）

应用实体是指一个具体的 DICOM 应用，包括各种设备、PACS 服务器、PACS 工作站。应用实体通常用应用实体标题（AE Title）标识，DICOM 的信息交换是在应用实体之间进行的，在实际的 TCP/IP 物理网络中，应用实体与一个 IP 地址及端口号对应。

2）DICOM 数据

（1）标记（Tag）

DICOM 数据元素的标记是用一对十六进制数表示的，前面的数是数据元素的组号，后面的是元素号。组号为偶数的是标准数据元素，具体含义可以在 DICOM 的数据字典中查到。组号为奇数的为私有数据元素，由用户在使用过程中自己定义。例如，在 DICOM 中（0010,0010）表示病人姓名，（0008,0020）表示研究日期，（0018,1088）表示心率。

（2）值表示法（Value Representations，VR）

值表示法具体描述了属性的值如何进行编码，每个属性（用 Tag 标记）都规定了值表示法。值表示法有隐式和显式两种形式。隐式就是采用预先规定的表示方法，通过标记从共享的数据字典中查到 DICOM 对这个属性表示方法的规定，显式是用两个字符明确表示值的表示方法，如 AE 表示应用实体，AS 表示年龄字符串，DT 是日期时间，FD 表示双精度浮点数等。

DICOM 标准定义了 27 个基本数据类型，它封装所有可能的临床数据类型，DICOM 中数据必须符合这 27 个基本的数据类型之一，每个 VR 都有其两个字母的缩写、其内容的定义、数据中允许出现的字母描述以及规定的长度。

（3）值长度

值长度的值指明了数据元素值域的字节长度。值长度本身占用 2 字节或 4 字节。显式值表示法：VR 为 OB、OF、OW、SQ 或 UN（UT）时，紧跟着的 2 字节为0000H，预留给 DICOM 的以后版本，值长度占 4 字节。其它显式值表示法，值长度占 2 字节。隐式值表示法，值长度占 4 字节。

（4）值域（Value Field）

数据元素中值域的内容就是按照值表示法和传输语法（LE/BE）所确定的属性值的编码值域字节长度由值长度指明，必须是偶数个，不足的部分填充空格 20H（值表示法为 OB 和 UI 填充 0）。

（5）数据元素的分类

数据元素分为五类：Type1——必须出现，且必须有值；Type2——必须出现，值可有可无；Type3——可选；Type1C——如果所在的 IOM 出现则为 Type1；Type2C——如果所在的 IOM 出现则为 Type2。

（6）嵌套数据集 SQ

SQ 的值域是零到多个条目（item），每个条目是一个子数据集，SQ 值长度为00000000H，表示没有条目，为空；为 FFFFFFFFH 时，则表示未定义长度；为其他值则是值长度的实际值。与 SQ 有关的 3 个特殊标记：（FFFE,E000）是条目开始标记，其值域可为一个嵌套子数据集，长度可为未定义长度；（FFFE,E00D）为条目结束标记，如果条目的值长度为未定义长度，则用值长度为 0 的条目结束标记来表示该条目值的结束；（FFFE,E0DD）为序列结束标记，如果 SQ 值长度为未定义长度，则用值长度为 0 的序列结束标记来表示该 SQ 的结束。

8.3.4　DICOM信息对象定义

DICOM 标准的第三部分说明了许多信息对象类（Information Object Class，IOC）。这些信息对象类是现实世界中能够以数字医疗图像这种方式通讯的实体提供的一个面向对象的抽象的定义，也叫信息对象定义（Information Object Definition，IOD）。每个信息对象类的定义包括了两个部分：为什么要定义这个类、类所包含的属性（attribute）。通常将相似的属性组合在一起，组成一个信息对象定义，它是信息实体的集合，而信息实体是信息有关成分的组合。每个实体包含有关现实世界单个条目信息，如患者、图像等，称为属性。一个属性描述了信息某一特征，如患者姓名等。

1）信息对象定义的结构

一个信息对象定义由若干包含相关信息的信息实体（IE）组成。每一个信息实体对应着 DICOM 应用模型中的现实世界实体【如患者（patient）、图像（image）等】的一个数据抽象。每个信息实体是由若干属性（attribute）组成的，属性是现实世界实体性质（如病人的姓名、年龄，图像的成像日期、时间等）的抽象。

标准还将一个信息实体中相关的属性组合在一起，形成一个可被多个信息对象定义重复使用的模块（Information Object Module，简称 IOM）。IOM 在信息实体中的可见性：强制的（Mandatory，M）——必须有；有条件的（Conditional，C）——特定条件下必须有，即如果其他特定模块存在那么就需要；可选的（User Optional，U）——用户定义的（为了私有数据元素设置的），如何选择模块是由 DICOM 数据类型决定的，一般情况下，这个类型要与影像设备相符。例如，病人标识模块对任何 DIOCM 影像设备都是必需的，而电影模块对于多帧超声影像来说是必需的，对于 CT 或 MR 来说，就不是必需的了。

2）信息对象定义的分类

为了满足标准未来的发展需要和维持与以前版本的兼容，在 DICOM 标准中将信息对象定义分为两类：标准信息对象定义（normalized IOD）、复合信息对象定义（composite IOD）。

（1）标准信息对象：包含且只包含一个信息实体，其中的属性均为现实世界实体所固有的属性。标准信息对象定义的定义是严格符合面向对象设计的要求的。标准信息对象定义一般在与系统管理相关的服务类中使用。

（2）复合信息对象：包含一个以上的相关信息实体。这就意味着该类信息对象定义所包含的属性有两类：现实世界实体本身所固有的、不是现实世界实体固有但与之相关的属性。复合信息对象定义的定义并不完全符合面向对象设计的要求，它主要是为了兼容。仅使用复合对象，仅用较少的读取查询次数就可获得全部信息，而对内存的存取速度远比对磁盘的存取速度快。

假如一幅 DICOM 格式的图像，需有姓名等病人信息、成像时间条件以及图像的像素等三个实体的数据，复合信息对象只要读取一次并解码即可获得，若不采用复合信息对象定义，则至少要读取三次才行。

一个标准信息对象定义是单个实体的信息对象定义，通常用来表示 DICOM 现实世界模型中的一个实体。其中一部分是从 HIS 或 RIS 传来的，用于 PACS 系统管理。复合信息对象定义大多为医疗图像，包含一些与成像设备相关的属性，这些属性根据各自成像设备的不同而不同。除此之外，它们包含一些共同的属性：标识属性（服务对象对类 UID、检查实例 UID、序列实例 UID 以及图像实例 UID 等）、成像设备的类型（是 CT、MR 或是 US 等）、与像素有关的属性（包括每像素的采样、阵列的行、阵列的列、分配比特数、存贮比特数、高位比特、像素表示、平面配置等）。

8.3.5　DICOM消息交换和网络通信

在 DICOM 标准的制定中，主要采用了 TCP/IP 协议和 OSI 协议，作为对 DICOM 网络支持的基础。在这两个协议之上分别定义了 DICOM 上层协议（Upper Layer，UL）和 DICOM 消息服务元素（Dicom Message Service Element，DIMSE）。需要注意的是，在 DICOM 3.0 中，已不再采用 OSI 网络协议和点对点协议，只采用单一的 TCP/IP 协议。

1）消息（Message）

应用实体间是通过 DICOM 消息经 DICOM 网络接口进行通信的。一个消息是由命令集及随后的有条件数据集复合而成的，命令集用来指明在数据集上将要执行的或利用数据集的操作。命令集由若干命令元素构成，含有 DIMSE 协议定义的语义属性的编码值。命令元素以隐式 VR、Little Endian 语法编码，不受传输语法的约束。每个命令元素由三部分构成，即标记、值长度、值域。

2）协议数据单元（PDU）

DICOM 上层协议（UL）建立在 TCP/IP 协议之上，由系统指定的端口号来标定。在通信过程中需要建立 TCP 连接，一个 TCP 连接仅与一个 DICOM 上层协议对应。协议数据单元（Protocol Data Unit，PDU）是在对等实体间交换的信息格式，它用于管理关联及发送 DICOM 消息到对方。DICOM 上层协议有七种 PDU。

（1）A-ASSOCIATE-RQ 关联请求（01H）

（2）A-ASSOCIATE-AC 关联请求被接受（02H）

（3）A-ASSOCIATE-RJ 关联请求被拒绝（03H）

（4）P-DATA-TF 数据（04H）

（5）A-RELEASE-RQ 释放关联请求（05H）

（6）A-RELEASE-RP 释放关联请求的响应（06H）

（7）A-ABORT 关联中止（07H）

3）关联（Association）

两个应用实体之间的用于信息交换的连接称为关联。在关联服务过程中，确定了该通信连接的上下文（Context）：可以使用哪些服务、使用什么传输语法。一个应用上下文用 UID 标识，并在关联初始化中传递到对方。通过比较应用上下文的 UID，对方能够决定是否能够处理这个关联的请求从而接受或拒绝这个关联请求。经过这个协商过程，双方都知道对方的能力和限制。实际的信息交换能够根据服务类和 SOP 类角色进行。当关联不再需要时，关联被终止。

4）DICOM 消息服务元素

DIMSE 为 DICOM 应用实体提供两种类型的信息传输服务，包括通知服务和操作服务。通知服务允许一个 DICOM 应用实体通知另一个应用实体某个事件的发生或状态的改变，通知的定义以及随后的应用实体的行为取决于服务类和 IOD。操作服务允许一个 DICOM 应用实体显式请求执行另一个 DICOM 应用实体管理的一个 SOP 实例上的操作。由于对复合 SOP 实例的操作方式与标准 SOP 实例的操作和通知的方式相差较大，DIMSE 定义了两组服务。

（1）DIMSE-C 服务：仅提供操作服务。支持与复合 SOP 类相关的操作，允许一个 DICOM 应用实体显式请求执行另一个 DICOM 应用实体的一个复合 SOP 实例上的操作。包括：C-STORE 服务，请求复合 SOP 实例信息存储；C-FIND 服务，请求用一系列属性进行匹配，对每个匹配均返回一个所请求的属性及其值的列表；C-GET 服务，请求获取一个或多个相匹配的复合 SOP 实例的信息；C-MOVE 服务，请求将一个或多个相匹配的复合 SOP 实例的信息转移到第三方；C-ECHO 服务，验证端对端的通信是否存在。

（2）DIMSE-N 服务：提供与标准 SOP 类相关的通知和操作，提供面向对象的操作 / 通知的扩展集。包括：N-CREATE 服务，请求创建某一 SOP 类实例；N-SET 服务，请求修改信息；N-GET 服务，请求检索信息；N-DELETE 服务，请求删除某一 SOP 类实例；N-ACTION 服务，请求执行某个动作；N-EVENT-REPORT 服务，报告有关某个 SOP 实例的事件。

例如 C-ECHO 是最简单的 DIMSE 服务，它用于校验 AE 之间是否建立了连接，是最基础和最常用的服务。运行模式也很简洁：请求的 AE 发送一个 C-ECHO-RQ（一个 C-ECHO 请求），对方 AE 返回一个有效的 C-ECHO-RSP（响应消息），那么两个 AE 就建立了正确的 DICOM 连接。

8.3.6　DICOM服务类

服务是指某对象为其它对象或程序提供的功能。面向对象的设计不仅描述了对象本身的属性，同时还说明了处理这些对象的方法。在 DICOM 标准中，由于是面向对象的设计，故服务又叫做服务类，一个服务类由若干个相关的服务对象对（Service Object Pair，SOP）组成，SOP 类是 DICOM 标准中定义的基本功能单位。

（1）SOP

如前所述，IOD 可以定义 DICOM 数据，DIMSE 服务可以定义 DICOM 命令，将兼容的 DIMSE 服务和 IOD 对象配在一起，称之为 SOP，即用实现数据处理（服务）的指令来捆绑 DICOM 数据对象（IOD）。DICOM3 第 6 部分提供了所有标准 SOP 的列表，每个 SOP 都有一个描述名和一个相关的 UID。SOP 类非常重要，所有 DICOM 一致性声明都是用 SOP 语法描述的。

验证两个 AE 之间的 DICOM 连接性时，需要校验 SOP，验证两个 DICOM 应用之间的 DICOM 连接性，和 C-ECHO 做的事情是一样的。校验 SOP 类在控制 DICOM 网络的正常工作方面起着最基础的作用，因此，在许多 DICOM 应用界面上会有类似"连接验证"的按钮，用户可以点击它来确认是否可以与远端设备建立了 DICOM 通讯，这类应用使用的就是校验 SOP 类。

2）服务类

SOP 类定义为一个 IOD 和一组 DIMSE 服务的联合。服务对象对类定义中含有一些规则和语义，对 DIMSE 服务组的服务和 IOD 属性的使用进行限制。应用实体通过选择服务对象对类来建立支持相互交互的协商一致的性能集合。DICOM 定义了两类 SOP 类，标准 SOP 类（一标准 IOD 与一套 DIMSE-N 服务）和复合 SOP 类（一复合 IOD 和一套 DIMSE-C 服务）。SOP 类规范在定义 DICOM 一致性声明中起着核心作用，允许 DICOM 应用实体选择 DICOM 3.0 标准所定义的应用级子集来声明其一致性。

一个服务类定义了一组与某一特定功能相关的一个或几个 SOP 类，该功能需要应用实体间的通信才能完成。服务类也定义了一些规则，允许具体的实现声明对一个或多个 SOP 类的一些预定义级别的一致性。两个应用实体间以"客户机－服务器"模式工作。服务类提供者（Service Class Provider，SCP）提供 SOP 类的服务，相当于服务器；服务类使用者（Service Class User，SCU）使用 SOP 类的服务，相当于客户机。DICOM 服务类包括：验证服务类、存储服务类、查询/检索服务类、检查内容通知服务类、患者管理服务类、检查管理服务类、结果管理服务类、打印管理服务类、介质存储服务类、存储提交服务类、基本工作列表管理服务类、队列管理服务类、灰度软拷贝显示状态存储服务类、结构化报告存储服务类等等。

8.3.7　DICOM文件格式

DICOM 文件提供了一种封装方式，将 DICOM IOD 的一个 SOP 实例以数据集的形式封装在一个文件中。DICOM 文件存储在 DICOM 数据对象中，最常见的形式为 DICOM 图像。数据对象写入 DICOM 文件的方法与网络方式的编码规则完全一致，比如显式或隐式 VR 编码，除了 DICOM 文件头不一样外。文件头位于数据对象之前，其作用有：重建丢失的 DICOM 连接（向文件读取程序描述文件中存储的 DICOM 数据的 SOP 类型），描述传输语法格式。DICOM 头包括一个报头及一个 DICOM

前缀，以及文件属性。

1）DICOM 文件头

DICOM 文件头位于文件的起始，用于描述该文件的版本信息、存储媒体、传输语法标识等信息。文件头包括：

（1）文件前导符：128 字节 00H。

（2）DICOM 前缀：4 字节大写字母"DICM"。

（3）文件头元素，组号为 0002，以显式 VR、LE 语法，UID（1.2.840.10008.1.2.1）编码。

文件前导符和 DICOM 前缀都没有使用 DICOM VR 编码规则，编写识别 DICOM 文件的应用程序时，可以略过前 128 字节，直接对 DICM 前缀进行校验。

2）DICOM 数据集

在 DICOM 介质存储应用中，每个文件应包含单一的数据集，表示与单一的 SOP 类及其对应的 IOD 相联系的单个的 SOP 实例。由于 DICOM 数据集内并不包含它的总长度信息，DICOM 文件服务所提供的文件结束标志就是数据集结束的唯一标志。

3）DICOM 图像文件解析

跳过 128 字节前导符，读取四字节标识，如不为"DICM"则结束，读取头元素，用显式 VR、LE 解码，得到（0002，0010）的值即为数据集的传输语法，读取数据集，以相应的传输语法解码，获取图像像素 IOM 各属性的值，解码像素数据，窗宽窗位变换，显示图像。

4）DICOM DIR

DICOMDIR 是一个用来存储目录的 DICOM 文件，文件名必须为"DICOMDIR"，并与图像集文件夹在同一目录内。文件头信息中至少有：组长度、版本号、存储介质 SOP 类 UID、存储介质 SOP 实例 UID、传输语法 UID、应用类 UID、目录信息、文件集标识、根目录第一条记录偏移量、根目录最后一条记录偏移量、目录记录序列。

DICOMDIR 展开有 4 层树状结构，是按 DICOM 的 4 个层次：病人、检查、序列和图像来存放 DICOM 文件。DICOMDIR 相当于一个小的 DICOM 数据库，其根目录下有索引文件。对于外部媒体中 DICOM 图像的浏览通常遵循这样的标准：根目录下必须有一个 DICOMDIR，子目录文件夹名称不得超过 8 位，DICOM 文件名不得超过 8 位。确保各个厂家导出的图像都能够相互浏览。

8.3.8　DICOM图像

图像的常见属性有高度、宽度、深度（每个像素比特数）等，这些都可以在 DICOM 数据字典中找到，并且用显式或隐式 VR 来编码。图像像素值的序列，存储在像素数据（Pixel Data）属性中。DICOM 支持的图像格式除 BMP 外，还有 JPEG、RLE（Run Length Encoding）、ZIP、JPEG2000，JPEG-LS 等，这些格式涉及各类有损或无损的图像压缩技术。

（1）DICOM 图像编码

数字图像是一个像素的矩阵，如典型的 CT 图像 512×512 = 262144 个像素的矩阵，将这些像素一个个地存储在一个文件中，就得到原始的 BMP 图像。DICOM 数据字典中重要的图像属性包括：像素采样数（1 灰度图像，>2 彩色图像）、行数、列数、分配存储位数（8OB，16OW，2OF）、实际存储位数、最高位。图像的行数和列数的乘积常称为图像的空间分辨率。

（2）图像压缩

DICOM 图像文件通常都较大，如 CT 图像是灰阶，分辨率为 512×512，存储比特数为 12，每个像素需分配 2 字节，则总字节数为 512×512×2 = 524288，显然大量的 CT 图像对存储与网络传输影响极大，压缩图像是一个较好的选择。

无损压缩使用的方法主要有游程编码（Run Length Encode，RLE）和霍夫曼（Hufiman）编码。默认的无损压缩的传输语法 UID 为 1.2.840.10008.1.2.4.70。压缩率更高的 JPEG2000 压缩的 UID 是 1.2.840.10008.1.2.4.90 或 1.2.840.10008.1.2.4.91。有损压缩是损失了部分图像原有信息，以达到更高的压缩率。由于涉及医疗责任和法律的原因，对医学图像的有损压缩采取了相当谨慎的态度，此外随着存储硬件技术和网络发展，存储空间、网络传验与数据量的矛盾已不大，几乎不再采用有损压缩了。

（3）图像重建

图像重建充分体现了数字图像对胶片的独特优势。以 CT 为例，DICOM 还会记录所有有关的长度、三维坐标和方向。

图像像素之间的间距保存在属性(0028,0030)中，它定义了图像像素的物理大小，且保证了实际距离测量的准确性；图像位置（0020,0032）属性，它表示图像最左上角（第一个像素）的 x、y、z 坐标，单位为毫米，这有助于了解三维空间内图像开始的位置；图像方向（0020,0037）属性，它存储了图像的行和列向量的方向余弦。这两个向量起点是图像位置属性定义的点，其在三维空间中完整地定义了整个图像平面。和图像位置结合就可以算出任一位置像素点的三维坐标；层间距（0018,0088）属性，记录了连续各层图像之间的距离，单位为毫米，它相当于 z 方向上的像素间距；图像时间、层厚、位置和一些其他的 DICOM 属性记录了其他重要的坐标，如图像获取时间是灌注分析必需的信息，用于处理有时序的图像序列信息。

8.4　IHE 标准

8.4.1　IHE标准概述

IHE（Integrating the healthcare Enterprise）是 1997 年由卫生保健信息管理系统

学会（HIMSS）和北美放射学会（RSNA）联合提出的，最开始仅限于放射学领域，旨在提高影像信息系统更高水平的协同工作能力。目前，IHE 已不只局限于放射领域，逐步被其他领域所采用，在国际上已具有相当知名度和影响力。

8.4.2 IHE定义和构成

IHE 是一个行动执行框架而不是新的标准体系，它只是对现有标准应用和执行过程的规范和合理实施操作方式进行定义。构成 IHE 最重要的基本元素是各个角色，而各个角色间遵循现有标准相互作用解决具体服务的过程称之为事务，角色和事务两者结合构成了集成规范，各个集成规范的集合构成了 IHE 的技术框架。

1）角色（Actor）是 IHE 定义的工作流集成过程或者系统功能执行过程中特定表示单元，在医疗信息化流程中作为信息或数据产生、采集、管理等操作的功能执行节点，是 IHE 集成模型的基础环节。

2）事务（Transactions）是为了交换信息，而在两个角色之间基于标准（如HL7，DICOM 等）的一个特定交互作用。每一个事务的定义都包含了对现行标准的特定处理机制的引用及处理的细节描述，该定义进一步强化了这些标准定义的服务和处理机制的应用特点，实现系统间更高水平的互操作性。

3）集成规范（Integration Profile）准确地描述应用范围来实现一个特定临床集成的需求，每一个集成规范都包括详细的临床应用情况、临床信息和相关工作流程以及一系列体现需求的功能角色和事务，也就是说每一个集成规范对应一个特定的医疗过程。

（1）IHE 集成规范

HIE 集成规范可分为内容模型、工作模型和底层构造模型。

①内容模型：描述了对某种特定类型内容对象的创建、存储、管理、获得和使用。如图像一致性标识模型、关键图像注释模型、取证文档模型和简单图像数值报告模型，即只规定了对象的创建、存储、查询和获取，并没规定工作的管理过程。

②工作流模型：描述了对工作流的管理，如提供工作列表、汇报 / 监控工作项目的进展和完成情况等。这些工作流模型包括预约工作流模型、后处理工作模型和报告工作模型。患者协调模式是预约工作模型对工作流模型的扩展，而收费处模型则是对所有工作模型的扩展。

③底层构造模型：科室共性问题，如：基本安全模型和放射信息访问模型。

（2）技术框架（Technical Framework）

IHE 技术框架描绘了基于标准基础上的各系统（通常被定义为 IHE 角色）之间的信息交流，通过彼此交互，完成特定的医疗过程。而这些系统都要求支持特殊的工作流和整合性能。

IHE 最早的技术框架是放射学的技术框架，但使用最多的却是 IT 基础技术框架。IHE 应用首先要考虑的几个问题：选择该系统对应 IHE 中的哪些角色（一个系统可以对应多个角色）；选择每个角色参与了哪些集成规范；对于每个集成规范下的每个角色，选择它将实现哪些事务，该模式中所要求的事务都必须实现哪些功能；最后选择每个事务支持哪些选项。

（3）放射学集成规范

①预约工作流程（Scheduled Workflow，SWF）：定义了患者从申请到检查，再到图像获取的整个过程（登记、预约、排期、获取、发送和保存）。包含保持患者和申请信息一致性事务、预约和图像获取过程步骤事务、图像和其他取证文档是否被归档或者是否可用的事务、用于协调图像处理和报告步骤结束状态事务。

②患者信息修改处理（Patient Information Reconciliation，PIR）：该模式是对预约工作流模式的扩展，主要为未标识或者错标识的患者做信息调整，该模式允许患者先进行图像检查，再进行信息的补登记，并协调各系统保持数据的一致性。

③影像的一致性显示（Consistent Presentation of Images，CPI）：确保灰度图像及其状态（包括注释、影像旋转调整、缩放、灰阶设定等）的一致性表示。定义标准对比度曲线，保证无论使用任何电脑、屏幕、软硬拷贝都会得到相同的影像，也就是一致性输出。

④分组检查的实现（Presentation of Grouped Procedures，PGP）：主要为了解决患者多个检查过程组合在一次检查中完成的情况，通过预约工作流事务和图像一致性表示事务的组合，管理同一个影像获取过程中需要同时进行多个检查程序。方便患者一次性执行检查，但能自动区分不同的项目并分别读片和报告。

⑤后处理工作流程（Post-processing Workflow，PWF）：将预设工作流模式扩展到后续步骤，如图像后处理、三维重建等，以确保对病症的判别以及利用 PACS 系统为其他医生提供参考。

⑥报告流程（Reporting Workflow，RWF）：满足了安排、分配和追踪主要报告任务状态的要求。包括产生和查询工作列表，选择工作项目，执行系统返回结果状态给管理系统。

⑦取证文档（Evidence Documents，ED）：定义了对观察值、测量值、结果和其他执行过程步骤记录下的细节文档。它允许把非图像细节信息作为输入项与诊断报告的制作过程集成。角色包括证据文件生成系统、图像采集设备、保存图像信息，保存证据文档信息等。包含事务如保存证据文件、文件保存确认、查询证据文件、获取证据文件等。

⑧关键图像注释（Key Image Note，KIN）：可以在一个检查系列关键图标上添加文本注释和标记。在一次检查所产生的图像中可挑选一个或者多个重要影像进行标注，该标注与影像一起保存。标注必须包含标题及内容，临床医师阅片时需主动优先显示，并可以按标注来搜索影像。

⑨简单图像和数字化报告（Simple Image and Numeric Reports，SINR）：把报告功能分割为多个角色，包括创建、管理、存储、显示，以实现数字录音报告、声

音识别及模板录入等功能，报告中包含影像的链接和相关测量信息。

⑩付费记录（Charge pasting，CHG）：将检查的详细信息与收费系统连接，实现专业检查准确及时地付费。确保仪器的使用量，管理病人检查前的缴费和检查后的确认。

⑪基本安全（Basic Security，SEC）：通过管理跨点安全和合并审核记录的方式，建立安全架构，达到加密要求。符合 DICOM 标准中的 TLS/SSL 加密解密方法和要求，提供系统对于传输和存储影像资料的保密要求，并提供使用者的影像系统使用记录存储管理，符合安全的管理和保存要求。

⑫获取放射信息（Access to Radiology Information，ARI）：存放放射科信息，建立了一个可以跨部门共享放射图像和信息的机制。也就是说不但可以用于来自放射科内部的访问，还可以用于病理科、外科等其他科室的访问。

⑬影像数据携带（Potable Data for Imaging，PDI）：用户能够通过交换媒介分发影像相关信息，如光盘。规定如何将图像数据通过介质进行交换，如何将导入的数据和现有的数据相协调。

（4）IT 基础框架（信息技术构架模式）

①病人标识交叉引用（Patient Identifier Cross-referencing，PIX）：是 IHE 中有关病人标识交叉引用的集成规范。IHE 允许每个参与者在它们自己的域建立病人标识，且每个应用系统对其内部的病人标识在本系统中有完全的控制权，通过 PIX 对各个应用系统中的病人标识进行登记和管理，支持其他应用的查询或主动通知信息变更，而在每个应用系统中不需改变其标识符的定义和格式，保证了不同应用系统之间病人标识的同步。在 IHE 的 PIX 集成规范中，定义了三个角色：病人标识源、病人标识交叉索引管理者、病人标识交叉索引使用者。PIX 角色间共有三项事务进行交换信息，分别是 ITI-8 病人身份证、ITI-9 病人身份查询、ITI-10 病人身份信息更新。病人标识交叉引用是目前系统中用得最多的集成规范。

②病人基本信息查询（Patient Demographics Query，PDQ）在一个机构内分布的多个医疗域可以使用特定的查询语法，向病人信息中心服务器查询病人信息，查询结果可以直接被使用者所使用，结果数据包括病人的人口统计学基本信息，甚至可以包括就诊相关信息。在 IHE 的 PDQ 集成规范中，定义了病人基本信息提供者、病人基本信息使用者两个角色。PDQ 角色间共有两个事务进行交换信息，分别是病人人口统计资料查询 ITI-21、病人统计和访问查询 ITI-22。

③用于显示的信息检索（Retrieve Information for Display，RID）：提供一个简单的方法获取并显示文件和以病人为中心的主要信息。RID 支持 HL7-CDA，PDF，JEPG 等主流的文档格式，还支持读取某些以病人为中心的关键信息，促进了工作流程的自动化，使流程更为顺畅。在 IHE 的 RID 集成规范中，定义了显示、信息源两个角色。RID 角色间共有两个事务进行交换信息，分别是显示特定检索信息、检索文档显示。

④时间一致性（Consistent Time，CT）：一种使网络中的多台电脑之间保证时间一致的方法，使多台电脑的中位时间差小于1。在 IHE 的 CT 集成规范中，定义了时间服务器、时间客户端两个角色，CT 角色间使用一个事务时间维度进行交换信息。

⑤企业范围内用户验证（Enterprise User Authentication，EUA）：允许一个用户名在多个系统登录。

⑥患者数据应用同步（Patient Synchronized Applications，PSA）：允许在多个应用中维护病人信息的前后一致。

8.4.3 IHE与DICOM及HL7的关系

DICOM 和 HL7 解决的是系统内部的具体问题，在复杂的医疗环境中，它们不足以解决多系统间工作流集成的问题。而 IHE 解决在更大范围内系统之间的互操作性问题，它是工作流的标准。通过规范 DICOM 和 HL7 的实现方式，以达到整个医疗环境中的工作流集成，为信息系统间的工作流集成提供了指导性框架。因此 IHE 是 DICOM 和 HL7 推广应用的桥梁和纽带，解决了不同应用系统间的协同工作问题。

（1）IHE 与 HL7

HL7 允许不同系统在交换资料和数据时取得快捷一致的结果。IHE 技术框架详细说明了怎样应用 HL7 减少操作中的可变性，使厂商和用户更容易完成系统的连接。在 IHE 的技术框架中，HL7 的三个主要信息类型定义分别为病人、检查和结果信息。病人信息：引用了 HL7 标准的 13 个触发时间，在 IHE 模型内引起信息的产生。检查信息：IHE 技术框架详细说明了检查提交管理、检查安排管理、操作安排和操作修正事务处理，即应用 HL7 的检查管理信息和检查响应来协调这些信息的传输。结果信息：虽然大多数 IHE 处理报告应用的是 DICOM 标准，但 IHE 使用了 HL7 的观察结果主动提供信息，处理在报告管理和报告管理器与报告库之间文本报告信息。

（2）IHE 与 DICOM

DICOM 应用主要分为三方面，第一方面是图像传输，第二方面是充实生产胶片和其他打印媒介打印设备的网络连接，第三方面是存储介质上有关图像的相互交换。DICOM 标准只提供了这个框架的内容，即使是两个遵循标准的系统之间的集成，仍然需要通过定制接口。建立一个具体的框架来实现这些标准的整合过程是必须的，而 IHE 提供了这个框架。在遵循 IHE 的系统间进行通讯更容易实现，而且使诊疗提供者能够更加有效地使用信息。IHE 通过改善系统集成的状态和清除信息互操作的障碍，来实现医务工作者对重要信息无缝传输的需求，从而优化医疗质量。

8.4.4 IHE认证测试

IHE 作为国际上整合医疗信息系统最重要最权威的技术框架之一，引起了越来越多人的重视。每年 IHE 都要举行一次信息系统互连测试大会 -Connectathon 测试，针对医疗信息企业的系统做互连测试，参加测试的厂商需要在正式测试前和 IHE 提供的标准测试工具 MESA 进行互联，取得 MESA 输出的日志信息，确认没有错误后，将日志信息和测试申请提交给 IHE 组织。经过 IHE 组织鉴定并确认有效之后才能参加正式测试。在集成规范中有的角色和事务是必需的，厂商必须实现所有必需的角色和事务才能声明自己支持这个集成规范。

Connectathon 测试是一个互相验证的过程，IHE 规定每个厂商声明支持的每个集成规范需要和至少三个其他厂商的系统通过互连测试才能认为有效。在测试大会上，当厂商之间的互联成功之后，需要 IHE 组织指定的认证官员进行验证，结果将记录在 IHE 连接测试的网站上。

8.4.5　IHE 发展前景

IHE 构建的技术规范和框架，增强了信息系统的可移植性、可操作性、可互换性以及稳定性，为民院信息系统的长远发展奠定了坚实的技术基础。它的发展为医疗机构改善了工作流程和减少错误和重复工作，为病人提供服务质量、信息安全和效率，为系统供应商减少实施的复杂性、时间和费用，并且更好地满足客户集成需求，对于政府则可以提高医疗信息的互操作性，最终达到降低医疗成本的目的。因此 IHE 已成为全世界广大科技人员和医院管理者关注和研究的重要课题。IHE 提供了一个论坛和框架，使得这些信息拥有者可以走到一起来协商解决这些问题。

IHE 技术框架的提出解决了医疗标准的实现问题，它通过规定事务通讯所必须遵循的医疗标准细节，对如何选用标准来实现医院环境中的工作流集成进行了规范。在设计医疗信息系统的标准接口时不必再为如何选择医疗标准及如何实现标准而伤脑筋，IHE 技术框架从工作流集成的角度出发对所有这些问题进行了定义，而且通过对象化实现策略，进一步简化了标准接口的设计工作；另一方面，IHE 提供了一个可视化的论坛，通过每年对技术框架的扩展及模拟医院环境信息系统集成的演示，向世界展示了通过医疗标准实现医疗信息系统集成不但是可行的，而且确实比单独的系统能带来更大的效益。

近年来，我国对 IHE 技术框架的研究和讨论也已逐渐重视起来，越来越多的企业和医疗机构开始关注 IHE，并有部分产品已经通过了 IHE Connectathon 测试。由此可见，IHE 代表了今后医疗信息系统集成和区域化的发展方向。但是目前的 IHE 技术框架及 HL7 和 DICOM 标准还隐含着一些欧美医疗模式，并不完全适合我国的医疗状况。因此，我们必须根据国情，与国际接轨的同时建立更加适应本国的框架标准。这就需要医疗科研机构和医疗信息系统厂商的共同努力，推动我国医疗信息化的发展。

9.1　概述

　　医疗文件中存储了大量的医学数据和信息，为了有效地组织管理和挖掘利用这些数据和信息，需要对医疗文件和内容进行有效管理。在医疗过程中，这些医学信息对医学数据解释和诊断决策起到了重要作用。临床医生观察病人数据（如血象检查、X 光透视等），对数据进行解释或推理得到信息，医生或医疗机器将这些数据和信息记录到相应的文件载体中，根据这些信息合理制定相应的措施，通过对信息进行归纳和推理，获得用于临床诊断和治疗的有价值的信息，即医学知识，以医嘱、论文或临床指南等形式将其保存和积累，供后续诊疗和科研实践参考。大量医学信息分散存储于不同的医学信息系统、数据库、文件中，类型、形式多样，尤其是文件类型的数据多以非结构化或半结构化形式存储，通过制定医学信息标准选取合适的元数据对其进行描述和规范化，能够使之用于交换、查找、传播，从而促进医学数据和信息的共享和共用，充分发挥医学信息的效用，实现医学信息的价值。

　　医疗文件可从不同的维度进行分类。按记录方式和载体形式，可分为传统印刷型医疗文件（如传统的书刊等印刷性资料）、电子医疗文件（如电子健康档案、声像、光盘、缩微资料等）和网络信息资源（如网络版医学数据库资源等）。按学科，可分为基础医学、临床医学、预防医学等相关医疗文件。从内容形式看，可分为非结构化和半结构化的文本数据及医学影像、音频、视频等文件。这些信息统称为医疗文件和内容，医疗文件和内容是健康信息的一部分，据估计多达 80% 的数据存储是在关系型数据库之外维护的，文件和内容管理是指针对存储在关系型数据库之外的数据和信息的采集、存储、访问和使用过程的管理。同 DMBOK-2 中要求的一样，医疗文件和内容的管理，重点在于保持文件和其他非结构化或半结构化信息的完整、安全、高质量和可获取性。

9.1.1　医学文本管理

　　医学文本通常指非结构化或半结构化的医学数据，医学文本数据种类多样，从学科角度划分，包括以下几类。

　　（1）临床医学相关文本数据：对病人医疗信息采集、处理、存储、传输的临床信息系统中的非结构化或半结构化数据，主要包括电子病历中的入院记录、病程记录、手术记录、出院小结、随访记录和医学影像报告等临床检验检查报告中的自由文本、临床试验中的自由文本的研究方案、纳入与排除标准、诊治过程记录等。

（2）公共卫生相关文本数据：如流行病学调查相关数据、卫生调查与评价、政策法规等疾病防控、公共卫生服务、管理监督过程中产生的非结构化、半结构化文本型数据。

（3）公众健康相关数据：自由文本的医学类问答数据、医学资讯等。

（4）医学图书情报相关数据：通常包括医学文献、临床指南、病历报告、医学情报分析报告等。

医学文本型文档管理的难点在于医学文本的表达很难标准化，对病例、疾病、诊疗过程的描述存在一定的主观性与随意性，通常缺乏统一的标准和要求。但同时医学文本数据的价值密度多维，因此对医学文本的高效管理需要针对医学文本的特点制定有效的策略，以实现医学文本数据的安全存储、快速检索、版本更迭、质量管理，以及有效的知识抽取与整合利用。

9.1.2　医学影像文件管理

医学影像文件指医院中各种影像学检查，如 B 超、彩超、X 线、CT、MRI、PET、病理图像等的影像资料，具有专业、复杂、多样性等特点，可以为医生的疾病诊治提供重要的决策支持信息，是临床诊疗重要的组成部分。随着医疗条件的不断改善以及医院信息化程度的不断提高，医学影像数据呈现爆发式增长。统计数据显示，我国医疗数据的年增长率约为30%，其中医学影像数据约占健康医疗数据的80%，影像数据具有大数据的 5V 特性：大规模、高增速、多种类、高价值、真实性。医学影像成为人工智能最具有落地潜力的领域之一，然而目前面临的问题也不容忽视：缺乏高质量影像数据集、行业标准、管理规范。在医学影像数据的深度学习任务中，S.Kevin 等人总结出影像数据具有的性质如下。

（1）医学影像数据复杂多样，像素高。

（2）由于隐私敏感，且缺乏统一的标准，数据跨机构的利用及共享十分困难。

（3）医学影像中的疾病多样且呈长尾分布，标注标签相对稀疏和嘈杂，目前仍未建立金标准的医学影像标签体系。

（4）医学影像样本异质性强，分布不均，如正常组织和肿瘤组织的医学影像数据量相差较大。

（5）医学影像处理和分析复杂多样。

为了避免资源浪费，根据医学影像数据的特性对其有效采集、加工、组织、存储、利用十分必要。

9.2　医疗文件和内容管理国内外研究及实践

医疗文件和内容的有效组织和管理是数据二次利用的必要条件，多种类的医疗文件因其自身内容和格式特点，管理实践中面临的问题挑战各异，需要的管理策略、维护粒度、相关工具也不同。本节以医疗健康档案管理、医学文献管理、医学影像文件管理为例，探讨医疗文件和内容管理的国内外研究及相关实践。

9.2.1　医疗健康档案管理研究及实践

健康档案指有关病人健康情况的文件资料。传统的纸质健康档案存在归档不及时、质量评价困难、管理成本高效率低等原因，同时为了更有效地利用其中的数据资源，实施精细化管理，电子医疗健康档案的使用及普及成为了医疗健康档案管理的必然发展趋势。电子健康档案是以个人健康、保健和治疗为中心的数字记录，包括体检记录、门诊、病史、各种影像信息及相关的药物治疗跟踪。电子病历是医疗卫生机构以电子化方式采集、保存和利用的个人健康资料与临床诊疗信息记录，是电子健康档案的重要组成部分。电子病历以单个患者为单位组织数据，整合了零散局部的数据和信息，基本可以取代纸质病历提供更丰富的服务与科研应用。电子病历中具体数据内容包括人口学信息、病史、检验检查结果、费用支付和补偿记录、循证建议、诊疗计划、医护人员签名等。其中病史资料包括发病情况、主要症状及特点、诊断和治疗经过以及个人的婚姻史、生育史、家族史等。检验检查结果包括体格检查、实验室检验和辅助检查，如心电图、B超、内窥镜等。这些信息产生于医疗卫生机构不同部门的信息系统，如人口学资料一般通过挂号预约系统录入，病史、体格检查和诊疗计划由医生工作站录入，各种检验检查结果由各类专科临床信息系统输入，药物相互作用、医学建议、医疗指南等知识则预先存储或由临床决策支持系统自动生成。负责这些信息的集成、存储、传输、处理与应用的系统称为电子病历系统。它与医院信息系统的各部分融合，从不同部门采集的相应信息，集成存储到临床数据仓库中，然后为各部门的工作提供信息支持。为实现这种集成共享，各系统中的患者信息需遵守共同的临床信息标准，如国际疾病分类、手术操作分类和卫生信息数据元值域代码等。

病历的作用不仅仅是传统的医疗作用，需要建立一系列制度、程序、标准保证在医疗、法律、统计、教学和研究方面被有效地利用。电子病历的有效管理有助于：（1）提高医疗工作效率：提高医疗文书记录的速度、清晰度和准确度，简化记录过程，加快信息传递速度，便于信息随时随地获取。（2）提高医疗工作质量：以更全面、有效的方式为医生提供患者信息、疾病诊治的临床路径和临床指南，对不合理的医疗行为进行警告等，辅助医生正确决策。（3）改进医院管理：一是可在医疗过程中及时采集各种原始数据，形成管理指标并及时反馈，达到过程控制目标；二是可在电子病历系统中嵌入临床路径等规范诊疗程序，建立基于电子病历的医生评价系统，结合管理手段，有助于实现医疗成本控制目标。（4）方便患者信息的异地共享：为远程医疗、患者转诊等提供方便。（5）为宏观医疗管理提供基础信息源：政府管理部门可根据需要，提取数据进行统计分析，辅助制定宏观管理政策、合理安排卫生资源。

9.2.2 医学文献管理研究及实践

医学文献主要包括医学图书、医学科技期刊、科技会议文献、学位论文、科技报告、专利文献等。按照不同的载体可以分为纸质文献和电子文献。随着信息化技术的发展，医学文献的管理与组织多基于电子形式的文献。在医学电子文献的存储和检索过程中，为使信息在用户和系统间更有效地传递，各种检索系统使用专门的语言体系描述文献的内部特征和外部特征，同时要求用户依此构造检索语句来进行检索，获取需要的医学文献。使用专门的语言体系描述文献的内容特征的主题类属的过程我们通常称为标引，通过医学文献标引，文献工作者赋予医学文献检索标识，将医学文献中的自然语言转化为受控词表中的特定语言，以配合书目信息编制出各种目录和索引，或存储于计算机内，以实现纸质或电子形式医学文献的检索。在标引过程中，对自然语言进行处理也就是用受控词表描述文献内容特征的主题类属是标引的关键，包括两个方面：一是对自然语言的语词进行压缩、优选和规范化处理，二是对自然语言进行语义处理。而后者比前者更为重要，因为自然语言缺乏系统结构，无法清楚显示词汇之间的语义关系。叙词表和分类表，通过识别概念之间的关系，可以建立起一个与概念体系相对应的具有层次结构的术语体系。在该体系中，词汇之间相互联系、相互依存、相互制约。每个词汇的意义不再仅由其名称决定，而主要是由它在这个体系中的特定位置决定。文献标引主要分为主题标引和分类标引。主题标引就是将文献主题的自然语言形态转为主题语言形态（叙词、标题词、单元词、关键词），利用的工具就是叙词表（主题词表），主题标引是建立主题检索系统的依据。国际上生命医学文献主题标引广泛应用的是美国国立医学图书馆（U.S. National Library of Medicine，NLM）编制的《医学主题词表》（Medical Subject Headings，MeSH）及其《标引手册》（Indexing Manual）。中文医学文献标引、编目和检索的是中国医科院医学信息研究所出版的《医学主题词表》中文本，又称《中文医学主题词表》（Chinese Medical Subject Headings，CMeSH）。分类标引就是将文献主题的自然语言形态转化为分类语言形态，即转换成分类号码的标引，分类标引利用的工具是分类表，这是建立分类检索系统的依据。中国和美国的图书分类法具有代表性的医学类表包括《杜威十进分类法》（DDC）21 版医学类表、美国《国立医学图书馆分类法》（NLMC）、《中图法》医学类表等。

编目和著录是纸质和电子医学文献有序化管理的重要工具，著录是按照特定的规则和方法，对文献进行著录，制成款目并通过字顺和分类等途径组织成目录或其他类似检索工具的活动过程，主要作用是记录在某一时间和空间形成的文献，使之有序化，以便宣传报道或检索利用。著录不仅是对内容特征进行标注，还包括外部特征如作者、版本等。进行编目和著录须事先确定和准备所采用的著录规则（编目条例)、分类法、主题词表、著者号码表、分类规则、主题标引规则以及目录组织规则等。在著录规则、分类法和主题词表方面,目前普遍采用的是国家标准 GB/T 3792-2021《信息与文献资源描述》《中国图书馆图书分类法》或《中国科学院图书馆图书分类法》,以及《汉语主题词表》。通过对医学文献的编目,方便文献的使用和查阅,从而有以下应用:(1)临床工作中解决疑难病例的诊断、治疗及估计治疗结果,了解对已知疾病病因、检验、治疗的新发展;(2)教学中增补新进展的资料;(3)通过查阅相关研究进展,了解当前领域的空白方面以更好地确定研究课题;(4)总结临床经验,分析报道病例并做文献复习。

9.2.3　医学影像文件和内容管理研究及实践

随着我国社会、经济发展,以及居民健康管理意识的逐步提高,医学影像作为疾病诊治中的重要手段,医学影像数据量也在逐年提高。为了医学影像的研究和临床应用,需要提供稳健、高质量的影像数据,因此医学影像管理的重点之一是辅助临床和科研人员获得高质量的医学影像文件。随着医疗卫生机构信息化的进展,医院中的医学影像文件通常存储于医学影像信息系统中,医学影像信息系统已成为确保影像科工作质量的重要基础,不仅覆盖了管理流程,也存储了用于临床与科研的影像数据。

医学影像信息系统是应用数字成像技术、计算机技术和网络技术,用于医学影像的生成、存贮、传输和管理的综合性系统。现在一般提到的医学影像信息系统普遍包含 RIS 和 PACS。医学影像信息系统的应用,使医学影像得到了数字化的存储与转运,可以减少物料成本和管理成本,提高工作效率,提高医院的医疗水平,数字化存储。此外可以在专家系统下做出规范的报告为医院提供科研资源。通过远程医疗,可以促进医院之间的技术交流,充分利用本院资源和其他医院资源。临床上应用医学影像信息系统流程通常如下图 9-1 所示:医生登记患者基本信息然后开出检查,进行预约登记排队,随后设备接收患者信息,进行拍照获取影像,然后网络存储图像归档,诊断工作站出报告将上述信息发送至影像报告库,其中在获取影像时技师工作站打印图像胶片,在网络存储图像归档时,医生从工作站调阅影像和报告。

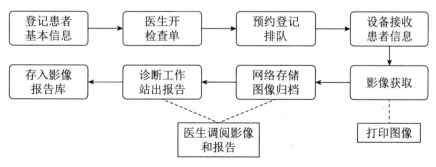

图 9-1　医学影像信息系统流程

医学影像领域是医学人工智能应用最多的领域之一，在病灶检出、病灶分割、自动结构化报告、定性和定量诊断等方面已经有较多的临床研究和应用。此外，有研究利用深度学习改善图像质量，提高分辨率。目前大多数影像科人工智能应用基于 B/S 架构并独立于影像科工作流之外。而医学影像从图像产生、图像传输、图像处理再到诊断报告书写，都有一套完整的流程和成熟的各自对接的标准化信息系统。从影像设备出发，经过人工智能算法处理，返回阅片平台，最终对接报告系统，每一步都需要严格的 IT 架构支持。如何在现有的工作流下融入多模态的人工智能工具，是值得讨论的问题。此外，医学影像数据涉及患者个人隐私，《信息安全技术个人信息安全规范》中对个体数据的收集、存储、应用、传输都有明确的规定。但目前尚缺乏医嘱单、检验报告、用药记录等更细粒度的个人敏感信息的保护法规，对患者就诊产生的医疗敏感信息的去标识化无统一标准。此外，高效的信息系统需要平衡用户体验和技术性能，以保证效率与质量，尽可能地减少医师使用的负担，这也是人工智能工具集成到现有医学影像系统需要解决的问题。

相信经过未来医生、科研工作者、影像设备厂商等多方面的理论和实践的探索，人工智能技术可以更多层面赋能医学影像的管理，从影像图像的产生，影像图像报告自动化产生，到以患者为中心的多模态数据集成，最终实现辅助诊疗。

9.3 知识管理方法与工具

9.3.1 医疗文件和内容管理意义与目的

医疗文件和内容因为其专业特点以及其中数据的产生和使用场景具有以下特征。

（1）多样性。包括诊疗历史记录、医务人员体查、治疗、护理患者而形成的文字信息，有经仪器检查或化验而产生的数值数据信息，也有来自设备摄录而产生的图像、声音、视频等多媒体信息。

（2）不够规范。临床信息涉及范围广，患者疾病症状多样，且目前医学标准工作滞后，标准体系不完善，医务人员在记录部分临床信息（如主诉）时缺乏统一规范。

（3）涉及伦理、法律、社会问题。由于医疗信息的特殊性，医务人员或研究人员在记录、处理、使用、共享医疗信息时需要遵从医学伦理、医疗法律法规和社会道德框架。

（4）隐私性。基本信息与病情记录均属于个人隐私，在采集、使用过程中都必须遵守个人信息及隐私保护相关规定。

2020 年发布的《数据管理中的文件档案与内容管理白皮书》指出，通用的文档与内容管理价值与效用主要分为 8 点：安全合规、提效降本、业务连续、决策支持、洞察创新、权益保障、资产增值、历史留存。在医疗领域，由于其具有上述提到的多样性、不够规范、涉及伦理法律社会问题、隐私性等特征，对医疗文件和内容的管理不仅可以有以上 8 点效用，而且可以有效挖掘医疗文件和内容中有价值的信息，规范内容描述，从而整合多模态数据，进一步对疾病诊疗、政策制定等工作提供决策支持。医疗文件和内容的合理有效管理可以保障患者诊治相关数据在采集、处理、共享、保存、处置过程中符合伦理、法律的要求，从而保障医院、管理者、医生、患者等主体的合法权益。

9.3.2　医疗文件和内容管理的DMBOK2理论支持

文件是包含任务说明、任务执行和决策的日志等内容的电子或纸质对象，是信息和知识的载体，可以用于信息和知识的交流和共享。文件管理包括在文件和档案的整个生命周期中控制和组织它们的流程、方法和技术，主要包括电子和纸质文件的存储、编目和控制。部分文件属于档案的范畴，如医疗健康档案。内容是指文件、档案或网站内的数据和信息。内容管理（Content Management）包括用于组织、分类、和构造信息资源的流程方法和技术，以方便存储、共享和重用这些资源。一般来说，文件管理关注的是文件本身，几乎不关注文件内容，但在医学领域，医疗文件中的内容是十分宝贵的财富，对医疗文件内容的有效挖掘能促进更加精准的诊治。同时，医疗文件的内容特征是检索和利用的重要部分。因此医疗文件和内容的管理是同步考虑、同时进行、不可割裂的。

DAMA 数据管理知识体系指南第二版（DAMA-DMBOK 2）中的数据管理原则指出不同类型的数据有不同的生命周期特征，需要全生命周期的管理。其中，数据生命周期中的关键活动包括计划、设计和赋能、创建或获取、存储或维护、使用、增强以及处置，如图 9-2 所示。文件和内容都有生命周期，需要进行全生命周期的管理。

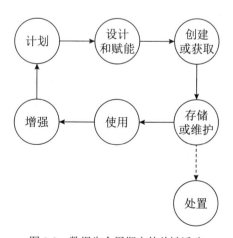

图 9-2　数据生命周期中的关键活动

对照 DAMA 的数据生命周期的关键活动，总结管理文件和档案的最佳实践的目标：（1）快速、有效、及时地采集数据，创建文件或者档案，确保内容准确、完整、真实；（2）文件的元数据如创建者、创建日期等外部特征，主题分类等内容特征在创建时有效组织和维护；（3）结构化和非结构化数据之间可以有效整合；（4）法定保存期内不能改变其内容；（5）结构清晰，内容易读，术语一致。文件和内容管理遵循指导原则，首先是档案和内容处理相关领域的专家应充分参与制度和规划的制定，其次相关人员需要遵照既定制度和程序来创建、使用、检索和处置档案。

9.3.3　医疗文件和内容数据管理关键活动

根据 DAMA 数据管理知识体系指南，文件和内容管理同其他数据资产一样，需要实施全生命周期的管理。数据的生命周期中需要创建或获取、移动、转换和存储数据并使其得以维护和共享。由于医疗文件和内容具有多样性的特点，这里列举各类型文件和内容管理的较通用的关键流程。参照 DAMA 数据生命周期中的关键活动，医疗文件和内容的关键活动包括管理规划、创建或获取、分类和索引、保管和处置、数据安全保障和文件管理评估。

1）管理规划

这部分属于计划、设计和赋能阶段，需要明确待管理的医疗文件 / 档案有哪些，是纸质版还是电子版，如果是电子版则需要确定电子版数据的格式是否为结构化数据，是否需要进一步加工处理，存储位置与要求是否可共享，如何共享，保存期限，销毁方法，明确定义负责人和管理人员的权限和职责。内容管理计划应支持以全面、有效的方式提供相关和有用的内容。元数据分类、标准和搜索引擎优化对于内容的管理十分重要，需要在内容创建之前做好相关规划。

2）创建或获取

管理医学文件和内容最关键的一步是创建或获取相关文件和内容。在此阶段中，文件通过创建或接收的方式得以积累，主要包括协作、创建、接收、流转、更改、分发、传输等。为了降低丢失或损毁纸质档案的风险，需要扫描纸质内容或以其他方式将纸质内容电子化及结构化，然后上传到相应系统中，编入索引，并尽可能使用电子签名。在临床中，电子病历相较于纸质病历，可以有效提高查阅、管理效率，便于数据整合与分析，也能够避免因放错位置、自然灾害等原因丢失，所以病历档案由纸质版转变为电子版是医院病历档案管理的必然趋势。病历资料的获取包括一切与病人有关的主诉、病程记录、医疗操作记录、护理记录、检验化验报告、电子签名和随诊信息等。纸质病历转换为电子病历的方法包括翻拍或扫描、人工录入、OCR 识别等。当然目前已经有许多医院已经应用了电子病历系统，病历文件的存储及利用是在电子版病历的基础上进行的。

3）分类和索引

归档时应使用适当的元数据、受控词表等工具并依照标记指南对文档进行系统标识，整理成特定类目，并建立相应的索引元数据。这里的归档指业务活动中创建或获取的数据对象作为文档及其元数据一起保存到文档系统中的过程。如医学文献的编目活动，按照一定的规则并基于受控词表（如医学主题词表），对有价值的医学资料文献进行标识，制成款目，便于查阅检索和使用，提高了临床、科研和医学服务的工作效率。这里应确保受控词表、索引、信息检索分类方案工作的相互协调，以及它们与数据建模和元数据的相互协调。

4）保管和处置

文件的保管需要密切关注国家发布的有关标准和规范，采用国家规范的格式进行保管，尤其涉及电子文档的保管更是如此。长期保存是指一系列对文档信息进行持续管理和维护的活动，包括更新、复制、迁移、仿真、封装等策略，以确保文档信息的长期有效、真实可信、完整可用，能够被未来的使用者理解和应用。处置是指按照鉴定得出的保管期限与处置表对保管到期的文档实施移交、销毁或续存的一系列过程。

5）数据安全保障

文件管理重要的一环需要确定哪些是重要文件，并制定和维护这些文件的保护和恢复计划。管理人员应制定灾难的风险规避方案和业务连续性规划以确保这些重要档案的安全。灾难可能包括停电、人为错误、网络和硬件故障、软件故障、恶意攻击以及自然灾害。电子文件／档案的管理需要管理系统具有可靠的备份设备和备份机制，以保障信息安全。

6）文件管理评估

定期进行文件或档案的评估，以确保正确的文件、信息在合适的时间传送给合适的人员。DAMA 提供了审计评估样例，医学文件或档案的评估可以参照此进行扩展。

（1）库存清单中的文件都有唯一标识符。

（2）存储区域有足够的空间容纳新增的文件。

（3）抽查确认文件的可靠性和准确性。

（4）确认有详细的元数据和分类索引方案；

（5）用户可以轻松查找检索相关信息。

（6）保管过程清晰，表结构有逻辑。

（7）合理处置文件。

（8）违反保密性规定和文件都需要视为安全事件，应予以妥善处理。

（9）按照文件管理角色和职责提供培训。

9.3.4 医疗文件和内容数据管理方法、工具

DAMA-DMBOK 2 中介绍了实用的文件和内容管理的工具，在医学领域中应用最广泛的主要包括元数据工具和受控词表。本书的第 11 章和第 13 章详细介绍了医疗元数据和医学术语与知识图谱，这里主要介绍与医疗文件和内容数据管理相关的方法和工具。

1）元数据管理

元数据管理是文件管理中必不可少的一部分，在文件管理中的元数据定义为描述文件背景、内容、结构及其整个管理过程的数据。文件管理的元数据不仅从管理、使用和重复利用的角度描述文件相关属性，也记录了文件的形成、使用的人员、形成与使用的事件或环境之间的关系，并支持相关信息的检索及维护。元数据是文件、档案中不可缺少的组成部分，在文件归档和管理中具有重要作用。尤其是电子文件和电子档案，如电子健康档案，其元数据应该与电子文件/档案本身同时归档。元数据的某个特殊类型是过程元数据，如电子档案管理过程元数据，包括了操作类型、操作内容、操作日期和时间等信息，电子档案管理过程元数据有助于维护档案的真实性与可靠性。影像文件的元数据是对图像的多维度描述，普通影像的元数据通常包括图像矩阵维数、空间分辨率、像素深度、光度学解释等。基于 DICOM 的医学影像的元数据包括像素数据、患者人口学信息、图像采集方式、技术参数、身体部位、图像描述等。但由于图像描述是由医学影像采集设备厂家预先设定，并允许影像专业人员基于临床使用习惯进行修改，其一致性比较差。对于机器学习算法自动筛选和后续处理医学影像数据带来了一定的障碍。因此文件管理和利用在元数据层面的统一管理也十分必要。

生物医学领域积累了患者大量的个人信息和医疗信息，这些数据具有极高的价值，在这些科学数据管理中应特别关注数据隐私与数据安全。对于现阶段无法公开和共享或仅进行局部公开和共享的数据，也应按照一定原则建立元数据及相关规范，从而实现《科学数据管理办法》中提到的"分级管理、安全可控、充分利用"的原则，打破"数据孤岛"，实现数据资源之间的互操作。FAIR 数据准则有助于促进数据重用，减少资源浪费，提高科研效率，促进科研发现和知识创新。FAIR 数据准则体系由 4 项准则构成：可发现（Findable）、可访问（Accessible）、可互操作（Interoperable）和可重用（Reusable），4 项准则进一步细分为 15 项层层递进的细则，各部分既相互关联，又各有侧重，独立成章，如表 9-1 所示。

表 9-1 FAIR 准则体系

FAIR 准则	细 则
可发现	F1（元）数据被分配全球唯一且持久的标识符
	F2 使用丰富的元数据描述数据
	F3 元数据明确地包含所描述数据的标识符
	F4（元）数据在可搜索资源中注册或索引
可访问	A1（元）数据可以通过标准化的通信协议借助识符检索获取
	A1.1 该协议是开放的、免费的，通用的
	A1.2 协议允许在必要时进行身份验证和授权过程
	A2 即使数据不再可用，其元数据也仍然可获取

续表

FAIR 准则	细　　则
可互操作	I1 使用正式、可访问、可共享且广泛适用的语言来表示（元）数据
	I2（元）数据使用遵循 FAIR 原则的受控词表
	I3（元）数据应对其他（元）数据尽可能详尽引用
可重用	R1 用多种准确且相关的属性描述（元）数据
	R1.1 发布的（元）数据包含清晰且可访问的数据使用协议
	R1.2（元）数据包含详细的出处信息
	R1.3（元）数据符合领域相关标准

互操作性通常意味着每个计算机系统至少具有其他系统的数据交换格式的知识。为了实现这一点，并确保数据集的自动查找性和互操作性，关键是要使用常用的受控词汇表、本体等工具，因其具有可解析的全局唯一的和不变的标识符。

2）受控词表

（1）分类表

医学分类表是将与医学有关的类或组按照相互间的关系，组成系统化的结构，并按照一定的原则和关系组织起来的体系表，作为分类工作的依据和工具。医学文献分类法是从宏观的角度揭示的知识内涵，国外有美国国立医学图书馆的医学资源分类，分为临床前期科学和医学相关学科两大部分，共 35 个大类。国内的《中图法》R 类即医药卫生类是基于医学领域的知识分类构建的，用于对医学机器相关学科文献等信息资源的分类与规范组织，如表 9-2 所示，第五版的 R 类共包括 17 个大类。除了对医学文献的分类，分类法应用于医学文件管理的示例是电子病历中的疾病诊断分类，目前我国大部分电子病历系统对于患者疾病诊断的分类参照的是国际疾病分类第十版（ICD-10）。

表 9-2　《中图法》医药卫生（R）类大类情况

分类号	分类名	分类号	分类名	分类号	分类名
R1	预防医学、卫生学	R71	妇产科学	R77	眼科学
R2	中国医学	R72	儿科学	R78	口腔科学
R3	基础医学	R73	肿瘤学	R79	外国民族医学
R4	临床医学	R74	神经病学与精神病学	R8	特种医学
R5	内科学	R75	皮肤病学与性病学	R9	药学
R6	外科学	R76	耳鼻咽喉科学		

（2）叙词表

叙词表又称为主题词表，前文中提到的主题标引即利用叙词表对文献进行内容特征的描述，主题标引具有专指性、直接性、组配灵活等特点。目前国际上对生物医学文献进行主题标引广泛参照的是美国国立医学图书馆编制的 MeSH。MeSH 是一个受控词表，包含主题词、副主题词、增补概念词等，其中主题词有层级结构和丰富的同义词关系，是 MeSH 的主体。主题词和副主题词进行组配的以表示生物医学文献等的主题。MeSH 的副主题词共 76 个，为了使这些副主题词发挥更好的作用，MeSH 将副主题词单独列表，阐明副主题词的含义及主题词与副主题词组配的原则，以及组配后所限定的概念的内涵。中文医学文献标引、编目和检索主要应用中国医科院医学信息研究所建立维护的 CMeSH，中文医学主题词表 CMeSH 集成了中国医学科学院医学信息研究所翻译出版的《医学主题词 - 注释字顺表》，以及中国中医研究院中医药信息研究所编制的《中国中医药学主题词表》两部词表，此外，还收录了《中国图书馆分类法－医学专业分类表》的内容。

3）医学本体

医学本体是对生物医学领域共享概念的明确形式化、规范化说明，是一种医学知识表示方式。医学本体是计算机可读的，它提供了对医学领域知识的共同理解与描述，易于达成领域内的共识。医学本体的作用主要有以下 3 个方面：（1）统一术语和概念，使医学领域知识得以共享和复用；（2）支持不同系统之间的互操作，基于某种共享的概念化，在不同的建模方法、范式、语言和软件工具之间进行翻译和映射，实现不同系统间的互操作和集成；（3）利用本体技术构建医学知识库，可以清晰地描述和定义医学领域中的各种概念及其之间的关系，有利于医学知识库的管理和维护。

医学本体由类（医学概念）、属性、属性的限制条件、与类相关的实例组成。类是指医学的概念集，如人类疾病本体（Human Disease Ontology，HDO）中的代谢性疾病类（disease of metabolism）。属性（attribute）可以描述医学概念的特征，属性的限制条件用于限制属性的某些特征，如定义域、值域、是否可逆等。实例（instance）是指类下属的具体的实例。生物医学领域中已建立了大量本体应用于特定领域，为该领域的概念提供规范化描述框架，常见的如疾病本体（Disease Ontology，DO）、通用解剖参考本体（Common Anatomy Reference Ontology，CARO）、基因本体（Gene Ontology，GO）等。BioPortal 是一个开放的生物医学本体仓储，能够支持 OWL，RDF，OBO 和 Prote´ge´ 框架等多种格式本体的统一存储，并在此基础上提供本体浏览、检索、映射、可视化、评价、下载、资源标注等服务。

第 10 章
医疗元数据治理

10.1 引言

10.1.1 医疗元数据治理介绍

元数据目前被大众广为接受的定义为"关于数据的数据"，那么类比到健康医疗领域，医疗元数据就可以被定义为"描述健康医疗数据的数据"。健康医疗数据来源广泛，不光指医院信息管理系统、临床医疗信息系统、医学影像系统、实验室信息系统等在内的业务系统所产生的临床数据，还包括基因组学信息、个人健康数据、公共健康数据等。那么健康医疗元数据就是用来描述这些信息资源或者信息数据的定义、特征、属性、值的有效性等。

由于医疗健康数据具有异构分布性，多家医疗机构的不同信息系统中同时具有数据异构性，且各厂商的元数据定义规则不同，无法准确理解元数据含义。而元数据就管理层面上来看，过多的元数据中无法分辨有用的元数据；元数据一旦随业务发生了变更，就难以追溯到平台数据问题，也无法确定是否对上层数据应用造成何种程度的影响；在数据采集融合过程中，数据的质量也无法得以监控。

由于健康医疗数据具有的体量大、分布广泛、多源异构、数据敏感、标准多样等特性，元数据可以作为数据的指引标签来告知数据使用者数据来源于哪里、通过何种方式来、来的时候经过了哪些处理等，元数据还可以作为数据的上下文背景来描述数据的属性、特性、数据质量等详细信息。以元数据为核心来进行健康医疗数据的治理是高效且可行的方案。

想要拥有可靠的元数据，需要制定战略对元数据进行系统管理。元数据的治理包含元数据的创建、存储、整合、控制的一整套流程，能够支撑基于元数据的相关需求和应用。进行医疗元数据管理的主要任务是梳理识别医疗信息系统中的各类元数据，比如主数据、参考数据、数据字典等数据的元数据，然后以数据治理来驱动元数据治理。

10.1.2 医疗元数据治理的作用

通过对医疗元数据进行治理，可以在医疗数据治理以及院内行政管理等方面带来以下的好处。

1）数据集成方面

（1）帮助理解数据的来源信息。

（2）帮助明确各类数据的流向。

（3）帮助管理各数据源。

（4）帮助减少数据使用者和 IT 技术人员之间的沟通成本。

（5）帮助数据使用者理解数据。

2）数据质量管理方面

（1）通过提供上下文语境信息和规则验证模板来提高高质量数据的可信度。

（2）阻止低质量的数据流入数据集中管理平台。

（3）帮助识别冗余数据，降低运营成本。

3）医院管理方面

（1）帮助提高数据指标上报的效率和可靠性。

（2）通过全面记录数据背景、历史和来源降低培训成本和人员流动带来的影响。

（3）满足各级监管机构的监管要求。

（4）简化医院新系统、新应用的接入流程。

在大数据时代的背景下，数据及资产，元数据实现了信息的描述和分类的格式化，从而为机器处理创造了可能，可以帮助对院内数据资产进行管理，理清数据之间的关系。元数据管理是提升数据质量的基础，也是数据治理的关键一环。元数据管理不当，会造成严重后果。

（1）会造成信息数据的丢失泄露，尤其是医疗数据这一类涉及患者健康讯息的高敏感数据。

（2）院内不同信息系统或者新旧系统之间识别变得十分困难，增加工作量。

（3）重复和冗余的数据字典、存储库等，不光加重数据的存储负担还增加了数据出错的概率。

（4）元数据不明确、不唯一、不可靠都会降低数据使用者对数据的信心。

（5）数据的质量无法把控。

目前，多数医院都在建设医疗大数据治理平台和应用，通过建模、汇聚、集成、分析等技术操作患者的健康信息，实现对医疗大数据价值的挖掘。在这一过程中，摸清每条就诊数据的来龙去脉、了解字典表的应用范围、懂存储库的数据结构等重要步骤都离不开元数据。治标先治本，要想做好数据治理就要先做好元数据的治理并以此为基石。

10.1.3　元数据治理目标

医疗元数据治理的目标包括以下几个部分。

（1）核心日标：通过对元数据的治理，来实现对数据资产的有效管理。数据管理工作需要以元数据治理为核心。

（2）采集不同数据源中的元数据，通过分类和整合进行管理，以确保能够被数据使用或查询人员分辨。

（3）确立元数据标准，提供标准规范的实施途径。

（4）提供元数据交换标准，支撑元数据

医疗元数据治理平台应支持如下的基本功能。

（1）支持元数据的检索，可通过前端页面进行数据库中数据集、数据元、值域、属性等的查询浏览。

（2）支持 API 接口的访问控制，对不同的用户组设置访问策略。只允许用户调用指定特需的数据，并对访问的时间、次数、接口等做日志的记录。

（3）支持数据血缘分析。

（4）元数据管理合规性，遵守针对医疗数据安全所制定的数据隐私保护法规以及合规性注释类型的分类。

（5）支持数据管理，包含数据源配置、摄取配置、保留配置、数据清除策略等。

（6）帮助提高数据质量，数据质量控制模块中的数据规则定义、规则设置、规则执行方式和记录都是元数据管理的范畴。

10.1.4　医疗元数据类型

在对元数据进行管理维护时，则存在被管理的元数据项。一般常见管理的元数据项分为分类模式、概念域、数据元概念、数据元、值域、表示类型等。在 GB/T 18391 / ISO/IEC 11179 中列出部分元管理项的类型，同时也支持以附件类型进行添加和扩展。根据医院各信息系统中各类数据的性质和需要管理的范围，对医疗元数据进行如下分类。

1）医疗业务类元数据

这类元数据属于传统意义上的业务元数据，即用来描述与数据业务处理业务相关描述性数据。医疗业务元数据主要用来描述医疗信息系统中各类数据表、字段、主题域、属性的数据类型等数据。将这类元数据又可以分成数据元、数据集、值域和统计指标四个主大类。医疗业务元数据的示例如下。

（1）数据元名称，如患者姓名、医生姓名、药品名称等。

（2）数据元其他属性，例如字段类型、字段大小、是否为空等。

（3）值域，数据元允许的值，如患者类型。

（4）数据集名称、定义及描述，如慢病管理数据集、门诊处方表。

（5）统计指标，有关该指标的描述信息、使用范围、上报范围等，如高血压发病率、压疮率。

（6）元数据标准，对元数据种类的结构和内容的描述信息。

（7）数据模型。

2）医院管理类元数据

管理类元数据主要是用来划分进行数据的质量和安全、对数据进行管理描述的元数据。医院管理类元数据又可以分为技术管理元数据和行政管理元数据。技术元数据是信息系统或者治理平台在描述平台数据采集、处理、传输相关概念、关系和规则的数据。管理元数据是数据治理平台中需要使用到的有关管理的文档、手册等数据。医院管理元数据示例如下。

（1）数据目录，主要包括信息资源目录、数据结构、数据处理过程元数据。

（2）数据融合元数据。数据源和目标信息、数据存储数据库信息和数据进行ETL描述信息。

（3）数据质量规则和校验方式说明，如筛选不符合数据采集标准就诊信息的强弱规则。

（4）有效值约束。

（5）数据血缘关系文档。

（6）ETL作业组件的详细信息。

（7）数据访问的权限信息，人员组、人员角色、访问权限、访问数据类型。

（8）数据共享规则，接口定义。

10.2 医疗元数据治理流程

10.2.1 明确医疗元数据需求

数据治理人员应首先确定数据治理的需求，并以此来明确元数据的治理范围并按战略规划来开展元数据治理的工作。其次，医疗数据领域中，在进行数据治理过程中应该明确数据边界和人员的职责范围。还要在治理过程中对模型的设计和规则的设置进行反复验证，避免造成类似患者数据重复或遗漏情形的出现。

1）明确治理数据范围

数据治理往往不是可以一步到位的，很多大型医院需要从部分业务系统开始着手数据治理，或是以建设科研大数据平台、专病库、患者中心等大数据平台为契机来进行数据的治理工作。还有一些情况是为了建设区域医疗大数据平台，从要以某几家代表性医院为试点开展数据治理工作。针对不同的情况，需要首先明确数据的范围。需要明确以下几点。

（1）需要采集的表和字段。

（2）需要接入的数据源。

（3）数据源的集成方式和融合程度。

（4）是否接入历史数据或新旧系统数据的取舍。

2）明确数据治理的需求

（1）元数据的质量需求。

（2）数据的安全需求。

（3）上层应用需要的数据存储、共享方式与格式。

（4）更新频率。

（5）容错度。

10.2.2　定义元数据架构

元数据也是数据，因此，元数据可以存储在数据库中，并通过模型来组织和管理。元数据的架构设计从简到繁可分为三种设计方式。

（1）基于抽取。元数据通过直接与相应的元数据源进行连接，然后查询元数据。使用例如 Hive、Kafka 的工具进行单进程的查询。这种方式架构简单，所需工具少，一般只需要有存储库和一个搜索引擎即可，但无法满足实时性的需求。

（2）基于 API。通过 API，将使用推送机制将元数据写入系统，其他需要读取元数据的程序可以使用此 API 读取元数据。通过这种模式推送的模式，可以立即在元数据生产者和元数据服务之间建立联系，实时性得以解决。但由于没有日志，当出现问题时，很难对已建立的搜索和索引结果进行可靠地恢复。

（3）基于事件。元数据提供者实时推送或基于 API 推送元数据变化日志。日志是元数据领域的中心，当出现错误时可以确定性地修复错误。面向领域的解耦元数据模型，这种建模使团队能够通过添加特定领域的扩展来改进全局元数据模型。使用户可以根据他们的需要以不同的方式与元数据数据库交互，包括元数据的低延迟查找、对元数据属性进行全文和排名搜索的能力、对元数据关系的图形查询以及全扫描和分析能力。这种方式的缺点就是组件分散，运维难度自然也相应地提高。

定义元数据架构时应该综合考虑医疗数据的特殊性，从数据源接入到元数据的发布过程的架构设计都不必过于复杂，因为医疗健康数据的管理与应用技术路线相较而言可重复性较高，各类模型相似度也高。但元数据架构的设计也应该明确完整性，确保可以完整采集各个需求的数据源元数据，可以扫描到各个类型的元数据，包括非结构性元数据，并可以准确识别。元数据管理平台还应该支持元数据的长期维护工作，支持更新、请求、查询、修改元数据。

（1）元模型

元数据模型是指人们对描述元数据以及元数据之间关系理解的表达，也称为概念模型。元模型的设计可以根据医院数据源性质结构以及数据量来综合考量设计，通过元数据管理平台实现对应用的逻辑模型、物理模型、UI 模型等各类元模型的管理，支撑应用的设计和开发。但应该将业务类元数据和管理类元数据与系统架构之间的关系，通过元数据管理平台对处于不同治理状态的元模型统一管理和对比分析，能够有效降低元数据变更带来的风险，为下游 ODS、DW 的数据应用提供支撑。

遵循CWM（Common Warehouse Metamodel，公共仓库元模型），基于MOF（Meta Object Facility，元对象工具）建立元数据库和元模型CWM元模型，描述了数据仓库的组成元素，用户可以按照这些元模型开发相应的组件，比如ETL、OLAP和数据挖掘等。为了降低复杂度并达到重用，CWM元模型采用分层的方式组织它所包含的包，CWM元模型主要包括四层：基础包（Foundation），资源包（Resource），分析包（Analysis）和管理包（Management）。

CWM DTD、CWM XML CWM DTD和XML是对应于CWM中所有包的DTD和XML，它们都遵循XMI规范。定义CWM DTD和XML的主要目的是基于XML进行元数据交换，因为XML在各个领域的应用越来越广泛，CWM提供元模型到XML的转换，无疑大大增加了自己的通用性，各种分析工具和元数据库可以利用这些模板为自己的元模型生成DTD和XML文档，就可以和其它的工具之间进行元数据交换。

CWM IDL为上面所有的包定义了符合MOF1.3的IDL接口，这样就可以利用CORBA进行元数据交换。用户可以创建一些具有分析功能的软件包，比如数据挖掘组件等。提供CWM中规定的IDL接口，就可以被其它支持CWM的工具和数据仓库调用，这大大增强了CWM的灵活性和适用性。

（2）元数据集成体系结构

在明确了元数据管理策略后需要确定实现该管理策略所需的技术体系结构，即元数据集成体系结构。大体上元数据集成体系结构可以分为点对点的元数据集成体系结构、中央辐射式元数据体系结构、基于CWM模型驱动的点对点元数据集成体系结构、基于CWM模型驱动的中央存储库元数据集成体系结构、分布式（联邦式）元数据集成体系结构和层次/星型元数据集成体系结构等。

采用模型驱动的元数据集成方法（比如使用CWM）可以有效降低元数据集成的成本和复杂度，无论是点对点元数据集成体系结构还是中央辐射式元数据集成体系结构都可以因此受益。基于CWM模型驱动点对点元数据集成体系结构使用通用元模型，不再需要在各个产品间建立元数据桥，在各个产品之间通过适配器实现了语义等价性。

10.2.3　开发和维护元数据标准

开发并维护数据治理平台的元数据标准，一般要求遵循行业或国家标准，以及国际标准，再结合组织范围内的共识建立数据标准。与其他领域相比，医疗领域的元数据规范相对比较成熟。按照行业标准以及地方标准建立区域统一标准化数据集。对各数据集进行统一的定义和描述，实现数据集的统一转换。我国卫生信息领域的元数据相关标准也都是在国家以及国际数据规范等标准的基础之上，结合卫生信息领域的元数据特性进行针对性扩展以此来规定电子文件元数据的结构、定义和编码体系。部分标准示例如下。

（1）元数据规范标准文件

● GB/T 18391.3-2001（信息技术 / 数据元的规范与标准化 / 第三部分：数据元的基本属性）

● ISO/IEC 11179-3：2002《信息技术 元数据注册系统》

● GB/T 13959-1992 《文件格式与代码编制方法》

● GB/T18894-2002《电子文件归档与管理规范》

● ……

（2）医疗行业的数据标准

● 《电子病历基本规范》（卫医政发〔2010〕24 号）

● 《电子病历基本规范》（卫医政发〔2010〕24 号）

● 《卫生信息基本数据集编制规范》（WS 370-2012）

● 《卫生管理基本数据集》（WS374-2012）

● 《电子病历基本架构与数据标准》（卫办发〔2009〕130 号）

● ……

（3）国际标准

● ICD-10《疾病分类编码》

● ICD-9《手术操作编码》

● 以及 SNOMED 术语库

● ……

10.2.4　医疗元数据的整合

不同医疗机构和各信息系统供应厂商对相同含义的元数据定义及属性不同，在进行元数据解析和融合前，需要对不同的元数据进行翻译，翻译可以借助元数据语料库，通过 NLP 算法对数据进行去重、归一、梳理、消歧，然后将元数据同基础元数据语料库进行对比识别，完成不同系统中的不同元数据的统一理解过程，再将数据按照对应业务的数据模型进行抽取、转化到目标存储库中。在采集过程中，应提供各类适配器来满足不同来源和性质的元数据，例如来自原始数据源的元数据、数据治理工程中产生的元数据、数据仓库相关的元数据以及与 API 接口相关的元数据，同时还有适配半结构化或非结构化数据源。将元数据进行识别融合后统一存储于中央元数据仓库，实现元数据的统一管理。

10.2.5　元数据管理制度与标准落地

元数据标准和相关的管理制度制定后，首先需要通过科室专业医师以及数据治理团队领导层的审核确认后，再实行一系列相应的措施使其落地。我们可以从以下四个方面有效地开展管理制度的实行以元数据标准落标工作。

（1）厘清相关方职责。明确各方职责，是治理工作成功的必不可少的关键因素，针对数据标准的专项管理办法和具体工作细则必须首先予以明确。在制度中明确各个角色以及定义相应的分工界面，通过工作细则和相关的模板细化管理方式，固化管理流程，为制定数据标准、管理数据标准提供指导性意见。元数据管理是数据治理工作中的优先级项目，且需要各部门相关人员的协调配合，这其中涉及数据管理专员、IT 技术人员、院内医生护士和各学科领域专家等。应该对元数据标准进行强制性要求执行，实行考核打分。

（2）建立数据标准管理工具。在医疗卫生行业，有关疾病诊断、药品代码、手术名称等相关标准，各个医院使用的情况都不尽相同，可以搭建专门的数据标准管理平台，用来对不同层级的数据标准进行分类管理，并进行开发相应的映射工具，将各类标准进行映射管理，这将有助于在数据融合时进行值域的对码工作。

（3）建立闭环管理机制。从制定、分析、整合、验证、试行到发布制定各个阶段的实施计划，发布元数据战略，定义各个阶段的人员工作分配与结果验收的实施方法。

（4）培养人员意识。当数据治理的参与人员与数据的使用人员能够从治理工作中获利，治理元数据的价值才得以体现，也会让更多的管理人员意识到元数据治理的重要性，但这并不容易实现。一方面数据治理的价值需要一定时间周期才能间接得以体现，另一方面元数据的管理工作往往不被重视。

10.2.6 医疗元数据检索

医疗元数据检索主要体现在商务智能、商业决策以及业务语义等场景上的应用，具有前端应用程序，并支持查询和获取，满足各类数据资产管理的需要。对医疗数据进行抽取、转换和分析，系统中存储的元数据数量足够大后，为了避免出现混乱和便于后续数据利用，通过编制数据资产目录，给出业务场景和数据资源的关联关系，降低理解系统数据的门槛。支持接受用户元数据检索服务请求后，通过搜索引擎，返回搜索结果给用户。在提高搜索速度、智能化处理搜索结果、用户检索界面的友好性基础上，保证较高的查全率和查准率。

检索方式可以分为以下几种。

（1）限定搜索范围。由于医疗机构中的业务范围广泛，内容较复杂，所以用户在搜索页面中即可限定搜索范围，限定方式可以为自由组合搜索条件。考虑到医院系统繁多，流程复杂，用户可限定搜索元数据来源机构，然后再将系统类型（HIS、LIS、PACS 等）设置为范围限定搜索关键词，让搜索更加准确。

（2）历史元数据实时检索。系统首次使用搜索功能时没有历史搜索记录，此后每次搜索时显示历史搜索。历史搜索是之前搜过的关键词集成的一个版块，点击任一关键词即可跳转到相应内容，因为大部分用户的喜好是固定的，搜索有一定的重复性，故通过选择先前的记录，进一步帮助用户节省时间，高效操作。因为历史搜索会越来越多，所以历史搜索版块应该有一个全部删除功能，用于清除历史搜索。

除此外还会有显示全部搜索记录按钮，因为版面限制导致当前放不下较多的历史搜索，只能展示部分搜索记录，剩余会隐藏，点击显示后，搜索记录全部显示。

（3）热门元数据实时搜索。根据已有的搜索数据，将当前搜索频次较高的关键词放入搜索界面下，便于大部分用户进行快捷选择。

（4）元数据非实时搜索。由于医疗数据量很大，这里需要模糊搜索功能。非实时搜索是指当用户输入关键词后点击搜索按钮才能得到搜索结果。

（5）智能显示搜索结果。元数据搜索支持模糊搜索，这里需要对搜索结果进行智能处理，匹配度越高的元数据越靠前显示。如果没有相应结果，就需要有无结果的提示。

（6）访问频次和数据量变化统计。以数据来源划分工作空间，在每个工作空间中管理数据，显示出数据访问频次排行与数据量统计。在访问频次排行中的每个数据均可查看详情，会对数据被访问频次进行统计，并以图表形式展示出访问频次的变化趋势。同样数据量统计下也会以图表形式显示出数据量的变化曲线图。

（7）数据重要程度标记。在工作空间中，以生命阶段分别显示各阶段里的数据，根据其访问频次较高的数据以及是否属于主业务流程（例如门诊、住院流程）来判定数据重要程度，并作出标记

10.3 医疗元数据治理应用

10.3.1 数据地图

随着院内就诊信息的累计以及信息系统的不断接入，报表日益增多，当需要了解这个业务所有报表整体的情况，以及有多少数据源和 ETL 过程组成，此时元数据管理工具的数据地图可以帮助获取想要的信息。数据地图展现功能可以通过可视化的方式，帮助掌握整个业务的情况，更好地观察整个业务流程的情况。

10.3.2 元数据分析

元数据分析是指在进行上层数据分析时能够对用到的各方数据进行可视化的展示（包括来源、表关联关系、中间处理过程）。例如，当医院需要上报某疾病的治愈率的时候，需要告知数据使用者计算该指标用到了哪些信息系统中的哪些数据表以及数据在抽取过程中经历了哪些规则校验和合并过程。元数据管理平台应该具有支撑元数据分析的能力，可以通过搭建数据集市来提高数据查询分析的效率。

10.3.3 血缘分析

数据血缘关系是指数据在产生、处理、流转到消亡过程中，数据之间形成的一种类似于人类社会血缘关系的关系。在医疗系统中，庞大的数据每时每刻都在产生，这些数据经过各种加工组合、清洗、转换等操作，又会产生新的数据，这些数据之

间就存在着天然的联系，把这些联系称为数据血缘关系。数据血缘是指数据产生的链路。直白点说，就是这个数据是怎么来的，经过了哪些过程和阶段。用户选中表或字段，通过算法分析，将会给用户呈现出该表（或字段）的血缘关系，包含其来源、处理过程以及后续应用等相关表（或字段），给出相关表（或字段）的名称、位置、操作等信息，便于用户追溯数据的流转过程，为上层应用或学术分析提供依据。通过血缘分析，构建出完整的数据流通网，数据能被串联起来，构建血缘分析，能作为快速查询数据、数据维护、数据资产化的重要参考。

（1）表级血缘分析。数据血缘分析的最小单位是表，即分析出该数据是从哪些表流转而来，以及后续数据又流向哪些表的完整血缘关系。

（2）字段级血缘分析。数据血缘分析的最小单位为字段，需要分析到该数据经过了哪些字段之间的哪些操作，以及后续与哪些字段通过哪些操作生成了哪些新的字段（数据）的完整血缘关系。

10.3.4 影响度分析

通过数据流，以数据源为基准，分析每张表里，每个元数据与其他数据源中元数据之间的联系，可能存在一对多的关系，推断出该元数据的影响力，即该元数据可能影响到的其他数据，从而为保证元数据的一致性和正确性提供保障。

经过了数据溯源和数据血缘分析后，记录每个元数据在数据流通网上与其他元数据的关系，例如：父/子节点关系、引用关系、等同关系等，算法根据权重公式计算出该元数据的影响力，并列出所有与该元数据相关的其他元数据，以影响因子标注并描述元数据之间的关系亲密程度。

（1）元数据影响因子管理

元数据影响因子是标识元数据之间关系亲密程度的一个数据。对元数据之间的关系做一个权重分析，影响越深权重越大。根据元数据的血缘分析得到所有相关元数据，能根据权重算式计算出其与每一个相关元数据之间的影响因子。而在计算过程中可能存在问题（例如重复计算、无用元数据参与运算等），需要人工对影响因子进行管理修正。这里能显示出待分析元数据相关的所有元数据及其关系权重值，可以根据算式进行人工核算。

（2）元数据影响力排行

将不同机构来源的元数据以工作空间封装，并以工作空间作为单位，能对该工作空间内的元数据影响力进行排行，影响力越高排名越靠前。在排行榜中点击某一元数据，也可查看到其影响到的其他元数据信息。

10.3.5 变更管理

元数据会随着业务的改变而发生变化，这里根据相关业务订阅变更管理，尤其在监控上层数据流中的元数据，以规避对后续计算统计结果的影响。定时检测生产库中元数据的变化，且能通过影响分析查看该元数据变化后对上层应用的影响，并及时通知管理人员。对元数据的变更进行监控，查看明细信息，可随时监察，消除问题隐患，掌握数据资产的变化。

（1）元数据变更订阅

以订阅形式监控元数据变更情况。通过订阅查看明细信息，可随时监察，消除问题隐患，掌握数据资产的变化。元数据会随着业务的改变而发生变化，这里根据相关业务订阅变更管理，尤其在监控上层数据流中的元数据，以规避对后续计算统计结果的影响。

（2）元数据变更影响分析

元数据变更影响分析由元数据管理员完成，因此该功能需要元数据管理员权限才能使用。通过订阅将元数据变更请求发送给元数据管理员，元数据管理员对此次变更进行影响分析。管理员可参考展示出的该元数据的影响关系图，根据其中的影响因子分析元数据变更是否影响下游系统中的其他数据，如果有影响需要通知下游系统进行同步改造，反之则同意变更同步投产。

（3）下游同步改造

在元数据管理员依据元数据变更影响分析结果下达下游系统同步改造命令后，需要数据平台或下游系统管理人员根据实际情况判断是否需要同步改造。如果实际情况不需要下游系统同步改造，则直接将元数据变更同步投产，反之则组织相关下游系统同步改造并完成测试，然后再将元数据变更同步投产。

（4）元数据变更后比对

在完成元数据变更后对其进行对比，包含元数据及其所有下游数据的比对。比对结果将不同的地方标红方便阅读，也方便分析元数据变更是否合理。若变更合理，比对后元数据管理人员将变更发布，完成元数据变更的整个流程。

10.3.6 重要程度分析

通过统计元数据被关联或被其他系统／组件引用次数等方式，分析元数据的重要程度。被引用次数越多，说明该元数据越重要，则其价值越高。元数据重要程度分析对后续基于元数据分析的上层应用的价值导向有重要作用。

（1）元数据重要程度排行。在算法对元数据重要程度分析完成后，将不同来源的元数据以工作空间方式进行分类，并对该工作空间内的元数据进行重要程度排序。点击排行榜中的元数据，可看到该元数据被引用详情以及不同工作空间中的元数据重要程度排行。

（2）元数据被引用情况查询。根据提供的元数据搜索服务，输入元数据后可搜索出该元数据被引用情况：被引用次数、被哪些元数据引用、引用其它的元数据是否是重要元数据等。

10.4 医疗元数据治理活动

10.4.1 医疗元数据知识库

元数据知识库是指在数据治理过程中有意识地对元数据进行知识管理。在平台上搭建知识库管理模块，当某一厂商的数据源通过智能算法及人工核检统一其元数据表述后，将会以厂商为单位，分类分别保存和展示每个版本的元数据信息，包含原始元数据与通过算法识别和人工校验后统一的元数据信息。知识库不光可以用来支撑非结构化数据解析，更重要的是用来不断扩充知识储备，并结合相应的管理功能，使数据最快转化为知识，知识最大化转化为资产。

元数据知识库一方面可以作为医院内数据资产进行储存管理，另一方面也可以作为与相关标准文件进行映射时的数据资源。可以建立统一标准语料库，对一词多义进行统一标准。对数据自身进行"名、型、值"定义，并找出数据之间内在与外在间的关联关系，构建高效稳健的业务数据模型，实现业务数据元的标准化。通过长期的元数据管理，可以对同一厂商不同机构的系统的元数据、不同厂商的系统的元数据进行分析对比，起到互相补充的作用，对知识库中的元数据、标准语料、数据元、数据集等标准数据提供补充完善的依据。

10.4.2 元数据知识图谱

搭建元数据管理平台，从功能架构设计上一般会包含数据采集层、操作层、分析层、应用共享层。采集层负责从各个医疗机构的信息系统或者其他健康信息系统中抽取元数据。操作层可作为一个缓存区，既保留源数据的原始数据格式，又可进行元数据的映射服务，实现不同元数据的映射操作。在分析层，对元数据进行分析与查询、血缘分析、影响度分析等。应用层共享层开放统一规范的入口，对元数据的访问进行限制和访问，同时为其他应用程序提供数据服务。

基于以上的功能架构，会嵌入许多模型和数据标准，当这些标准通过实践验证而需要增、删、改操作时，将会面临很大的不便利。因此，需要提前建立标准的维护机制，方便后续的标准扩充与调整。基于知识图谱的技术的元数据管理机制，可以在语义表述和关联关系发挥优势。图谱可以方便地给出元数据的定义，包括概念、概念层次、属性、属性值类型、关系、关系定义域概念集以及关系值域概念集，还可以通过知识图谱结构的表达能力添加实体之间的约束关系，如上下层级关系、同义关系、近义关系、实例关系。借助于图谱已有的模式对齐、实体匹配与冲突检测算法，可以在语义层次对图谱进行维护，在此基础上实现自动的数据融合算法。

10.4.3 元数据生命周期管理

元数据生命周期管理是指在元数据的采集、识别、值域映射等操作，以及元数据的结构化和数据质量管理等核心步骤实现完整的监控管理。通过元数据管理平台将每个步骤设为一个任务节点，所有任务节点组在一起构成一条完整的监控链，通过监控链可查看每个任务执行过的步骤、跳过或未执行的步骤。在处理流程中，可以通过查看元数据生命周期中每个节点的进度进行管理。每个版本的元数据通过一条完整的元数据生命周期管理，保证元数据的一致性和连续性，避免元数据错乱。利用数据的生命周期管理完成对数据流向过程中的监控，把控数据流向的每一个过程，完成对数据处理过程的追溯。在进行元数据生命周期管理过程中所有对元数据的操作过程，包括元数据的导入和导出都将信息转换为使用标准元数据格式的 XML 文件。

10.4.4 治理结果评估

衡量元数据治理结果的好坏，可以通过验证治理前后对业务的影响程度来衡量。可以从查询数据的时间、数据的准确性、数据的完整性等方面来度量，同时还应从数据管理人员以及业务人员的切身体会出发，考虑元数据治理工作是否帮助他们减轻了工作量、他们是否接受制定的元数据标准和元数据的使用情况。

评估指标主要应采取定量指标如下。

（1）元数据的覆盖度。将原本应该进行治理的元数据量与实际纳入治理的元数据量进行比对，检验元数据治理工作在需求整理与数据采集融合时是否达标。

（2）元数据的质量。进行治理后的元数据，是否在属性定义、来源、规范约束等方面有清晰的说明，元数据质量是否可靠。

（3）元数据使用率。通过统计元数据管理平台元数据被访问的次数来衡量元数据的使用情况以及被接纳程度。

（4）管理的成熟度。根据能力成熟度模型（CMM-DMM）的成熟的评估方法，来衡量数据治理工具、平台和方法的成熟度，并将下一层级的成熟度作为优化目标来不断完善现有工具与方法手段。

第 11 章
医疗主数据管理

11.1　医疗主数据管理概述

11.1.1　医疗主数据

关于主数据（Master Data，MD）等定义，国家标准 GB/T 36073-2018《数据管理能力成熟度评估模型》中对主数据的定义是"主数据是组织中需要跨系统、跨部门进行共享的核心业务实体数据"。IBM 公司在其有关主数据管理的红皮书 *Master Data Management: Rapid Deployment Package for MDM* 中认为，所谓主数据是有关客户、供应商、产品和账户的企业关键信息。在该书中有观点将主数据定义为"表示'跟踪事物状态'的数据"。DAMA 在 2009 年发布的数据管理知识体系（*The DAMA Guide to the Data Management Body of Knowledge*）中，将主数据定义为关于业务实体的数据，这些实体为业务交易提供关联环境。业务规则通常规定了主数据格式和允许的取值范围。主数据是关于关键业务实体的权威的、最准确的数据，可用于建立交易数据的关联环境。主数据值被认为是"黄金"数据。

在区域医疗环境中，患者、居民信息分散在医院、社区等多个医疗机构中，普遍存在冗余和不一致的现象，这使得患者就诊时难以形成完整准确的信息视图，造成医疗资源的浪费和病人满意度的降低。而这些数据因为具有稳定、基础、通用的特点，被看作区域医疗行业的主数据。高效的主数据管理有助于降低成本、提高灵活性、降低风险。

综上，医疗主数据是指用来定义医疗业务对象的，具有持续性、非交易类的数据。主数据和元数据（Meta Data）是两个完全不同的概念。元数据是指表示数据的相关信息。医疗主数据是描述医疗核心业务实体的关键事实以及这些事实间的数据关系。当关键事实在多个业务系统中被反复用到，不同厂商的非标医疗信息系统会有不同的描述，或者在不同标准术语体系中也存在不同的实体表述，在多个这类医疗信息系统交互时，实际表述相同的实体会有不同的表述。状态属性组织机构的基础信息。医疗主数据相对交易数据，变化缓慢，属性相对稳定、且唯一识别。

11.1.2 医疗主数据管理

随着我国医院、区域医疗中心信息化建设的飞速发展。目前从三级到一级医疗机构均有信息系统的存在。其中,三甲医院的信息化建设更为完善。伴随医疗机构的发展,这些独立的医疗业务信息系统基本是按某个部门或业务功能逐步建立的,并由不同信息化软件提供商利用不同的开发工具和不同的技术架构实现。随着集成平台技术应用到了医疗机构,利用企业服务总线(ESB)等技术和工具,将各个业务模块按提供的服务内容整合在一起。集成平台解决了临床业务中各系统间交换数据并协调工作的问题,但在医疗机构的数据中心,或在区域的医疗数据中心,各机构间、各系统间数据打通、数据共享又成为了新的问题。伴随着信息化、大数据人工智能技术的深入推进,医疗数据的资产化成为日益明显的趋势。越来越多的医疗机构正在将数据考虑为医疗机构的数字资产。从数据资源利用的角度看,需要解决不同医疗机构多源异构系统数据一致性。将数据作为资产进行共享、协作对于医疗机构以及医疗、生物医药、医保等行业具有非常重要的意义。而"主数据管理"是医疗数据资产管理实践方式的重要切入方法之一。因此,在医疗信息系统间进行业务协同,以及在医疗数据资产形成过程中,均需要进行主数据管理。

在《数据资产管理实践白皮书(3.0)》中,主数据管理(Master Data Management,MDM)是一系列规则、应用和技术,用以协调和管理与企业的核心业务实体相关的系统记录数据。医疗主数据是医疗机构日常医疗临床业务和医疗管理活动中各种业务信息系统涉及的基础数据。其数据质量和可共享性直接影响医疗机构业务系统的应用效果。因此,针对医疗主数据的管理必须制定一套完备的流程、规则和可实施方案。医疗主数据管理总体架构见下图11-1所示。

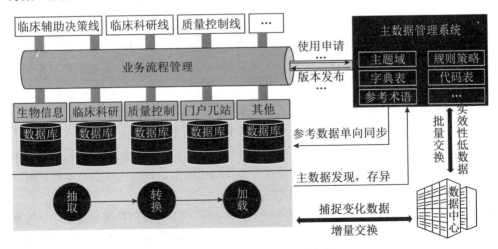

图 11-1 医疗主数据管理总体架构

医疗主数据的设计需与医疗业务信息系统基础数据存在于不同的系统中,需依据国家或行业相关术语标准，结合实际业务使用情况进行元数据建模，并建立对应值域模型及关联关系。

对于医疗机构或区域医疗数据中心，医疗主数据管理的关键活动包括：理解医疗主数据的整合需求，识别医疗主数据的来源，定义和维护数据整合架构，实施医疗主数据解决方案，定义和维护数据匹配规则，根据医疗业务规则和数据质量标准对收集到的主数据进行加工清理，建立主数据创建、变更流程的审批机制，实现各个医疗业务关联系统与主数据存储库数据同步以及主数据本身的维护。

从业务系统方面看，主数据管理通过对主数据值进行控制，使得医疗机构可以跨系统地使用一致的和共享的主数据，提供来自权威主数据源的一致的高质量主数据，降低成本和复杂度，进而支撑跨部门、跨系统数据融合应用。

从数据中心平台角度看，对于业务系统已经累积形成的多源异构数据资源，需建立主数据映射机制，通过治理形成高质量数据资产，进而支撑数据资源的二次利用和深度挖掘。

11.1.3 医疗主数据管理的重要性

在利用基于医院或区域平台数据进行临床科研和人工智能应用建模开发的过程中，即使在患者数量足够的情况下，数据的可用性依然存在问题。如区域数据来源于多家医院，每家医院病人用的身份标识不一样，病人基础信息也会有差异。需要通过统一标识来统一病人的主数据，并关联病人在不同医院的就诊记录。另外，每家医院的健康档案的数据结构、疾病、检验、症状的名称也有差异。如果希望做统一元数据管理，不仅涉及医疗信息系统设计问题，也涉及医学语言的表达能力以及专科之间的差异问题。可见，依然存在数据完整性不够、数据精度不够、数据一致性不够、数据准确性不够等问题。最重要的原因就是缺乏统一的主数据管理机制。

因此，主数据管理在医疗机构信息化战略及数据资产战略中均处于核心地位，处于基础支撑地位，确保业务应用系统数据的一致性和准确性。主数据管理有如下三方面重要性。

（1）消除信息孤岛，提升数据处理效率：各业务部门对于业务数据定义不一样，不同版本的数据不一致，一个核心业务主体有多个版本的信息，需要投入大量人力成本、时间成本去整理和统一。医疗信息系统、数据中心间数据横向、纵向交互需求逐渐增加，通过主数据管理，实现业务数据动态映射，减少人工整理数据的时间和工作量，实现各业务信息达到数据规范共享。

（2）消除数据冗余，推动标准化进程：不同医疗业务部门按照自身需求获取数据，容易造成数据重复存储，形成数据冗余。而主数据打通各业务信息系统链条，统一数据语言，统一数据标准，实现数据共享，最大化消除了数据冗余。通过主数据管理，实现业务信息系统信息编码标准的高度唯一性，为标准化数据中心奠定基础，为标准化数据接入及数据应用创造先决条件。

（3）数据管理革新，提高医疗机构数据战略协同力：通过主数据的一次建立、多次引用，避免一个主数据在多个部门或信息系统重复建立。实现数据冗余的"源头"治理管理。数据作为医疗机构内部经营分析、决策支撑的基础，实现主数据统一后，有助于打通部门、信息系统壁垒，实现数据集成与共享，提高医疗机构整体的数据战略协同力。

11.2 医疗主数据管理内容

首先从医疗、管理和研究等部门应用的角度出发，依据现行的国家和地方的数据标准，如《疾病分类与代码》（GB/T 14396-2016）、《国家基本医疗保险、工伤保险和生育保险药品目录（2017年版）》（人社部2017年第15号文）、《医疗器械分类目录》（2017年104号公告）等，建立地方医疗机构的主数据基础体系。

平台建立主数据管理系统，根据每一个接入数据源的具体字段的数据特点，建立和维护该数据源字段的主数据，并依据主数据对数据进行批量清洗。从各数据来源的数据实际情况来看，各数据来源同一个字段的主数据是不尽相同的，是不断发展变化的，依靠各来源机构来提供并且持续地更新主数据规范是不现实的。所以在数据清洗的过程中，实际上包括了从来源的数据中提取、维护主数据规范和依据主数据规范对于数据清洗两部分内容。

所以当一个不符合现行主数据规范的数据被发现后，有两种可能性。一是主数据规范发生了变化，二是数据本身出现了错误。当确认是数据本身错误时，希望尽可能地去纠正、挽救这个错误的数据而不是简单地丢弃。

各数据源的主数据融合过程是一个建立映射关系的过程。平台根据主数据基础体系建立平台主数据的基础，再将各数据源的主数据映射到平台主数据。融合过程中对于无法直接映射的主数据字段，平台会保留该数据源的主数据，并加入平台主数据中的一部分。

主数据管理功能包括数据标准、标准数据元管理、标准数据元值域管理、主数据提取与维护以及主数据融合。主数据融合过程遵从"求同存异"的理念。

主数据管理标准体系是主数据管理工作的重中之重，主数据管理保障体系为主数据管理保驾护航，主数据管理工具确保主数据管理有效落地。

11.2.1 医疗主数据管理标准化体系

主数据管理标准体系是主数据管理工作的重中之重，通过主数据标准化，才能为实现医疗各医疗机构部门和系统间的数据集成和共享，打通机构横向产业链和纵向管控奠定数据基础。

主数据标准管理体系包含业务标准（编码规则、分类规则、描述规则等）、主数据模型标准。主数据标准管理体系在建设梳理的过程中，一般会衍生出一套代码体系表或称主数据资产目录。

主数据业务标准是对主数据业务含义的统一解释及要求，包括主数据来源、主数据的管理级次、统一管理的基础数据项、数据项在相关业务环境中产生过程的描述及含义解释、数据之间的制约关系、数据产生过程中所要遵循的业务规则。主数据业务规则包含主数据各数据项的编码规范、分类规则、描述规则等。

（1）编码规则：主数据代码的编码规则。例如，物料代码采取采用"1"开头的 8 位无含义数字流水码。

（2）分类规则：依据相关业务环境和管理需求形成分类规则。例如，物料分类根据物料的自然属性及所包括范围的大小，将物料分为大、中、小三类。

（3）描述规则：又称命名规范。例如，物料描述规则具体物料描述规则的定义，主要解决物料描述的规范化问题。

主数据模型标准包含主数据逻辑模型和主数据物理模型。

（1）主数据逻辑模型：将高级的业务概念以主数据实体／属性及其关系的形态在逻辑层面上更详细地表达出来，主要的表现形式是实体关系图（ERD）。

（2）主数据管理模型又称主数据的存储结构表。业务在应用环境中对数据的统一技术要求，包括对数据长度、数据类型、数据格式、数据的缺省值、可否为空的定义、索引、约束关系等设计要素，保证数据模型中设计的结果能够真正落地到某个具体的数据库当中，并提供了系统初始设计所需要的基础元素，以及相关元素之间的关系。

主数据代码体系表在某些领域内，又称主数据资产目录。是描述企事业单位信息化建设过程中所使用的主数据代码种类、各类主数据代码名称、代码属性（分类、明细、规则等）、采（参）标号及代码建设情况的汇总表，是企业主数据代码查询和应用的依据，同时也是主数据代码的全局性和指导性文件。主数据代码体系表主要结合了企业的经营管理特点，服务于企业信息化建设，主要包括两部分内容，第一是企业信息代码体系表的框架结构以及分类，第二是所有分类下的信息代码标准明细以及建设情况。

11.2.2 医疗主数据管理保障体系

医疗主数据管理需要有合适的管理保障体系保驾护航。通过主数据管理组织确定主数据管理理念、目标和任务，协调解决主数据管理相关的重大问题。主数据管理组织协调业务条线职能部门，通过配套主数据相关制度、流程、应用管理和评价为主数据管理提供组织保障。医疗主数据管理保障体系包括主数据管理组织、制度、流程、应用及评价五部分。

1）医疗主数据管理组织

医疗主数据管理组织主要包括医疗机构内各类主数据的管理组织架构、运营模式、角色与职责规划,通过组织体系规划建立明确的医疗主数据管理机构和组织体系，落实各级业务部门的职责和可持续的主数据管理组织与人员。典型的医疗主数据管理组织主要包含决策层、管理层、执行层三层组织架构。

（1）决策层：设立医疗主数据领导小组，一般由区域医疗机构或医院信息化、数字化领导小组成员组成，对主数据标准化工作进行统一规划确定指导思想、目标和任务，协调解决标准化相关的重大问题。

（2）管理层：在领导小组的统一领导下，按照"归口统筹，分工负责"的原则，与各业务部门、技术部门设立主数据联合工作组。主数据管理层，负责主数据标准化的统一规划、综合管理，负责监督、检查、统一发布的主数据标准，负责标准的培训、宣贯等工作。业务部门负责主数据标准的需求收集、标准制定、标准审核、应用情况监督、检查等工作；技术组部门负责日常运维和技术支持，负责提出主数据标准制修订的技术方案，负责标准在各业务系统中的应用和贯标。

（3）执行层：包括区域医疗机构或医院专职及兼职主数据管理员组成。负责主数据在本单位的贯彻落实、应用检查工作；负责本单位主数据需求的收集、审核、提报工作；负责本单位主数据的培训、宣贯和日常维护等工作。

2）医疗主数据管理制度

医疗主数据管理制度规定了主数据管理工作的内容、程序、章程及方法，是医疗主数据管理人员的行为规范和准则，主要包含各种管理办法、规范、细则、手册等。可参考的主数据管理制度主要包含《主数据管理办法》《主数据标准规范》《主数据维护细则》。

3）医疗主数据管理流程

医疗主数据管理流程是提升主数据质量的重要保障，通过梳理数据维护及管理流程，建立符合医疗机构实际应用的管理流程，保证主数据标准规范得到有效执行，实现主数据的持续性长效治理。主数据管理流程可以以管理制度的方式存在，也可以直接嵌入主数据管理工具中。

医疗主数据管理流程主要包含以下三个方面的内容。

（1）医疗主数据业务管理流程：对医疗主数据的申请、校验、审核、发布、变更、冻结、归档等进行全生命周期管理，满足医疗主数据在医疗机构各业务系统深入应用的不同管理需求。

（2）医疗主数据标准管理流程：通过对医疗主数据标准的分析、制定、审核、发布、应用与反馈等流程进行设计，保证医疗主数据标准的科学、有效、适用。

（3）医疗主数据质量管理流程：对医疗主数据的创建、变更、冻结、归档等业务过程进行质量管理，设计数据质量评价体系，实现数据质量的量化考核，保障医疗主数据的安全、可靠。

4）医疗主数据应用管理

医疗主数据应用管理是保障主数据落地和数据质量非常重要的一环。医疗主数据应用主要包含三部分内容，即明确医疗主数据管理要求、实施有效的医疗主数据管理、强化保障服务。

（1）明确医疗主数据管理要求

制定医疗主数据应用管理制度规范，对医疗主数据的业务应用范围、业务应用规则、业务管理要求和考核标准做出明确规定，并以此为依据，对医疗主数据业务应用进行有效管理。

①业务应用范围：每一类医疗主数据都要有适用范围的规定，具体医疗业务应用时必须按照适用范围来执行，对应用中出现的不适用的情况要有应对机制。

②业务应用规则：包括医疗业务数据同步规则、代码映射、归并和转换规则、异常处理规则等，对代码映射、归并和转换规则，要有相应的原数据定义和记录。

③业务管理要求：包括管理岗位和职责、管理流程、管理指标和考核要求。

④业务考核标准：规定医疗主数据业务应用考核标准，包括覆盖度、准确度、及时性、有效性、安全性等。

（2）实施有效管理

医疗主数据应用点多、面广、线长，管理难度很大，要实施有效管理，就必须要有健全的制度和可行的手段，在关键控制节点实施重点管理。

①加强宣讲和引导，通过医疗业务主管部门落实好管理职责，要分工明确， 责任到人，强化岗位责任制和考核管理，不能有管理死角。

②对医疗信息系统或区域医疗数据平台建设项目实施医疗主数据专项评审，确保医疗信息系统或区域医疗数据平台在主数据应用方面符合管理要求。

③实施医疗主数据核验，对医疗业务环节涉及的主数据进行全面核查，确保医疗主数据在业务环节被有效使用，如有违规，就进行必要的处罚。

（3）强化服务保障

依靠便捷、可靠的医疗主数据服务为医疗主数据业务应用提供保障，包括医疗主数据查询、主数据同步、主数据申请和主数据调用。医疗机构需将医疗主数据服务深入到医疗相关业务流程，从业务端发起请求，驱动医疗主数据管理和服务，形成管理和应用的有机协同。

5）医疗主数据管理评价

医疗主数据管理评价用来评估及考核医疗主数据相关责任人职责的履行情况及医疗数据管理标准和医疗数据政策的执行情况，通过建立定性或定量的医疗主数据管理评价考核指标，加强医疗机构对医疗主数据管理相关责任、标准与政策执行的掌控能力。

医疗主数据管理评价指标从管理标准、数据认责和数据政策三个角度考虑，由决策层共同确定，定义一系列的衡量指标和规则，一方面落实和检查医疗主数据的应用情况，另一方面考察和评估医疗主数据管理、主数据标准、主数据质量的执行情况。

为了进一步保障医疗主数据管理工具成功实施和有效运行，必须做到组织、职能、责任、人员的四落实。制定涉及主数据管理的各个环节、组织、人员的一套绩效考核办法，明确各组织部门的职责与分工。考核参考指标如表 11-1 所示。

表 11-1　医疗主数据管理评价考核参考指标

序号	考核方向	技术指标	衡量标准
1	及时性	及时率	满足时间要求的医疗数据项总数 / 总数据项数
2	真实性和准确性	数据真实率	医疗数据中失真记录总数 / 数据总记录数
		有效值比率	超出值域的异常值记录总数 / 总记录数
		流转过程失真率	医疗数据传输失真记录总数 / 总记录数
		重复数据比率	重复记录数 / 总记录数
5	一致性	外键无对应主键的记录比率	外键无对应主键的记录总数 / 总记录数
		医疗主数据一致率	一致的医疗主数据总数 / 医疗主数据总数
6	完整性	字段的空值率	空值记录总数 / 总记录数
		信息完备率	能够获取的指标数 / 总需求指标数

11.2.3　医疗主数据管理成熟度

根据主数据管理实施的复杂程度，参照 Jill Dyche 和 Evan Levy 在 *Five Levels of Maturity for Master Data Management* 的观点，大体可以把主数据管理分为五个层次，从低到高反映医疗主数据管理的不同成熟度。下面简单介绍一下这五个层次。

（1）Level 0：没有实施任何主数据管理

在 Level 0 的情况下，意味着医疗机构的各个业务系统之间没有任何的数据共享，整个医疗机构没有数据定义元素存在。比如，一个医疗机构有很多医疗临床业务服务系统，这些系统的服务项由多个独立的业务系统来处理，各个系统独立处理服务项数据并拥有自己独立的服务项列表，各个系统之间不共享服务业务数据。在 Level 0 的情况下，每个独立的应用负责管理和维护自己的关键数据（比如医疗服务项列表、患者信息等），各个系统间不共享这些信息，这些数据是不连通的。

（2）Level 1：提供列表

无论医疗机构大还是小，列表管理是我们常用的一种方式。在医疗机构内部，会通过手工方式维护一个逻辑或物理的列表。当各个异构的系统和用户需要某些数据的时候，就可以索取该列表了。对于这个列表的维护，包括数据添加、删除、更新以及冲突处理，都是由各个部门的工作人员通过一系列的讨论和会议进行处理的。业务规则是用来反映价值的一致性，当业务规则发生改变或者出现类似的情况时，这样高度手工管理的流程容易发生错误。由于列表管理是通过手工管理的，其列表维护的质量取决于谁参加了变更管理流程，一旦某人缺席，将会影响列表的维护。

MDM Level 1 与 MDM Level 0 的不同就是，各个医疗机构部门虽然还是独立维护各自的关键数据，但会通过列表管理维护一个松散的主数据列表，能够向其他各个部门提供其需要的数据。在 MDM Level 1 中，数据变更决定以及数据变更操作都是由人来决定的，因此，只有人完成数据变更决定后才会变更数据。在实际情况中，虽然数据变更流程有严格的规定，但是由于缺乏集中的、基于规则的数据管理，当数据量比较大时，数据维护的成本会变得很高，效率也会变得很低。当主数据，比如患者信息、医疗服务项目目录信息等数量比较少时，列表管理的方式是可行的，但是当医疗服务项目或患者列表出现爆炸式增长以后，列表管理的变更流程将变得困难起来。MDM Level 1 依赖于人的协作。在医疗机构范围内实现患者或医疗服务项目列表就如同维护不同部门之间人们的关系一样。如果医疗服务项目存在层次或分组，列表将很难提供，并且通常在 Level 1 因为过于复杂难以被管理。

（3）Level 2：同等访问

同等访问如通过接口的方式，各个医疗业务系统与主数据主机之间直接互联。MDM Level 2 与 MDM Level 1 相比，引入了对主数据的（自动）管理。通过建立数据标准，定义对存储在中央知识库中详细数据的访问和共享，为各个系统间共享使用数据提供了严密的支持。中央知识库通常会被称为"主数据主机（Master Data Host）"。这个知识库可以是一个数据库或者一个应用系统，通过在线的方式支持数据的访问和共享。

创建、读取、更新和删除（CRUD）是处理基本功能的典型编程术语。即便在 MDM 中，CRUD 处理也是基本功能。你的数据库如果仅仅支持 CRUD 处理并不意味着你实现了 MDM。MDM Level 2 引入了"同等访问"（peer-based access），也就是说一个应用可以调用另一个应用来更新或刷新需要的数据。当 CRUD 处理规则定义完成后，MDM Level 2 需要客户或"同等"应用格式化请求（和数据），以便和 MDM 知识库保持一致。MDM 知识库提供集中的数据存储和供应（provisioning）。在这个阶段，规则管理、数据质量和变更管理必须在企业范围内作为附加功能定制构建。

比如，一个数据库或一个业务系统对外部系统提供数据访问功能。当一个外部应用（比如 HIS 系统）需要增加一个患者，这个外部系统将提交一个事务，请求数据所有者增加一个患者条目。主数据主机将增加数据并告知外部系统。CRUD 处理方式比纸上办公有了很大提高，其是基于会话的数据管理。在 MDM Level 1，数据变更是基于手工的方式。在 MDM Level 2， 数据变更是自动完成的—通过由具体技术实现的标准流程，允许多应用系统修改数据。MDM Level 2 可以支持不同的应用使用和变更单一、共享的数据知识库。MDM Level 2 需要每个同等应用理解基本的业务规则以便访问主列表、与主列表进行交互。因此，每个同等应用必须正确恰当地创建、增加、更新和删除数据。授权应用/业务系统有责任坚持数据管理原则和约束。

（4）Level 3：集中总线处理

MDM Level 2 的主数据主机上存储的数据还是按照各个系统分开存储的，没有真正地整合在一起。与 MDM Level 2 相比，MDM Level 3 打破了各个独立应用/业务系统的组织边界，使用各个临床业务系统都能接受的数据标准统一建立和维护主数据。

集中处理意味着为 MDM 构建了一个通用的、基于目标构建的平台。大多数医疗机构发现 MDM 正在挑战它们现有的 IT 架构：他们拥有太多的独立平台处理主数据。MDM Level 3 集中数据访问、控制跨不同应用和系统使用数据。这极大地降低了应用数据访问的复杂性，大大简化了面向数据规则的管理，使 MDM 比一个分散环境具有更多的功能和特点。医疗机构主数据面临一致性的挑战。数据在不同的地方存在，数据所代表的含义也是不同的，数据的规则在各个系统之间也是不一样的。集中 MDM 处理——通过一个公共的平台作为一个总线（HUB）——说明一个共识，从多个系统整合主题域数据，意味着使用集中、标准化的方法转换异构操作数据，不管其在源系统中是什么样子，都会被整合起来。在 MDM Level 3，公司对主题域内容采用集中管理的方式。这意味着应用系统，作为消费者或使用主数据，拥有一个共识就是数据是主题数据内容的映像，打破了各个独立应用的组织边界。MDM Level 3 支持分布主参考数据的存在。

MDM 的核心之一就是保证所有系统都能接受数据表示的唯一公认方法。这有点类似于语言翻译，通过其他语言的翻译，英语已经成为全球性的语言。在 MDM Level 3，一个公司可以让任意两个系统共享数据和说对方的语言。MDM Level 3 还降低了等同访问的复杂性，"消费"应用不再需要支持系统定位和操作逻辑，任何与源系统数据相关的分布式细节都会被 MDM 总线集中处理。在 MDM Level 3 自动数据标准意味着建立目标数据值表示和通过必要的步骤提供精确的主数据值捕获。在所有的分类中，从 MDM Level 3 开始第一次支持一致性的企业数据视图，数据质量规则在这里进行数据清洗和错误纠正。

（5）Level 4：业务规则和政策支持

一旦数据从多个数据源整合在一起，主题域视图超越单独的业务应用并表现为一个视图，你将获得事实的单一版本。当事实的单一版本已经能够提供出来时，来自业务主管和执行人员的必然反应经常是"证明它"。MDM Level 4 可以保证主数据反映一个医疗机构业务规则和流程，并证实其正确性。MDM Level 4 通过引入主数据来支持规则，并对 MDM 总线以及其它外部业务系统进行完整性检查。由于多数医疗机构系统相对比较复杂，影响业务数据访问和操作的规则以及策略（rules and policies）相对也比较复杂。假定任何一个单一系统可以包含并管理与主参考数据相关的各种类型的规则是不切实际的。因此，如果一个 MDM 总线真正打算提供医疗机构范围内数据的精确性，工作流和流程整合的支持是必不可少的。

举例来说，在一个医院内，需要多个业务应用来支持一个病人的护理。一个单一的住院（visit）可能包括入院、房间和床位分配、监控设备、化验、身体检查以及其他程序等。一旦一个患者准备离开医院，出院流程需要确保和这个患者相关的所有活动、资源都被结清。MDM 技术在召集多个业务应用系统一起保证患者辨识方面是十分有效的，处理是正确的。虽然患者辨识很重要，业务规则整合同样重要。

临床系统依靠一系列的业务流程和数据规则来辨别所有显著的患者详细资料。这包括返回所有基于病房的资源（监护设备、床位等）以得到有用的详细目录，当患者要出院时分解其所有的费用。MDM 保证当患者 A 出院时，正确的房间和设备放入到该患者 A 的详细目录中，而不是正在门诊就诊的同名患者 A。

MDM 系统必须不仅支持基于规则的整合，还要能够整合外部的工作流。这些规则可能包括通过总线与临床系统交互或等待另一个系统或者人（有权限做出改变的人）审批。通过一个 MDM 总线，规则定义可以不仅局限在逻辑上，还可以依赖于其他系统的输入。当然，协调和审计数据意味着可以回退其他系统（或业务流程）来保证数据变化经过严格的审批，这样错误可以被发现并且事务在需要的时候可以被回滚。MDM Level 4 提出对规则和策略扩展性的支持。通过总线以一个灵活可持续的方式支持任何面向业务的规则集合这很重要。

比如，如果一个商店经理更新一个产品的价格，总线系统需要能够和一个可信系统（比如，商品管理系统）进行协商以便使规则生效。详细规则将支持另一个系统中存在产品价格的变更—总线需要能够理解能够处理和批准变更的权限系统或方法。这些规则可能涉及复杂性或隐私限制，禁止它们直接在总线上存在。在 MDM Level 4，一个企业可以支持一套步骤或任务，在一个特殊的创建、读取、更新和删除任务被允许之前这些步骤或任务必须遵守。工作流自动化经常用来支持发生在总线上的事件或活动的授权。但是变更管理远远不仅仅是工作流：它可以包括基于逻辑的流程和基于人的决策。变更管理的存在可以支持动态业务，允许变更。集中数据定义和标准化在 MDM Level 2 就已经引入，与 MDM Level 4 的集中规则管理相比，相对简单。业务流程越复杂、业务流程越多，对总线的需求就越多，以便对针对共同数据的跨职能、异构规则进行更好地支持。重要的是 MDM Level 4 支持集中规则管理，但是规则本身和相关的处理是可以分开的。即，MDM 总线需要保证规则是集中应用的，即便这个规则是在总线外居住的。

（6）Level 5：机构数据集中

在 MDM Level 5，总线和相关的主数据被集成到独立的业务应用中。主数据和业务应用数据之间没有明显的分隔，它们是一体的。当主数据记录详细资料被修改后，所有应用的相关数据元素都将被更新。这意味着所有的患者服务应用和源系统访问的是相同的数据实例。这本质上是一个闭环的 MDM：所有的业务应用系统通过统一管理的主数据集成在一起。在这个级别，所有在系统看起来都是事实的同一个版本。操作应用系统和 MDM 内容是同步的，所以当变更发生时，操作应用系统都将更新。在那些熟悉的 MDM 架构风格中，持久总线架构，当一个总线更新所有的操作应用系统将体现这种变更，形成改变的直接操作视图。在注册环境中，当数据更新时，总线将通过 Web 服务连接相关系统应用事务更新。因此，MDM Level 5 提供一个集成的，同步的架构，当一个有权限的系统更新一个数据值时，机构内所有的系统将反映这个变更。系统更新完数据值后不要单选其他系统中相应值的更新：MDM 将使这种更新变得透明。

从 MDM Level 4 到 MDM Level 5 意味着 MDM 功能性不是在一个应用内被特殊设计或编码的。这还意味着主数据传播和供应不需要源系统专门的开发或支持。所有的临床业务应用清楚地知道它们并不拥有或控制主数据。它们仅仅使用数据来支持它们自己的功能和流程。由于 MDM 总线和支持的 IT 基础架构，所有的业务应用可以访问主参考数据。一个医疗机构或区域平台在完成 MDM Level 5 后将使它们所有的应用连在一起——既包括操作的也包括分析的——所有访问主数据是透明的。MDM Level 5 是把数据概念作为一种 service 来实现，保证了一个一致的主数据主题域医疗机构映像，并移走了主数据的最后一个障碍：统一采用数据定义、授权使用和变更传播。

11.3　医疗主数据管理实践

11.3.1　概述

医疗主数据管理是一个复杂的系统工程，涉及国家、区域卫生健康管理与各级医院等多个领域多个规范和不同版本标准。因此，主数据管理，既需要做好顶层设计，又需要解决好统一标准、统一流程、统一管理体系等问题；同时也要解决好数据采集、清洗、归一和集成应用等相关问题。

各级卫生行政管理部门、医疗机构、健康服务机构在长期服务过程中积累了大量的健康医疗数据。通过医疗信息化的互联互通、医联工程等，一些城市在卫健委或大数据局、医疗机构主导下完成了大部分医院和健康服务机构原始数据的采集和汇聚工作，但汇聚来的数据依然存在数据结构、形态、标准、存储格式的不统一问题，未能汇集成高质量的可直接使用的健康医疗大数据资源，难以进行有效的管理和二次利用。相关政府部门 / 企业管理者、医务工作者、研究者、患者等使用者或数据消费者均希望进行健康医疗数据的资源整合。通过对现有数据进行有效的治理，建立统一的标准和规范。运用人工智能技术，对采集和汇聚的医疗卫生机构数据进行深度治理，将医学文本数据通过归一化、结构化、标准化成为高价值的医学数据资产，并建立统一的健康医疗大数据基础模型，提升数据质量及可用性，对医院管理、临床诊疗、教学、科研以及相关领域进行赋能。

城市级医疗大数据治理的核心目标是提升数据质量、增加数据作为医疗卫生机构资产的信任度和使用率、指导基于数据进行管理、临床决策。为此，在医疗数据上，需要按照健康医疗领域的相关国家数据标准、省市地方标准构建统一的健康医疗数据资源标准规范体系，建设数据治理相关标准规范；提供健康医疗数据资源清洗加工服务，加强数据比对，开展数据粗加工、精加工，推进数据的组合、关联、分析和可视化等提供程序化数据治理服务；构建健康医疗数据资源共享开放体系实现健康医疗数据跨区域、跨层级、跨机构/部门、跨领域的数据安全共享和开放；提升数据服务能力，依托标准化、高质量数据支撑，充分释放健康医疗大数据的应用价值，为医学科研、辅助诊断、趋势风险分析等业务提供强有力的数据支撑服务。

医疗健康大数据的治理中重要的一环是主数据的识别处理。医疗主数据建设应该立足于医疗卫生行业现行标准，使主数据更加有权威性，更容易和行业内不同机构的主数据对接。医疗系统中的主数据主要分为医疗服务域和业务运营域两个信息域。主数据领域分类及标准举例见下表 11-2，其中医疗服务域主数据覆盖诊前、诊中、诊后的诊疗全过程，而管理运营域覆盖医院的人事、财务、物资及项目管理过程。在医院价值链的各个环节中，主数据会被多个环节调用。其中患者信息会贯穿于诊前、诊中、诊后全过程。挂号资源主数据主要在预约阶段被调用，疾病主数据主要在诊断过程中被调用，缴费阶段会调用检查、检验、手术操作等多个主数据，同时会使用财务相关主数据，而耗材主数据除了应用于物资管理领域，也会在诊疗过程中被调用。

表 11-2　医疗主要数据领域分类与属性

主数据领域分类	主数据属性
人口学信息	患者：就诊卡编码、患者名称、婚姻状况、民族、地址、宗教、性别、职业分类、国籍、医保状况、健康状况、家庭关系
	雇员：个人编码、姓名、婚姻状况、民族、宗教、家庭关系、联系方式、地址、性别、证件类型、专业技术职务、学历代码、所学专业代码
疾病	疾病编码、疾病名称
治疗	治疗项目名称、治疗项目编码、治疗项目类别、治疗执行要求
护理	护理项目编码、护理项目名称、护理级别、护理操作、护理类别
药物	药品类别、药品毒性、化学药品分类、中成药分类、药剂类型、药品规格、计量单位、用药途径、OCT 标识、药品贵重性、药品产地类别、用药频次
手术与操作	手术编码、手术名称、麻醉方式、切口愈合等级、手术/操作编码
实验室检验	检验类型、检验项目、检验计算项目、标本类型、采血方式、标本状态、标本加急标识、检验结果代码、受检方式、采血部位
检查	检查编码、检查名称、类型、结果
输血	血型、RH 因子指标、输血品种、输血反应标识
营养膳食	饮食编码、饮食名称、饮食种类
挂号资源	使用模式、号码类型
床位资源	病床代码、号码类型
组织机构	卫生机构代码、科室代码、病区代码、定岗数、定编人员
财务信息	会计科目、病人收费类别、住院部收费项目、门急诊收费项目、挂号收费项目、医保收费项目
固定资产	固定资产编码、固定资产名称、固定资产用途、地点位置、规格型号、折旧方式、原值、净值、减值、管理部门、使用部门、使用时间、使用状态
耗材	耗材编码、耗材名称、高值耗材、规格方法、质量层级、计量检验

续表

主数据领域分类	主数据属性
仓库	仓库编码、仓库名称
供应商	供应商编码、供应商名称、供应商分类、供应商资质、供应商地址、供应商付款信息
项目	项目编码、项目名称、项目类别、项目状态

实际应用中，各个来源的主数据都不尽相同。所以需要融合各业务系统主数据形成平台主数据。各业务系统的主数据"大同小异"，平台需要"求同存异"，合并相同的主数据取值，对于不同的主数据取值建立映射，建立新的平台主数据取值。实践中，可以采用深度学习模型实现主数据映射，计算向量相似度并自动选取最佳匹配。这个方法仅需少量人工确认，可以达到比较高的准确率。在数据质量管理中，利用质量探针对治理后的高质量数据进行正确性、完整性、自洽性、合理性和时效性的动态监测。如图 11-2。

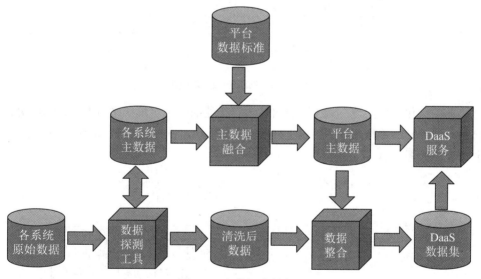

图 11-2 主数据融合过程

主数据是有生命周期的。当其他系统接入的主数据发生变化时，相应的数据平台的主数据也要调整。其调整的过程和主数据融合的流程一致，也采用"求同存异"的理念和方法。基于人工智能等技术手段可以加速主数据提取、融合与维护过程。在大多数情况下，人工只需要确认机器做的事情是否正确，这将提高工作效率，动态持续形成高质量医疗数据资产，从而为更广泛的数据协作与数据应用提供基础。

11.3.2 主数据提取与数据治理实践

根据数据源数据字段的数据分布，确定主数据规范（类型，取值范围）。比如一个医院来源编码是一个文本输入，但是每一位是一个数字，可以使用正则表达式

（regular expression）甚至一个自定义函数（UDF）来规范输入数据。

　　根据医疗主数据规范的设置，处理该字段的数据，找到不符合主数据规范的数据，并显示。对于这些不符合规范的数据，系统内置清洗规则，尽可能地挽回数据而不是简单地放弃错误数据。比如在某来源的字段中，日期的规范是类似"1970-05-18"，但是实际处理时发现了"1970/5/18""5/18/70"等数据。系统建立日期的清洗规则，将这些不符合规范的数据自动修正。如图 11-3。

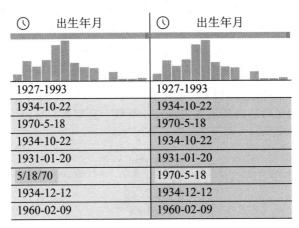

🕐 出生年月	🕐 出生年月
1927-1993	1927-1993
1934-10-22	1934-10-22
1970-5-18	1970-5-18
1934-10-22	1934-10-22
1931-01-20	1931-01-20
5/18/70	1970-5-18
1934-12-12	1934-12-12
1960-02-09	1960-02-09

图 11-3　数据清洗 - 自动识别

　　非结构化数据治理：对于一些自然语言描述的医学字段（比如主诉、现病史、体格检查等），系统从这些字段里提取相应的症状、检查、用药、治疗等关键信息。整个流程如图 11-4 所示。

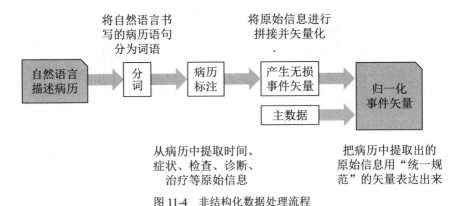

图 11-4　非结构化数据处理流程

　　利用深度学习中的循环神经网络（Recurrent Neural Network，RNN）处理分词和病历标注。循环神经网络能很好地利用前后数据之间的关联关系，所以成功地运用在大量 NLP 的工作中，实现信息分析和理解。

　　图 11-4 为原始医疗文本数据通过 NLP 进行结构化、标准化数据输出示例。可见，"偏瘦"依据 ICD 10 R Code 被标准化表述为：营养缺乏。通过结构化、标准化治

理可以加速医学研究数据采集、数据分析、处理效率。

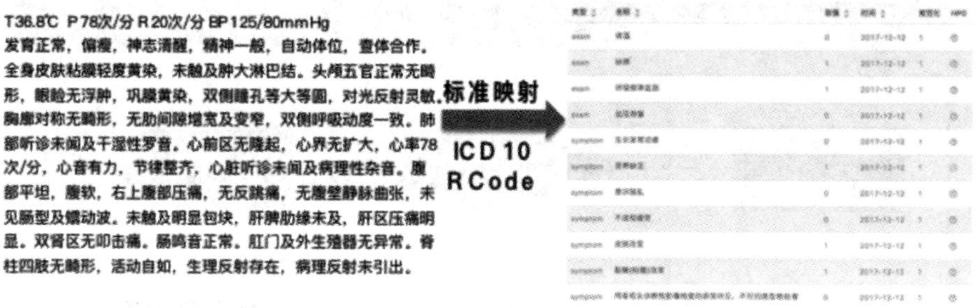

图 11-4　原始电子病历文本数据结构化、标准化输出示例

11.3.3　主数据融合实践

国家、区域、省市医疗机构的主数据是"大同小异"的。针对这个特点，系统采用一个"求同存异"的主数据融合过程。简单来讲，将可以合并的取值进行合并，将不能合并的取值都保留，力争在融合过程中不产生信息损失。下面以疾病名为例介绍具体的步骤。

● 系统根据国家、区域、省市健康医疗数据标准中的疾病标准（疾病名称和编码）作为疾病主数据的起始。

● 对于某个医疗机构的一个疾病名主数据，系统在国家、区域、省市疾病主数据中查找完全一样的疾病名。如果找到则建立机构疾病名、疾病编码主数据到国家、区域、省市疾病名、疾病编码主数据之间的映射。（求同）

● 如果没有找到，系统会利用模型从国家、区域、省市疾病主数据中找到语义类似的疾病名，经过确认是完全一致后建立机构疾病名、疾病编码主数据到国家、区域、省市疾病名、疾病编码主数据之间的映射。（求同）

● 如果仍然没有找到，或者找到的语义类似的疾病名意义不完全一样，系统在国家、区域、省市疾病主数据中新增加这个机构的疾病名的取值，并建立相应的映射。（存异）

主数据融合的结果，会产生一些冗余的结构，甚至在某些子层级上，会出现扁平和层级结构并存的现象，这就需要医学专家、信息化专家等依据"医疗健康数据标准"来进行调整。主数据融合过程如图 11-5 所示。

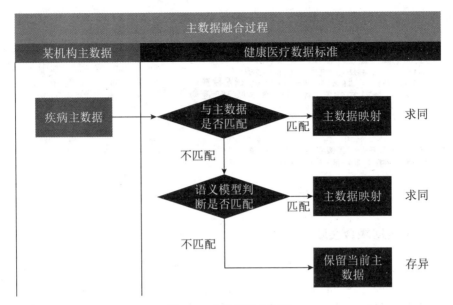

图 11-5　主数据融合过程

12.1　医学术语与知识图谱概述

12.1.1　医学术语与知识图谱基本概念

牛津词典对于术语（term）的定义是：在特定语言系统或研究领域中，用于描述一个事物或概念的词或短语。对于医学领域概念的描述则为医学术语。统一、明确、规范的医学术语可以辅助多来源、多类型的医学数据整合，对实现医疗的数字化、信息化，进行高效的医疗信息与资源共享起着重要作用。

知识图谱这一概念是 2012 年由谷歌（Google）提出的，他们认为知识图谱是一种由节点、边组成的有向图，节点表示真实世界的实体，边连接两个实体，表示两个实体间的关系。在此之前，语义网、本体在知识组织和知识表达方面为后续知识图谱奠定了部分理论和方法的基础，使计算机更好地理解和表示人类的知识。按领域可将知识图谱分为通用知识图谱和领域知识图谱。医学知识图谱是一种重要的领域知识图谱。

常与术语和知识图谱混用的概念是本体。万维网联盟（World Wide Web Consortium，W3C）将本体论定义为用于描述和表示知识领域的术语。本体是一个数据模型，它表示一组概念以及一个域中这些概念之间的关系。Lisa Ehrlinger 提出知识图谱与本体和知识库本质上是相同的，知识图谱与本体的表示方式都是可以基于点、边及 RDF 三元组。本体更注重实体的形式化表示，通常会基于标准的分类法（taxonomy），也会包含一些公理、规则、约束。医学术语通常更关注概念的受控、规范、统一表示和描述，而知识图谱通常是真实世界实体及其关系的图描述。知识图谱的常用表示形式是三元组，在逻辑上可将知识图谱分为模式层（schema）和数据层，数据层基于模式层定义的语义模型进行数据填充。本体的内涵与知识图谱的模式层更为接近。医学术语的作用是为了方便医学数据的整合和交换，采用统一、规范的表达，常见的包括国际疾病分类法（International Classification of Disease）。可以说医学术语是医学知识图谱的重要组成部分，也是医学数据整合的基础，而知识图谱是数据整合的结果。它们都包含的关键部分是各类医学表述，通常也包含同义词和层级关系。医学术语和医学知识图谱是在不同阶段根据不同应用目的产生的，但目前很多文献对于医学术语、知识图谱、本体等概念混用，有些常用的知识组织系统也没有特别明确的区分界限，如系统化临床医学术语集（The Systematized Nomenclature of Human and Veterinary Medicine Clinical Terms，SNOMED CT）名为术语集，但大部分研究者将其划分为知识图谱，因为其具有丰富的语义关系，具有医学术语和医学知识图谱的双重特性。在下文中，我们不会对医学术语和知识图谱做特别明确的区分。

12.1.2 医学术语与知识图谱应用价值

医学知识图谱是医学与知识工程、知识表示、人工智能、大数据等技术的结合，其强大的知识整合能力及专业、规范和良好的知识表示可以整合医学词典、医学标准、电子病历等数据，为医学数据交换、知识问答和临床决策支持等提供底层支撑。

术语及知识图谱可以为医学领域的数据交换提供数据基础。以 ICD-10 为例，ICD-10 规范了临床的疾病分类和描述，对每个患者的疾病诊断赋予特定的疾病分类编码，ICD 被广泛地应用于临床研究、医疗结局监测、卫生事业管理以及卫生资源配置等多个方面，对医疗健康服务体系有着深远和广泛的影响。这对于规范疾病分类，促进信息交换发挥了重要的作用。医学术语和知识图谱可以辅助医学领域知识表达在内容和形式上的规范和统一，实现医学资源的交换、数据分析及管理分配。

医学知识图谱可以应用于医学知识问答系统。医学知识较其他领域相比专业性更高，非专业人士很难通过自主理解大量资源文档，并精准地找到相关问题的答案。因此，基于医学知识图谱的问答可以帮助患者更加快捷、便利地获得问题的答案，适用于医学知识科普、智能导诊、自诊等领域。虽然问答系统是知识图谱的典型应用，但医学知识图谱与问答系统的融合也同时是目前极具挑战性的研究方向。我国医疗问答系统起步较晚，但国内已有不少科技公司在市面上推出自主研发的医疗问答系统。左医科技推出的"左手医生"微信小程序利用医学知识图谱、医疗交互式对话等技术，通过对话机器人为患者提供常规医疗问题如疾病自我诊断、药物推荐等的答疑解惑。药物推荐是基于循证医学的原则，结合患者的具体患病情况与医学专业知识，推荐适合的用药方案。知识图谱能够清晰准确地表达疾病与症状、疾病与药物等医学概念之间的关系，基于知识图谱的用药推荐等应用与其他人工智能方法相比，能够取得更好的效果。

知识图谱也是人工智能的基础，为机器的智能化提供丰富完善的数据库。临床决策支持（Clinical Decision Support，CDS）是人工智能在临床的运用，CDS 利用知识图谱中系统全面的医学知识和患者的病情信息，从辅助诊断、治疗方案推荐、用药推荐及合理用药监测等方面为临床医务人员提供决策支持。医学知识图谱中包含丰富的医学知识，可以为 CDS 系统的推荐结果提供可解释的依据。

12.1.3　国内外医学术语与知识图谱研究现状和难点

医学知识内容复杂、分散，医学术语多样、易混，医学数据质量参差不齐，因此医学知识图谱的构建难度与其他领域的知识图谱相比难度更大。由于国外医学知识图谱研究启动时间更早，医学术语相关成果数量规模大、领域涉及相对较多、应用也较为成熟。国内的医学知识图谱研究需要在数量、质量、标准化程度和分级应用等方面持续改进和提升。从当前国内外研究看，医学知识图谱构建过程中的知识抽取、实体对齐和知识图谱的存储等研究仍面临一些问题和难点。

（1）医学命名实体识别难点

知识抽取是知识图谱构建的基础，通常包括命名实体识别、关系抽取和事件抽取。医学知识图谱构建主要关注命名实体识别和关系抽取。命名实体识别是从文本中识别具有特定意义的实体（如：疾病、症状、解剖部位等），通常包括实体类别判断和实体边界识别。由于医学领域的实体特殊性，医学命名实体识别难度更大。首先医学领域的实体数量和类别多；其次医学实体一般比较长，待识别的长实体由许多修饰词或包含多个名词实体，导致实体的边界难以识别。此外，医学名词存在大量的同义词替换、缩写以及一词多义现象，加大了确定实体类别的难度。在医学领域中，实体嵌套的现象非常常见，绝大部分医学实体中会存在实体嵌套，如何更有效地识别实体嵌套是医学命名识别实体领域必须面对且具有重要意义的问题。输入一个句子，通过实体识别和关系抽取联合模型，直接得到有关系的实体三元组。这可以克服实体识别模块的错误引起的错误传播，重视两个子任务之间存在的关系，使信息抽取任务完成得更加准确高效，但同时也可能会有更复杂的结构，因此如何用更简单的结构实现实体识别和实体关系抽取的结合是未来的研究重点。

（2）医学关系抽取难点

关系抽取是从文本中获取知识图谱三元组。医学知识图谱关系抽取的难点也包括实体键的嵌套。关系抽取常用的方法包括：基于模板的关系抽取、基于特征工程的关系抽取、基于核函数的关系抽取和基于深度学习的关系抽取。由于基于特征工程的关系抽取需要复杂的特征工程，越来越多的学者采用深度学习方法进行关系的抽取。由于医学知识本身的复杂性，医学领域语料库的建设更为复杂，因此医学领域语料库通常较小，于是远程监督方法被提出，可以解决这个问题。同样，远程监督也有缺点，远程监督方法会形成错误标签引入大量噪声，影响模型效果。未来可以着重解决远程监督中的错误标签问题，使用远程监督方法可以省去人工标注数据的工作。在知识图谱构建中，实体识别通常与关系抽取分开进行，但实际上实体识别和关系抽取任务之间存在较为显著的关联，因此不少研究者研究实体识别、关系抽取的联合学习方法。但现有的联合学习方法存在一些问题，如无法很好地解决一个实体存在于多个三元组中的重叠嵌套问题，但是联合学习方法可以充分利用实体与关系之间的交互信息，且普遍证明比单独的实体识别或关系抽取方法更有效，因此应该着力提升联合学习方法中识别重叠嵌套关系的能力。

（3）医学实体对齐难点

实体对齐是判断真实世界中的同一对象的不同实例的过程，如果多个实体表征的是同一个对象，则这些实体形成对等关系，对于实体的不同属性及关系也进行融合。目前将实体对齐应用于医学领域的研究文章较少。医学知识的表现方式复杂多样，且医学实体存在较多同义词、缩略语，因此保证医学实体对齐的精确性难度更大，但医学是涉及人的生命健康的学科，在实际应用中需要保证各项数据的准确度，在医疗领域实现实体对齐这项工作的开展非常艰难。此外，医疗数据量十分庞大，专家标注的标签数据是有限的，少样本学习或零样本学习已经在计算机视觉中取得了比较不错的成绩，因此将小样本学习和零样本学习应用于医学知识图谱对齐具有较大潜力也有重要意义。此外，随着信息化和全球化的发展，多语种医学知识图谱间的实体对齐也将可能是未来的研究重点。

（4）知识图谱存储难点

知识图谱的存储主要分为两类：基于关系型数据库的存储和基于原生图数据库的存储。基于关系型数据库的存储方法可以充分利用关系型数据库本身的存储和优化功能，但这种方法会因数据的多样产生大量的离群数据，导致数据集的宏观结构复杂，而原生图数据库存储可以直接表示知识图谱的结构，更加接近人脑对客观事物的记忆方式，其次易于扩展、易于时应变换、易于复杂关系逻辑查询、多跳查询计算复杂度低等优势，基于原生图数据库的存储逐渐成为主流。但由于医学实体间的关系复杂度更高，基于原生图数据库存储的知识图谱在复杂关系的表示和可视化方面仍需更加深入地研究。此外，为了分析和利用存储在不同医疗机构中的知识图谱数据，数据的分布式存储也是亟待解决的问题。

12.2　现有常用医学术语与知识图谱

12.2.1　一体化医学语言系统

一体化医学语言系统（Unified Medical Language System，UMLS）是由美国国立医学图书馆（National Library of Medicine）研发的生物医学领域的医学知识图谱。UMLS 整合了上百部生物医学领域的本体、主题词表、分类表、标准术语表，可以辅助计算机识别同一概念的不同表达形式，从而促进计算机"理解"用户提问并实现系统和数据间的互操作。

UMLS 包括超级叙词表、语义网络、专家词典和词汇工具三部分。超级叙词表中包括了生物医学领域词表的概念、术语、语义关系内容。语义网络为超级叙词表中的概念提供统一的组织与分类，其中的语义类型用于对超级叙词表中所有概念进行统一分类，其中的语义关系用于揭示语义类型之间的关系。专家词典和词汇工具主要用于支持超级叙词表的建立与维护。

UMLS 的超级叙词表是一个非常庞大的术语库，整合了多种类型的医学术语，如 MeSH、 ICD、SNOMED CT 等。超级叙词表以概念（concept）为中心整合来源于不同词表但内涵相同的词或短语。2021AA 版的超级叙词表整合了 200 多部词表，包含了 444 万个概念和 1610 万个概念名称，涉及了 25 种语言，涵盖了丰富的主题领域，包括医学综合、基因及基因组学、解剖学、临床医学、药物及检验检查等。

UMLS 的语义网络由语义类型、语义关系两部分组成，语义类型是对生物医学领域概念更为宽泛的分类，如有机体、解剖结构、生物学功能、化学物质等。语义类型用于超级叙词表中所有概念的统一分类，每个概念至少有一个语义类型分类，目前 UMLS 中共有 127 种具有层级关系的语义类型。语义关系是一组定义语义类型之间的关系集合，UMLS 语义网络中共有 54 种语义关系，包括了等级关系（is a）和相关关系。相关关系也是具有层级关系的，可以分为 5 大类：物理上相关、空间上相关、功能上相关、时间上相关和概念上相关。

专家词典本质上是一个生物医学英文词汇，收录了各种常用英文词典中的常用生物医学术语，术语条目记录了术语的基本形式、词类、术语的变化规则与拼写信息。词汇工具是一组基于专家词典和词汇处理规则的工具集，有助于处理英文中的动词时态、形容词比较级、名词单复数等变化，包括了原型化工具、词索引生成器和词变体生成器。

12.2.2 SNOMED CT

SNOMED CT 是由美国病理学会编著并出版的医学术语集，包含了身体结构、临床发现、操作、有机体、药物 / 生物制品等 19 个大的分类，目前发布的最新版本包括 35 万余条概念。SNOMED CT 为医学场景下的临床习惯用语提供标准化的临床表达，可以满足临床信息系统的检索、数据分析、交互与共享，能够应用于决策支持、统计报表、人口健康监测、公共卫生监督、卫生经济研究等多个方面。

SNOMED CT 的核心构成是概念表、描述表和关系表。概念表基于 19 个大类并按照层级结构组织。SNOMED CT 中的概念通过完全指定名称（Fully Specified Name，FSN）表示，FSN 由概念名称加概念的语义类型组成，每一个概念的结尾都会在括号内标识出概念的语义类型，从而区分在不同语义环境下的不同含义。SNOMED CT 中的一个概念可能涉及多个概念描述，描述表是概念表中概念的字符串表达构成的集合，是临床概念的术语表示形式，共包括 3 种类型：FSN、优选术语（Preferred Term）和同义词（Synonym）。以心肌梗死为例，它的 FSN 是 myocardial infarction（disorder），优选术语 myocardial infarction（disorder）和 myocardial infarction 两种表现形式，同义词包括 heart attack、infarction of heart 等多个表现形式。

SNOMED CT 通过关系表连接两个不同的概念，形成具有内在语义关联的短句，揭示两个概念之间的关系从而表达临床信息。语义关联一方面可以用来组织概念，另一方面也可以构成灵活多样的复杂概念表达方式，对概念的内涵进行揭示。目前包括了 116 万条关系，涉及层级关系（is a）和 50 多种属性关系。在 SNOMED CT 中同一个概念可能有多个上位概念。属性关系对概念的内涵进行揭示，如在下文中。发现部位（finding site）这个关系连接了肾病（kidney disease）和肾脏结构（kidney structure）："kidney disease" finding site "kidney structure"。

12.2.3 人类疾病本体

人类疾病本体（Disease Ontology，DO）最初于 2003 年在 Northwestern 大学启动，是 Nugene 计划的一部分，建设目的是提供一个与人类疾病相关的生物医学开源本体，以促进各种疾病及相关健康状况向其他医学知识图谱 / 本体的映射。DO 中包括了人类的大部分常见疾病和罕见病。与 UMLS 和 SNOMED CT 相比，DO 不涉及多种医学或临床主题，而是更聚焦于疾病概念本身。DO 数据的组织形式是有向无环图，通过与 MeSH、ICD、美国癌症中心分类词汇汇编（NCI's thesaurus，NCIt）、SNOMED CT、在线人类孟德尔遗传数据库术语（Online Mendelian Inheritance in Man，OMIM）等词表的术语的映射，与这些词表中的 46000 条疾病和医学术语建立语义关联。DO 共包括 8 个疾病大类，分别是传染病、解剖实体疾病、细胞增生疾病、精神健康疾病、代谢性疾病、基因疾病、身体异常和综合征，目前共有 9069 个疾病概念分布于上述 8 个大类中。

12.2.4 中文一体化医学语言系统

中文一体化医学语言系统（Chinese Unified Medical Language System，CUMLS）由中国医学科学院医学信息研究所研发。CUMLS 通过建立自然语言 - 主题语言 - 分类语言一体化体系并关联整合了多类型医学词表，形成了多元化的医学术语系统。CUMLS 主要由医学词表、CUMLS 语义网络、构建工具和平台几部分构成。医学词表涵盖了 20 多个生物医学领域内的主题词表、分类表、术语表和医学关键词语料库，共收录了医学概念 15 万条，医学术语 100 万条。CUMLS 的语义网络参照 UMLS 的语义网络结合中国传统医学及中文表达习惯扩充了其中的语义类型和语义关系。CUMLS 的语义类型为医学词表中的概念提供统一的分类，语义类型共分为 2 大类：实体和事件，并以此形成了层级结构。CUMLS 语义关系是对语义类型间关系的揭示，包括等级关系（is a）和相关关系两部分。其中相关关系又分为 5 大类，与 UMLS 相同。CUMLS 通过语义关系建立语义类型间的关联，语义类型为概念提供统一的分类，因此 CUMLS 语义网络实现了对概念之间的语义关系的多角度描述。CUMLS 构建工具包括同义词识别工具、语义相似度计算工具和主题分类自动映射工具和主题词 / 副主题词自动匹配工具等。此外 CUMLS 包括了加工平台和发布平台，与 CUMLS 构建工具一起为医学词表的构建、维护和发布提供保障。

12.2.5　中医药语言系统（TCMLS）

中医药语言系统（Traditional Chinese Medicine Language System，TCMLS）是由中国中医科学院中医药信息研究所研发的。TCMLS 利用本体论思想，参照 UMLS 的结构体系，结合中医药学科特点建立了计算机可理解的集成系统，为中医药的术语规范化和标准化以及计算机自动处理中医药知识提供数据基础。TCMLS 主要由基础词库和语义网络两部分构成。基础词库是核心组成部分，涵盖了 30 万个中医药学科系统及相关联学科的专业且受控的术语，形成 12 万余个概念。TCMLS 同样基于UMLS 语义网络构建了适用于中医药学场景的语义类型与语义关系。TCMLS 目前包括 128 种语义类型，分为实体与事件，主要用于基础词库中中医药概念的统一分类组织。TCMLS 的语义关系包括层级关系（is a）和相关关系，共 58 种，与语义类型一起对 TCMLS 的概念组织，形成了横向（相关）和纵向（层级）的关联的语义网络。

12.3　医学知识图谱构建

知识图谱本质上是一种结构化的知识表示形式，旨在利用图结构建模、识别和推断事物之间的复杂关联关系和沉淀领域知识。本节首先梳理知识图谱的主要技术体系，并简介常用的知识图谱构建工具，进而阐述医学知识图谱的一般构建流程。

12.3.1　知识图谱技术体系

知识图谱技术具有典型的领域交叉特征，涉及人工智能、机器学习、自然语言处理、计算机视觉、数据库、互联网信息获取等多学科领域。知识图谱技术体系涵盖了数据来源、数据采集、图谱构建、智能服务和业务应用等多个层面，其关键技术要素可以细分为表示、存储、抽取、融合、推理、问答和分析等维度。

（1）知识图谱的表示

知识表示（Knowledge Representation，KR）是用易于计算机处理的方式来描述人脑知识的方法。在人工智能领域，将符号表示和神经网络方法结合是知识表示的重要发展方向，也是知识图谱构建的重要基础。

知识图谱的符号表示方法是指采用图的方式描述和表达知识，在不同应用场景下，可以利用不同表达能力的图表示方法对知识进行建模，最常用的数据模型是有向标记图（Directed Labeled Graph），包括属性图（Property Graph）和 RDF 图。以RDF 图模型为例，知识图谱最基本的知识表示单元是三元组，一个三元组代表了对客观世界某个逻辑事实的陈述，包含（Subject，Predicate，Object）三个部分，即主语、谓语和宾语。当三元组无法满足语义表示需要时，例如涉及复杂语义关系的医学本体构建，则需要用到 OWL 等本体描述语言。

知识图谱的向量表示方法为图谱中的每一个实体和关系学习一个向量表示，可以刻画隐含不明确的知识，并利用向量、矩阵或张量之间的计算，实现高效的推理。当前有许多模型利用主谓宾三元组结构学习知识图谱中实体和关系的向量表示。以 TransE 模型为例，给定一个三元组 <h,r,t>，其中 h 代表 head，即主语（Subject），r 代表 relation，即关系谓词，t 代表 tail，即宾语（Object），如果该三元组代表的事实是客观存在的，则三者的向量表示应满足加法关系。

$$\vec{h}+\vec{r}=\vec{t}$$

（2）知识图谱存储与查询

知识图谱实践中一项基础工作是搭建图数据库并建立知识图谱查询引擎。知识图谱的存储需考虑知识的结构、图的特点、索引和查询优化等问题。知识图谱存储引擎分为基于关系数据库的存储和基于原生图的存储，其中基于关系数据库的图谱存储有多种实现方式，例如基于三元组表、属性表、垂直划分表、全索引结构等；基于原生图数据库的知识图谱存储则利用图的结构特征建立微索引，将相邻关系表示成邻接关系表，在此基础上建立索引，优化图上的查询，相比关系数据库的全局索引，微索引的查询复杂度较低，仅正比于相邻子图的大小。在涉及复杂关联查询和多跳的场景中，图数据库在高性能关系查询上有显著性能优势；同时，在无法预先定义明确的 Schema 或需要融合多源数据时，图数据库具有更好的灵活性和适应性；此外，图数据库易于扩展外接图算法计算引擎，以应对复杂图分析需求，如子图匹配、图结构学习、基于图的推荐计算等。

（3）知识抽取

知识图谱的构建多依赖已有的结构化数据，通过映射到预先定义的 Schema 或本体来快速地冷启动，再利用自动化的知识抽取技术，从半结构化数据、文本及图片中提取结构化信息来补全知识图谱。常见的文本知识抽取关键技术包括命名实体识别、关系抽取、属性补全、概念抽取、事件抽取等。

● **实体识别**的目标是从文本中识别出代表实体的边界，并判断其类别，例如人物、地点、机构、时间等。常用实体识别方法包括基于规则的词典匹配法、规则匹配法以及基于统计的机器学习算法，例如 HMM 模型、CRF 模型、深度神经网络模型等。

● **实体关系抽取**旨在从文本中提取实体关系三元组，通常用于知识图谱的补全。实体关系抽取方法包括基于模板的关系抽取、基于有监督机器学习（特征工程）的关系抽取、基于核函数的关系抽取、基于递归神经网络、卷积神经网络、循环神经网络等深度学习模型的关系抽取。由于深度学习模型需要大量标注数据，有研究提出了半监督的关系抽取方法，如基于远程监督的关系抽取、基于 Bootstrapping 的关系抽取等。由于实体识别和关系抽取任务之间常存在显著关联，也可以对实体和关系进行联合抽取以减少误差传播。

● **属性补全**是指对实体的属性及属性值进行补全。属性补全方法包括抽取式补全和生成式补全，其中，抽取式方法通过抽取输入文本中的字词，组成预测的属性值，该方法要求预测的属性值在输入侧出现过，有一定可解释性；生成式方法则基于端到端的序列生成模型直接生成属性值，预测的属性值缺少可解释性。

● 概念是人类认识世界过程中，对感知事物的共同本质特点进行抽象、概括地表达，人们通过概念来认知同类实体。概念知识包含了概念与概念之间的 subClassof 关系，概念与实体之间的 isA 关系。常用**概念抽取**方法包括基于模板的概念抽取、基于百科的概念抽取及基于机器学习的序列标注等方法。

● 事件是指发生在某个特定时间点或时间段、某个特定地域范围内，由一个或多个角色参与的一个或多个动作组成的事情或状态的改变。**事件抽取**是从给定的事件描述文本中，预测带有特定事件类型的触发词以及具有指定角色的事件要素，即事件的发现和分类，以及事件要素的抽取。事件抽取方法包括基于模式匹配的事件抽取和基于机器学习的事件抽取，后者通常将事件抽取作为多分类问题进行建模。

（4）知识融合

知识图谱构建及应用过程中存在知识异构性问题，包括本体异构性和实例的异构性。知识融合是解决知识异构性问题的关键途径，其目标是将不同的知识图谱融合为一致、简洁、统一的形式，利用数据融合技术将多个来源数据中的实体或概念映射到统一的命名空间中，通过映射的方式建立异构的实例或本体之间的关联，从而提升知识图谱的数据操作效率。

知识融合包含本体概念和实体两个层面的知识融合，即本体匹配和实体对齐。本体匹配也称为本体映射、本体对齐，常用方法包括基于术语匹配的本体对齐、基于结构特征的本体层融合以及基于知识分块的大规模本体匹配等；实体对齐也称为实例匹配、实体消解，侧重于发现指代知识图谱中相同对象的不同实例，实体对齐方法包括基于等价关系推理、基于相似度的方法，以及基于表示学习的实体对齐方法，其中基于表示学习的方法核心思想是将知识图谱中的实体和关系映射成低维空间向量，直接计算实体间相似度。常用知识融合工具有 Silk、OpenEA、EAKit 等。

（5）知识推理

知识推理的目标是利用图谱中已经存在的关联关系或事实来推断未知的关系或事实。知识推理可以实现链接预测、补全缺失属性、检测错误描述和识别语义冲突，以提升图谱质量等。在查询问答、推荐计算、语言理解、视觉问答等包含深度语义理解的任务中都会涉及推理的过程。常见的推理有演绎、归纳、溯因、类比等形式。当前，知识图谱推理的主流方法包括基于符号逻辑的方法和基于表示学习的方法，其中前者具备可解释性，但不易于处理隐含和不确定的知识；后者的推理效率高且能表征隐含知识，但缺少可解释性。将符号逻辑与表示学习相互补充，是感知和认知进一步融合的未来发展趋势之一。

（6）知识问答

一个完善的人机交互知识问答系统需要具备自然语言理解的能力，以及基于知识库进行知识表示与推理的能力。根据答案来源的形式不同，可以将问答系统分为知识图谱问答、表格问答、文本问答、社区问答及视觉问答等类型，其中知识图谱问答以结构化的知识库作为问答语料，相比于文本，结构化的知识图谱能提供更加精准的答案，并依据实体关联关系扩展相关答案。知识图谱问答的一种实现思路是将一个自然语句解析成一个结构化逻辑查询语句，再对知识图谱进行查询匹配以获取答案；另一种思路是基于检索排序，根据问句特征将查询问答转化为对知识图谱中的候选实体进行打分排序的问题，通常先对问句进行实体和关系识别，锁定问题的主题实体，进而在知识图谱中寻找候选答案，最后通过排序机制对候选答案进行排序。深度神经网络方法也被引入知识问答，以改进语义解析技术或重构检索排序。

（7）图算法与知识分析

知识图谱作为一种基于图结构的数据，可以利用各种图挖掘与分析算法对其进行深度挖掘和分析，常用方法包括基于图论的算法，如最短路径搜索、子图识别、中心度分析等，以及图嵌入、图神经网络等图表示学习方法。许多实际应用场景中采用知识图谱与图神经网络进行叠加的分析策略，例如对话生成、推荐系统等。

12.3.2　知识图谱构建常用工具

知识图谱构建的关键步骤包括知识建模、知识获取和知识存储，本节将介绍知识图谱构建场景中各阶段的常用工具。

（1）知识建模工具

知识库系统中通常包含海量的实体和关系。在知识获取阶段获得的大量非结构化数据可以通过知识建模将其转换为结构化数据，使其易于被计算机读取、处理及存储。知识建模可以帮助理解整个知识库系统的工作机制，包括实体之间的连接方式，知识表示的模式、知识存储的结构等，并利用知识库系统协同工作。常用知识建模工具包括手动建模和半自动化建模工具，前者通常支持用户操作图形界面完成知识建模，后者基于程序语言，针对源数据进行批量建模。本节以最常用的 Protégé 工具为例介绍知识建模过程。

Protégé 是斯坦福大学发布的一款由 Java 语言编写的开源本体建模和编辑工具，支持 Web 版本和 PC 版本，使用 OWL 语言对知识进行表示。Protégé 可以用于类建模、实体编辑、模型处理以及模型交换，主要支持 Protégé-Frames 及 Protégé-OWL 两种方式的本体建模，是少数支持中文本体建模的工具之一。利用 Protégé 构建本体是一个迭代过程：首先构建一个简单的本体概念，之后不断迭代扩充其中的细节，并对不合理的地方进行修正，构建好的本体可以导出为 RDF 或 OWL 等多种格式。Protégé 本体构建的一般流程如下。

① 确定本体的领域和范围

构建本体之前，首先要确定本体覆盖范围，明确本体的领域、用途、数据应用场景、后期维护方式等问题。

②已有本体重用

开发基于本体的新系统时，重用已有本体有利于新系统与其他已有成熟本体的系统进行对接。Protégé 支持多种格式本体文件的导入和导出，可以基于已有本体环境快速创建新本体。

③列举本体中的关键项

构建本体时，将本体中的关键重要概念及其关键信息（属性、描述等）列举出来，便于本体构建者和使用者理解。

④确定类和类的结构

类的定义方法包括自顶向下、自底向上以及二者结合，其中应用最多的是自顶向下定义，即从最抽象的概念开始定义，逐渐细化；自底向上的方法则从最细致的叶节点开始定义，对概念逐渐归类并抽象，最终形成整个结构；在二者结合定义中，可以先找到最明显的概念，同时对其进行泛化和细化。

⑤确定类的属性

定义了类之后，需要定义每个类内部的数据结构，除了类名这一简单标识符外，还需明确组成类的不同属性。使用 Protégé 构建本体时，可以通过以下划分方式对类的属性进行分类。

● 类的内部属性：通常与实体同时生成且一般不可修改。

● 类的外部属性：类的后天属性，通常可修改。

● 类的部分属性：如果某个实体是结构化的，那么它也可以拥有物理上以及逻辑上的"部分"，例如计算机类的部分属性可以包括 CPU、硬盘和内存等。

● 与其他个体的关系：与类相关的属性应尽可能置于抽象程度高的类中，使得其子类可以继承。

⑥确定属性的特点

不同属性的描述方式也不同，如某些属性可以拥有多个值，某些属性必须为字符串类型等，Protégé 可以为数据属性添加特点（数据类型）。

⑦创建实例

在 Protégé 中重复迭代完善本体中的类以及属性信息后，就可以创建结构化本体中的实例，定义一个个体实例的步骤如下。

● 为实例选择一个类

● 创建一个该类的实例

● 为实例填充属性值

除了 Protégé，还有很多本体建模工具，例如基于 GraphQL 的图数据平台 Apollo、OntoStudio、OntoFox、Semantic Turkey、Chimaera 等。选择本体建模工具时需要结合具体应用场景，同时考虑其是否有可视化用户界面、是否支持分布式构建和存储、是否支持推理、是否被持续维护等因素。

（2）知识抽取工具

国内外代表性的知识抽取工具有斯坦福大学研发的 DeepDive 系统、卡耐基·梅隆大学研发的 Nell 系统、华盛顿大学研发的基于开放域的关系抽取工具 TextRunner 和 Reverb，以及由清华大学自然语言处理实验室开源的关系抽取工具 OpenNRE 等。其中，OpenNRE 是一个基于 Tensorflow 的神经网络关系抽取工具，利用包含实体对的句子信息，基于句子级注意力机制解决远程监督的错误标注问题，支持候选实体对间的多关系抽取。

OpenNRE 将关系抽取的工作流划分为向量化（Embedding）、编码器（Encoder）、选择器（Selector）和分类器（Classifier）等四个部分，其中每个部分有多种方法可供选择。例如，编码器包括 PCNN、CNN、RNN 以及 Bidirection RNN 等四种模型，而选择器则包括 Attention、Maximum 和 Average 等三种选择机制，在实现阶段可以根据需要指定具体模型。

利用 OpenNRE 工具训练关系抽取模型时，需要提供训练数据、测试数据、词向量数据，以及关系 -ID 对应数据。其中，训练数据和测试数据为列表形式，每一条数据包含句子、实体对、关系，同时句子和标点之间由空格隔开；词向量数据用于初始化网络中的词向量，每行包括一个字词和通过词向量模型得到的字词向量；关系 -ID 数据为字典形式，每行为一个关系及对应的唯一 ID，以保证在模型训练和测试时一个 ID 对应唯一的关系，同时保证关系为 NA（不包含任何关系）的 ID 永远为 0。

OpenNRE 在向量化阶段结合了词向量和位置向量，将句子和实体位置转换成分布式表示形式，通过指定的编码器对句子进行非线性变换，得到句子的特征向量，再通过不同的选择机制调节句子的权重贡献，最后使用 Softmax 作为损失函数输出关系抽取结果。该工具能够有效改善远程监督学习得到的关系数据噪声问题。

（3）知识存储工具

知识图谱最直观的知识表达方式是图模型，本节主要介绍基于图数据库的知识存储工具。图数据库强调数据之间的关联关系，基于图的数据建模方式具有更好的可扩展性，能够直接在物理层同时存储关系和数据，从而实现更快捷的访问数据节点和关系操作。根据数据库趋势网站 DB-ENGINES 的统计显示，自 2014 年起至今，图数据库的关注度遥遥领先其他类型的数据库，其中最热门的图数据库包括 Neo4j、Microsoft Azure Cosmos DB、Orient DB、ArangoDB 等。

Neo4j 是一款由 Java 和 Scala 语言编写的原生图数据库，发布于 2007 年，分为社区版本和商业版本，后者包含备份、分布式、容灾等企业级服务支持。Neo4j 的主要特性如下。

①支持大图遍历，基于高效的结点和关系表示及存储方式，支持在常规硬件平台存储亿级别结点，同时能以线性时间复杂度对大图进行广度 / 深度优先遍历。

②支持 Cypher，一种为图数据设计的声明式查询语言，基于 Cypher 语句可以

对数据进行插入和修改操作。

③灵活的属性图数据模式，基于结点、关系和属性存储数据，其基于关系边的数据连接方式具有较强的可扩展性。

④数据库驱动支持多种热门编程语言，包括 Java、Python、JavaScript、Go 等。

⑤支持 ACID 事务，保证数据操作正确和完整性。

⑥自带前端页面支持数据可视化展示。

属性图模型是 Neo4j 图数据库的基本数据模型，一个属性图是由若干结点和若干关系组成的，其中，结点对应知识图谱中的实体，结点可以用若干标签进行标记，对应实体类别，一个结点上可以存储标签和属性；关系则将结点组织关联起来，刻画了实体与实体之间的连接，一个关系边上可以存储关系类型和属性，对关系边进行补充描述；属性由若干键 - 值对形式的数据组成，值的形式包括整型、浮点型、字符型、布尔型、空间坐标类型、时间类型以及特殊类型 null（空值）。基于 Neo4j 的属性图模型，可以利用 Cypher 语言通过 Neo4j 的前端界面进行知识建模，根据实际需求创建结点和关系，从而快速实现图谱构建。

12.3.3 医学知识图谱构建流程

医学知识图谱是支撑精准智慧医疗服务的基础，在临床诊断、治疗及预后等方面应用广泛。由于医学知识专业性强，医学知识图谱的构建需要专家参与知识的获取及审核，并在医学知识表示方面更为细致，常采用自上而下的方式，首先有针对性地设计模式（Schema），再利用 NLP 技术抽取医学信息知识，并将其整合成可用的医学知识图谱。

目前国内代表性的中文医学知识图谱包括中医药科学研究所构建的中医药知识图谱、北京大学联合鹏城实验室及郑州大学构建的中文医学知识图谱 CMeKG、开放医疗与健康联盟（Open Medical and Healthcare Alliance，OMAHA）发布并持续更新的 HiTA 医学知识图谱等。参考上述工作，可以将医学知识图谱构建的一般流程归纳如图 12-1 所示。首先，参考医学领域国际标准，在医学专家指导下设计医学知识图谱模式层的规范体系；在算法自动提取及人工标注基础上，整合提取医学概念关系实例，并进行实体对齐和归一化处理；之后根据医学专家的评价和反馈，迭代地修正医学知识图谱，并在可视化平台上展示。

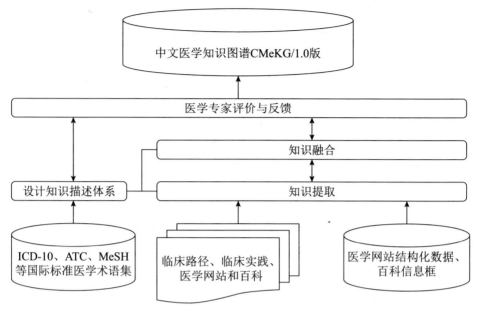

图 12-1　医学知识图谱一般构建流程（来源：）

1）医学领域模式构建

医学领域模式（Schema）构建的是对医学领域知识进行建模的过程，设计良好的模式可以提高知识图谱的利用效率。模式构建包括自底向上（bottom-up）和自顶向下（top-down）两种方式，其中，自底向上方式需要对所有实体进行类别归纳，逐层向上形成大类概念，适用于通用知识图谱构建，而自顶向下方式需要为图谱定义数据模式，从最顶层概念开始定义，逐步向下进行细化，形成类似树状结构的图谱模式，最后将实体对应到概念中，该方式更适用于领域知识图谱的构建，医学知识图谱作为一种专业的领域图谱，通常采用自顶向下的策略构建模式。

典型的医学领域知识图谱主要涉及疾病、药物、诊疗技术等概念及其关系和属性，根据不同的应用场景，可以对概念／实体类别进行调整和扩充。在医学知识图谱的模式层设计过程中，通常参考专业权威的医学概念分类体系，例如 CMeKG 1.0 项目参考了 ICD-10、ATC、MeSH 等国际标准医学术语集，将概念层设计为疾病、药物、诊疗技术及设备等 15 大类。基于医学概念分类体系，可以进一步针对各类医学概念进行细化描述，并定义各类概念的关系描述框架，包括概念间的关系（概念关系）和概念与属性之间的关系（属性关系）构成。图 12-2 为一种糖尿病知识图谱模式示例。

2）医学知识抽取

（1）医学实体识别

医学实体识别是从医学文本中识别出特定类型的命名实体，根据不同医学文本的形式特点，可以采用不同的实体识别策略。例如，针对临床路径、医学网站、医

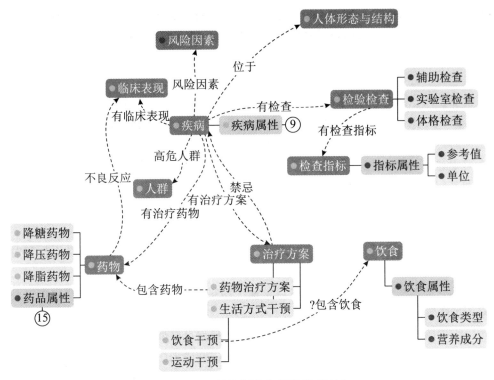

图 12-2　一种糖尿病知识图谱模式示例

学百科等缺少标注信息的数据源，可以采用基于词典及规则模板的方法识别医学实体，该方法要求规则编写人员具备丰富的领域知识背景、语言学知识及归纳总结能力，编写规则成本较高，基于规则的医学实体识别通常精度较高，但召回率偏低，规则的扩展性和移植性较差。对于已有标注积累的临床实践、电子病历等数据，可以采用基于统计的方法，将医学实体识别转化为序列标注问题，使用特定的标注规范，对文本中的每个字标注序列标签，该方法基于标注语料训练出一个可以预测文本中各个片段是否为实体的概率模型（如条件随机场模型），训练出的模型可以用于预测未标注数据的实体类型。目前主流的实体识别方法是将机器学习与深度学习相结合，例如 Guillaume Lample 等人提出的 Bi-LSTM-CRF 模型。

（2）医学实体关系抽取

医学实体关系抽取是从医学数据源中抽取两个或多个相关实体的关联关系，也包括对属性和属性值的抽取。由于医学知识的专业性较强，通常需要医学专家参与一部分知识的抽取和校验，以保证抽取的关系三元组和属性的准确性。

关系抽取方法包括基于规则的关系抽取、基于监督学习和半监督学习的抽取方法等。其中，基于规则的关系抽取主要有基于触发词和基于句法分析的方法，准确性较高，但规则模板的人工编写和维护成本较高。监督学习方法将关系抽取看作一个分类问题，利用一部分标注数据，训练一个关系抽取器，即对于某一特定关系，先训练一个二分类器，用于判断一段文本中提及的实体是否存在关系，再训练一个多分类器，用于判断实体对之间的具体关系。基于神经网络模型的有监督关系抽取实现步骤如下。

①句子语义表征：句子的语义表征通常使用词向量作为输入，对句子的语义表征模型包括卷积神经网络（CNN）、循环神经网络（RNN），以及以注意力机制为核心的 Transformer、BERT 等，可以实现将句子序列表征为指定维度的向量。

②实体增强：与传统文本分类相区别的是，关系抽取需要由对应实体对的语义信息进行辅助增强。通常一个实体对在句子中的相对位置不同，其次实体的类型（包括词性、含义等）也存在差异，因此需要应用注意力机制对实体对进行语义表征。

③关系表征：关系表征是对关系进行语义表征。关系标签一定程度上受到实体对的影响，同时不同的关系标签可能存在层级相关性，可以通过预训练关系标签对关系进行表征以辅助模型理解复杂关系。

④分类器与优化器：分类器可以是前馈网络加上 softmax 层，优化器则可以是梯度下降以及对应的几个变种。

由于监督学习任务中需要大量的人工标注数据供模型进行训练，人工和时间成本过高，因此基于半监督学习的关系抽取方法逐渐成为研究热点。半监督学习方法主要有基于种子数据的启发式算法和远程监督学习方法，分别介绍如下。

①基于种子数据的启发式关系抽取算法

● 准备一批高质量三元组结构数据

● 以种子数据为基础，对语料库中的医学文本数据进行匹配，得到提及实体对和关系的候选文本集合

● 对候选文本进行语义分析，找出支持关系成立的强特征

● 利用强特征去语料库中发现更多实例，加入种子数据

● 通过新发现的实例挖掘新的特征

● 重复上述步骤直至满足预先设定阈值

②基于远程监督学习的关系抽取算法

Mintz（2009）首次提出将远程监督应用到关系抽取任务中。远程监督是一种增强的监督学习，以远程知识库（KB）作为基础，根据知识库中已有的实体和对应关系，对获取的语料进行快速标注。远程监督方法可以减轻由于人工成本导致的语料不足的问题，然而一个新的问题是，由于实体对关系本是已知的，而所在的文本不一定是描述这种关系的，因此存在一定的噪声。

远程监督关系抽取的主要任务有两个：第一，利用远程知识库辅助文本语义理解实现关系预测。第二，降低由于错误标注的噪声数据对关系抽取的影响。一种常用的远程监督关系抽取方法是多示例学习，其目标是将若干样本（示例）以包为单位组合在 起让模型进行学习，如果包中存在一个正例样本，则认为该包为正例，

反之若全部为负例，则该包为负例。关系抽取的多示例则是将相同实体对及关系（亦即相同的三元组）对应的所有样本组合为一个包，因此包的数量即为三元组的数量。基于多示例的远程监督关系抽取策略如下。

● 打包：模型的输入部分为一组使用预训练词向量的包，输入张量为 [N, d^s, d^w]，其中 N 为一个 batch 中所有包中的样本数，d^s, d^w 分别为句子最大长度和词向量维度。

● 句子表征：利用神经网络模型对每一个句子进行语义表征，转化为张量 (N, d^h)。

● 知识库增强：由于远程知识库作为辅助关系抽取，可以使用图网络表征方法或知识表示对实体对和关系进行语义表征。通常认为对于一个三元组 (h, r, t)，有 h+r=t，可通过学习得到的实体表征做差运算 h–t 增强实体对关系。

● 降噪：由于一个包中存在未知数量的噪声，有两种降噪策略，一种是认为包中有一个是非噪声数据，则直接将该包判断为这个类；另一种则是引入包注意力，对包内所有示例的语义表征进行加权求和。

3）医学知识图谱构建

以设计的医学领域模式为指导，在实体识别和关系抽取结果的基础上，可以进一步构建医学知识图谱。主要流程如下。

（1）将结构化数据导入图谱：编写数据导入脚本，以适配图谱模式。将知识抽取阶段获得的结构化的"实体 - 关系 - 实体"，以及"实体 - 属性 - 属性值"，转化为 Neo4j 可以识别的格式。

（2）创建结点和关系类型：根据模式构建步骤定义的结点和关系，在导入脚本中分别创建相应的数据结构，以存储结点和关系。其中，结点使用字典（dict）对象进行刻画和存储，每个类型的结点字典中存放了实体的具体信息，以 key-value 的形式存储，key 为每个实体的 ID，通过 ID 来唯一识别该实体，value 为实体的具体属性信息，同样为字典形式存储，存放实体的属性和属性值。对各个结点建立边关系，若在模式中的实体存在连接边，则在边关系字典中创建该关系。

（3）按照格式导入结点和属性信息：对导入的结构化数据进行解析，并将解析出的数据按照规范格式存入各结点字典和边关系字典中。

（4）使用 Neo4j 创建结点：预先配置 Neo4j 环境以部署医学知识图谱，并在脚本中连接 Neo4j 数据库，实现 Cypher 语句的增、删、查、改等操作。

（5）使用 Neo4j 创建关系：结点创建完成之后，根据模式定义，对 Neo4j 中的相关结点创建边关系。

（6）图谱可视化展示：通过上述模式构建、知识获取、图谱构建等环节，即可得到医学知识图谱，并可以通过开源可视化库对图谱进行展示。

12.4　医学知识图谱应用

目前，医学知识图谱主要应用于医学领域的语义搜索、知识问答和临床决策支持等场景，随着研究的深入以及行业的发展，医学知识图谱也开始应用于医院智能导诊、疾病筛查、药物研发、医疗保险预测、公共卫生事件应对、医学知识科普等新领域。

12.4.1　语义检索

传统的搜索引擎主要依赖关键词匹配搜索技术，对查询的处理局限于词的表面形式，缺乏语义理解能力。语义搜索的目标是理解用户查询语句的真实搜索意图，返回最符合用户需求的知识。

知识图谱描述了事物的分类、属性和关系，具有丰富的语义信息，基于知识图谱中的知识，可以解决传统搜索中遇到的关键字语义多样性及语义消歧的难题，通过实体链接实现知识与文档的混合检索，是当前实现语义搜索的有效解决方案。基于医学知识图谱的语义搜索目前被用于电子病历全文检索、医学百科知识、临床指南/文献、医学健康资讯、医疗保健信息等内容的推荐。

基于知识图谱的语义搜索主要包括以下四个步骤。

①搜索意图理解。从用户提交的搜索内容中识别出用户希望查找的目标实体，并为执行下一步工作生成目标实体的查询条件。

②目标查找。用查询语句（如 SPARQL）或某种计算方法在知识图谱中查找出目标实体及其相关内容。

③结果呈现。对搜索结果进行排序和分类组织后呈现给用户。

④实体探索。拓展目标实体之外的相关内容并呈现给用户，增加搜索结果的多样性。

12.4.2　智能问答

基于知识库的问答（Knowledge-Based Question Answering，KBQA）也称知识问答，基于大型的知识库，将用户的自然语言问题转化成结构化查询语句，直接从知识库中导出用户所需的答案。知识问答与搜索的最主要区别在于：搜索是将结果以文档承载答案的方式，而知识问答则直接将答案交付给用户；搜索的用户以关键词组合的形式表达自身的需求，需掌握一定的搜索技巧，而知识问答则允许直接以自然语言的方式表达问题。

知识问答强调以自然语言问答为交互形式从智能体获取知识，不但要求智能体能够理解问题的语义，还要求基于自身掌握的知识和推理计算能力形成直接的答案。由于答案是以关联图的形式组织的，所以不仅能提供精准答案，还能通过答案关联进行结果扩展、知识推理等查询，使知识展示更丰富。KBQA 已经成为各种智能问答系统的标准组件配置。知识图谱由于具有知识丰富、结构化程度高和易于推理等特点，是 KBQA 的知识库中最重要组成部分之一。

医学与其他领域相比专业性高，非专业人士很难通过自主理解一堆资源文档来精准地找到相关问题的答案。因此，基于医学知识图谱的 KBQA 可以帮助患者更加快捷、便利地获得问题的答案，适用于智能导诊、医学知识科普、自诊等领域。

（1）医院智能导诊

多数患者"知症不知病""知病不知科"，医院分诊工作量大。基于医学先验知识和患者医疗数据，以自然语言处理技术为核心，结合医学图像文字识别能力和深度学习算法，构建权威、完整、动态的医学知识图谱，在患者挂号和就诊前，通过人机对话，帮助患者找到最适合的医生，辅助医生筛选出与其专业方向相匹配的患者，可有效改善患者的就医体验、提高后续医疗服务的精准度、效率和患者就诊的满意度。

（2）医学知识科普

由于医学知识专业性强，医患之间医疗信息不对称的问题突出，部分患者难以理解医生，而医生也无太多时间为患者讲解，加剧了医患关系紧张。利用医学知识图谱，可从患者角度出发，将教科书式的医学知识和治疗方案解读成患者易懂、实用的内容，为患者提供疾病预防、治疗的全流程参考意见，缓解治疗过程中医患信息不对称的现象，此外，医学知识图谱可将疾病治疗费用、常用药品等关键信息嵌入其中，增加患者治疗决策的参与度，同时可以使医生从耗时过长的简单咨询工作中解脱出来。

12.4.3　辅助诊疗/决策

CDS 是指运用相关的、系统的临床知识和患者基本信息及病情信息，向临床医务工作者提供加强医疗相关的决策和行动的信息，提高医疗质量和医疗服务水平。具有 CDS 功能的系统，称为临床决策支持系统（Clinical Decision Support System，CDSS），一般由知识库、推理机和人机交互接口三个部分组成，其中知识库是核心。

医学知识图谱中包含丰富的医学基础知识，可以作为 CDSS 知识库中重要的组成部分，它为 CDSS 的推荐结果提供了可解释的依据，能够协助系统从辅助诊断、治疗方案推荐、合理用药检测等方面为临床医务人员提供决策支持。

（1）辅助诊断

我国目前医生资源和患者数量供需严重不平衡，分级诊疗目标缺口还很大；而且家庭医生缺乏良好的培养体制，部分地区医疗水平有限。而依托多学科交叉医学知识图谱，利用语义推理辅助医生对常见疾病进行诊断，既可大量节省医生查阅资料的时间，使其将主要精力和时间放在问诊上；又能在疾病发生之前，提前对其进行预警和干预，减少治疗成本。

CDSS 利用医学知识图谱中疾病的临床表现等相关关系，辅以其他类型知识，进行智能诊断。在医生下诊断前，通过病历信息中患者的主诉和个人信息自动提示患病系统分类以及可能的疾病，并按照高到低的顺序排序；在医生下诊断后，通过比较医疗行为中与医学指南不同的地方，在看诊流程中主动预警，医生所在诊断如出现误诊、漏诊、依据不足时给出风险提醒，提醒医生防止潜在的错误，如药物不良反应等，同时给出修正意见，从而降低医疗事故率。

（2）治疗方案推荐

通过知识图谱中疾病与操作、治疗药物的关系可以实现治疗方案的推荐。例如患者的诊断为肝衰竭，并在检验检查中发现该患者肝衰竭的患病原因是乙肝病毒感染。通过知识图谱的相关推理，CDSS 为医生推荐相关抗病毒治疗方案。目前行业内绝大多数 CDSS 产品中都包含治疗方案的推荐功能，以东软集团 CDSS 产品为例，系统可以通过电子病历、检验检查报告、诊断信息、医嘱信息抽取结构化医疗数据，然后基于知识库与推理规则，向医生推荐可靠的治疗方案。

（3）合理用药

合理用药检测系统（Prescription AutomaticScreening System，PASS）最重要的功能是处方（医嘱）审查。基于知识图谱中药物与不同年龄人群、不同疾病人群的适应或禁忌关系，药物与不同病因导致的疾病的治疗关系，药物与药物副作用、药物之间的相互作用，注射类药物之间的配伍禁忌等内容，系统可以及时发现潜在的不合理用药问题并给出预警。还可以提供同类治愈病例的用药推荐。

12.4.4 医疗保险风险预测

当前医疗保险种类众多、价格较贵，人们难以找到适合自己的医疗保险类型。为了让更多人买到更高保额、更低保费、更多保障范围的保险产品，提高产品的利润率，保险公司纷纷进行"AI＋保险"的技术升级。通过将临床医学知识图谱与人工智能相结合，可更加精准地分析投保人当前的风险，预判未来风险趋势，帮助保险公司有效降低风险保费，提升保险公司的产品竞争力和客户体验。例如平安医保科技构建了精准、全面的知识图谱和数据湖，可为用户提供专业化、个性化和动态化的智能医保服务。

12.4.5 药物研发

医学知识图谱可应用于药物研发的知识的聚类分析，帮助提出新的可以被验证的假说，从而加速药物研发的过程，降低研发成本。Benevolent AI 和 Open Phacts 就是两个医学知识图谱应用于药物研发领域的典型案例。Benevolent AI 是一家来自伦敦的人工智能制药公司，在 2020 年 2 月，该公司在《柳叶刀》杂志发表论文称，其和帝国理工学院（Imperial College London）合作研究，发现了经典 JAK 激酶抑制剂巴瑞替尼（Baricitinib）或可用于治疗新型冠状病毒肺炎，这一研究借助了深度学习和知识图谱技术。Open Phacts 则是欧盟的一个项目，该项目构建了一个开放数据访问平台，通过整合来自各种数据源的药理学数据构建知识图谱，从而加速药物研制中的分子筛选工作，目前已吸引辉瑞和诺华等制药巨头参与。

12.4.6　公共卫生事件应对

新冠疫情突然席卷全球，引发了全世界对突发公共卫生事件的关注，如何建立事件预警和快速响应机制成为研究重点。在流行病学调查和疫情发生事件的分析和预警等公共卫生事件场景中，利用知识图谱的图数据存储形式可以直观地表示流行病调查中的人员分布、人员活动轨迹、发病时间等信息，基于图展示出的信息可以更方便地用于病例之间相关性的分析，更快地分析、梳理出感染源头。另外，对疫情发生事件的脉络进行分析，通过找到多个事件存在的因果关系，构建疫情相关事件知识图谱。事件知识图谱可以帮助发现潜在的公共威胁，从源头上预防和降低舆情风险，也可以实现对网络舆情的有效预测，有效防范舆情事件发生及蔓延，为疫情防控营造有利的舆论场。

第13章
医疗数据仓库与医疗健康智能

13.1 数据仓库

13.1.1 数据仓库定义与核心概念

各行业逐渐兴起以历史数据为基础进行多样化的分析预测、数据挖掘等任务。由于事务性数据库具备更新频繁、并行控制、任务分散等特性，其无法满足企业对大量的现有以及累积数据的分析需求。当时为从在线事务处理系统中分离出想要的数据，出现了数据抽取技术。但是，当添加多个条件限制进行数据提取的时候，数据成为了多个独立的数据库，其中出现的问题有：数据时间不统一、抽取方式的差异、无公共起始数据源等。不同部门抽取数据的差异会导致分析结果的不同。

数据仓库出现的原因即为了解决无休止的抽取带来的诸多问题。将数据放入结构化环境中，降低数据差异，通过规范的数据加工，得到粒度化数据，并在此基础上建立不同角度的分析决策任务。

比尔·恩门（Bill Inmon）于 1990 年系统地提出数据仓库的概念，英文名称为 Data Warehouse，可简写为 DW 或 DWH，恩门在其 *Building the Data Warehouse* 书中定义了数据仓库的概念，他也因此被誉为数据仓库之父：

"数据仓库是面向主题的（Subject Oriented）、集成的（Integrated）、与反应历史变化的（Time Variant）、非易失的（Non-Volatile）的数据集合，可以满足不同的数据存取、分析报告的需要且不会影响其他已经运行的业务系统。与其他数据库应用不同的是，数据仓库更像一种数据组织和收集工具，也可理解为对分布在企业内部各处的业务数据的整合、加工和分析的过程。而不是一种数据库产品。"

以下对数据仓库具有的一些特性进行介绍。

（1）面向主题

数据仓库的创建和使用都是围绕某一主题组织和展开，需根据用户的需求挑选数据进行综合、归类，从而形成对分析对象的完整一致的数据描述。例如，某个基于 hadoop 的医疗大数据仓库数据选择了两个主要主题：住院患者和门诊访问。由此建立两个事实表（住院和咨询），它们共享以下维度表：患者、疾病、日期、医生、地区、卫生机构、设备、服务和咨询中心。不同主题之间可以有互相重叠的信息。

（2）集成

多个来源的数据进入数据仓库时需要完成筛选、清理、转换、设置格式、排列、汇总等消除不一致性的操作。根据应用层的需求设计数据的一致性，比如命名方式、关键字结构、属性、度量单位及数据物理特点等。将数据装入数据仓库后，还需要根据应用需求将数据进行某种程度的整合，根据决策和分析的需要进行数据概括和聚集处理。

（3）反映历史变化

数据仓库虽然不像业务数据库一样直接存储操作时产生的数据，但也需要随着时间的推移而进行数据追加。比如，依据 10 年前的数据进行决策分析，产生的结果是不可信的。根据分析和决策业务的需要，设置数据仓库的更新间隔，数据仓库以生成业务数据库快照的方式，间隔可设置以天或周、月进行更新。多个快照可以生成业务处理系统的动态变化图。数据仓库的数据变化还体现在数据删除与概括数据的综合上。

（4）非易失

数据仓库存储的是过去某一时刻的数据，可用于查询，个体不可进行修改添加等。数据仓库的非易失性可以解决不同用户在不同时间进行分析工作产生不同结果的问题。

13.1.2　数据仓库概念结构

通用的数据仓库架构由后端层（Back-end Tier）、仓储层（Data Warehouse Tier）、OLAP 层（OLAP tier）、前端层（Front-end Tier）组成。见图 13-1。

后端层执行原始数据的 ETL 工作。即从多个异构的数据源中收集数据，将数据从原格式修改为仓库格式，进一步完成清理工作消除数据的不一致。接着根据数据仓库的粒度对数据进行汇总。后端层通常存在一个数据暂存区，其中累积经过连续修改的数据，最终在指定的下一次刷新中将数据装载入数据仓库。

仓储层中通常包含一个企业数据仓库和多个数据集市（Data Mart）。其中企业数据仓库是包含整个组织的数据集合，而数据集市是针对组织中特定功能建立的专门数据仓库，可以看作小型的本地数据仓库。

数据仓库另一核心组件是元数据存储库。元数据即为关于数据的数据。分为技术元数据和业务元数据。技术元数据记录计算机系统中的数据结构、存储方式、相关应用程序等。业务元数据描述了数据的含义或与数据相关的组织规则、策略等。

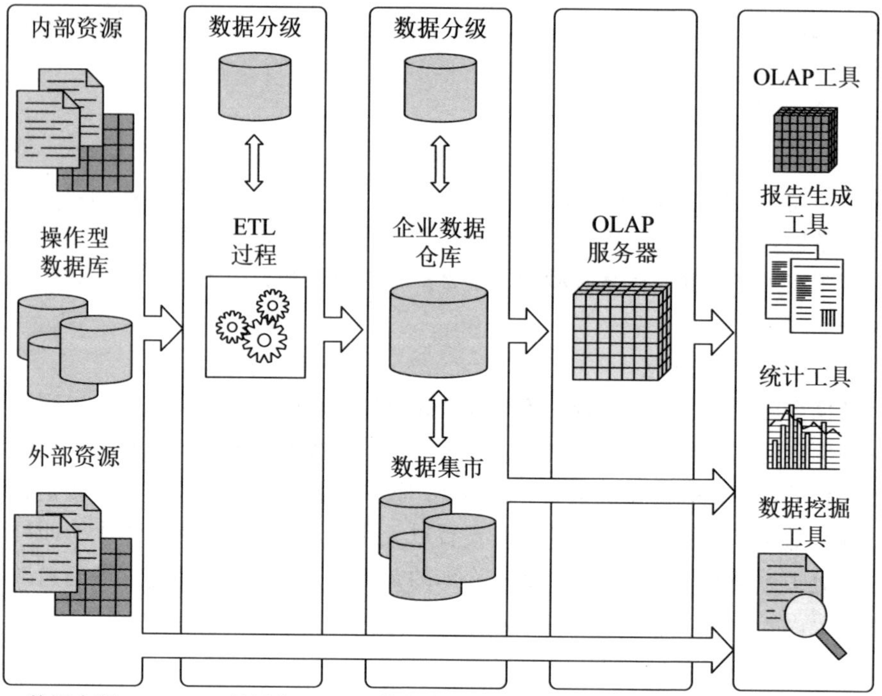

图 13-1　数据仓库架构

除此之外，元数据还包含安全信息（用户授权和访问控制）和监控信息（例如使用统计数据、错误报告和审计跟踪）。描述数据源的元数据，还包含数据的模式（概念、逻辑和/或物理级别），以及描述性信息，如所有权、更新频率、法律限制和访问方法。描述后端层过程的元数据则包含数据沿袭（即跟踪仓库数据到源数据）、数据提取、清理、转换规则和默认值、数据刷新和清除规则，以及用于汇总的算法等。

OLAP 层由 OLAP 服务组成，它向业务用户提供来自数据仓库或数据集市的多维数据。OLAP 是一组操作，可以对数据集进行操作，例如旋转、切片、切割等。大多数数据库产品都提供了 OLAP 扩展和相关工具，允许构造和查询多维数据集，以及导航、分析和报告。然而，目前还没有一种用于定义和操作数据集的标准化语言，而且可用系统之间的底层技术也有所不同。其中 XMLA 旨在提供一个通用的，在客户端应用程序和 OLAP 服务器之间交换多维数据的语言。SQL 标准也可以提供分析功能，这个扩展被称为 SQL/OLAP。

前端层包含用户使用数据仓库时借助的客户端工具。典型的客户端工具包括：OLAP 工具允许交互式地查看和操作仓库数据。Reporting 工具可生成复杂的数据查询结果，如 Web 报表、关键指标统计、仪表盘等；还包含一系列统计分析方法和可视化方法，以及数据挖掘工具等。见图 13-2。

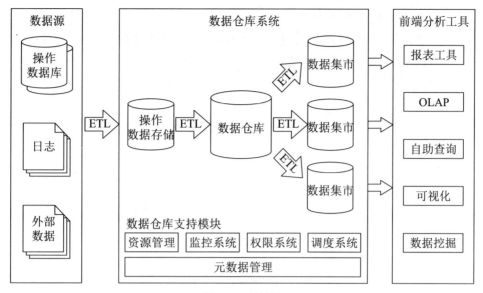

图 13-2　前端层

13.1.3　数据仓库基本术语

介绍一些数据仓库的重要术语以帮助了解数据仓库。

（1）数据仓库和数据集市

数据仓库是企业范围集成的数据存储和分析系统。数据仓库是多个主题域的详细数据的集合，一般体量达到数百 GB 或数 PB。设计方法可以是自顶向下，或自底向上。

对于许多组织来说，直接实现数据仓库太困难、太昂贵、太不明智，并且需要太长的开发周期。数据集市是一个服务于企业特定功能或活动决策支持系统，它的数据是企业数据的子集。数据集市是特定的业务相关软件应用程序。数据集市可以包含大量的数据，甚至数百 GB，但是，它们所包含的数据比为同一公司开发数据仓库所包含的数据要少得多，通常不超过数十 GB。设计方法通常自下而上。由于数据集市关注相对特定的业务目的，系统规划和需求分析更易于管理，因此，设计、实现、测试和安装的成本都比数据仓库低得多。

（2）数据粒度

数据仓库的数据采用分级的形式进行组织，包括早期细节数据、当前细节数据、轻度综合数据、高度综合数据等。细节数据记录了历史情况以及当前业务情况，数据量很大。综合数据则是从基本数据中经过聚合得到的数据。数据仓库中存放的不同级别的数据，一般称之为数据粒度。细节程度越低，表示粒度越大，综合程度越高。在设计数据仓库的时候需要决定数据仓库粒度的层次划分，层次划分会直接影响存储数据量以及查询方法。

（3）维与数据立方体

用户的决策分析角度构成了数据仓库中的维，数据仓库中的数据将按照维进行组织，维也是数据仓库中识别数据的索引。数据仓库中的维一般具有层次性。可分为水平层次和垂直层次。水平层次由维度层次中具有相同级别的字段值构成。见图13-3。

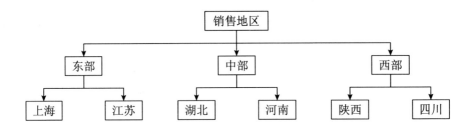

图 13-3　维度层次关系

当用户从多个角度分析事务时，会产生多个观察角度也就是多维。多维交点即用户需要分析的事务。如数据立方体中有病患，病历、时间三个维所形成的数字立方体，表示哪些病人在什么时间就诊并产生了哪些病历。三维交点就是就诊的部门、医生、检查项目等事务。也就是立方体的顶点，见图13-4。在实际应用中，高层的数据聚合存储采用超立方体（维度大于3）处理，效率较高。而以细节数据为基础的一系列聚合操作使用星型模型处理，见图13-5.

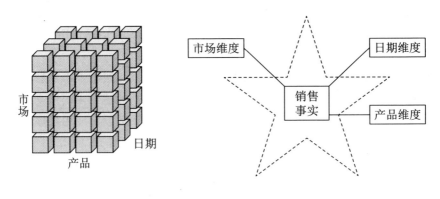

图 13-4　星型模型　　　　　　　　图 13-5　超立方体模型

（4）维度表和事实表

维度表是组织用来存储数据的那些属性。例如，医院数据仓库的科室维度可以具有科室 ID、科室名称、科室位置 ID 等属性。这些维度属性存储在一个名为 Clinical_Department 的维度表中。维度表很小，每个维度表都有自己的主键。事实表包含可以以某种方式处理的数据。事实表的主键基本上是一个复合键，其中包含来自维度表的主键。事实表比维度表更大。在加载事实表时，首先需要加载维度表，见图13-6。

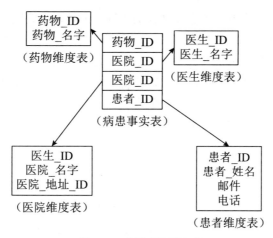

图 13-6　维度表和事实表

13.2　数据仓库开发

13.2.1　构建流程

数据仓库和数据集市的设计有两种主要方法。在自顶向下方法中，在设计过程开始之前，将不同组织级别的用户需求合并，并为整个数据仓库构建一个模式，从该模式中构建多个特别的数据集市。在自底向上的方法中，根据每个业务领域用户的需求，为每个数据集市构建一个模式，然后，将生成的数据集市模式合并到全局仓库模式中。

当开发一个数据仓库时，需要用户提供一个数据仓库开发的任务书，详细描述需要该数据仓库提供支持的业务功能以及范围，以及行业的发展现状，未来的战略发展目标等。开发者也需要对相关行业进行调查，得到数据仓库运行的完整环境，以及管理人员和使用人员对数据仓库的认知和需求。完成概念模型的需求调查以后，可以进行概念模型的定义。见图 13-7。

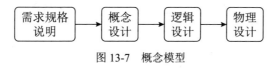

图 13-7　概念模型

（1）概念模型（conceptual model）

不论选择自顶向下的方法还是自底向上的方法，数据仓库的设计流程概念模型都需先建立概念模型。概念模型可以将决策者的数据分析的需求以规范化视图的方式反映出来。概念模型有利于参与数据仓储建设的人员之间的交流，尤其是用户与设计人员的交流。概念模型不涉及底层平台的构建等问题，而是侧重于用户的需求。同时概念模型也方便映射到各种逻辑模型上，如关系模型、对象关系模型、面向对象模型等。有助于数据仓库的建设维护和发展。

在概念设计阶段，根据数据仓库建设的不同目的可以分为由分析目标、源系统或它们的组合作为驱动的不同建模方法，分析驱动的方法需要根据分析需求追溯到用户主体，在设计数据仓库的时候主要考虑和整体业务目标相一致的所有组织级别的用户需求，这也被称为目标驱动方法。在源驱动方法中，数据仓库模式是通过分析底层源系统获得的。一般来说，用户的参与只需要确认派生结构的正确性或识别一些基础数据信息。在创建了初始模式之后，用户可以指定他们的信息需求。这也称为数据驱动或供应驱动方法。

这里主要介绍维度建模法，该思想是数据仓库领域另一位大师 Ralph Kimall 所倡导的，他的《数据仓库工具箱》是数据仓库工程领域最流行的数仓建模经典。维度建模从分析决策的需求出发构建模型，构建的数据模型为分析需求服务，因此，它重点解决用户如何更快速完成分析需求，同时还有较好的大规模复杂查询的响应性能。其他建模思想还有范式建模法、实体建模法等，不一一赘述。

业内多使用 UML、ER 模型等可视化建模语言完成模型驱动架构的概念建模，Juan Trujilio 是数据仓库设计领域的先驱，他为数据仓库设置了 4 个 UML 配置文件：用于多维建模的 UML 配置文件、数据映射配置文件、ETL 配置文件和数据库部署配置文件。其他人也提出了诸如图概念模型、面向对象模型等。

Ayadi 等人提出了使用 UML 配置文件的医学任务建模框架，其中展示了医学图像注释过程以及数据仓库的建模。

类图：使用可视化的图标表示模型中的实体，如医生、病患、医学图像、注释等。并展示出实体之间的信息流或操作方向，以及实体包含的数据信息等，如图 13-8 所示。

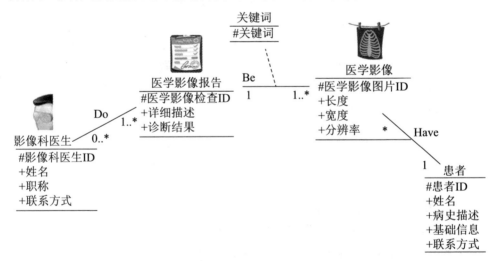

图 13-8　类图

序列图：描述了医生在完成影像注释时，各个实体发生的信息交换行为以及发生的先后时间顺序、信息接收与发送的顺序与方向等，如图 13-9 所示。

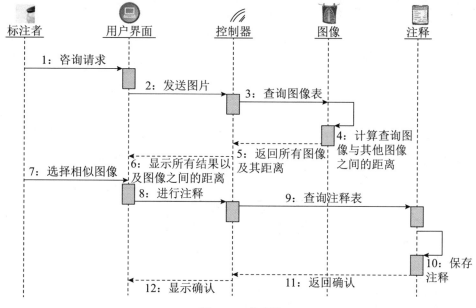

图 13-9 序列图

医学影像标注数据仓库：以星型模式建立数据仓库模型——注释－事实表和医学图像、注释者、患者和注释日期 4 个维度表，如图 13-10 所示。

（2）逻辑模型

有了概念模型之后，还需进一步构建逻辑模型，才能在数据管理系统上实现数据仓库。逻辑模型设计主要完成主题域的分解，确定粒度层次划分标准，确定数据处理策略，关系模式的定义等任务。

数据仓库有以下三种逻辑模型。

关系 OLAP（ROLAP），它将数据存储在关系数据库中，并支持对 SQL 和特殊访问方法的扩展，以有效地实现多维数据模型和相关操作。关系数据库提供了很好的标准化结构以及巨大的存储容量。然而，复杂的聚合过程也产生了大量的索引结构占用了很大的空间，同时产生复杂的 SQL 命令。

多维 OLAP（MOLAP），它将数据存储在专门的多维数据结构（例如，数组）中，并在这些数据结构上实现 OLAP 操作。其采用的索引树结构能够快速地完成数据查询，但仅限于体量较小的数据。虽然 MOLAP 系统提供的存储容量小于 ROLAP 系统，但在查询或聚合多维数据时提供了更好的性能。

混合 OLAP（HOLAP），结合了这两种方法。

在逻辑层，多维模型通常由关系表表示，常用的关系表结构如图 13-11 所示。

星型结构：其中有一个中心事实表和一组维度表，每个维度一个。事实表以灰色表示，维度表以白色表示。

雪花结构：雪花模式通过规范化维度表来避免星型模式的冗余。一个维度表由与其相关的几个表来表示。

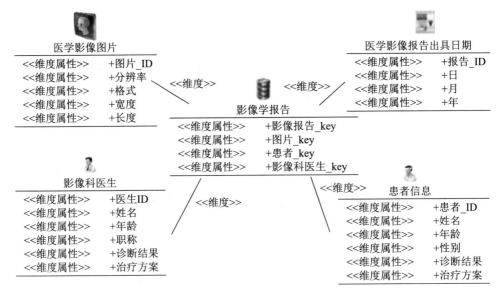

图 13-10　医学影像标注数据仓库

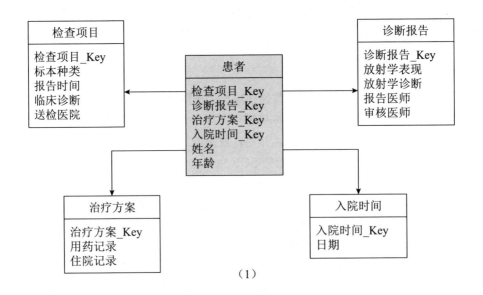

（1）

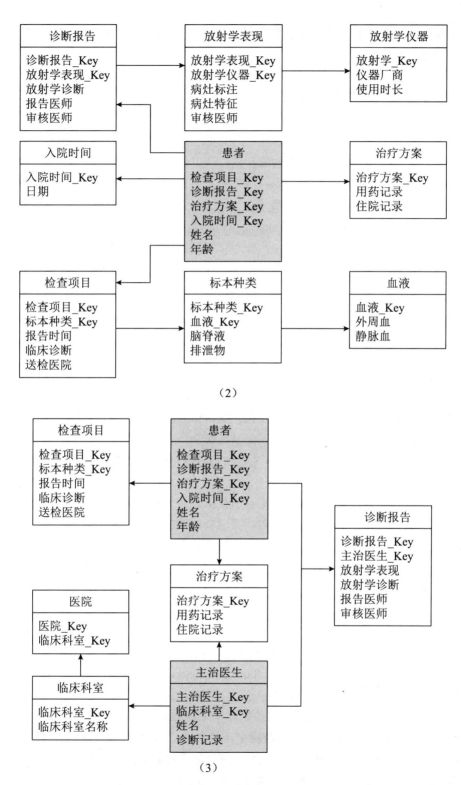

图 13-11 星型结构、雪花结构、星型—雪花结构

星型—雪花结构：星型模式和雪花模式的组合，其中一些维度是规范化的，而其他维度则不是。

星座结构：具有多个共享维度表的事实表。星型模式对每个维度使用一个唯一的表，即使在存在层次结构的情况下也是如此，这将生成非规范化的维度表。

（3）物理模型

物理模型是逻辑模型在数据仓库中的实现，首先需要指定数据仓库中数据结构的具体规范。物理层模型由一系列表构成，其中最重要的是事实表和维度表模型、包括具体化逻辑模型中各种事实表，规范化处理事实、表、列，构建完整清晰的数据定义、数据格式等。好的数据定义能使开发人员和用户都能很好地理解数据代表的含义，例如病患编号可以使用 PatientNumber 或 PatNo。为提高数据定义的可读性，可以采取大小写混合，添加适当的下划线和连字符等方式。

接下来需要确定数据结构的类型。细节数据是组成数据仓库的最基本的数据来源，可以衍生出数据自己和数据概括等数据类型，还有其他外部数据、多维数据、缓存数据、存档数据等数据类型。

确定索引策略是物理模型设计中的重要部分。由于数据仓库数据量庞大、但数据很少更新，可以设计合适的索引结构以提高数据存储效率。数据仓库的两种常见索引类型是位图索引和连接索引。位图索引是一种特殊类型的索引，特别适用于具有少量不同值的列（即低基数属性）。另一方面，连接索引通过保留参与连接的行标识符对具体化两个表之间的关系连接。在数据仓库中，连接索引将维度的值与事实表中的行关联起来。例如，给定一个事实表 Sales 和一个维度 Client，连接索引为每个客户实体维护一个记录到该客户实体的销售的元组的行标识符列表。连接索引可以和位图索引结合使用。

同时物理模型设计需要考虑数据存放位置。例如将经常调用存取、重要的数据存放在高效存储设备上，将对响应时间要求低的数据放在低效存储设备上。数据存储可以设计不同的分配方式，可以在一台物理机上集中存储数据，也可在不同部门多个服务器上分散。

（4）ETL 设计

ETL 即数据提取、转换和加载流程，用于从组织的内部和外部来源提取数据，转换这些数据，并将它们加载到数据仓库中。由于 ETL 过程是复杂且昂贵的，因此，降低它们的开发和维护成本是很重要的。其中一种方法是在概念级别上对 ETL 流程进行建模。

现有的 ETL 建模工具，如 Microsoft Integration Services 或 Pentaho Data Integration（也称为 Kettle），都有自己的特定语言来定义 ETL 过程。Vaisman 在 *Data Warehouse Systems* 一书中使用基于业务流程的建模符号（BPMN）构建 ETL 流程，该方法的优点是将 ETL 过程视为流程控制和数据交流的整合，其中控制组件表示 ETL 流程的编排，独立于流经该流程的数据。例如，网关用于控制 ETL 流程中的活动顺序。在 ETL 中使用最多的网关类型是独占型和并行型网关。事件是另一种经常用于控制任务的对象类型。例如，取消事件可用于表示发生错误时的情况，之后可能会出现发送电子邮件通知失败的消息事件。而数据任务详细说明了如何转换输入数据和生成输出数据，如图 13-12 所示。

（5）分析模块

数据仓库的分析模块是组织最终实现提升数据价值、获取数据知识、得到有效决策的模块。分析模块可实现的功能大致有数据挖掘、统计分析等，如计算企业绩效 KPI，并使用仪表盘可视化多种数据进行比较。具体的数据挖掘和统计分析工具则在下文进行详细描述。

13.2.2　构建技术

根据仓库建设流程，在这里归纳以下几点技术需求点，并不包含全部数据仓库构建技术。

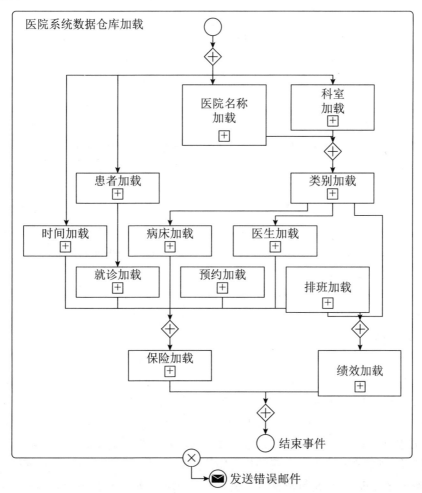

图 13-12　BPMN

- ETL 技术
- 数据存储技术
- 数据查询技术
- 数据分析技术
- 数据可视化技术
- 数据安全技术

1）ETL 技术

在数据仓库的后端层需要执行数据的提取、转换和加载（ETL）过程。在构建 ETL 工具时，从异构数据源提取数据的能力是一个关键点。数据需要从结构化数据源（关系数据库）、非结构化数据源（PDF 文件、电子邮件等）、半结构化数据源（XML 和其他标记语言）、遗留系统（大型机）、应用程序包（SAP）等中提取源数据。转换阶段主要是对源数据进行转换（过滤、聚合等）以适应 DW 结构，而数据清理阶段主要是清除脏数据（如重复记录、丢失数据、悬空数据、拼写错误、编码格式不统一）。未清理的数据会降低信息质量，并导致错误的决策。ETL 的加载阶段并行地将数据加载到不同类型的目标系统中。ETL 的手动处理非常繁琐、耗时、低效、复杂，它涉及大量难以维护的编码。为了克服上述所有问题和困难，业界推出了各种强大的 ETL 流程工具。

从外部数据源提取数据通常通过网关和标准接口（如 Information Builders EDA/SQL，ODBC，Oracle Open Connect，Sybase Enterprise Connect，Informix Enterprise Gateway）来实现。

现有的大部分数据仓库项目通过使用一些供应商提供的 ETL 工具和软件实现程序自动化 ETL 过程。使用最广泛的 ETL 工具有 IBMInfoSphereDataStage，Ab Initio，DT/Studio，Informatica，Data Junction，Microsoft SQL Server Integration，Oracle Warehouse Builder，TransformOnDemand，Transformation Manager 等。

2）数据存储技术

存储是数据仓库的结构基础，它是数据仓库依托的物理基础。在存储方面，有两种选择：内部服务器或云。组织可根据具体情况进行选择。关系数据库在存储和管理方面已经非常成熟了，能够将一个大的数据库表分散到多个物理存储设备中，进一步增强了系统管理大数据量的扩展能力。传统的关系型数据库有：oracle、mysql、DB2。大规模并行处理数据库：Vertica、Teradata、Greenplum。可以采用 Hadoop 集群和 NoSQL 数据库来扩展数据仓库的存储能力。

内部服务器是设置在组织内的内部硬件，可用于存储数据。其优点如下：（1）控制数据的安全级别；（2）根据业务需求对其进行自定义；（3）随着业务增长而扩展。其缺点有：（1）昂贵的初始硬件投资；（2）硬件的维护，如更新和续订，需组织人员管理；（3）可能需要额外的资源来安全地管理服务器，例如 Systems Manager 或 Database Architect。

云服务器是指将数据存储在其他公司提供的外部平台上。企业根据数据所需的容量和计划使用该服务的时间量，从第三方供应商那里租用这个外部平台的空间。对于想要更快、更容易扩展的存储解决方案的企业来说，使用云存储是推荐的选择。它的优点如下：（1）管理和维护责任转移给第三方；（2）可扩展容量以适应不断增长的业务；（3）启动成本低，无需初始硬件投资，将传统的资本支出替换为易于预算的运营费用；（4）允许用户随时随地在任何设备上自由共享和访问数据。缺点：（1）依赖可靠的互联网接入；（2）第三方服务控制，无法保证数据安全性；（3）某些提供商的带宽限制可能会导致额外的运营成本。

AWS，Azure 和 Google Cloud 三大云服务产品公司都提供数据仓库产品，这些产品围绕数据库提供核心功能，并增加了 ETL 和数据可视化等工具。

3）数据查询技术

为了提供方便高效的数据访问，大多数据仓库系统都支持索引结构和物化视图。两种常用的 OLAP 数据索引技术是位图索引（Bitmap indexing）和连接索引（Join indexing）。位图索引允许在数据集中进行快速搜索。在给定属性的位映射索引中，对于属性域中的每个值 V，都有一个不同的位向量 Bv。如果属性的域包含 n 个值，那么位图索引中的每个条目就需要 n 位。连接索引考虑连接属性 A 和 B 的两个关系 R（RID，A）和 S（B，RID），然后连接索引记录是一对（RID，SID），其中 RID 和 SID 是来自 R 和 S 关系的记录标识符。连接索引记录的优势在于，它们可以识别可连接的元组，而无需执行代价高昂的连接操作。在星型模式模型中，连接索引对于连接事实表和相应的维表更加有用。

数据仓库中使用的查询调优方法与数据库类似，即快速回答有关业务的查询。在几百 GB 或 PB 大小的事实表中快速查询，需要高效的检索和处理数据技术。OLAP（在线分析处理）多维数据集查询包含几个关系操作，例如选择、连接和分组聚合。众所周知，星型连接和分组聚合是 Hadoop 数据库系统中成本最高的操作。这些操作确实会增加网络流量并且可能会溢出内存。这里简要介绍几种使用广泛的查询优化技术。

Oracle 数据库中的查询优化器被称为基于成本的优化器，使用各种统计数据，例如表的基数（即行数）、列的不同值的数量和列值的分布，来确定访问表的方法和成本。用于访问表的方法称为访问路径，可以使用一种或多种访问结构，例如索引和物化视图，也可以扫描整个表。优化器首先为每个表确定成本最低的访问路径。然后，它确定连接表的最便宜的方式，包括其他操作（例如排序）的成本，并以此方式选择以最便宜的成本执行查询的策略。

Apache Hadoop 和 Spark 使用不同的分区和负载平衡技术来增强 OLAP 查询性能。但是，当连接多个表并执行复杂的聚合函数时，这些默认技术可能会减慢查询处理速度，尤其是对于 OLAP Cube 查询。同样，商业数据库管理系统（DBMS），例如 Teradata、Netezza、Oracle、SQL Server 和 DB2 使用不同的分区技术来改进查询处理功能。

4）数据分析技术

用户使用数据仓库中收集的数据进行数据分析并做出战略业务决策。数据仓库有三种应用程序。首先，信息处理支持查询、基础统计分析和报告。其次，分析处理支持使用切片和钻取操作进行多维数据分析。第三，数据挖掘通过发现隐藏的模式和关联，并使用可视化工具显示结果来支持知识发现。

以下是数据挖掘可以提供的不同类型的技术和算法。

（1）关联分析：数据的关联性分析主要分析数据之间是否具有一定关联性，若两个或多个变量的取值之间存在某种规律性，就称为关联。关联可分为简单关联、时序关联、因果关联。关联分析的目的是找出数据库中隐藏的关联网。有时并不知道数据库中数据的关联函数，即使知道也是不确定的，因此关联分析生成的规则带有可信度。

（2）分类和预测：分类和预测是数据分析的两种形式，可以用来提取重要数据类别的模型或预测未来的数据趋势。例如，可以建立一个分类模型，将银行贷款应用程序分为安全的和有风险的两类。可以建立一个预测模型，根据潜在客户的收入和职业，预测他们在计算机设备上的支出。数据分类的一些基本技术是决策树归纳、贝叶斯分类和神经网络。这些技术找到了一组描述不同类对象的模型，这些模型可以用来预测类未知的对象的类。导出的模型可以表示为规则（IF-THEN）、决策树或其他公式。

（3）聚类：聚类的原则是类内相似度最大，类间相似度最小。聚类增强了人们对客观现实的认识，是概念描述和偏差分析的先决条件。它也可以用来帮助分类文件在网络上的信息发现。由于所收集的数据量巨大，聚类分析近年来成为数据挖掘研究中一个非常活跃的课题。聚类分析作为统计学的一个分支，多年来得到了广泛的研究，主要是基于距离的聚类分析。这些技术已经内置到统计分析软件包中，如S-PLUS 和 SAS。

（4）异常分析：数据库可能包含不符合一般模型或数据行为的数据对象。这些数据对象称为离群值。这些离群值对于欺诈检测和网络入侵检测等应用非常有用。

5）数据可视化技术

借助图形和图表等可视化工具可以帮助用户更轻松地理解复杂的数据，还可以对难以手动解析和分析的大型不同数据集进行观察。

几乎所有可视化工具都默认带有数据挖掘功能。许多数据挖掘工具提供开箱即用的可视化。其中一些领先软件是 RapidMiner Studio，Alteryx Designer，Sisense 和 SAS Visual Analytics。多个服务公司也同时为组织提供定制可视化服务。推荐的可视化工具有 Tableau，PowerBI，MicroStrategy，Qlikview，FineBI 等。

目前常用的数据可视化图形有：饼图、折线图、柱形图、时间线图、时间序列图、矩阵图、词云、冲积图和节点链接图；树形图、旭日图等。一维或多维散点图；

分期区域图、仪表盘等。使用现有的数据可视化软件可轻松制作类似下方的多维数据实时展示的数据大屏。

6）数据安全技术

隐私和安全是任何信息系统的基本要求。虽然数据安全和数据隐私是相关的，但它们处理的问题不同，需要采取不同的对策。数据安全旨在保护机密性、完整性、可用性和不可否认性。保密性是指保证授权人员可以使用和访问数据，有效识别用户并限制对资源的访问以及添加各种身份验证程序。完整性意味着数据或信息不会以未经授权的方式被更改或销毁。完整性的一个重要组成部分是确保医疗保健数据受到全面保护，免受任何预估下的安全威胁或危害的影响，并且其整个生命周期是完全可审计的。完整性包括"数据"完整性和"源"完整性的概念。可用性确保授权用户始终可以使用和访问信息系统。即使在系统故障、自然灾害和拒绝服务（DoS）攻击的情况下，尤其是临床信息系统，保持稳定快速地运行至关重要。数据隐私可防止共享数据泄露有关其相应所有者的敏感信息。

随着云上数据仓库的出现和外包数据的使用，数据库内部数据的隐私成为一个重要问题。尤其在医疗领域，个人数据的安全性和保护在医疗保健行业中非常重要，因此保护健康数据的机密性、完整性和可用性是一项主要任务（图 13-13）。

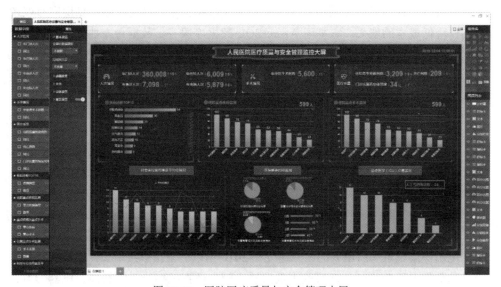

图 13-13　医院医疗质量与安全管理大屏

13.2.3　数据仓库产品

数据仓库产品供应商包括 Oracle，IBM，Microsoft，SAS，Teradata，Sybase，Business Objects（已被 SAP 收购）等。

Teradata 是一家世界领先的数据仓库公司，在该领域拥有超过 30 年的经验。

Teradata 软件广泛用于许多行业的各种数据仓库建设，尤其是银行业。该公司一直致力于通过创新的新技术，包括基于 Hadoop 的服务，增强其商业智能解决方案。目前有三种云计算模型可供使用。有软件即服务（SaaS）、基础设施即服务（IaaS）和平台即服务（PaaS）。Teradata 的数据仓库解决方案齐全，具有较强的大量数据处理性能，易于管理和维护，第三方产品丰富，ETL 方案完整配置灵活等优点。

GreenPlum 提供独立的数据库软件和集成数据仓库设备，将 SQL 和 MapReduce 功能整合到统一的数据处理框架中，利用 MPP 架构的并行计算能力满足大规模数据存储和处理需求。

Amazon Redshift 是 AWS 在云中的托管数据仓库服务。要创建数据仓库，用户需要启动一组节点，称为 Redshift 集群。创建过程十分简易，用户可以使用基于 SQL 的工具和商业智能应用程序上传数据集并执行数据分析查询。

Redshift 可以通过专用控制台或 CLI 进行管理，并使用 API 写入应用程序。一些小型组织可以将数据量从几百 GB 扩展到 PB。Amazon Redshift 可以兼容从 Oracle 迁移过来的数据仓库，并且还提供带有 Matillion ETL 和 Tableau 数据可视化的软件包。

Azure SQL 数据仓库是 Microsoft 的托管 PB 级服务，它使用对称多处理或 MPP 来处理数据。软的云产品强调了其独立管理计算和存储，以及暂停计算层同时保留数据以降低成本的能力。它基于 Azure SQL 数据库服务。数据仓库抽象出物理机器并以数据仓库单元的形式表示计算，允许用户随意扩展计算资源并轻松扩展。

BigQuery 是 Google Cloud Platform 的数据仓库产品。与其他产品一样，它提供 PB 级数据仓库，并通过 ANSI SQL 进行查询。Big Query 已部署了针对机器学习、地理信息系统和商业信息系统的软件模块，甚至可以使用 Google 表格来替代真正的数据库。BigQuery 访问是通过控制台或 CLI 和应用程序代码中的 API。

13.3　医疗数据仓库

13.3.1　临床数据仓库

电子健康记录（EHR）的生成速度在 2010 年以后呈指数级增长，医疗保健系统产生的数据量不断增长。新兴的大数据技术例如数据挖掘、人工智能、机器学习、深度学习等的高效使用，需要建立在质量高、体量大的数据集基础上。临床信息学领域目前有许多研究领域。例如，用于有效使用 EHR 的智能决策支持系统（Elliott 等人，2021 年，Musen 等人，2021 年）、支持 AI 的专家系统（Wang 等人，2021 年）等，慢性肾脏病等微观层面的疾病分析（Hagar et al.，2014），疾病的预测分析（Yang et al.，2021），公共卫生监测、趋势分析和预防（Birkhead 等人，2015 年，Calman 等人，2012 年，Perlman，2021 年），以及个性化的患者护理（Devi & Rizvi，2022 年）。

医学数据具有表示多样性、隐私性、不完整性、冗余性等特征。数据形式有文本形式（病史、检测报告等）、图表形式（心电图、脉搏图等）、影像形式（X线片，CT，PET，超声图等）。糖尿病的电子病历记录（EPR）以病人为中心、各类医疗数据集成。但遇到的主要障碍是不同EPR系统之间的数据差异。数据仓库可以充分有效地利用EPR，将EPR转化为一种符合相应标准的数据格式。EPR能够随着时间段进行必要的更新。为数据仓储的时效性提供必要条件。

医学数据仓库是将医院的事务性数据经过提炼、加工，集成为对医院有用的信息，是面向主题的、集成的、相对稳定的、随时间变化的用于决策支持和数据分析的数据库系统。数据仓库可以定期更新的、存放大量的有用数据，应用智能报表工具、数据挖掘工具、结合专业人员的专业知识，从数据中获得有用的信息，为医疗、科研、管理和决策提供宝贵的信息支持和辅助手段，从而大幅度提升医院医疗、科研和经营管理水平。不仅可以收集医院内部的数据资源，还可以搜集医院外部的数据资源，比如其他城市的人群地域、年龄、职业以及可以享受的医疗资源，等等，可以利用收集的数据进行科学合理的预测，为医院最终的决策提供参考。

临床数据仓库（CDW）是DW的一个新兴主题，为不同CDW使用者提供利用临床数据和知识的访问，以便他们能够分析医学数据，做出关键决策。CDW将来自不同部门、实验室和操作数据存储的数据整理、存储，并验证哪些数据可用于研究、管理、临床实践和管理。CDW的临床数据不仅载入患者相关的信息（如治疗、执行的程序、生命体征、人口统计、治疗成本和使用的用品），也包含更多研究、管理的数据。数据仓库可以运用于分析病人的疾病种类、来源、性别、年龄等；可以从一段时间内的药品处方数据中得到用药标准，修正不符合规定的用药比例；还可以对医生手术时间进行分析，设计更合理的手术时间，提高医生的效率；亦可以为医学研究的资源与技术收集更多的临床案例，得出医疗事件中的救治规律，提升医院的科研水平。CDW可以分为多个支持研究的类别，如单机构CDW、多机构CDW以及用于研究的CDW。对于CDW应该设在医院或临床科室内部还是外部，众说纷纭，各有利弊。

目前，临床数据存储（CDS）设计需要解决几个问题。即数据位置、技术平台和数据格式的选择，跨机构加载数据处理数据，多组织协调沟通等。这些因素在决定数据仓库粒度、数据来源、数据标准等问题上起重要作用。此外，在集成不同组织的数据时，考虑到这些数据的时间因素。例如，病人从入院到出院甚至以后的随访数据都需要仔细考虑。此外CDS包含了跨不同部门、实验室和相关行政流程的信息孤岛，对这些信息孤岛进行独立访问和聚合计算是费时费力的任务。不同机构（如公立医院和私立医院）的临床实践及规定也导致数据的显著差异。这些类型的数据存储的集成是具有挑战性的任务，也是CDW领域中需要处理和解决的重要问题。

开发临床数据仓库的主要挑战如下。

（1）数据隐私和安全。

（2）异构来源的数据集成。

（3）数据标准化、数据交换和互操作性框架开发。

（4）以灵活、可查询的格式开发高度安全和可扩展的临床大数据存储库。

13.3.2 临床数据仓库的建设

1）确定主题抽取数据

目前数据仓库尚没有一个统一的定义，一般认为数据仓库是一个面向主题的、集成的、相对稳定、反映历史变化的数据集合，用于支持管理决策。数据仓库中的数据是按分析主题来组织数据的，因此，确定主题是数据仓库建设的首要目标。同时还要根据主题确定子主题、维度和数据来源等，并设计出合适的数据提取方法尽可能全地将需要的信息提取出来放入数据仓库中。

2）数据准备

数据准备的好坏将影响到数据挖掘的效率、准确度以及最终模型的有效性。数据准备工作包括数据的选择（选择相关和合适的数据）、探索（尽可能了解数据如分布情况和异常数据等）、修正（包括缺失数据的插值等）、变换（离散值数据与连续值数据之间的相互转换，数据的分组分类，数据项之间的计算组合等）。

3）医院数据仓库的建立

很多医院的医院信息系统都已相对成熟，涉及 HIS，PACS，LIS 等多个系统，数据源较丰富。建立医院数据仓库时所需数据可以在医院信息系统的数据库中筛选，得到例如门诊挂号记录、门诊检查就诊记录、住院病人住院记录、诊断记录等。医院数据仓库根据主题所涉及的决策需求对数据进行初步整理。一般采用的是多维数据库模型中的星型模型进行建模，如设计住院病人费用主表和相关的维表。住院病人费用主表收集有关病人费用的各种信息包含各项度量值，如西药费、中成药费、中草药费、麻醉费、床位费、输血费、膳食费、检查费、化验费、材料费、护理费、手术费、治疗费、其他费用以及总费用等。度量值是用于进行分析的数值型信息主要用于求和、平均值、百分比 等函数。维表可分别是病人身份、入院诊断、治疗结果、费用类别、病人性别、住院科室、出入院时间等。

4）模型分析

运用聚类分析、决策树算法、评估法等分析方法对数据进行分类和处理。

13.4 医疗数据仓库案例

13.4.1 孟加拉医疗数据仓库

该医疗数据仓库称为 NCDW，是 eSystems Research and Development Lab、

Ubicomp Lab 与 BUET 信息与通信技术研究所合作建设。设计医疗数据仓库以解决孟加拉国为例的发展中国家在疾病分析、健康风险计算、疾病预测、医疗决策、医学研究等不足。该数据仓库称为 NCDW 框架,遵循由数据驱动的自下而上的方法,将临床数据整合到 NCDW 中,并提供数据支持的分析解决方案。

该框架设计分为以下 5 个阶段。

(1)基于 Wrapper 的匿名数据采集

该阶段收集医院、诊所、诊断中心、研究中心等多方临床数据。每个数据端点都是医院信息系统(HIS)、实验室信息系统(LIS)或诊断信息系统(DIS)的操作数据库。将特定于数据源的 wrapper 服务部署到操作服务器以收集数据。每个 wrapper 包含三个核心组件:(1)数据提取,(2)数据匿名化,(3)API 端点以结构化格式(例如 JSON)传输数据。根据不同类型的数据采取多样化的数据构建方法:结构化数据,例如关系或非关系数据库,需要数据库连接器、数据表以及列选择和过滤来提取数据。半结构化或非结构化数据,例如 XML、文本,将需要重要的源文件选择、数据解析器、特征选择和数据过滤来提取数据。

(2)数据隐私和安全

数据需经过匿名化操作,其目的是保护患者个人信息的隐私。使用基于密钥的安全记录链接(KSRL)(Khan & Hoque,2019)算法将可识别的患者信息转换为不可识别的匿名数据,并将患者记录增量链接到仓库。该算法采用患者姓名、性别、出生日期和地址作为输入并返回一个组合的散列值。使用 KSRL 算法的匿名记录链接过程的步骤如下。

使用患者可识别数据为每个患者记录生成基于 KSRL 的加密 PIK。

从健康记录中删除所有能够识别个体患者的可识别数据。

(3)ETL 过程

加载不同来源的异构数据到暂存区的临时异构数据存储中。执行基本的数据清理、降噪、错误值处理等不同的数据预处理技术。例如,在文本数据处理中进行小写、特殊字符删除、规范化等。在数值数据的情况下,应用最小 - 最大归一化技术来归一化结果——例如,血糖水平(mmol/L)归一化。

(4)仓库管理和监控

多维数据模型已用于存储对复杂查询操作有效的数据,例如多维数据集、切片、切片、透视、汇总、向下钻取。

● NCDW 在数据仓储层完成任务;
● 转换、标准化、将临时存储的源数据合并到 NCDW 中的控制过程;
● 运营、技术、流程执行等元数据管理;
● 主数据管理包括疾病分类树、临床试验、属性和参考结果、地理层级;
● 自动化数据集市实时生成和控制数据集市管道;
● 分析查询配置文件;

●针对基础数据创建索引、业务视图、分区视图;

●数据备份和恢复选项。此外,该模块还管理监控数据负载、响应时间、查询和报告、数据存档、备份 / 恢复、数据使用、用户和活动的统计推断。

(5)分析和应用

NCDW 的愿景是开发下一代临床分析和研究数据平台,使我们能够利用数据的知识和洞察力实现广泛的应用。使用 Python flask 后端框架和 Angular 11 客户端编程(eUbiMy-Soft,2021)开发了一个分析仪表板。授权的最终用户可以浏览 NCDW,基于 Web 的语义分析仪表板以实现多种用途。

●在线分析处理(OLAP)

该数据仓库使用了 Apache Superset(www.superset.apache.org),这是一个用于数据探索和数据可视化的开源云原生应用程序。已在超集中为每个数据集市配置了一个广泛的 OLAP 服务器,以了解数据洞察力和商业智能、分析和报告目的。

●数据挖掘与应用

如果整合 8717 个数据源,NCDW 将存储估计为 6.23GB/ 天的海量数据(Khan & Hoque,2015 年)。这些庞大的数据可以促使许多有趣的模式使用不同的数据挖掘技术来改善国家卫生服务。通过与中央数据仓库或任何特定数据集市连接以应用数据挖掘、机器学习或其他算法,将提供合适的只读探索界面。

●数据集生成

研究人员需要特定疾病或诊断的健康数据集。匿名研究数据集将基于不同的视角生成,并通过 API 或任何机器可读格式文件(例如 CSV、Excel)提供给授权 / 请求的用户。

NCDW 被部署在 IICT、BUET 的服务器中;服务器配置为 CPU:2*4、HDD:200 GB 和 RAM:32 GB。在完成所有必需的流程和步骤后,将 1161654 份临床记录加载到 PostgreSQL 数据库中。

考虑到临床数据需要高速,分布式文件系统 Apache Hadoop 已配置为单节点集群并存储异构临时数据,通过添加更多 DataNode 来针对大量人群进行扩展。

从 NCDW 中衍生出两个面向主题的数据集市(登革热和糖尿病),检测到登革热感染的暴发季节,发现 6—9 月是孟加拉国人口统计中登革热爆发的最关键时期。对 2000 年至 2017 年期间孟加拉国发生的 40,476 例登革热病例的实验分析表明,49.73% 的登革热感染发生在季风季节(5 月至 8 月),49.22% 发生在季风季节后(9 月至 12 月)(Mutsuddy、Tahmina Jhora、Shamsuzzaman、Kaisar 和 Khan,2019 年),这与 NCDW 产出的结果一致。

NCDW 在未来可以衍生 ICD-11 中的数百种疾病类别。例如某些传染病或寄生虫病(例如 COVID-19、疟疾、HIV、基孔肯雅热、病毒性肝炎、流感);血液或造血器官疾病(例如贫血、地中海贫血、纯红细胞再生障碍、易栓症);内分泌、营养或代谢疾病(例如糖尿病、胰岛素抵抗、脂质沉积);循环系统疾病;呼吸系统疾病等。

13.4.2 重症医学数据仓库

荷兰的 Erasmus Medical Center Rotterdam 是一所大学医院，拥有 1200 张床位，每年接待 37,000 人次。医院的 ICU 共有 104 张病床（34 个成人、36 个儿科和 36 个新生儿）。其 ICU 在 2000—2006 年期间部署了临床信息系统 Critical Care Manager/CareSuite（Picis，Wakefield，MA，USA）。CIS 数据库包含 75 GB 的数据，并且每年增长 15 GB。

该医院自 2000 年以来开始建立医疗数据仓库，并且在几次增量中，整个数据仓库的范围已经扩大了。然而，数据仓库的各个部分是独立开发的，彼此分开，使用不同的方法。首先，开发了数据仓库的财务部分，其中包含有关成本、生产、人员和病假缺勤的数据。从 2002 年开始，开发一个独立的手术室数据仓库。自 2004 年起，在财务数据仓库中添加了基于 DRG 的部分，并由 IT 部门的工作人员在外部各方的支持下开发了用于患者后勤的数据仓库。医院信息系统（HIS）Erasmus MC 使用 SAP BusinessObjects 软件从数据仓库生成报告。2005 年，Erasmus MC 的重点扩大了，因为他们开始内部开发数据仓库部分，该部分将包含来自临床信息系统和医院信息系统部分（例如 HIS 的实验室模块）的患者信息。重症监护数据仓库（ICU-DWH）是该医院建设的第一个临床方向。

ICU-DWH 建模选择多维建模设计方法，将医生、护士、研究人员等用户作为中心，创建过程完全自动化，并支持元数据的维护。

该数据仓库建设分为以下五个阶段。

（1）准备阶段

该医院成立了一个多学科项目团队，由两名元数据专家、一名数据仓库开发人员、两名领域专家（一名 ICU 医生和一名研究员）和三名 CIS 专家（其中两名为 ICU 护士）组成。该团队负责人与 ICU-DWH 主要用户（医生护士和临床研究人员以及 ICU 部门负责人）共七人进行访谈。访谈的重点是 CIS 数据库的当前使用情况，以及希望数据仓库能实现的功能。

访谈涉及以下内容。

涉及的组织单位——例如儿科和成人 ICU；

ICU 流程共 20 个——例如用药、通气、评分、诊断；

所需和期望的报告——例如国家标准的 ICU 患者记录报告，以及质量监测、研究或财务等临时报告；

所有绩效指标和关键绩效指标共 146 个——例如住院时间、48 小时内再次入院、往返其他科室、中心静脉导管感染次数、中心静脉导管天数、血样阳性数、呼吸机相关性肺炎、呼吸机使用天数和小时数、死亡率、输血、药物治疗以及 APACHE IV 等评分；

候选维度共 43 个——例如日期、时间、患者、科室、专长、专科医生、治疗医师、诊断、设备类型、医务人员、药物。

（2）建模阶段

在 ICU-DWH 开发的第二阶段，为访谈中每个项目和 CIS 数据库中可用的数据类型制作示例。当所有示例都经过领域专家验证后，使用 CaseTalk 软件从这些事实中推导出一个完整的信息模型，并构建表格。例如 ICU 工作人员表示需要数据仓库中的实时患者数据（例如血压、心率、体温），以便能够比较患者组、研究随时间变化的趋势等。该数据由床边监视器生成。

CaseTalk 得到的实时（RT）测量心脏频率和温度的事实表达式示例为：

2008 年 3 月 14 日患者 1234567，5：00：00 时的心率记录为每分钟 98 次。

2008 年 3 月 14 日患者 1234567，6：00：00 时的温度记录为 37.5 ℃。

……

接着对所有关于实时测量的事实表达式产生的结果，生成了实时测量表（图13-14）。该表有六个属性字段，其中"Date"、"Patient_number"、"RT_variablename"和"Time"是主键字段。

Table Real_time_measurement

RT_variablename (RT_variablename) NN Primary Key	Patient_number (Patient_number) NN Primary Key	Date (Date) NN Primary Key	Time (Time) NN Primary Key	Value (Value) NN	Units (Units) NN
Heart frequency	1234567	03-14-2008	5:00:00	98	beats / min
Heart frequency	1234567	03-14-2008	10:00:00	113	beats / min.
Temperature	1234567	03-14-2008	6:00:00	37.5	ºC
Temperature	1234567	03-14-2008	7:00:00	38.2	ºC

FACT TYPE EXPRESSIONS:
F1: "For the <RT_variablename> of Patient <Patient_number> on <Date> at <Time> hours a value of <Value> <Units> was recorded."

FOREIGN KEYS:
Real_time_measurement (RT_variabelenaam) → RT_variabele (RT_variablename)
Real_time_measurement (Patient_number) → Patient (Patient_number)
Real_time_measurement (Date) → Day (Date)
Real_time_measurement (Time) → Point_in_time (Time)

图 13-14　实时测量表

（3）建设阶段

团队使用 CaseTalk 已经生成了一个最佳范式的"逻辑数据模型"。然后，该数据模型通过 ER-Bridge（一种最初由 HAN 大学开发的工具）转化为 ER 模型并且使用 Oracle Designer 在数据库中实现。对于 ETL 过程，使用了 Extelligence 重症监护导出工具，这是由 CIS 供应商 Picis 开发的提取工具，节省了大量的开发时间，提取工具将随着 CIS 的每个新版本而更新，从而保证未来的数据质量和可用性。尽管如此，ETL 还是非常复杂，因为 CIS 数据模型和 DWH 模型完全不同。提取工具中未包含的数据元素以及 HIS 中的数据元素由 Erasmus MC 提取。使用 Oracle Warehouse Builder 提取的数据以填充数据仓库中的表。项目使用 SAP BusinessObjects 软件从数据仓库生成报告。

（4）测试阶段

测试阶段涉及以下两个方面。

技术测试：测试将数据能否成功从源传输到 DWH，即 ETL 过程是否能以正确的方式提取、转换和加载这些数据。

用户测试：测试产生的分析报告是否符合预期。由于新的需求在不断产生，用户测试会一直进行。测试组由信息技术部、医学信息部的工作人员和 12 名最终用户（管理人员、研究人员、医生和护士）组成。

（5）部署阶段

在部署阶段，ICU-DWH 正式投入使用。每个 ICU 的工作人员都接受了使用 SAP BusinessObjects（BO）软件的培训。此外，数据仓库的维护工作被分配给医疗信息部门。其任务之一是为医院管理人员、研究人员、学生和医生提供数据支持。他们在 SAP BusinessObjects（BO）软件方面拥有丰富的经验。

第 14 章
医疗数据质量

14.1 数据质量问题产生的原因

随着我国医疗信息化程度不断提升，医疗数据呈蓬勃发展的态势。然而，随着医疗数据的进一步深入发展，以数据可用性为核心的数据质量问题成为其发展的瓶颈。数据质量问题产生的原因各不相同，既有数据在录入过程中数据错漏造成的数据不完整；也有由于缺乏统一的元数据标准造成数据不一致或数据缺失。因此，发现医疗数据质量问题，追踪记录原始数据在整个生命周期内的演变，溯源质量问题产生的原因，成为提升数据质量的一个重要环节。

14.1.1 质量模型与质量维度

医疗数据质量可以从不同角度进行评价或评估，其中数据质量模型 / 数据质量框架和数据质量维度是数据质量评估中两个重要的要素。

数据质量模型用于指导数据使用者思考数据质量的哪些方面需要被关注。例如，Bowen 和 Lau 创建了包含十个步骤的 EMR 评估方法，并制定出规范的评估指南。此外，de Lusignan 等定义了关键概念用于描述基本健保数据质量和来源，允许数据使用者决定该数据是否适用于研究目的。

质量维度反映了信息的一个方面或特征，利用质量维度可以对数据质量有一个准确而完善的理解。国外学者 Ballou 等人最早提出基于数据的多种属性，将数据质量划分为四个维度：准确性、完整性、一致性和及时性。然而这个划分仅注重于描述信息质量的内容特征，对质量维度的划分不够全面，缺乏普遍性，在各领域应用时需要进一步完善。

目前最权威的是国家标准 GB/T36344-2018 ICS 35.24.01 定义的维度，国家标准给出的数据质量模型如 14-1 所示，该模型中包含了规范性、完整性、准确性、一致性、时效性和可访问性等六个维度。

然而，对于医疗数据质量具有哪些维度并没有一个受到普遍认同的分类，甚至连数据质量的各个维度的具体含义也没能达成明确的共识。例如，加拿大基本健保系统中定义了 7 个质量维度，而英国的国民健保系统建议评估三个质量维度：完整性、正确性和一致性。

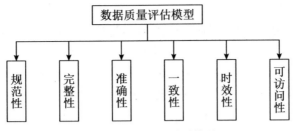

图 14-1 通用数据质量模型

14.1.2 数据生命周期与数据质量问题的溯源

数据质量问题可能会发生在数据生命周期的各个环节。数据质量问题可能来源于数据设计、数据采集、外部数据获取、数据集成、数据加工以及数据使用阶段。

（1）数据设计

在数据库系统设计阶段，需要对元数据进行梳理，建立一套统一的标准，保证后续各个环节数据的一致性和统一性。但实际在设计阶段很难完成这一过程。医疗信息化建设在近十年有了飞速的发展，然而医院的信息系统更新或升级速度滞后于数据的增长和用户的要求。系统的设计可能无法完全满足实际需求，出现部分实际需要的字段没有出现系统中或者在系统中受到限制，数据模式的不完整。

（2）数据采集

数据采集通常通过手工录入，或者采用具有自动录入选项的软件实现语音到文本转换。一方面，原始数据采集机制的手动数据输入过程可能会有意或无意地将数据错误引入到系统中，例如患者姓名，地址的不正确输入可能导致数据记录的歧义，这些数据记录在分析时可能导致错误的结果。虽然现有医疗信息系统通过输入数据完整性、数据类型方面的校验，或者使用下拉列表等方式尽可能减少数据输入的错误，但是系统无法对数据是否准确进行校验，此外，下拉列表中预填充内容可能无法准确表达所有患者实际情况。此外，在输入电子病历记录时，医生经常使用模板或复制粘贴命令来生成符合国家卫计委或者当地保险公司（例如 Medicare）的指南和规章的文本。显然，这种复制粘贴的做法掩盖了患者就诊过程的变化。

另一方面，通常对就诊信息进行数字化的语音识别装置自动录入时，由于需要克服嘈杂的环境，识别复杂的医学专业术语，满足不同语言、语速和口音使用者等要求，产生的数据可能会生成系统和随机的错误，且这些错误很难被量化和避免。

此外，图像在成像过程中不可避免会受到噪声等影响，使得图像存在不均匀或失真的情况，形成与扫描组织结构无关的伪影。不同成像系统产生伪影的原因各不相同。例如，在 MRI 中，可能是由于 Bo 场不均匀、RF 噪声或者不规则、化学位移、重影或电磁干扰等；CT 中常见的伪像原因包括散射，伪增强，锥形束，金属伪像等；在超声成像中有灰度和多普勒超声伪像等。

（3）外部数据获取

为了获得更完整的信息，有时会从医疗系统外部获取部分数据。较为常见的外部数据包括从政府获取的公共卫生统计的信息，以及通过移动智能端获取的个人健康信息。外部数据获取阶段存在的质量问题使数据缺失、数据来源可信性无法保证。

外部数据获取面临的一个主要问题是数据缺失问题。从政府获取的生命统计数据，如出生率，死亡率和死亡原因等，对于确定和评估公共卫生计划的有效性至关重要。但是通常出生率和死亡率信息是依赖于当地政府的登记制度。发达国家都有记录出生和死亡的国家民事登记制度，但不幸的是，发展中国家的出生情况和死亡情况登记比例较低。以出生统计为例，目前占世界未注册出生的99%，总计约有4800万未注册出生。此外，非洲和东南亚一半以上的国家没有记录死亡原因的数据。

外部数据获取面临的另一个主要问题是数据来源的可信性问题。虽然从移动智能设备企业或者手机应用App中能获取大量的个人健康信息，但是这些信息来源是否是可以信任的，主要依赖于对应的企业。例如，针对澳大利亚的GooglePlay和ItunesApp Store应用商店中的排名前200名的付费或者免费的移动健康App筛选出28个体重管理方面的应用程序来看，从开发者的可信度、信息来源/参考、赞助商的披露、最近一个月是否修改等多方面对数据进行分析，发现仅有1个应用完全履行了所有的责任标准，仅1/3的应用App中说明了开发团队成员具有科学或健康专业资格，可以看出数据来源的可信性程度不高。

（4）数据集成

众所周知，医疗应用迫切需要使用医疗机构之间的医疗信息（患者记录，实验室分析，医学图像等），然而每个机构中的医疗信息系统彼此不同。因此，医疗信息集成是有效地使用医疗数据必不可少的步骤。通常，信息集成可能涉及数据的清理、转换、迁移、集成过程。

由于来自不同组织或者在同一组织中的不同来源信息之间的整合，因此必须启动某些数据的清理和转换操作，当数据经过多个清理、转换、迁移过程时，数据有可能丢失，实体（患者、用药或者费用）之间的关系可能损坏或丢失，造成数据的不一致。例如，如果某一字段应该保存日期，则检查提供的数据是否具有适当的大小，值和格式，以转换为符合新数据库中的约束条件的日期数据，因此对于出生日期，可能会观察到不切实际的日期（1800-01-01，原始数据为空，转移时自动填入系统默认值），不是有效日期的字符串（5144，日期型数据迁移为字符串型数据）或者是未来的某个日期（2099-10-10，2位的年份转换4位年份）等。此时，日期信息随着数据的集成过程，大量的原始信息丢失，如果分析师查找在某个日期范围内发生的信息，则这可能对分析和结论有重大影响。

此外，数据集成过程中容易产生数据的冗余，出现各种数据不一致的情况。例如同一属性出现多次，同一属性命名不同，同一属性在不同位置的值不一致等情况。

（5）数据处理

为了提高数据使用的效果，数据集成后需要进行多种数据处理。常见的问题是数据变换过程中由于数据类型不同，数据长度不一致，造成变换时数据丢失和错误。

数据处理过程中一个突出的问题是非结构化数据向结构化数据转变过程中带来的质量问题。通常健康医疗领域中非结构化数据占总数据的 70%-80%，而传统的统计分析方法无法对其进行处理，因此需要将其进行结构化转换。转换过程可能会造成部分信息的丢失，例如，临床的现病史文本"患者2周前无明显诱因下出现大便带鲜红色液体2次……"，对其进行结构化时可能仅记录为"便血：有"，此时便血的颜色信息、时间信息都被略去。

（6）数据使用

传统的数据应用经常是对单一数据源进行深入地追踪和分析，比如说，企业营销记录、客户访问日志、医院电子病历系统等。即使是数据仓库相关应用，通常也需要预定义严格的数据结构和数据使用。在传统的数据应用中，分析人员对数据的来源和结构有一定的控制和深层的了解。在大数据时代，数据可以来自不同的组织机构甚至不同的行业，根据不同的应用场景需求，动态汇聚和融合。

这种按需融合的数据集合产生机制，会给保障数据质量带来问题和挑战。一方面，数据的产生与需求割裂开来，即原始系统产生数据的目的，与最终数据的应用场景并不密切相关。两者的割裂会给数据质量的提升带来逻辑上的悖论。联系到前面所说的质量定义中，数据质量是"场景适用性"，那么如果要提升数据质量，是否要预定义一些未来常用的关键任务场景？另一方面，数据的融合，无论是在字段模式级别，还是在字段值的语义级别，都会带来新的数据质量问题。

14.1.3 临床数据生命周期

美国国家医学院将临床数据广义地定义为从下列来源收集的数据：（1）从临床护理过程中产生的数据；（2）临床试验数据；（3）患者记录数据。根据临床数据在医疗机构业务中的流转情况，其生命周期可以分为数据生成阶段、数据转换阶段、数据重用阶段、后重用阶段[5]。

临床数据原始来自临床就诊期间的数据采集，数据质量取决于不同学科护理人员的记录行为。但是护理人员可能会存在测量偏差或抽样偏差。此外，不同机构实施时不同的编码标准也会影响数据生成时的质量。根据现有统计分析证实，病情严重的患者比相对健康的患者拥有更多的数据，因此临床研究人员在纳入策略中可能会存在偏差，潜意识地偏向病情严重的患者。此外，不同编码方式术语覆盖的范围也不同。例如，UMLS 中标准术语中表型概念的覆盖率有 54%，而 ICD-10 仅能覆盖 9% 的表型概念。编码覆盖率不足可能导致各种信息的丢失。例如由于缺乏适当的代码造成其他机构无法复用，进一步加剧了临床数据集之间缺乏互操作性。

数据转换阶段会将数据转换为基于标注的格式，因此会不可避免地引入更多的数据丢失，这种信息丢失可能是由于原始数据与目标模型之间无法映射。通常数据转换过程远远晚于临床数据收集，因此在数据转换过程中相应的上下文信息往往已经不可用。转换过程的复杂性和不透明性，都有可能进一步恶化临床数据质量，并引入无法追踪的问题。

数据重用阶段是临床数据将提供给科研人员使用的阶段。此外，人们才开始注意到数据质量的问题。利用数据质量模型和度量维度可以发现各类质量问题，但此时由于脱离上下文使得溯源非常困难，需要困难的反向工程进行检测。且由于数据的来源不同，单一机构无法完成相关的溯源任务。此外，该阶段的数据质量评估通常是由数据管理人员利用金标准、数据完整性、数据一致性、日志审查等方法进行检测的，科研人员很少参与这个过程。此时又会产生缺乏先验知识以及数据与科研目标不完全一致等新的问题。

最后一个阶段是后重用阶段。该阶段科研人员提出数据质量报告或者数据修复请求。部分科研人员会提出发现的数据质量问题或修复要求，但这些情况很少会被反馈到数据生成方，且没有类似于软件测试报告的标准数据质量报告，因此难以保证数据质量的提升。

14.2　数据质量评估方法

14.2.1　质量度量定义

1）完整性

完整性的定义并不唯一，这里给出常见的三种定义。

定义 1：完整性是指数据有足够的广度，深度和满足当前任务的程度。

定义 2：在一次数据采集中包含数值的程度。

定义 3：信息具有一个实体描述的所有必需的部分。

此外，Naumann 等人定义完整性为数据源中非空值的数量与普遍关系的大小之比。Liu 等人认为应根据收集原则收集了所有值才是完整的。可以看出，对于完整性的定义，实质上都是一致的，即给定数据集合中包含描述相应的真实世界对象集合的数据的程度。

简单来说，完整性就是指数据信息是否存在缺失的情况。在关系数据库中，完整性通常与不可用值有关。不可用值不仅包含了缺失值，还包含了现实世界中存在但在数据集中不可用的值。表 14-1 给出不可用与数据完整性的关系，采集病患性别时，数据表中"性别"字段可能直接为空，这是缺失值；也可能不为空但写成了"-"，这是存在但不可用的值，显然，这两种情况都是不可用值，数据不完整。

表 14-1 患者基本信息表

ID	EMPI	姓名	年龄	血型	居住城市	性别	……
1	E20180408E1	张顾言	84	A	上海	男	……
2	E20180408E2	王三锁	66	A	上海	-	……
3	E20180408E3	李小花	60	B	沪		……
4	E20180408E4	刘春风	62	AB	申城	中	……

2）准确性

有许多关于准确性的定义，以下给出广为接受的几个定义。

定义 1：准确性是指数据正确、可靠和可鉴别的程度。

定义 2：当存储在数据库中的数据能对应到真实世界的值时，数据是准确的。

定义 3：一个数值 v，与真实值 v′ 之间的相似程度。

数据的准确性可以分为语法准确性和语义准确性。例如：表 14-1 里的属性"性别"值＝"中"，显然，该属性值不符合性别字段的定义，说明该属性值为语法错误。如果 ID＝"1"的患者的症状是"白带增多"、诊断是"子宫肌瘤"，此时性别＝"男"虽然从语法角度看是准确的，但是实际语义上是错误的。通常，现有的大多数的数据质量监控只能发现语法错误。语义准确性与上下文密切相关，由数据的应用场景决定，需要利用权威的参考源或最终数据的使用者来评价。

3）一致性

数据一致性是指关联数据之间的逻辑关系是否正确和完整。数据不一致的表现形式多种多样，以表 14-2 为例（表 14-2 是表 14-1 中对应病人的就诊记录），可将不一致情况分为以下三种情况。

（1）不同表中相同属性的值不一致 例如，EMPI＝"E20180408E1"的患者的血型在表 14-1 中的血型是"A"，表 14-2 中血型是"O"，两个记录不一致。

（2）同一表中相同属性的值不一致 例如 EMPI＝"E20180408E1"的患者两次就诊中记录的血型不一致，表 14-2 中 ID 号"1"的血型是"O"，门诊号"5"血型是"AB"，两个记录不一致。此外，上海有"沪""申"等不同的别名，因此，居住城市为"上海""沪""申"的值应该相同。

（3）不同表中相同属性的记录缺失，例如 EMPI＝"E20180408E5"的患者在表 14-2 中缺少患者基本信息。

表 14-2 患者就诊记录表

ID	EMPI	门诊号	血型	症状	诊断	……
1	E20180408E1	1206138	O	白带增多	子宫肌瘤	……
2	E20180408E2	1202586	A	胸痛咳血	肺癌	……
3	E20180408E3	1207033	B	腹泻	冠心病	……
4	E20180408E4	1207060	AB	上腹部隐痛	胃癌	……
5	E20180408E1	1207081	AB	胸闷气短	心力衰竭	……
6	E20180408E5	1209301	O	头疼	心力衰竭	……

导致数据不一致的原因有很多，归纳产出不一致的原因，包括以下几点。

（1）数据原始录入错误。

（2）数据字典发生改变 / 数据集成时使用不同的数据字典造成的问题。

（3）由于网络、服务器或者软件出现故障，导致部分数据写入成功，部分数据写入失败，造成数据之间的不一致。

（4）数据更新的不同步，当多个用户共同维护一个数据库时，只更新了部分数据，造成数据之间的不一致。

数据不一致的情况与数据完整性、数据准确性的定义之间存在交叉的情况，例如表 14-2 中病人"E20180408E3"的疾病诊断是"冠心病"，而作为依据的症状竟然是"腹泻"，这显然是不符合逻辑的，该问题可以看作数据的不一致，也可以认为是数据不准确。

4）及时性

及时性是一个与时间相关的维度，也被称为时效性。及时性是反映数据随着时间的推移是否更新及时的一个维度。常见的定义如下。

定义 1：及时性是指在现实世界状态改变与信息系统状态修改之间的时延。

定义 2：及时性是数据源的平均生存期。

定义 3：及时性是一个任务中数据充分更新的程度。

及时性由两个部分组成：生存期、更新率。生存期或时效性反映了信息是在多久之前存入系统的。更新率衡量了信息更新的频率。

各级管理部门和各家医院都对入院记录、住院病历、首次病程录、手术记录、出院（死亡）记录等重要记录提出了规定的完成时间，因此及时性是一个非常重要的评价指标。

14.2.2 整体评估流程

据可用性评估方法如图 14-2 所示。首先，通过评估需求模板收集评估需求，然后汇聚需求得到评估字段；其次，利用数据集成和数据筛选过程确定评估需求；再次，建立评估映射关系并定义评估度量，定义评估度量后可返回更新评估映射；最后，利用错误自动检测技术定量地评估数据质量，并根据评估结果分析数据的可用性。

整个过程可分为以下 6 个步骤。

（1）收集评估需求；（2）确定评估数据；（3）建立评估映射；（4）定义评估度量；（5）评估数据质量；（6）分析评估结果。

整个过程主要由三类角色参与，第一类角色是领域专家（例如临床医生）负责步骤（1），参与步骤（3）和步骤（5）。第二类角色是数据管理者以及负责系统构建与数据集成的 IT 工程师，负责步骤（2）和步骤（3），同时参与步骤（5）。第三类角色是构造与执行质量度量的数据质量工程师，负责步骤（4）和步骤（5）。

对于步骤（6），需要三类角色共同参与，解释数据结果。

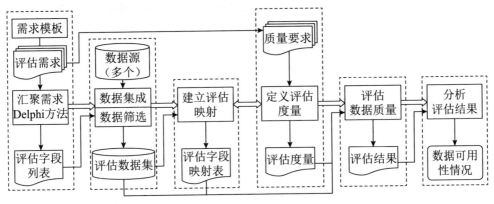

图 14-2 数据可用性评估方法示意

14.2.3 评估方法分类与比较

1）概述

数据质量评估是测量实际的环境和数据，并将它们与需求和预期进行比较的过程，以确定它们是否满足项目或业务流程所需的质量。数据质量评估方法需要考虑选择合适的质量维度、评估方法以及度量的方法。本节重点关注了评估方法，分析了现有评估方法的分类，详细介绍了一些经典的评估方法。

经过最近20年的研究，学术界提出了10多种数据质量评估方法，如表14-3所示。

从评估方法针对的数据类型来看，大多数的评估方法针对的是结构化数据，仅有少数评估方法考虑了半结构化数据和非结构化数据。部分评估方法虽然没有直接说明评估方法针对的数据类型，但方法中出现的步骤和阶段可以用于半结构化的数据。例如，AIQM方法使用通用的术语"信息"，通过回答调查问卷的方式进行定性的评估，虽然评估的对象是结构化数据，但显然该方法可以用于半结构化数据，也可用于对非结构化数据的评估。

表 14-3 常见的数据质量评估方法的比较

方　法	全　　称	数据类型	信息系统	研究内容
TDQM	Total Data Quality Management	结构化数据 半结构化数据	集中式的单机系统	评估、改进
DWQ	The Datawarehouse Quality Methodology	结构化数据	数据仓库	评估、改进
TIQM	Total Information Quality Management	结构化数据 可用于半结构化数据	集中式的单机系统、分布式系统	评估、改进 评估和改进的成本
AIMQ	A methodology for information quality assessment	结构化数据、可用于半结构化数据、可用于非结构化数据	集中式的单机系统、分布式系统	评估

续表

方法	全 称	数据类型	信息系统	研究内容
CIHI	Canadian Institute for Health Information methodology	结构化数据 半结构化数据	集中式的单机系统、分布式系统	评估
DQA	Data Quality Assessment	结构化数据	集中式的单机系统、分布式系统	评估
IQM	Information Quality Measurement	结构化数据 半结构化数据	Web 系统	评估
ISTAT	ISTAT methodology	结构化数据 半结构化数据	协同系统、集中式的单机系统、分布式系统	评估、改进
AMEQ	Activity-based Measuring and Evaluating of product information Quality	结构化数据 可用于半结构化数据	集中式的单机系统	评估
COLDQ	Loshin Methodology（Cost-effect Of Low Data Quality）	结构化数据 可用于半结构化数据	集中式的单机系统	数据质量差的成本分析
DaQuinCIS	CIS Data Quality in Cooperative Information Systems	结构化数据 半结构化数据	协同系统、集中式的单机系统、分布式系统	评估、提升
QAFD	Methodology for the Quality Assessment of Financial Data	结构化数据	集中式的单机系统	评估
CDQ	Comprehensive methodology for Data Quality management	结构化数据 半结构化数据 非结构化数据	协同系统、集中式的单机系统、分布式系统、Web 系统	评估、改进、改进质量的最小成本法

从评估方法针对的信息系统来看，评估方法针对的信息系统包括：集中式单机系统、分布式系统、协同系统、数据仓库和 Web 系统等。面向集中式单机系统的评估方法考虑的是单个系统中的结构化数据集，忽略了应用系统或者组织之间数据交换引发的数据质量问题，例如，AMEQ、COLDQ 和 QAFD 方法。支持分布式系统的评估方法通常是为国家级分布式结构的数据库设计的，例如，CIHI 为加拿大卫生部门设计的评估方法。协同系统是最为复杂的系统，支持协同系统的评估方法也能支持单机系统和分布式系统，例如，ISTAT、DaQuinCIS 等。

从评估方法的研究内容看，部分评估方法仅聚焦在评估过程上，还有部分评估方法不仅关注数据质量的评估，还关注评估后数据质量的改进。此外，还有部分评估方法从经济学的角度研究数据质量，例如，COLDQ 方法对数据质量差的成本进行了分析，CDQ 方法考虑了可以通过不同的优先级和路径获得相同的质量改进，选择改进质量的最小成本的改进过程。

2）评估方法的分类

数据质量评估的方法可以从不同的角度进行分类，既可以从数据质量管理的角度进行分类，也可以从评估指标的度量方式的角度进行分类，还可以根据评估目标对评估方法进行分类。

（1）过程驱动的评估方法和数据驱动的评估方法

过程驱动的评估方法从信息生成过程开始分析，覆盖了数据生命周期的各个阶段，过程驱动的评估方法包括：过程控制和过程重建。过程控制是在数据管理中重要的节点位置进行检查和控制数据的质量，例如，新数据产生、数据更新时监控数据质量。过程重建过程重新设计数据产生流程，从根源上识别和消除质量问题，并且引入新的活动，产生更高质量的数据。过程驱动的评估关注的是监控数据质量和制定流程改进策略，通过重新设计数据产生和修改的流程来提高数据质量。

数据驱动的评估方法利用算法、启发式方法和基于知识的技术发现数据质量的问题，直接修改数据的值来提高数据质量。数据驱动的评估方法一般为关注信息标准化、对象识别、错误检测、错误纠正以及成本优化等活动。此外，模式匹配、模式清洗和数据剖析也属于数据驱动的评估方法。

过程驱动的评估方法强化了数据质量在数据产生过程中的质量控制，数据驱动的评估方法发现数据集中的质量问题。因此，在数据质量提升和成本考虑上来看，随着时间的推移，过程驱动的评估方法能有效地提升数据质量，相对成本较低；而数据驱动的评估方法相对成本较高。如图14-3所示，过程驱动的评估方法和数据驱动的评估方法对数据质量提升和成本的影响。在过程驱动的策略中，过程控制和过程重建策略都能很好地提升数据的质量，其中,过程重建从源头解决了数据质量问题,因此长期成本最低。

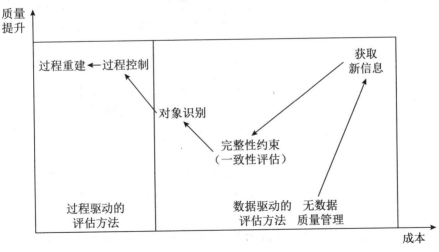

图14-3 过程驱动与数据驱动策略在成本和质量提升方面的比较

数据驱动的评估方法中的数据质量管理、获取新信息、完整性约束和对象识别活动都具有较高的成本。其中无数据质量管理，数据质量问题完全被忽略，长期来看数据质量问题会不断扩大，成本随着时间的推移不断增加。获取新信息的活动通过获取更高质量的数据替换原有引起质量问题的数据，能明显改善数据质量，但每次发生质量问题就请求访问数据源，那么，获取新信息所需花费的成本极高。完整性约束策略虽然有较低的成本，但只有与约束相关的错误可以被发现，错误只能在一定程度上得到纠正，对数据质量的提升不太有效。由于许多技术实现了对象识别的策略，这项工作可以自动完成，因此对象识别策略具有更低的成本和更高的质量提升。

（2）定性评估方法、定量评估方法和综合评估方法

定性的评估方法是利用科学的途径，依靠评估人员的主观判断从各个角度评价数据的"好"或"坏"。定性的评估方法通常是利用现有的行业标准或规范根据评估需求制定出相关的评价标准和质量维度，评估每个具体维度时利用人工方式获得评估值。其中，定性评估方法中评价标准和评估维度的确定应该由该领域专家和专业人员来确定，而评估人员也需要对被评估数据领域有着深入的了解，评估人员可以是最终用户、专业评估人员，也可以是领域专家。

根据评估人员类型不同定性的评估方法可以分为用户反馈法、专家评议法和第三方检测法。

①用户反馈法是由评价机构将评价指标体系告知数据的使用方，由最终用户完成评估工作。

②专家评议法的评估过程由领域专家组成小组，利用会议讨论或调查问卷方式判断数据质量是否符合标准或需求。

③第三方检测法是由独立于数据提供方、数据使用方和数据管理者的结构或组织根据数据质量需求，建立相关的评价指标体系，根据一定的评估程序或步骤进行评估，并给出评估结果。

定量评估方法采用统计学分析方法，数据挖掘或者人工智能技术客观量化地评估数据。定量方法提供了一种更加直观和具体的方法，解决了定性分析方法缺乏客观性和可重现性的问题。定量评估方法一方面需要给出具体的数据质量评估指标，另一方面针对每个质量指标还需定义具体客观的评估方法。评估方法大致可以分为以下几类。

①基于概率分析的方法：该方法是定量评估方法中最常使用的方法，即可以用于数据质量评估指标的确定过程，也可以用于具体指标的评估过程。在评估指标的确定过程中，例如，Wang 和 Strong 等人利用了因子分析方法发现评估指标之间的关系并且将指标分组到 20 个不同的维度中，因子分析还帮助研究者找到了一些不明显的评估指标。在具体指标的评估过程中，例如，文献采用抽样计算的方法对关系数据库的准确性和完整性进行量化的评估。

②基于人工智能的评估方法：基于人工智能的评估方法是采用机器学习和深度学习技术实现对质量评估指标客观评估的方法。目前，知识表示、自动推理技术和无监督学习等方法被用于数据质量评估领域。例如，文献提出了一种无监督的异常

值检测方法，主要是针对 LOD（Linked Open Data）中的数值型数据的异常值检测工作。Madnick 等适用知识表示和自动推理技术对数据质量的一致性和可理解性进行了改进。

③数据挖掘的评估方法：数据挖掘方法起源于人工智能的机器学习和统计学的统计学习技术，能从大数据集中挖掘出有用的信息。数据挖掘方法可以用于解决许多的数据质量问题，因此，被广泛地应用在数据质量评估过程中。例如，数据异常值检测算法用于评估数据的准确性，模式匹配算法用于发现复杂的匹配关系，用于评估模式的一致性等。

综合评估方法将定性和定量两种方法综合起来对数据进行质量评估。经常使用的方法包括：层次分析法、模糊综合法、云模型评估法、缺陷扣分法等。

层次分析法将评估指标根据不同的隶属关系建立一个层次结构模型，然后根据指标的重要程度建立判断矩阵，接着计算判断矩阵的权向量并进行一致性检验，最后获得最终的权重分布表。该方法在构建评估指标的层次结构模型上是由人的主观判断得到的，而各个指标的权重分布是通过数据模型的计算获得的。层次分析法能较好地解决评估指标结构复杂、指标数量较多且不易量化的问题。

模糊综合评估法是运用模糊数学工具对多个评价不严格或模糊的评估指标做出综合评价的方法。模糊综合评价法的基本思想是首先建立评估指标体系、评价集和评价指标的权重集，然后利用模糊变换原理构造隶属矩阵，形成一个综合评判模型，最后，通过模糊矩阵计算得到最终的评估结果。该方法适用于许多定义不严格或评价模糊的复杂系统，例如环境监测、文献信息质量等。

云模型评估法是考虑随机性和模糊性，实现定性概念与定量数值之间不确定性转换的评估方法。云模型评估法首先是建立评价标准、权重集和评价集，然后，根据二级指标的评价值生成综合云评估，最后确定云模型，计算带权重的综合评估模型。该方法适用于数字影像地图数据等评估模糊性和随机性共存的领域。

缺陷扣分法是设置基准分数，然后根据单位产品（数据或信息）的缺陷扣分，依据最终的得分值评价信息质量的方法。该方法操作简单，缺陷值易于量化，适用于例如空间地理数据或者桥梁受损等部分专业领域。

（3）通用目标的评估方法和特殊目的的评估方法

通用目标评估方法是面向所有领域，不特定某一领域的评估方法，涉及广泛的数据质量维度和各种评估活动，例如，后续章节中详细介绍的 TDQM，AIQM，DQA 方法均可在多个不同的领域中。

特殊目的的评估方法通常侧重于特定活动（例如对象识别、评测），或者面向特定应用领域（例如医疗领域），或者仅聚焦于特定信息领域（例如公共安全领域中的人口地址登记信息）等。

14.3 数据质量评估工具

14.3.1 工具设计要点

数据质量评估工具中涉及多个核心要素：指标体系、评估指标、评估规则、评估字段、数据集的真实字段。这些核心要素之间环环相扣，存在复杂的关系。这给工具设计带来了许多挑战。

设计过程中需要考虑如下几方面的因素。

（1）指标体系的通用性。不同数据集针对同一个应用场景的数据质量要求应该根据相同的实际情况，因此指标体系的定义应该有通用性，即相同应用场景应该使用相同的指标体系进行评估。

（2）指标体系的领域相关性。数据质量评估指标受行业领域影响极大，面向不同行业或领域应该设计不同的数据质量指标体系。

（3）评估指标与评估字段之间存在多元关系。一个指标可以对应一个评估字段，一个指标也可以对应多个评估字段。

（4）评估指标评估规则之间的紧密关联。一个评估指标至少包含一个评估规则，一个评估指标也可以包含多个评估规则。

（5）评估字段与数据集字段之间的映射。在评估规则中出现每个评估字段都需要与数据集中具体字段之间一一绑定，建立两者之间的映射关系。

（6）自动评估与人工评估的选择。评估指标中既有客观指标，也有主观指标，因此评估工具设计时，还需要设置评估指标是由系统自动评估或者由人工评估，针对不同方式的评估构建不同的评估流程。

核心要素构成的数据质量评估框架如图 14-4 所示，设计框架图展示了领域、模板、指标、评估字段、规则之间的设计关系。

1）领域模板的定义

针对不同应用场景，数据质量评估工具应该设计一套模板库，即一套指标体系。每个领域的数据包括了多个不同的应用场景，因此每个领域需要构建多个领域模板，从而形成了领域模板库。每个领域模板代表了该领域数据的某类应用场景对数据的质量要求。领域模板是根据应用上下文，且基于真实数据的业务流程进行构建的，每个模板的构建可以由领域专家提供初始模板，然后根据数据集和用户评估需求不断进行迭代和完善。

每个领域模板根据应用上下文的定义和真实的业务规则需要设计一系列的评估指标，这些评估指标可以是简单的指标，也可以是组合指标。简单指标对应一个评估字段，组合指标可以包括多个评估字段。每个评估指标包括多个评估规则。

在医疗领域数据质量评估的模板构建过程中，其应用上下文的定义来源于医院多个信息系统的模式信息，如医院信息系统（Hospital Information System），其中包

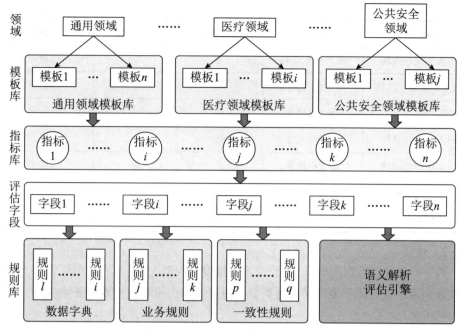

图 14-4　评估工具的设计框架图

括了门诊、住院、医药等若干业务信息。对这些数据质量的评估是建立在一套完整有效的标准体系之上的，根据标准体系，结合具体的业务流程，从外部质量、内部质量和使用质量上分别定义评估指标，由这些不同维度的评估指标构成一个领域模板。以"面向心衰数据疗效分析的质量评估"为例，如表 14-4 所示的针对心衰数据疗效分析，从使用角度上看，使用及时性来评估数据在时效上是否满足分析用途。从数据本身来看，利用一致性、完整性、准确性、精确性和规范性这些维度来对数据进行评估。

表 14-4　"面向心衰数据疗效分析的质量评估"模板

指标名	子维度	自动评估	人工评估	评估规则
医嘱名称完整性	实体完整性	是	/	未指定
用药信息完整性	记录完整性	是	/	未指定
住院信息完整性	记录完整性	是	/	未指定
化验结果精确度	数值精确度	是	/	已指定
诊断编码准确性	字典准确性	是	/	已指定
诊断名称准确性	字典准确性	是	/	已指定
化验名称准确性	字典准确性	是	/	已指定

续表

指标名	子维度	自动评估	人工评估	评估规则
病人性别一致性	条件函数依赖	是	/	已指定
病人主索引一致性	条件包含依赖	是	/	已指定
电子病历文本完整性	语义完整性	是	/	已指定
病人年龄规范性	字段规范性	是	/	已指定
疾病用药准确性	语义准确性	/	是	未指定
化验结果准确性	语义准确性	/	是	未指定
住院信息及时性	及时性	是	/	未指定

2）规则

为了有效评估数据质量，还需设计多种维度的规则，并将所有规则组织在一起，形成规则库，规则库需要存储规则类型、通用表达式的输入参数与条件以及一致性约束等信息。

规则作为执行函数，应该至少包括：业务规则（通用表达式）、数据字典、一致性和语义解析评估引擎这几种组成。业务规则（通用表达式）针对某些具体数据进行等值判断，支持比较、模糊匹配和正则表达式多种运算操作；数据字典基于预置的知识字典对数据进行评估；一致性包括两个方面，条件函数一致性和条件包含依赖一致性；语义解析评估引擎则是基于深度学习等算法，实现非结构文本的实体识别，判断文本内容的完整性。

规则库的设计实例如图 14-5 所示，其中：

（1）MetricRegulation 表中存放了指标的规则类型。

（2）SQLRegulation 表存储了通用表达式的条件信息，记录了该类规则的输入参数与条件。

（3）DataDickRegulation 表存储数据字典规则信息，记录了符合该类规则的表名、字段名信息。

（4）ConsRegulation 表存储了一致性规则，记录了一致性规则的类型、规则约束的表名、约束的字段名称、相关联的表名和字段名称等信息。

由于决定数据质量的重要因素之一就是与数据相关联的质量规则。而通过上述规则的设计可以实现对指标的约束规则的提炼，并依据模板的定义构建某一应用场景的通用数据质量评估指标和规则体系，可以实现通过基于规则的数据质量的自动评估。例如，面向心衰数据疗效分析的质量评估模板中各个指标的规则如表 14-5 所示。

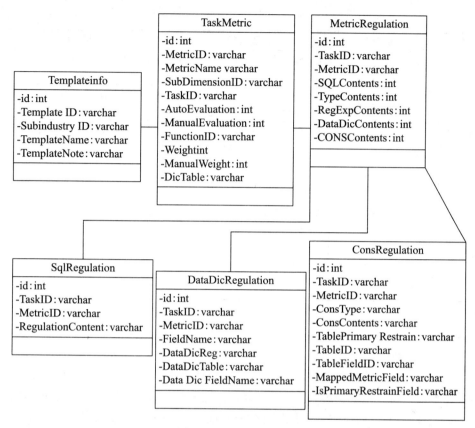

图 14-5 规则库的设计图

表 14-5 模板中指标的规则列表

指标名	规则类型	规则说明	规则说明
医嘱名称完整性	/	【医嘱名称】is not null	医嘱名称不能为空
用药信息完整性	/	【药品名称】is not null and【药品编码】is not null	药品名称不能为空，并且药品编码不能为空
住院信息完整性	/	【住院号】is not null and【EMPI】is not null and【入院日期】is not null and【出院日期】is not null and【性别】is not null	住院号不为空，并且 EMPI 不为空，并且入院日期不为空，并且出院日期不为空，并且性别不为空
化验结果精确度	通用表达式	【化验结果】regxp \d+{3}	化验结果精确到小数点 3 位
诊断编码准确性	数据字典	【诊断编码】in【ICD10】.【ICDCode】	诊断编码必须是 ICD10 中的诊断编码
诊断名称准确性	数据字典	【诊断名称】in【ICD10】.【ICDName】	诊断编码必须是 ICD10 中的诊断名称

续表

指标名	规则类型	规则说明	规则说明
化验名称准确性	数据字典	【化验名称】in【ChemExam】.【Name】	化验名称必须是化验项目表中的名称
病人性别一致性	一致性规则	【诊断表病人性别】∈【住院信息表病人性别】	诊断表中的病人性别与住院信息表中的病人性别必须一致
病人主索引一致性	一致性规则	【诊断表病人EMPI】∈【住院信息表病人EMPI】	诊断表中的病人主索引包含在住院信息表中的病人主索引
电子病历文本完整性	语义解析引擎	/	从电子病历文本中通过语义解析，分析是否包含相关的实体
病人年龄规范性	通用表达式	【病人年龄】regxp \d+{2}	病人年龄必须是数字，不能包含其他非法字符
疾病用药准确性	/	/	人工评估
化验结果准确性	/	/	人工评估
住院信息及时性	/	/	人工评估

3）自动评估

评估指标由系统自动评估时，设计流程实现自动评估。将评估规则说明中出现的每个字段与待评估数据集中的字段（属性）之间一一绑定，建立两者之间的映射关系。确保系统自动评估时能根据存储的映射信息，提取出所需的属性值，根据规则类型，采用不同策略利用算法进行评估。具体包括如下。

（1）指标完整性的自动评估：直接判断提取出的字段值的完整性。

（2）通用表达式的自动评估：如果规则是一个简单通用表达式直接转换为SQL语句，如果是复杂的通用表达式，则进行表达式的解析，然后合成为一条复杂的SQL语句，执行相关语句，根据系统的返回值评估。

（3）数据字典的自动评估：首先根据规则与数据字典之间的映射关系，调用对应的数据字典表中字段，生成多条执行指令，系统执行跨不同数据表的查询操作，根据结果进行评估。

（4）一致性的自动评估：根据一致性类型，调用系统预设的函数，返回执行的结果。

（5）语义解析引擎的评估：利用NLP技术，对于选定的实体调用文本的实体识别引擎，抽取出文本中所需的实体，然后根据文本结构化的结果进行评估。

4）人工评估

通常部分评估指标是主观的指标，系统无法自动评估，此时需要构建人工评估流程，利用领域专家完成评估。针对人工评估，工具设计首先需要考虑的是，如何从海量的数据集中抽取出具有代表性的样本，且样本集规模适合人工评估。其次，由于人工评估具有一定的偏差，需要根据人工评估管理办法，设计能同时满足多名专家进行评估，并能平衡不同专家评估结果，减少评估中出现的不准确性；最后，专家通常只精通某领域的数据，工具设计时还需有选择性地推荐专家，来完成人工评估任务。

14.3.2　数据质量评估工具实现与使用部署

1）工具的概述

数据质量评估工具 V1.0 是一套与本书配套的免费试用的数据质量评估的工具软件，基本上支持基于 IE/Chome/Firefox 等所有浏览器，官方地址是 https：//dpe.ecustnlplab.com/。试用的用户名为 test，密码为 test。

数据质量评估工具 V1.0 有 5 个主要部分：配置数据集模块、实施评估模块、评估结果管理、评估管理模块和系统管理模块。它们使用户可以方便地进行各类数据集的质量评估。

（1）配置数据集模块：实现配置或导入待评估数据的功能，是数据质量评估的前提。

（2）实施评估模块：建立度量体系，设计评估规则、选择评估方法，完成数据质量评估。

（3）评估结果管理：展示评估结果和评估数据的质量问题，输出评估结果报告。

（4）评估管理模块：配置评估领域、质量维度和模板管理。

（5）系统管理模块：实现用户管理、权限管理等功能。

2）配置数据集

（1）评估任务基本信息

执行评估任务之前，首先需要录入评估任务的基本信息，录入界面如图 14-6 所示。在启动评估任务时，首先根据评估任务是否为首次评估。确定好评估编号后，输入与该评估任务相关的基本评估信息，包括：送评人员、送评时间、送评单位、所属行业和评估要求，其中评估信息中送评人员和送评单位为必填项。

单击"确定"按钮后可进入"配置数据表"环节，单击"重置"按钮将清空所填写内容。

（2）配置数据表

由于待评估数据集可能为半结构化数据，并非规范的结构化数据，为了便于后续的评估需要首先建立数据库结构。建立数据库结构包括配置数据表和数据表字段信息两个过程，界面如图 14-7 所示。

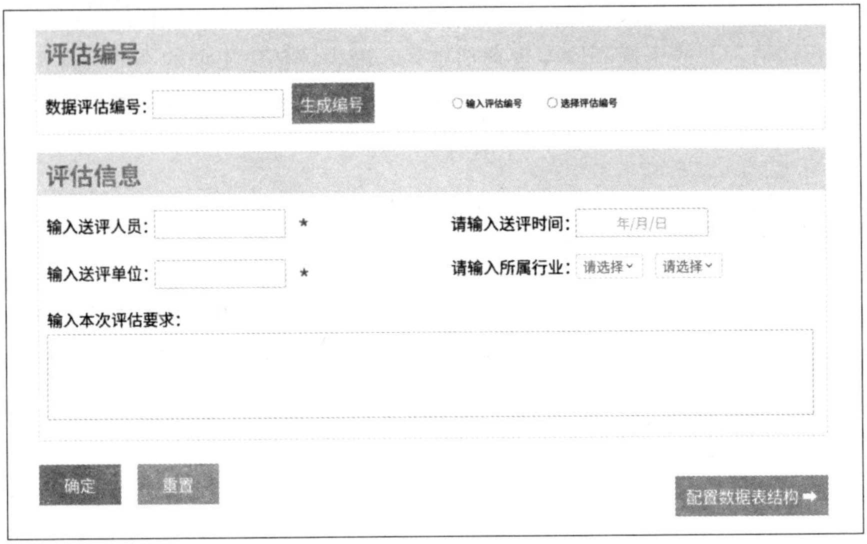

图 14-6 录入评估任务界面

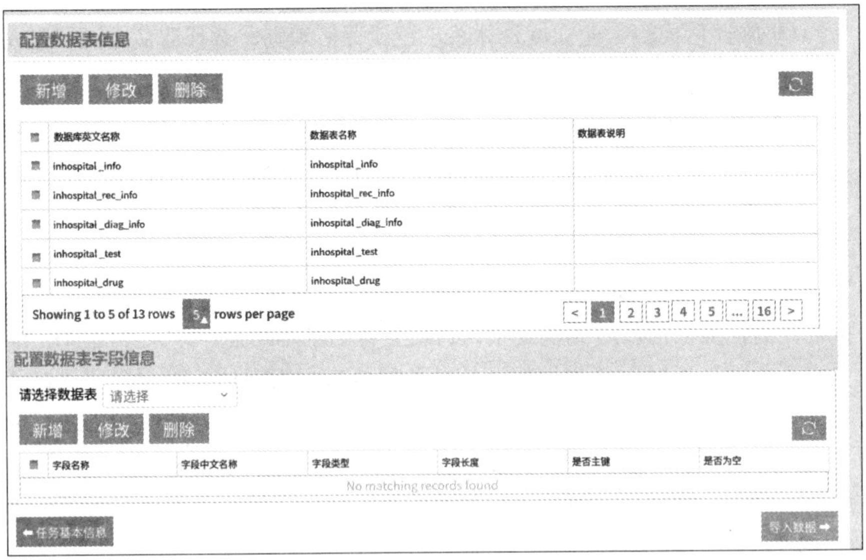

图 14-7 配置数据表界面

首先配置数据表，可创建、修改和删除数据表。接着配置数据表字段信息。在下拉列表"请选择数据表"中选择已经创建的数据表名，系统弹出该数据表的详细信息，包括字段名称、字段说明（字段中文名称）、字段类型、字段长度、是否主键、是否为空的信息。单击"新建"按钮，可以在现有数据表中新增一个字段，如图 14-8（a）所示。选中某个字段后，单击"选择"按钮可以修改一个字段，如图 14-8（b）所示。

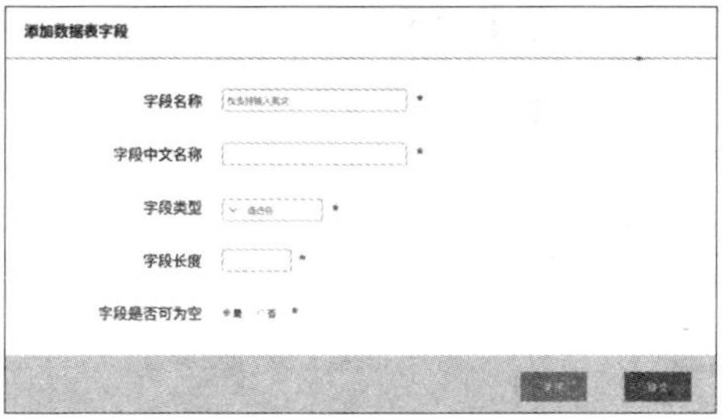

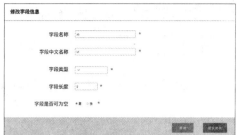

（a）添加数据表字段 （b）修改字段信息

图 14-8 数据表字段管理界面

（3）导入评估数据

建立数据库结构后单击"导入数据"按钮，进入导入数据界面，提供了导入文本文件或直接访问远程数据源两种方式。

导入文本文件如图 14-9 所示，首先从下拉列表"选择目的数据表"中选择需导入文件的数据表名，然后选择上传文件类型，接着选择导入文件名并上传，单击"数据导入"完成。其中，导入的文本文件的格式要求：Excel、CSV 文件第一行必须是数据表字段名称；数据值类型必须与数据表的配置信息一致。

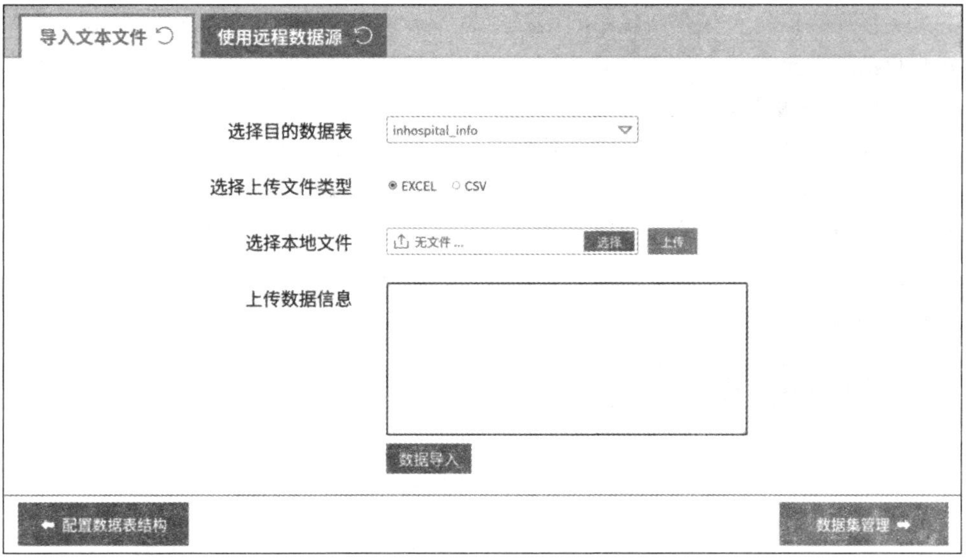

图 14-9 导入文本文件界面

直接访问远程数据源的界面如图 14-10 所示，可对远程数据源进行管理，界面显示了系统中目前已经创建的所有远程数据源信息和它们的连接状况。工具支持直接访问远程的 My SQL、SQL Server 和 HIVE 数据源。

选中某个数据源，单击"连接数据源"，实现与远程数据源的连接功能；单击

"关闭数据源"关闭与远程数据源的连接，无法对未连接的数据源进行评估。

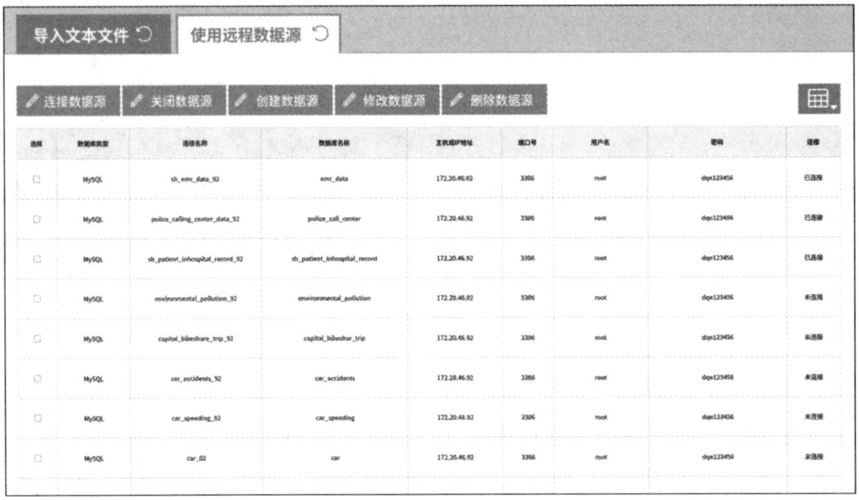

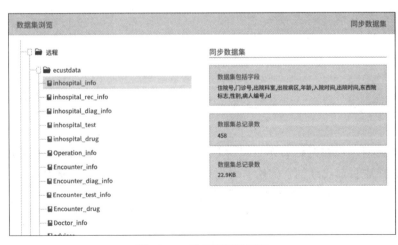

图 14-10　使用远程数据源界面

单击"创建数据源"按钮，填写数据源连接相关信息，包括数据库连接名称、数据库名称、主机或 IP 地址、端口号、数据库登录的用户名和密码，信息填好后单击"保存连接信息"保存创建的数据源信息。工具还支持对已经选中的数据源进行修改和删除的操作。

（4）数据集管理

在导入评估数据之后，可浏览数据集，包括评估数据集包含了哪些表、每张表包含了哪些字段，有多少条记录等。连接了远程数据源以后，可获取远程评估数据的基本信息。数据集的浏览界面如图 14-11 所示，在界面中单击数据表名，右边显示该数据表中字段名称、记录数和数据大小。这些信息就是数据集的基本信息，也是质量评估的基本信息。

图 14-11　数据集浏览界面

3）实施评估

导入数据后，开始实施评估。实施评估是数据质量评估的核心模块，该模块中需要建立度量体系，并针对每个评估指标建立相应的规则，选择合适的评估方法，完成自动/人工的评估。

（1）评估指标配置

评估指标配置界面如图 14-12 所示，配置前一模块中建立或选择的评估任务的评估指标体系。评估指标配置过程包含三个步骤。

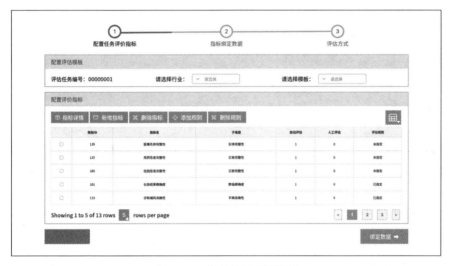

图 14-12　评估指标配置界面

首先，选择评估模板。在指定评估任务后，可根据行业选择系统内置的领域模板，单击"行业"下拉列表，选择该行业中的"模板"，弹出该模板中的评估指标列表。领域模板包含了某类任务的评估指标列表，通常由质量工程师根据经验预先定义好，具有很强的通用性。

其次，建立评估指标体系。用户可以跳过选择评估模板步骤，直接建立评估指标体系。单击"新增指标"按钮，弹出如图 14-13 所示的新增评估指标界面。新增评估指标需要输入如下信息。

类别： 评估指标所属的类别，包括：内部质量、外部质量还是使用质量。

维度： 评估指标的评估维度，包括：完整性、一致性、准确性、及时性、规范性、精确度等。

子维度： 评估指标的更细分的评估维度，例如完整性的子维度包括实体完整性、记录完整性和语义完整性等。

指标名称： 输入评估指标的名称。

评估方式： 选择自动评估还是人工评估。

评估字段： 输入该评估指标对应需评估的字段名称，一个评估指标可以包含多个评估字段，单击"添加字段"增加评估字段。

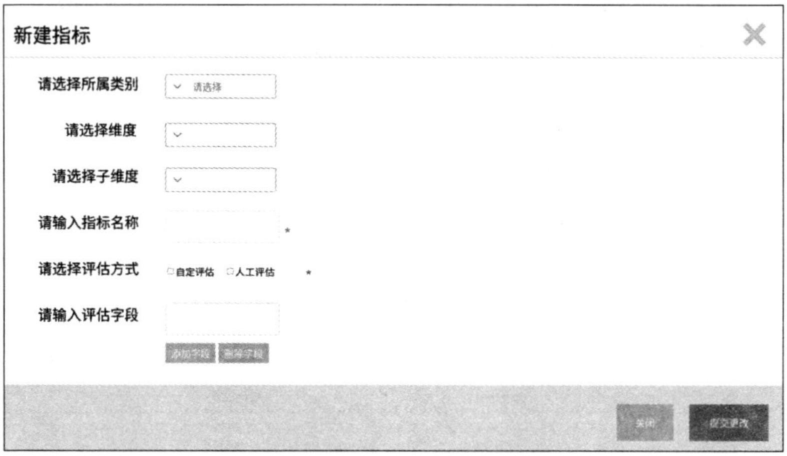

图 14-13　新建指标界面

最后，建立规则，选择合适的评估方法。建立评估指标列表后针对每个指标建立评估规则，选择合适的评估方法。界面如图所示 14-14 所示。

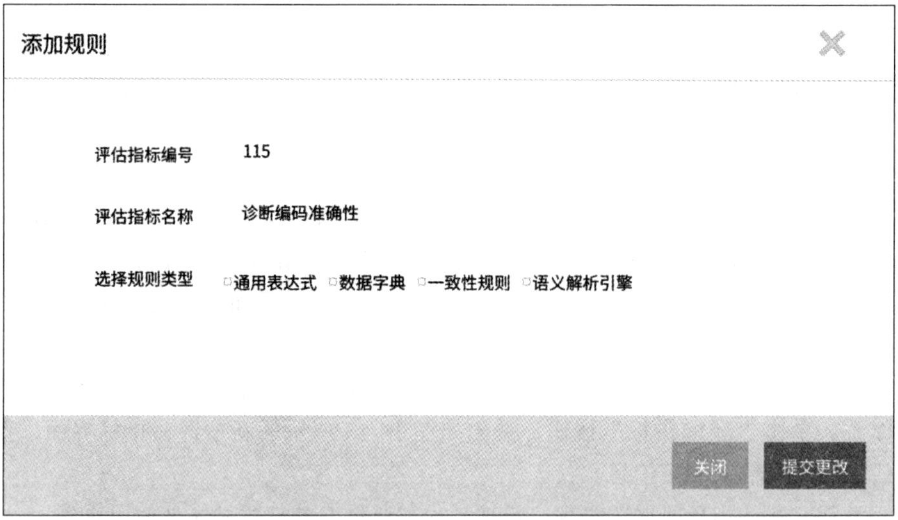

图 14-14　添加规则界面

评估规则类型包括通用表达式、数据字典、一致性规则、语义解析引擎。

通用表达式：采用基于规则的评估方法，选择该类型后弹出如图 14-15（a）所示的界面，可以增加简单规则、复合规则、正则表达式、模糊匹配规则等。

数据字典：采用基于知识的评估方法，选择该类型后弹出如图 14-15（b）所示的界面，选择工具内置的知识库名称、概念名称等。

一致性规则：选择该类型后弹出如图 14-15（c）所示的界面，一致性规则包括两类：CIND 和 CFD 规则，通过设计两类规则采用基于规则的评估方法，也采用基于知识的评估，选择评估与知识库中相关概念的一致性。

  语义解析引擎，选择该类型后弹出如图 14-15（d）所示的界面，采用基于语义的评估方法，图 14-15（d）中选择了医疗电子病历实体识别的语义解析引擎，弹出工具能识别的所有实体类型，用户可以根据评估需求选择部分需要抽取的实体。

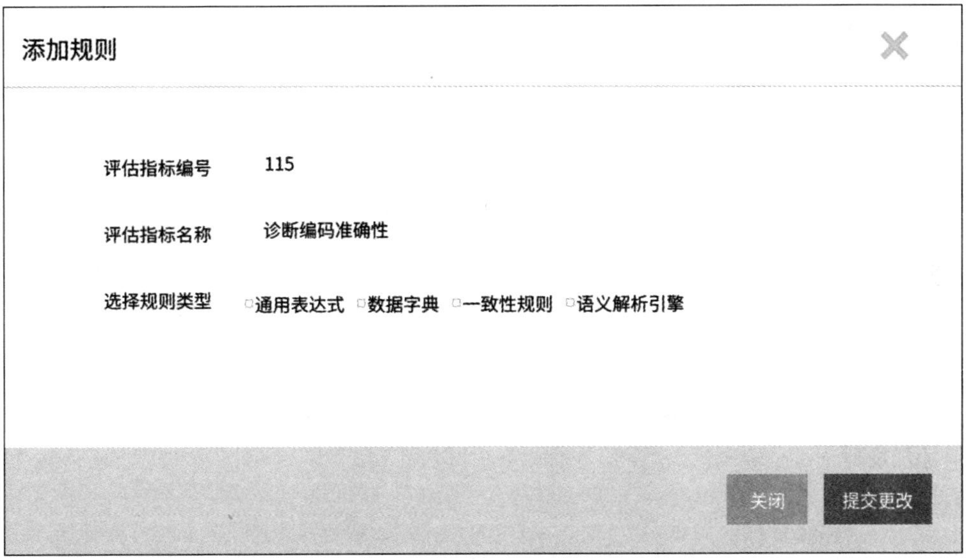

（a）通用表达式规则

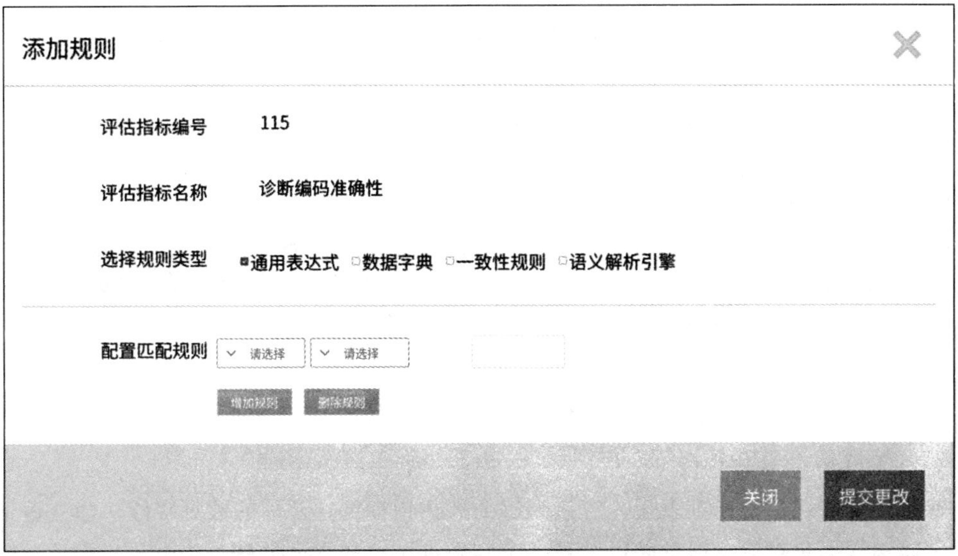

（b）数据字典规则

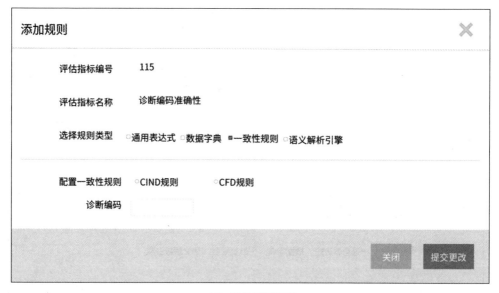

（c）一致性规则

（d）语义解析引擎

图 14-15 规则设置界面

（2）绑定数据字段

配置好评估指标列表后，应该为每个评估指标绑定评估的数据字段，建立评估字段与数据集对应字段的映射关系。绑定数据字段的界面如图 14-16（a）所示，图中显示评估任务"00000001"中所有评估指标对应的绑定情况。数据绑定情况可以分为三种：全部绑定、部分绑定和未绑定。其中部分绑定和未绑定指标可以通过单击"增加数据绑定"来实现与数据字段的绑定操作。如图 14-16（b）所示的新增绑定界面中显示，评估指标"检验时间的及时性"需要绑定的评估字段为"检验时间"，可以选择评估数据集中对应的字段；该评估指标的规则中没有出现为评估而增加的规则字段，规则字段数据绑定为空，如果有为评估而增加的规则字段，则规则字段数据绑定标签处会显示出相应的规则字段名称，并同时要求映射到评估数据集中对应的字段中。

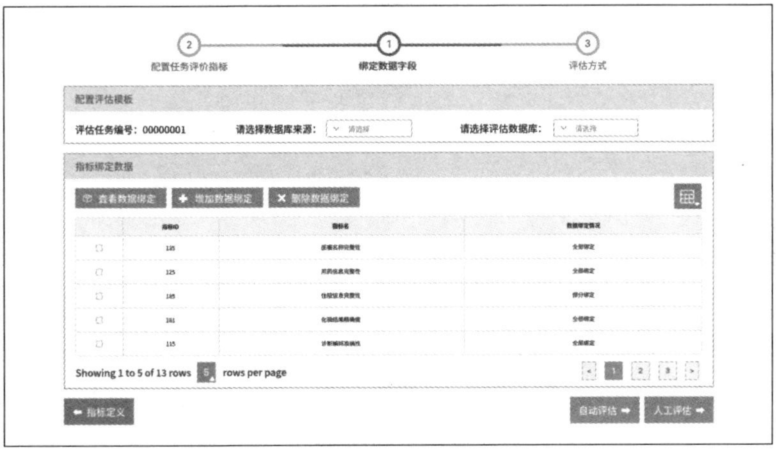

（a）绑定字段主界面

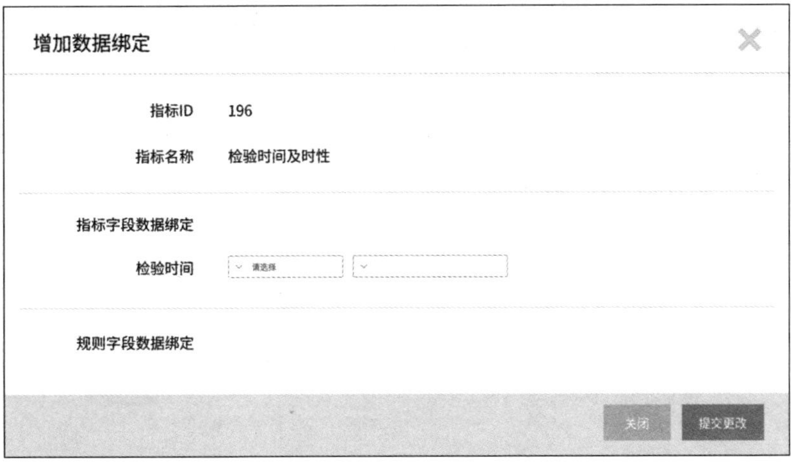

（b）增加绑定界面

图 14-16　绑定数据字段

（3）自动评估

　　数据绑定后，单击"自动评估"，评估工具将执行评估任务中所有评估类型为"自动评估"的评估指标的评估任务，并弹出如图 14-17 所示的评估指标列表中的每个评估指标的评估结果。

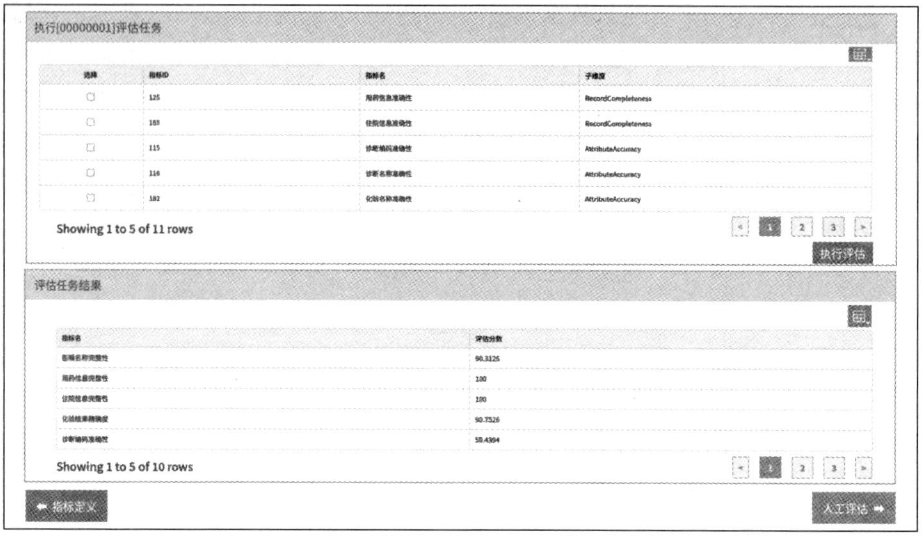

图 14-17　自动评估界面

工具也支持评估列表中选择评估指标,根据为指标添加的规则,单击"执行评估"按钮,调用评估函数,执行评估过程,最终得到某一个评估指标的百分制度评估分数。在"评估任务结果"区域可查看评估结果。

（4）人工评估

数据绑定后,单击"人工评估",评估工具将执行评估任务中评估指标的评估类型为"人工评估"的评估过程,人工评估的界面如图 14-18 所示。人工评估需要配置数据集、指标名称、字段名称信息。

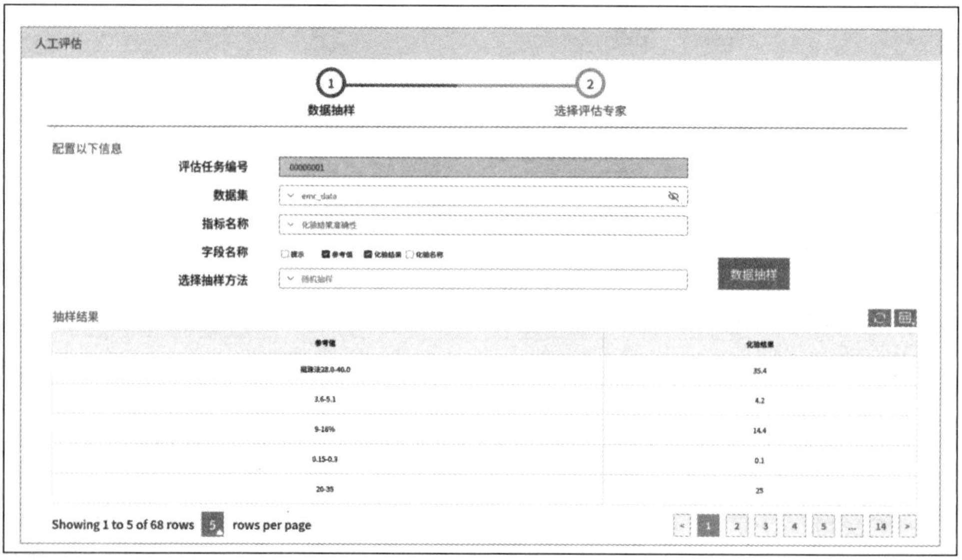

图 14-18　人工评估界面

　　具体评估过程包括两个步骤：数据抽样和选择评估专家。

　　数据抽样是根据数据集的特点，选择合适抽样方法。抽样方法包括随机抽样和分层抽样，参数可自行设定，图 14-19（a）和图 14-19（b）给出了随机抽样和分层抽样的参数设置界面。最后单击"数据抽样"按钮，执行抽样过程，在"抽样结果"区域可查看抽样结果。

　　选择评估专家的过程是将抽样得到的数据作为评估任务分配给多个评估专家，以降低人工的主观性误差。系统允许随机选择专家，使得选中的领域专家登录后，对抽样得到的数据进行在线评估。首先选定专家人数，系统抽取出合适的专家列表，显示包括专家 ID、姓名、联系方式、邮件和选取时间等信息，也支持查看历史选取记录，界面如图 14-19（c）所示。接着，专家登录工具后即可对抽样得到的数据进行在线评估，界面如图 14-19（d）所示。

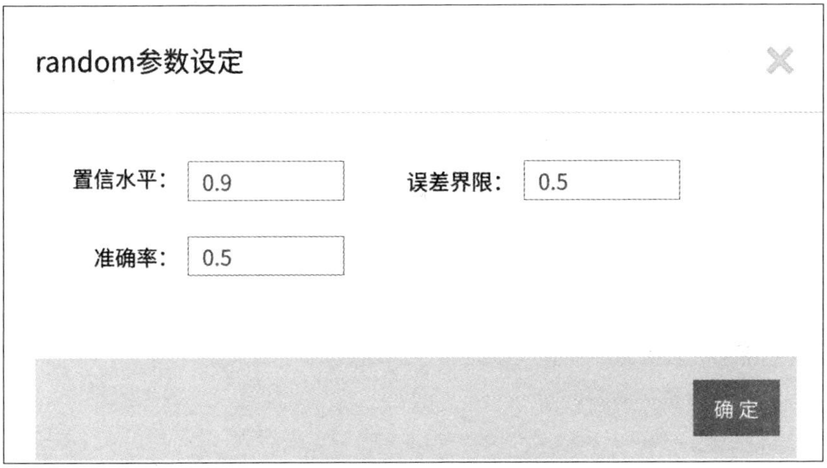

（a）随机抽样方法的参数设置

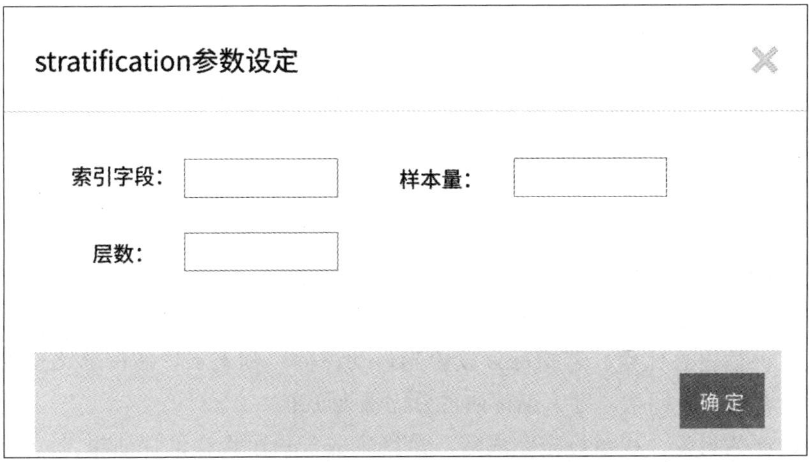

（b）分层抽样方法的参数设置

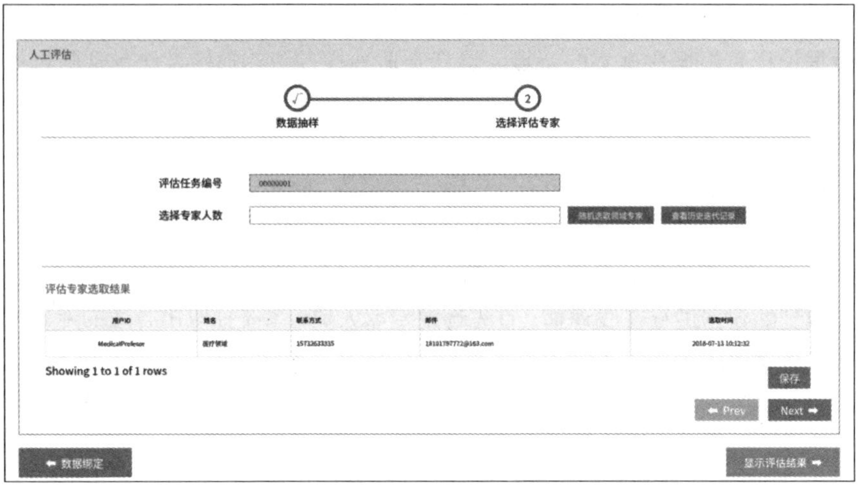

（c）选择评估专家界面

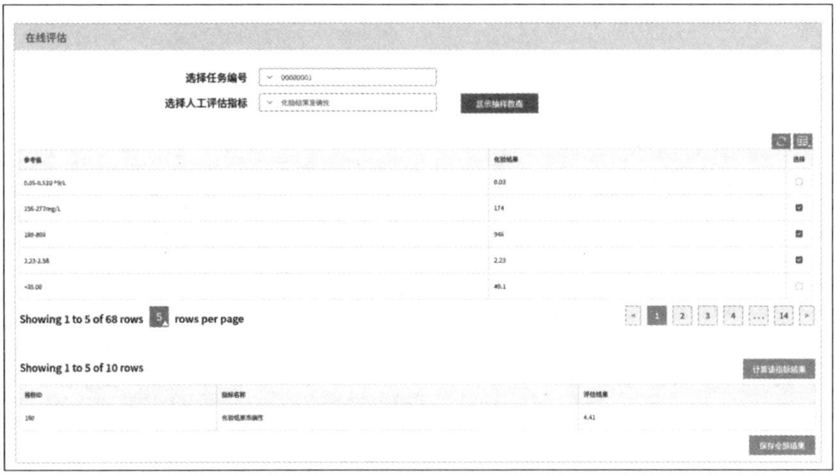

（d）在线评估界面

图 14-19 人工评估的界面

4）评估结果管理

评估结果展示主要包括 4 个功能子模块：设置指标权重、生成评估报告、审核评估报告、质量问题库。

设置指标权重。待评估任务执行完毕，需要为每一个指标设定权重值。所有指标的权重之和等于 100。若指标既可以进行自动评估，又可以进行人工评估，则可设定人工评估占总比重。若指标只设置为自动评估，则人工评估占总比重为 0。若指标只设置为人工评估，则人工评估占总比重为 100。

生成评估报告。权重设定完成后，最终生成一份可视化的评估报告。选定评估任务编号后，可查看该任务的指标信息，包括指标 ID、指标名称、维度、权重和结果，并以图表展示。评估报告示例如图 14-20 所示。

审核评估报告。生成评估报告后，可对评估报告审核。选定评估任务编号和评估专家后，可查看该任务下该专家评估的所有指标结果。

质量问题库。质量问题库用于保存有质量问题的数据，选定评估任务编号和评估指标后，即可查看该评估指标评出所有存在质量问题的记录信息。

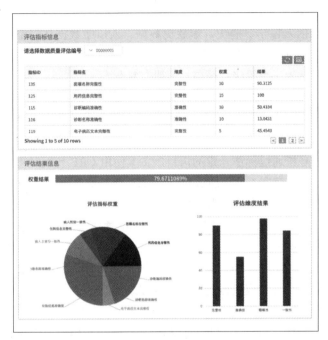

图 14-20　评估报告展示界面

14.4　数据质量评估案例

14.4.1　医院数据质量评估案例

评估来源自上海某家三甲医院一个用于临床科研的电子病历集成系统 EMRHub（Electronic Medical RecordHub）[13]。EMRHub 是针对心血管科室对"心力衰竭"患者的疗效分析研究的数据集成系统，该系统集成了 HIS 系统中的患者基本信息、费用信息，CIS 系统中的患者诊断信息、用药信息，LIS 系统中的检验信息，病案系统中的病案首页信息，覆盖了医院两个分院所有病人在整个诊疗过程中涉及的主要信息，数据容量达到 PB 级。案例分析了 EMRHub 能在多大程度上满足科研需求。

1）评估过程

首先，对 EMRHub 进行多轮筛选获得本研究的评估数据集——住院患者记录数 13781 条，病人数 6035 人。其次，给出疗效分析的评估度量指标体系，评估体系如表 14-6 所示。

（1）数据整体质量

定义三个指标：a）病人数目，病人集合大小是疗效研究的基础。在其他条件相同的情况下，病人人数越多，研究结果越可靠。b）病人记录密集度，病人就诊记录在系统中越密集，病人情况就越清晰。c）临床事件完整性，计算病人所涉及的主要临床事件是否完整，一般包括基础信息、家族史、病史、诊断、治疗、用药、检查信息。

（2）基础数据质量

基础数据包括人口学、病史、家族史数据。人口学数据从完整性、一致性角度定义质量。病史与家族史是自然语言数据，根据文本抽取的复杂程度，将病史、家族史等文本数据分为三个等级：简单、一般、复杂。

① "简单"表示文本能用正则表达式进行抽取，例如，文本"药物过敏史：无；食物过敏史：无"可以采用规则进行抽取，得到"药物过敏史""食物过敏史"等实体的信息。

② "一般"是指通过标注一定的语料，文本使用 CRF 等统计方法抽取，例如，文本段"已婚已育，育有 1 女"通过 CRF 方法可以抽取"婚姻状况"和"子女状况"等实体的信息，该文本抽取的复杂程度为"一般"。

③ "复杂"是指该文本利用传统统计方法无法抽取出实体，例如文本"父 50 岁，待业，母 50 岁，待业。父母否认近亲婚配。患者有一兄，27 岁，体健，已工作"利用传统方法难以抽取出父母、兄弟的健康情况的信息。文本抽取复杂度可以利用 textCNN、fastText 等分类模型得到复杂程度等级。

（3）诊断数据质量

诊断数据一般包含医生的诊断名称和诊断代码。我们希望诊断数据具有下列特点：a）诊断精确地描述了疾病信息。例如心力衰竭，需要指明是慢性还是急性，是哪个心室；肿瘤要说明部位，良性还是恶性，是几期。b）编码的正确性、疾病名称的正确性，以及诊断编码与疾病名称的一致性。诊断编码正确性是指诊断编码必须在 ICD-10 编码中，疾病名称正确性是指疾病名称必须在 ICD-10 编码体系中；诊断编码与疾病名称的一致性是指诊断编码与疾病名称应该一一对应。

（4）治疗数据质量

在疗效分析研究中，治疗是否有效，主要评估是否根据疾病采取了针对性的治疗，是否采用了药物治疗、手术治疗等。在药物治疗中需要考虑使用治疗心衰用药的比例、使用中成药的比例。其中，根据专家及《心衰诊断和治疗指南》介绍，治疗心衰的药物分为 8 类（利尿剂、ACEI/ARB、β 受体阻滞剂等），大约 35 种药品。调查定义使用治疗心衰西药的比例，病人一次住院中是否使用过这 8 类药中的一种或多种。

（5）疗效数据质量

针对疗效数据定义指标：出入院时间的准确性、患者的再入院率。患者再入院率是医疗服务研究的结果指标，并作为卫生系统的质量标准。

表 14-6 评估指标的体系

信息类别	字段	评估度量
人口学信息	性别	完整性
		一致性
	年龄	完整性
诊断信息	疾病名称	完整性
		准确性
	诊断编码	完整性
		正确性
	诊断编码与疾病名称	不一致
	诊断	完整性
		精确性
	诊断日期	完整性
	整体	正确性
体征信息	心律	完整性
	血压	完整性
基础信息	病史	文本抽取复杂度
	家族史	文本抽取复杂度
检验信息	至少包含一项检验指标	完整性
自定义数据	病人记录密度	1 次住院信息
		2-3 次住院信息
		4-5 次住院信息
		5 次以上信息
	临床事件	完整性
用药信息	西药	完整性
		治疗心衰药物
	中成药	完整性
疗效数据	入院时间	完整性
	出院时间	完整性
	出 / 入院时间	准确性
	再入院率	30 天再入院率

2）结果分析

从总体上看，EMRHub 的数据用于疗效分析研究具有一定的可用性，但现有数据质量在很多方面还存在一些问题。考虑以下几方面的改进措施。

首先，需要集成更多的医院系统。心电图和心超的数据影响着心血管疾病的预后并且也是疗效评估的依据，对疗效研究发挥着重要作用。而现有系统中缺乏此类检查数据，EMRHub 系统需要集成医院的 RIS 和 PACS 系统，确保用于疗效分析研究数据的可用性。

其次，改进与规范数据录入规程，加强各环节的管理。首先，临床医护人员对病人细致地问诊，全面记录病人的病史和家族史等信息，减少录入过程中信息的遗漏；其次，针对现有的系统不断地改进，利用软件进行数据校验，降低录入阶段的错误；再次，需要对临床医护人员和数据管理人员进行培训，制定统一的数据录入规定，建立临床数据审计的操作程序；最后，医疗数据质量定期抽样检查，使医院的管理者和医护人员通过反馈及时掌握和纠正存在的问题。

再次，建立或使用规范的元数据，改善诊断数据的质量。现有诊断和治疗方案中，ICD 编码与名称一致性比较低，而检验项名称也缺乏规范，需要大量的数据后处理工作。未来需使用或构建更规范的 ICD 编码系统，根据卫计委《医疗机构临床检验项目目录（2013 年版）》建立一套完整的检验项名称和编码规则。

最后，不断修订质量评估指标，使其更加符合评估需求。目前，使用再入院率代替生存期来评估疗效，未来随着 EMRHub 系统的不断完善，获取跨机构的患者死亡日期，可增加生存期和死亡率等评估指标，使其更符合评估需求。

14.4.2　区域数据质量评估案例

评估数据来源于某个省级区域平台，数据由该省内的多家医院内部的 HIS 系统、CIS 系统、LIS 系统和 RIS 系统等原始业务数据整合，然后根据统一的接口规范进行整合处理。整合过程纠正了部分数据（例如医院代码等），并将整合后的数据上传到中心数据库。

评估案例关注了区域平台的心力衰竭病人数据，选择了 2013—2016 年在区域平台覆盖的医院门诊就诊或住院的患者，经过筛选最终得到记录大约 380 万条，其中住院记录 122 177 条，门诊就诊记录 3 673 222 条，病人大约 26 万人。

1）评估过程

根据评估需求字段删除评估需求中无数据来源的评估字段，选择、组合或自定义评估指标，最终得到患者的基本信息（性别、出生日期）、体征信息（血压、心律）、诊断信息（诊断编码、诊断名称）、检验信息（血脂、BNP）和疗效信息（治疗效果、死亡信息）共计 10 个指标。

上述 10 个评估指标利用文献中提出的金标准、数据元素存在性、数据元素一致性、数据源一致性等评估方法，根据评估需求中得到的质量要求（评估规则），从数据的完整性和一致性两个方面进行评估。其中，完整性评估判断评估字段值是否为空、是否为无意义的系统默认值，评估度量见表 14-7。

表 14-7 评估指标的完整性度量规则

评估指标	度量规则
出生日期	出生日期不为空
性别	性别字段编码不为空，应为"1"或"2"
血压	入院时主要症状及体征信息包含"血压%"或"BP%"
心律	入院时主要症状及体征信息包含"心律%"或"HR%"
诊断编码	诊断编码不空，且不等于"自定义"或"-"
诊断名称	诊断说明不空，且不等于"null"
血脂	同一流水号的收费项目中包含血脂信息，且实验室检查报告中存在一条报告类别名称有血脂信息的记录
BNP	同一流水号的收费项目中包含"BNP"且实验室检查报告中存在一条报告类别名称为"BNP"的记录
治疗效果	治疗效果不为空
死亡信息	死亡原因不为空且不等于"0"，或者死亡时间不为空且不等于"1900"

一致性评估判断评估字段是否遵循了统一的规范、是否保持了统一的格式，以及不同数据来源的相同内容是否一致，评估度量规则见表14-8。

表 14-8 评估指标的一致性度量规则

评估指标	度量规则
出生日期	患者基本信息与病案首页中出生日期的数据格式统一 同一患者在患者基本信息与病案首页中出生日期相同
性别	同一患者在患者基本信息表与病案首页中性别相同 同一患者在患者基本信息表与实验室检查报告中性别相同 同一患者在病案首页（旧）与病案首页（新）中性别相同 同一住院患者在患者基本信息表、病案首页、实验室检查报告、医学影像检查报告、出院小结表性别均相同 同一门诊患者在患者信息表、实验室检验报告、医学影像检查报告性别相同
诊断编码	属于 GB/T 14396 疾病编码
诊断名称	属于 GB/T 14396 疾病名称

2）评估结果

从总体上看，本次评估的某区域平台的心力衰竭患者的数据在疗效分析研究中具有一定的可用性。一方面，区域卫生数据为临床研究提供了丰富的样本数。本次评估的心力衰竭的患者总数达到 26 万，记录数达 380 万。另一方面，数据整体完整性水平较高，评估结果如图 14-19 所示。患者基本信息中的性别和出生日期完整性分别达到 75.18% 和 99.82%。诊断信息中的诊断编码、诊断名称完整比例分别为 80.18% 和 82.31%。治疗结果的完整性高达 99.44%。但是，现有区域数据质量存在的一些问题制约了数据的使用。具体包括以下几个方面。

（1）部分数据的完整性存在问题

血压和心率数据缺失较多，血压和心率数据完整性分别为 16.34% 和 4.95%，出现这一情况是由于这两个指标不直接影响医院的管理，区域卫生平台并未强制要求必须提交相关信息，部分医院的血压和心率数据没有集成到区域卫生平台中。此外，死亡信息的完整性也较低（比例为 7.92%）。主要原因是受传统风俗观点的影响，很多重症患者临终前会选择回家，在医院死亡患者的比例较低。

（2）检验项目的分类和名称的统一会提高数据的可用性

检验项目中血脂和 BNP 数据完整性不能完全反映数据的真实情况。如图 14-21 所示，血脂和 BNP 检验收费记录占总检验记录的比例分别仅为 11.04% 和 2.45%。可以明显看出，无论是有这两项检验收费的记录数还是包含这些检查项目的报告数都较少，与患者的实际就诊情况不符。

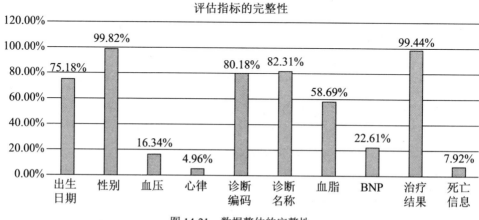

图 14-21 数据整体的完整性

出现上述情况的原因是各家医院检验的项目分类不尽相同，项目名称也是由各家医院自行规定的，由于分类和名称不统一，所以无法得到准确的统计数据。例如，血脂的检验项目包括多种，不同医院血脂包含的指标个数和指标名称各不相同。项目可以包括总胆固醇、甘油三酯、高密度脂蛋白、低密度酯蛋白这 4 项检验指标，也可以包括总胆固醇、甘油三酯、高密度脂蛋白胆固醇、低密度脂蛋白胆固醇、载脂蛋白 AI、载脂蛋白 B 这 6 项指标。每项指标名称也不统一，例如高密度脂蛋白可记为"高密度脂蛋白胆固醇""HDL""HDL-C"等。由于没有统一的标准，在提交的收费记录和检验信息中，有的医院使用血脂这一项目名称，有的医院使用具体的检验指标项目，检验名称多达 10 余种，造成数据分析的大量误差。检验项目数据完整性情况见表 14-9。

表 14-9 检验项目数据完整性情况

检验指标	检验报告		收费记录		检验记录总数 / 个
	报告数 / 收费记录	报告数 / 个	收费记录 / 检验记录总数	记录数 / 个	
血脂	58.69%	412 744	11.04%	703 306	6 369 697
BNP	22.61%	35 343	2.45%	156 308	6 369 697

（3）诊断术语的不统一影响数据的可用性

虽然区域卫生平台要求医院提交的诊断数据必须遵守国家标准 GB/T 14396（可看作中国版 ICD-10），但使用标准中的诊断编码和诊断名称进行检索时，仍然无法获得完整的诊断数据。将诊断编码、诊断名称与 GB/T 14396 标准进行比较，发现与标准不相符的编码和名称比例分别为 17.38% 和 81.81%。出现这种情况的主要原因是现有标准的编码内容不够丰富，不能满足临床和管理需要。现有编码内容无法满足对疾病的精确部位、是首次确诊还是复发、是否做了手术等疾病状况的精准描述需求。虽然部分医院通过扩展院内编码或者扩展疾病名称的方式来满足临床需求（此时院内信息系统上传时需要与标准 GB/T 14396 进行转换），但是部分医院直接将院内编码直接上传造成了部分编码与标准不一致。

（4）虽然平台已制定数据交换接口规范，但部分数据提交时未遵守规范

接口规范规定性别编码"1"代表男性，"2"代表女性，实际数据中同一患者性别编码不相同的比例为 42.67%。规范规定出生日期的格式为"YYYYMMDD"，但实际数据表示各不相同。造成这一现象的原因是数据的产生部门及录入途径不同，且各业务子系统的建设时期不同，制定的内部数据规范也各不相同，而且医院进行数据整合时也没有将内部数据按照规范要求进行格式转换或数据映射。

为了提高数据的可用性，需要从多方面入手提高数据的质量。可以考虑从以下几方面进行改进。

首先，区域卫生平台还需要集成更多的业务数据。血压和心率数据是心血管疾病的重要指标之一，现有平台中这两个指标的数据缺失较多，需要部分医院将血压和心率数据集成到区域卫生平台。此外，影像数据（心电图和心脏彩超）直接影响心血管疾病的预后（也是疗效评估的依据），对疗效研究发挥着重要作用。而现有系统中缺乏此类检查数据，区域数据平台如果能集成这些数据，将会增强疗效分析研究数据的可用性。

其次，建立或使用统一规范的元数据。ICD 编码与名称一致性比较低，而检验项名称也缺乏统一规范，需要大量的数据后处理工作。未来需在标准的疾病细分层面的基础上使用规范的 ICD 编码，全面使用卫生和计划生育委员会正在积极推广的新版标准《GB/T 14396-2016 疾病分类与代码》。引入一套完整的检验项名称和编码规则，改善相关数据的质量。此外，补充现有临床术语或者编码与标准术语或规范之间的映射表，实现数据的匹配和映射。

最后，建立数据质量管理的闭环机制。各医院严格遵守数据上传规范，减少数据的缺失和格式的不统一，同时区域平台定期给出数据质量情况分析，敦促各医院不断提高上传数据的质量。

第 15 章
医疗数据治理成功
案例与最佳实践

15.1　四川省人民医院

四川省医学科学院·四川省人民医院，以院本部为主体，依托中国科学院四川转化医学研究医院和电子科技大学医学院发展，医院学科齐全，6 个国家临床重点专科（检验科、临床护理、肾脏科、急诊医学科、重症医学科、临床药学），4 个四川省重点实验室（人类疾病基因研究、超声医学、临床免疫转化医学、个体化药物治疗），4 个四川省临床医学研究中心，3 个国家中医药管理局二级实验室，34 个省医学重点学科，1 个中国医学科学院院外创新单元，1 个国家科技部重点领域创新团队，10 个四川省青年科技创新团队，17 个省级质量控制中心、19 个研究机构和多个国家级基地、医疗协作工作组（中心）构成了强大的优势学科集群，为科研和新技术开发奠定了坚实的基础，是一所集临床医疗、医学科研、研究生教育、科技产业开发为一体的医学科学研究与临床医疗技术中心的医疗骨干企业。

随着医院的发展，四川省人民医院对信息化建设也不断地投入，截至目前，该医院已构建医院信息系统（HIS）、实验室信息管理系统（LIS）、医学影像存档与通讯系统（PACS）、放射信息管理系统（RIS）、临床信息系统（CIS）、电子病历（EMR）、病理系统（PIS）、移动护理、病案、财务管理系统、物流管理系统及手术麻醉等 46 个应用系统，为医院各项业务的快速增长提供了有力的信息化技术支撑。该医院在长期的医疗服务和医疗管理活动中，积累了大量的医院数据资源。然而该医院在丰富的数据资源背后也存在很多数据问题，这严重制约了数据价值的有效发掘利用、医院运营的管理与医疗科研水平的提升、医院信息系统建设向深层次发展。

15.1.1　数据困境

该医院在信息化建设持续推进并实现迭代升级过程中，由于各系统分期分批建成投入使用，存在不同时期、不同阶段建设的各旧有业务信息系统的形成若干历史沉淀数据，且当前医院正在运行的业务系统一般都由不同供应商提供，各类数据分散在不同的信息系统中，数据种类繁多，缺乏统一的数据定义和数据分类，因此在数据使用上存在数据不一致、数据完整性差等问题。由于不同业务系统数据标准不一致，各系统产生的数据只能在系统内部使用，不能实现跨系统的数据共享。数据来源于不同的业务系统，数据量大，且以非结构化数据、半结构化数据为主；随着近几年省医院的业务系统越来越多，各种数据呈现指数增长的趋势，对这些数据进行提炼难度很大，数据质量不高，严重制约了数据的可用性。

该医院面临的数据困境，主要体现在以下方面。

（1）全院没有建立统一清晰的数据资产目录

全院历史以来存在的信息系统众多，由于厂商不统一，系统各自为政，没有一个统一的数据资产目录进行管理，全院信息系统到底有哪些数据，有多少数据量，无法进行有效的统计和梳理。

（2）HIS系统迭代升级过程中，老系统的数据无法与新系统进行数据融合利用。现在全院有两套HIS系统，新系统上线后，老系统的数据应该如何利用，能否与新系统进行数据融合，并构建一个统一的数据查询入口。

（3）全院数据接口的缺乏统一管理

由于没有统一的医院主数据，目前系统接口均采用点对点方式，技术实现方式多种多样，例如最多的方式是数据库直接存取，接口双方需要明确知道对方的底层数据结构，这导致了完成和维护这些接口是一项非常艰巨的任务，并且在不同的供应商之间难以明确自身的责任，出现问题之后相互推诿，导致很多接口出现故障无法及时查找原因进行解决，影响业务系统的使用，而对于新增接口，必须依赖厂商才能完成，这些给医院带来了很大的管理成本和财务成本。

（4）医院数据质量控制体系需要建立

通过对各业务系统的数据治理，保障数据在清洗，转换过程的数据质量，也可以通过定期对业务系统的数据检测，让用户随时掌握全院各生产系统的数据质量情况，并能够促进前端业务系统数据录入的规范填写。

15.1.2　治理举措

面对多系统、海量数据及各类数据标准，为了解决医院数据质量问题、快速改进各个系统的数据问题，保障各系统数据的准确性，充分挖掘数据价值，该医院开展了系统性的数据治理工作，将现在医院普遍的"数据被动治理"变成"数据主动治理"，将"数据局部接入"变为"数据全量管理"，完成全院级别的数据治理工作，采取的主要措施如下。

1）设立院级数据治理组织架构

为了开展全院数据专项整治工作，医院成立专门的数据治理小组，具体组织架构如图15-1所示。各管理机构及职责如下。

（1）数据治理领导组及职责

组长：医院院长及分管副院长。

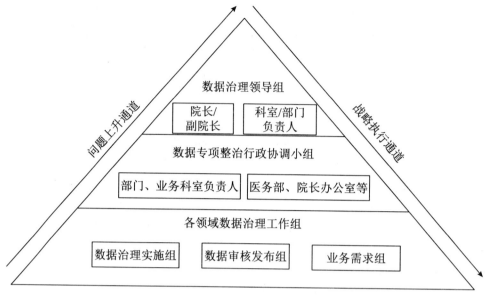

图 15-1 医院数据治理管理组织架构图

组员：各科室、部门负责人。

工作职责：负责专项整治活动的组织、规划和启动。

（2）数据专项整治行政协调小组及职责

组长：相关部门及业务科室负责人。

组员：医务部、医学信息中心、院长办公室等。

办公室设在医务部。

工作职责：负责该项目的组织协调工作，安排每项任务的具体对接人员。定期（每月）汇总各工作组工作进展，并向领导小组汇报。

（3）数据治理实施组及职责

组长：信息中心负责人。

组员：医学信息中心数据组、数据治理专业公司团队。

办公室设在信息中心。

工作职责：负责医院全院级数据治理工作的具体实施，系统性推进医院数据治理大数据平台建设。

（4）数据审核发布组

组长：病案统计科负责人。

组员：医务部、护理部、财务部、运营部、医保办公室、院长办公室、人力资源部、医学装备部、后勤保障部、病案统计科、临床医技科室等相关部门。

办公室设在病案统计科。

工作职责：逐项梳理各类数据上报流程，发布上报流程图（含责任人及职责分工）。信息中心给予技术支持，与业务部门相互配合、及时沟通，所有上报及对外发布数据必须经相应责任部门审核后才能对外发布。确保及时准确完成各类数据上报工作。

（5）业务需求组

临床医技小组

组长：医务部负责人

组员：医务部、护理部、病案统计科、临床医技科室等相关部门

办公室设在医务部

工作职责：梳理临床、医技、病案相关数据，提供数据统计、采集、治理等需求，并协同、督促信息中心完成医疗业务相关信息数据闭环管理。

（6）行政后勤小组

组长：院办负责人

组员：财务部、运营部、医保办公室、人力资源部、医学装备部、后勤保障部等相关部门

办公室设在院长办公室

工作职责：梳理财务、运营、医学装备、后勤相关数据，提供数据统计、采集、治理等需求，并协同、督促信息中心完成各自负责业务相关信息数据闭环管理。

2）确定数据治理目标

该医院将数据视为医院资产的重要组成部分进行统筹管理，以满足医院各项业务信息数据需求、提高各类信息数据质量、建立医院信息数据闭环管理为目标。数据治理目标细化分解为实现数据统一、实现数据共享、实现数据应用、实现数据质量管控四个方面。

（1）实现数据统一：围绕数据模型、数据标准、数据视图三个维度实现数据统一。数据模型是各个系统及应用间交互的基础，通过数据模型的统一，减少系统及应用间复杂的转换，提高系统、应用、接口的效率；建立标准的数据编码目录，源系统数据依据标准的数据编码目录，经过映射获取两者之间的关联关系，实现医疗数据的标准化与统一；基于数据集成中心所存储的数据，支撑实现统一数据视图，使医院在患者、资源等视角获取到的信息是一致的，提升患者，以及医院信息的管理人员与分析人员对系统的感知。

（2）实现数据共享：从接口共享、数据共享两个方面开展。为各业务系统提供统一共享数据接口，减少系统间相互接口的重复性，降低接口的复杂程度，提高系统间接口效率与质量；为跨系统数据应用提供数据支撑；为各系统数据调用提供统一的数据调用方式将平台内整合或计算好的数据向外部系统提供，以配合外部系统支撑统一用户视图查询、用户服务流程等功能。

（3）实现数据应用：主要体现在查询应用、数据资产目录、报表应用这三个方面。实现查询条件不固定的按需查询功能，用户可以根据关心的维度查询数据治理内整合好的业务全貌数据；通过自动化的多源头元数据采集，自动分析汇总，形成完整的数据地图，使用户能够从全局视角审查院内整体数据状况；可以利用报表工具，

按照业务关心的维度和指标对数据进行主题性的统计，动态报表应用中，维度和指标不固定，可在数据模型支持的范围内变换。

（4）实现质量管控：主要包括数据质量校验、数据质量管控这两个方面。根据规则对数据集成中心所存储的数据进行一致性、完整性、正确性的校验，形成数据校验结果并交付源业务系统进行修正；通过建立各系统数据的质量标准、数据管控的组织、数据管控的流程，对数据质量进行统一管控，达到数据质量逐步完善。

3）明确数据治理措施

该医院基于 OMG 国际组织的 CWM（图 15-2），以医疗元数据治理为核心，遵循已有的国家标准和行业标准，包括：T/GZBC 37—2020《医疗机构数据治理规范》、GB/T 34960《信息技术服务治理》为设计基准，构建了一整套数据治理体系，形成端到端的业务梳理、数据标准制定、元数据治理、数据融合、数据监控、数据质量管理全流程。

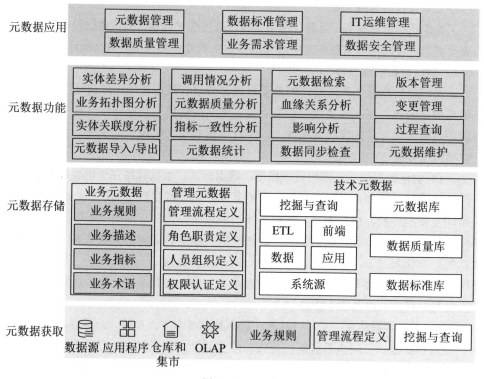

图 15-2　CWM

该医院的数据治理平台通过整合现有系统的数据和流程。对内积累沉淀知识库，对上提供标准访问接口，对下反哺业务集成，促进现有业务流程的优化改造，形成一个可持续发展的闭环。围绕治理、萃取、服务这三个阶段开展数据治理工作。首先在治理步骤，梳理出整个业务系统数据资产，整理数据目录，理清数据的含义、存储、所属信息等；再对数据进行融合、质控，保证数据转换过程中的准确性；最后基于治理集成后的数据中心统一对外提供标准接口服务。数据治理实施步骤具体分解为标准建设、知识库管理、主数据管理、任务中心、数据融合、元数据管理、数据质量控制、数仓建模、数据安全管控、数据接口标准服务、搜索引擎及自定义报表十一大领域（图 15-3）。

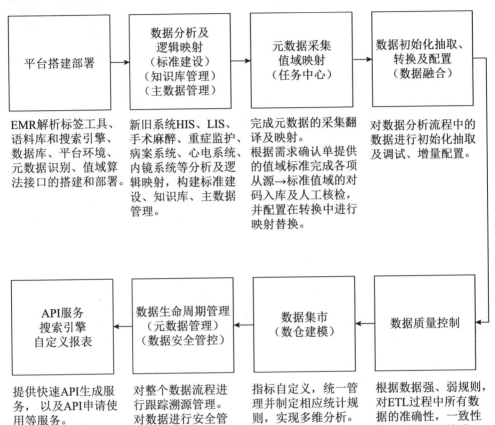

图 15-3　数据治理实施步骤

（1）标准建设

在该医院数据治理过程中，标准建设分为元数据模型、指标建设标准、数仓建设标准、EMR 实体标准建设四个方面。

①元数据模型

根据医院元数据所处的不同阶段和场景，元数据模型包括：患者主索引、科室主索引、病种主索引、术语建设及近义词库建设。

A. 患者主索引

患者主索引的建立旨在解决不同业务系统间患者数据的合并管理问题，例如某位患者在 HIS 系统里面建立了患者信息，也在体检系统里面建立过患者基本信息，虽然这些数据通过 ETL 采集、汇聚到平台，但平台如何判断这两套系统的患者是同一个人，因此建立患者主索引是数据查询应用中的必要环节。

以 HIS 系统为例，患者在就诊时，建卡录入的标识信息主要有患者卡号（院内唯一标识）、就诊号、姓名、年龄、性别、地址、电话号码、婚姻状况、身份证号、社保号、民族等多个元素。在不同业务系统数据汇聚过程中，一般患者标识信息主要分为两类，一类为唯一标识患者信息，一类为不唯一标识患者信息；身份证号、社保卡等信息在国内任何医疗机构都可以作为唯一的识别标识，而姓名、性别、年龄等信息则不能作为唯一的标识，只能作为预匹配信息进行参考。

通过以各系统的患者信息标识为基础建立患者主索引库，以身份证号、医保号等唯一标识作为主体，姓名、性别、地址、电话等作为预匹配信息建立患者匹配规则。通过算法快速进行患者标识数据的匹配，并生成患者唯一标识码与抽取的生产源中患者标识之间建立映射关系，由此为以患者为主索引的数据应用提供数据合并基础。

B. 科室主索引

科室主索引建立了院内科室名称与标准科室名称的对应关系，医院以国家发布的标准科室值域为基础，针对各个接入系统进行统一的科室字典数据对码核对，建立与标准之间的统一映射关系，为科室数据的统计合并应用提供数据支撑。

C. 病种主索引

建立以国际标准为基础的病种库，针对医院各业务系统使用的非标准、不规范的病种字典进行标准化处理映射，构建以病种为主索引查询汇总的标准数据库。

D. 术语建设

在元数据识别与翻译过程中，由于不同系统、不同厂商对同一元数据的描述不同，导致元数据的翻译多样化。

为了解决这一问题，该医院在遵从国际和国家标准的基础上，基于我国健康医疗领域中已发布的元数据相关标准化政策及监管规定体系，包括如下标准及规定：《国家卫生计生委办公厅关于印发住院病案首页数据填写质量规范（暂行）和住院病案首页数据质量管理与控制指标（2016 版）的通知》（国卫办医发〔2016〕24号）、《病历书写规范》（卫医政发〔2010〕11号）、《电子病历基本规范》（卫医政发〔2010〕24号）、《卫生信息基本数据集编制规范》（WS 370-2012）、《卫生管理基本数据集》（WS374-2012）、《电子病历基本架构与数据标准》（卫办发〔2009〕130号），构建电子化、结构化、完整的元数据规范，并收集全部业务系统以及厂商的元数据以及对应的描述，经过筛选后建立了统一的数据元、数据集等标准语料库内容。

进入元数据标准术语库的数据，需要满足以下几点要求。

a）普遍 HIS 系统中都存在的元数据；

b）该元数据的描述规范没有无用描述；

c）不同的 HIS 系统对该元数据有不同的描述。

E. 近义词库建设

近义词库是建设元数据描述标准库的附属产物，其中存储的元数据是标准术语库中元数据的不同表达方式。

将不同系统、不同厂商的元数据统一规范化地翻译成标注术语库中的元数据。

②指标建设标准

指标搭建流程

A. 指标体系概念

指标体系是由一系列具有相互联系的指标所组成的整体，可以从各个侧面完整地反映现象总体或样本的数量特征。换而言之指标体系即相互之间有逻辑联系的指标构成的整体，所以一个指标或者几个毫无关系的指标都不能叫做指标体系。例如，查询某时间段内医院门诊产生的费用。如果将统计门诊总费用作为一个指标，仅查看总费用比较片面，不能全面地了解费用产出情况；如果将费用细化分类为药品费、挂号费、检查检验费等，每个费用类型作为一个指标，这基本就构成了一个指标体系，可以查询出门诊费用的总额及明细。

B. 如何搭建一个指标体系

搭建指标体系可以分为定目标、分指标、找数据、搭体系四个步骤。一是定目标。明确目标，搭建一个指标体系要知道该指标想展示什么、有什么作用。指标之间关联为一个整体，形成指标体系能否达到想要展示的效果；二是分指标。明确目标后需要进行指标选择，从已有的指标中选出或者自己创造出可以达到目标的指标。首先选择指标可以结合实际情况从已有指标体系中选择满足目标的指标。当然指标体系中没有合适的也可以自己创造指标，只要能达到想要展示的效果即可；三是找数据。指标定好后，分类取数，利用数据来计算指标值。数据来源于业务系统、数据库表。根据指标想要展示的效果，需要用到哪些数据。需要人员在数据上做相应的处理，使数据看起来更规范。需注意的是数据是为指标服务的，切忌从数据出发制造指标；四是搭体系。搭体系简单来说就是要给指标及指标的变动之间提供逻辑解释，要能够以单个或多个指标的组合来给出对现实情况的解释。需要从业务入手，了解业务流程，考虑每一个流程所需要的指标，全面地囊括用户数据，防止遗漏。

以门诊流程为例（图 15-4），业务流程一般如下所示。

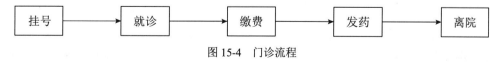

图 15-4　门诊流程

门诊业务流程可以用患者的就诊号关联起整个过程，其中费用数据、药品数据等都会在对应的过程中产生，由此从业务流程中制定指标，通过业务逻辑关系搭建指标体系。

C. 指标体系的应用

一个成熟的指标体系下的指标要有指标的公式，指标数据通过公式计算实现。完善的指标体系可以让数据采集更有目的性，避免分析时的指标数据遗漏或缺失，从指标出发让数据变得更为标准规范。

对于医疗指标来说，有了指标才能更为直观地体现出医疗上存在的问题，便于针对性解决，提高医疗质量。比如需要了解医院患者病死情况，可以通过指标急诊病死率、住院患者病死率、新生儿病死率、手术患者病死率等来体现患者死亡情况，了解死亡率高低。死亡率公式也很简单即死亡数除以就诊人数的百分比，这种公式也是指标规范的体现。指标体系根据业务分类会让整个体系看起来更加规范，为指标体系运用指明方向。

用医疗指标体系的医疗服务分类举例。医疗服务分类如表 15-1 所示。

表 15-1　医疗服务分类

指标情况			指标数
医疗服务	门急诊服务	门急诊人次	7
		门诊预约	10
		门诊中药服务	3
		复诊情况	2
		特需门诊	1
		处方管理	5
	住院服务	出入院人次	
		入院途径	
		门急诊入院	
		疾病构成	
	转诊服务	转诊人次	
		转诊疾病顺位	
		科室转诊人次统计	
	体检服务	体检人次	

门急诊人次指标公式说明，如表 15-2 所示。

统计医院开展门急诊人次的相关指标，包括总诊疗人次、门急诊人次、门诊人次、门诊人次增减率、急诊人次、急诊人次增减率、门诊人头人次比等 7 个指标。

表 15-2　门急诊人次指标

指标名称	计算公式及说明
总诊疗人次数	报告期内所有诊疗活动的总人次，包括医院的门诊、急诊、出诊、单项健康检查、健康咨询指导人次
门急诊人次	报告期内医院的门诊和急诊人次数之和

续表

指标名称	计算公式及说明
门诊人次	报告期内医院的门诊的人次数之和
门诊人次增减率	门诊人次增减率＝（本期门诊人次－上期门诊人次）/上期门诊人次×100%
急诊人次	报告期内医院的急诊的人次数之和
急诊人次增减率	急诊人次增减率＝（本期急诊人次－上期急诊人次）/上期急诊人次×100%
门诊人头人次比	门诊人头人次比＝门诊患者人数/门诊患者人次数×100%

③数仓建设标准

A. 数据模型层级规范

a）数据层级的划分

ODS：操作数据层（基础库），通过 ETL 进行清洗，转换，过滤，融合后汇聚到基础库，统一标准，统一数据格式，按照业务主题域进行数据的存储。作为 DW 层的来源的明细数据层。为数据分析提供明细数据支撑。

DWS：汇总数据层（数据仓库），将业务表按照某个具体的主题（如费用）进行拆分，去除不相关的冗余字段，按照某个主题进行低粒度的预汇总，提取该主题的汇总粒度建立维度表（如收费种类），并对主数据表进行字段编码替换。提升查询效率。需要注意的是具体仓库的分层情况需要结合业务场景、数据场景、系统场景综合考虑。

b）数据处理流程架构

根据各层级的数据处理层次边界，将对数据进行流程化的转换和清洗。保证数据在各层级中的可追溯性及数据的质量。

c）数据划分及命名空间约定

建议针对业务名称结合数据层次约定相关命名的中文拼音缩写，以下各层级的表，字段等命名规范定义可以以此作为重要参照。

通过层级划分：命名时按照数据架构层级进行划分，指导数据库，表空间的命名原则，如数据操作层可以 ods_ 业务来命名。

通过业务类型划分：命名时按主要业务划分，如门诊（MZ），住院（ZY）

通过业务流程划分：一个业务分类下可由多个业务流程来组成的，命名时可通过业务类型＋流程名称来命名。如 MZ_CFMX（门诊_处方明细）。

B. ODS 基础层设计规范

a）建设方式及功能：数据模型根据五大主题域进行建立，按照年月日进行分表存储，可根据数据量大小进行调整，若数据量达到 PB 级，将采用分布式构架作为底层数据库的建设标准（GP，DG，Hadoop 等）。

b）命名规范

表空间命名规则：[ODS]_[业务域缩写] 如 ODS_YLFW（医疗服务）

表命名规则：HIS 系统：tbd_[业务分类]_[业务过程缩写] 如 TBD_MZ_CFMX

（处方明细）

LIS，PACS，EMR 等系统：tbd_[系统名称]_[业务过程缩写]，如 TBD_LIS_JYJG（检验结果）。

字段命名规则：根据所描述元数据的汉字拼音简写来命名，同一表若出现重复字段，按排列顺序依次增加后缀字母来区分。如 MZ_A（民族），MZ_B（名字）

c）数据存储管理规范

ODS 数据基础层针对事实表，字典表数据进行永久保存，存储方式根据数据量大小可采用季度，年进行数据存储分区。分区表名称可通过表名+时间来命名。以"年"分区举例如下：

以时间为节点：2010 年数据分区 TD_MZ_CFMX2010

2011 年数据分区 TD_MZ_CFMX2011

2012 年数据分区 TD_MZ_CFMX2012

d）事实表设计规范

事实表主要以记录医疗相关业务流程为主，然后通过事实表与字典表之间的关联，可以标化融合汇聚后的各种类型的数据。设计时应满足以下准则：ODS 层事实表为医疗业务流程细节描述的最小粒度；事实表一般选用事件发生日期作为分区字段，以便于下一层级的汇总利用；以数据的分析应用需求来建立的事实表；建立 ODS 层的事实表的冗余子集的原则能有利于降低上层数据访问的 IO 开销。

e）字典表设计规范

根据国家发布的相关标准，事实表的统计维度来建立，具体规则如下：应包含各系统间的值域的映射关系；事实表关联时能有效减少 join 的成本。

C. DW 数仓层设计规范

a）建设方式及功能：根据基础层可统计维度进行低粒度汇总聚合，关联其它主题域事实表，DW 层可能会跨主题域，合并信息，字段编码的转换等。

b）命名规范

表命名规范：ts_[业务名称]_[统计指标缩写]。如 tbs_mzgh（门诊挂号）_rc（人次）

字段命名规范：根据所描述元数据的汉字拼音简写来命名，同一表若出现重复字段，按照排列顺序依次增加后缀字母来区分。如 MZ_A（民族），MZ_B（名字）。

c）数据存储规范

DW 层主要数据为低粒度汇总型事务表及维度表，一般都为永久保存。事实表的存储内容最好采用数字型存储，具体内容可通过维度表进行转换，便于数据的快速汇总查询。若数据量过大，也可采用按年进行分区存储。

d）维度表设计规范

维度表设计以事实表统计字段进行拆分。便于事实表快速汇总统计。应遵循以下规则：维表应尽量保存业务使用的代码和 ID，以及描述信息；维表的主键应作为事实表的外键包含在事实表内；每个维表中要有相应的行记录来处理特殊的情形来避免在事实表中置空值；任何一个维表若被多个事实表使用，该维表应作为公共维表来设计。

D. 其他命名规范

a）视图命名规范

ODS 层视图规范：v_[ODS] _[业务表名]

DW 层视图规范：v_tbs_[业务过程缩写]

b）临时表命名规范

根据不同层级之间的表的命名规范加注 tmp 标志为临时表。如 TMP_[层级名]_
[业务分类][业务表名]

c）弃用表命名规范

表被弃用后，统一通过添加后缀 _invalid[弃用日期]。60 天后可与客户确认是
否进行删除。

④ EMR 实体标准建设

遵循国家标准化政策及监管规定，包括《病历书写规范》（卫医政发〔2010〕11 号）、
《电子病历基本规范》（卫医政发〔2010〕24 号）、《电子病历基本架构与数据标准》
（卫办发〔2009〕130 号）等，建立 EMR 实体标准建设。

E. EMR 层级定义

a）文档

文档是指由特定医疗服务活动（卫生事件）产生的服务对象临床诊疗或指导干
预的信息集合，由若干数据组和（或）数据元组成。如：住院病案首页、会诊记录、
门（急）诊处方等。

b）文档段

临床文档一般可分为若干逻辑上的段，即文档段。文档段为构成该文档段的数据
提供临床语境，即为其中的数据元通用定义增加特定的约束。文档段一般由数据组组
成，并通过数据组获得定义。本标准中未明确定义文档段，但隐含了文档段的概念。

c）数据组

由若干数据元构成，作为一个数据集合体，参与临床业务活动记录的表达，具
有临床语义完整性、可重用性特点。数据组可以表现为嵌套结构，即较大的数据组
可包含较小的子数据组，比如症状、用药、手术、文档标识等。

d）数据元

位于电子病历数据结构的最底层，是信息模型中可以通过定义、标识、表示和
允许值等一系列属性进行赋值的最小数据单元。数据元的允许值由值域定义。

F. EMR 粗粒度标签

粗粒度标签主要解决的是数据段层级的元数据，根据不同模板 Xml 电子病历文
件选出不同的数据段以及标注出对应的数据路径。

G. EMR 细粒度标签

电子病历标注是电子病历后结构化工作的一部分，标注只用于细粒度解析，也

就是电子病历整段文档形式的内容不能用粗粒度提取的方式解析，只能标注后再解析。对粗粒度内容不能用粗粒度解析方法进行解析的整段文档用标注后解析。电子病历标注的实体分类以结构化方向和应用方向两种方式结合。

H. EMR 知识库建设

电子病历知识库的建设，主要依托于实体分类的粒度，现有的实体分类主要分为 4 个层级，文档级别、数据段级别、数据组级别、数据元级别。在电子病历知识库的建设中，把每一级别里面的实体分类都拟定为一张表，该级别的实体分类下如有更细的实体分类，把下一级的实体分类当作该级该实体分类的表的字段。每张表之间根据患者编号进行关联。

（2）知识库管理

围绕元数据版本管理、基础元数据语料维护、统一标准字典管理、EMR 模板管理及数据建模这五大主题创建标准的映射模型，形成有序化组织、展现和管理的知识应用系统，构建知识库管理，支撑专业而细化的医院知识收集，为数据治理夯实基础。

①元数据版本管理

随着院内业务场景的变化，系统的升级改造，对应元数据会进行变更，平台的元数据会同步最新的元数据。平台保留业务元数据历史变更记录，并可对此进行版本管理追溯。

当某一厂商的数据源通过智能算法及人工核检统一其元数据表述后，将会以厂商为单位，按分类分别保存和展示每个版本的元数据信息。该处包含原始元数据与通过算法识别和人工校验后统一的元数据信息。

对不同厂商的数据源进行算法识别和人工核对后进行入库，按分类分别保存和展示每个版本的元数据信息。通过元数据版本管理，可以对同一厂商在不同业务系统的元数据、不同厂商的系统的元数据进行对比分析，对知识库中的元数据、标准语料、数据元、数据集等标准数据提供补充完善的依据。

②基础元数据语料维护

不同系统、不同厂商对相同业务所定义的元数据命名不同、含义不统一。为便于统一认识和管理，需要将不同的元数据翻译成统一的语言以及描述，因此需要建立元数据语料库，并基于语料库对所有元数据进行翻译。在平台中实现对所有元数据翻译结果进行维护。

在传统的业务系统建库时，针对一个业务所涉及的表，表之间是有相互业务关联关系的，但在建库时并非所有的业务关联关系都会建立在数据库中，无法通过元数据之间关联关系完整地映射出一个业务场景，在对元数据治理过程中，需要通过业务分析，将各种表间关联关系维护到元数据库中，形成一个完整的业务流。

基础元数据语料库主要包含数据元及数据集，通过元数据语料实现管理维护元数据。在知识库中，用一套可维护的、统一的语料，表示数据元和数据集，实现对具备相同含义的不同数据元和数据集给予统一的描述。利用基础元数据语料库，通过 NLP 算法或人工标注方式将元数据与基础元数据语料库进行对比识别，完成不同系统中的不同元数据的统一理解过程。

③统一标准字典管理

根据国际标准和国内标准，以"国家医疗健康信息互联互通标准化成熟度测评"的标准数据集为基础建立一个集成的、统一、标准的数据模型，实现字典对照映射，对照后的字典可用于互联互通的基础数据交换，并建立数据安全访问中间层，使业务系统对数据中心的访问进行逻辑隔离。

④ EMR 模板管理

EMR 模板管理主要为 EMR 后结构化提供模板，将 EMR 每层信息结构化并独立出来。EMR 模板管理主要作用是为后续电子病历信息提取提供更快、更准确的搜索方式，EMR 模板的定义按照 CCKS 和 I2B2 对实体进行分类和标注，并提供结构化后的临床语义关系搜索。

⑤数据建模

数据建模主要功能是给用户提供一种可以通过页面来操作数据库进行建表的方式，主要用于第一次建表，在建表的同时，可以将一些语料数据进行绑定，用数据建模部署建立的表可以通过模型对表的字段等内容进行修改，另外也支持数据模型的复用。现阶段数据建模仅针对数据中心和数仓的数据库进行建模使用。

（3）主数据管理

遵从国际标准和国内标准，包含但不限于：疾病分类编码 ICD-10、手术操作编码 ICD-9、SNOMED 术语库、国家标准《卫生机构（组织）分类与代码表》（WS2182002）、《社会保险药品分类与代码》（LD/T90-2012）、《中医病证分类与代码》（GB/T15657-1995）、《国家医疗健康信息互联互通标准化成熟度测评》等，构建一个统一、准确的主数据值编码标准，实现跨系统的数据一致性、共享。通过人工智能算法，开展对已采集的医院主数据与标准表进行映射关系，支持自定义配置对码映射关系和权重；通过人工智能算法完成大量数据的匹配，提高字典对照映射匹配效率。目前 AI 值域对码仍具有一定的局限性，不能保证完全正确，这时候仍需要进行人为的核检，然后通过任务审核，对修改后的值域内容进行入库，促使算法反复学习。

（4）任务中心

由于医院的业务系统标准不统一，数据格式的书写不规范造成了大量的文本数据，对数据的交换共享造成了极大的困难，需要大量的人力来对数据内容处理，并且处理的内容也往往是一次性的工作。

当前迫切需要解决的问题。采用后结构技术来解决上述问题。后结构化技术是指以相关系统业务知识为基础，采用业务知识本体及自然语言理解人工智能技术，对以自由文本方式录入的文本按照业务术语规范、统一格式书写规范进行结构化解析，通过后结构化技术，抽取出文本中的关键词指标结果等信息，并按照业务逻辑进行分类组织，不仅可以直接展现给用户，还可以实现计算机自动识别，为进一步的信息处理及利用如数据交换映射、数据查询、数据挖掘等打下基础。

依托算法工具解决在数据治理中大量繁杂的工作，例如 EMR 解析、元数据标签、字典转换。算法在机器学习处理过程中的准确率无法到达 100%。为满足后期数据的利用以及算法的提高，将对算法给出的结论进行人工核检。然后通过任务审核，对修改后的内容进行入库算法反复学习。

①元数据标签

将以前直接将语料关联到具体数据元的方式改为独立的数据元标准语料库，提供可视化、流程化、可维护的语料维护机制，将数据元与标准语料进行识别算法映射。此外提供独立的语料维护流程，通过标签进行数据元语料标记，通过近义词进行数据元维护及实现自我学习机制，并可以对语料库的构建进行可视化、可统计管理。

为新入库及系统通过自我学习机制入库的数据元语料进行标签标记，根据业务需求及应用场景不同自定义标签库，并映射到具体数据元语料中，支持管理员进行全局语料库的复杂查看、分类管理等操作。

需要对算法产生的元数据识别结果再次进行识别和校准，从而提高元数据的识别率。使用者根据元数据识别结果对表名的翻译和修改、元数据的翻译和修改。系统提供了两种翻译和修改的途径：一是搜索选择系统提供的语料进行翻译，二是自定义新增语料进行翻译。翻译结果将会回归系统进行使用，反馈的数据将会提供给系统学习提高算法元数据识别翻译率。

②值域对码

根据字段标准化的需求，将不满足规范的数据字段与已建立标准的数据字段进行匹配，完成数据标准化的映射过程。通过算法完成大量数据的匹配，从而提高值域对码匹配效率。

使用者根据值域对码结果表进行新增或修改源对应的匹配标准值。系统提供了三种校准的方式：一是选择系统算法提供了匹配度的标准值，二是可以设置为空值待以后再使用，三是选择从系统所有标准值中进行搜索校准。完成值域对码后对码结果将会回归系统进行使用，反馈的数据将会提供给系统学习提高算法值域对码匹配率。

③任务核检

通过算法对码完成后，需要相关核检人员对算法完成的数据进行核检，核检完成后进行数据的提交，审核人员可对存在问题的数据进行退回，重新进行相关数据的核检工作。

④EMR 标签

由于不同系统中数据的填写要求不一致，很多数据不能通过单一字段映射完成数据匹配，必须使用文本拆分的方式。根据这些内容，将通过 NLP 语义解析重新搭建算法模型，完成数据内容的拆分及重新匹配映射，完成数据的转换。EMR 标签是一个专门解析 XML 电子病历的工具。

（5）数据融合

参照医疗行业数据治理的基础标准，利用先进的数据处理和加工技术，通过多种数据采集的方式，对医院业务系统产生的各项数据进行抽取、清洗、标准化、转换、处理，汇聚到目标库的过程，构建"多线汇聚，一点集中"的数据采集汇聚体系，最终形成有价值、可利用的数据资产。

数据融合主要包括数据采集（数据接收或者数据抓取）、数据清洗、数据转换、数据加载等模块，实现数据源的采集、信息加工处理、不同数据源格式转换、信息传输、加载等功能。

①数据采集

数据采集针对已发布的采集表单，通过统一数据采集标准，采用可视化方法，对需要采集的数据与数据源库的数据进行映射和关联，进行相关的数据收集和整理工作。

数据加工处理包括数据信息清洗、信息转换、信息加载等功能，将从数据源获取过来的数据进行规范化处理，实现多源数据组合、冲突数据处理、数据格式检查等功能。

②数据清洗

利用数据抽取工具，实现数据的清洗。把原始数据从基础业务数据集中提取出来，进行必要的数据过滤处理，其中包括：剔除对决策应用没有意义的数据字段；剔除数值异样的数据记录；剔除内容不完整的数据记录；剔除重复的数据记录；清洗后的数据可以确保有效性和完整性。

数据抽取过程中对数据进行需求分析，以基于用户视图规范化的数据流分析为主线，整理并规范表达业务中数据的各种格式和表达方式，准确把握用户视图产生、传输、处理和最终利用等各个环节的数据流程，为下一阶段的数据建模准备充分的业务资料，打下坚实的分析基础。

③数据转换

实现多种转化程序以确保其可以满足客户的各种对数据进行净化、重组、关联、标准化和求和的需要，从而使数据更为准确和有用，转化程序应包括但不限于预定义函数和脚本批处理等功能。

A. 简单变换

简单变换是所有数据变换的基本构成单元。这一类中包括的数据处理一次只针对一个字段，而不是考虑相关字段的值。

B. 集成

集成是将业务数据从一个或几个来源中取出，并逐字段地将数据映射到数据仓库的新数据结构上。

C. 聚集和概括

聚集和概括是把业务环境中找到的零星数据压缩成数据仓库环境中的较少数据块。

④数据加载

加载流程负责将数据加载到最终数据结构中，这些结构可能是维度表，也可能是事实表或者事务表等。

A. 全部覆盖

在装载数据前，清空业务决策支持系统数据仓库中对应的历史数据，然后将转换后满足业务决策支持系统数据仓库要求的业务数据装载到相应的表中。通常可以采用数据库提供的装载工具直接进行装载。

B. 记录追加

在装载时，不清空也不更改业务决策支持系统数据仓库中的历史数据，直接将转换后满足业务决策支持系统数据仓库要求的业务数据插入到相应的表中。通常可以采用数据库提供的装载工具直接进行装载。

C. 记录更新

根据转换后需要装载到业务决策支持系统数据仓库中的满足数据仓库要求的业务数据和数据仓库中现有业务数据的情况进行不同操作：如果转换后的数据在业务决策支持系统数据仓库中已经存在，则更改业务决策支持系统数据仓库中的数据以跟最新情况保持一致；如果转换后的数据在业务决策支持系统数据仓库中不存在，则将转换后的数据插入业务决策支持系统数据仓库。由于记录更新的数据装载比较复杂，通常需要几行编写代码实现。

配合完成数据集成，对各种数据提供统一访问和处理的功能，它主要包括提供统一访问的数据网格服务和面向复杂处理的数据处理服务。另外，作为支撑模块在数据集成中还包括元数据访问的服务。

（6）元数据管理

遵循 CWM，基于 MOF 建立元数据库和元模型。

当某一厂商的数据源通过智能算法及人工核检统一其元数据描述后，以厂商为单位，按分类保存和展示每个版本的元数据信息，提供原始元数据与通过算法识别和人工校验后统一的元数据信息。

通过元数据管理，实现对同一厂商不同业务系统的元数据、不同厂商系统的元数据进行分析对比，起到互相补充的作用，同时对知识库中的元数据、标准语料、数据元、数据集等标准数据提供补充完善的依据。

①数据资产目录

业务数据资产需要足够的粒度和维度，且可直接用于业务场景的用户画像；通过业务反推的方式和基于用户信息聚合衍生的方式相结合，构建随取随用的数据。在完成数据集成和开发后，需要对业务系统及计算引擎中存在的大量数据表、API等各类数据资产进行统一管控，提供对应数据资产管理规范。

通过数据资产管理模块，资产使用者可快速对资产进行查找、申请和使用等操作。数据资产可以帮助完成数据资产类目构建与数据表业务信息归集等工作。

数据资产目录是指对数据中有价值、可用于分析和应用的数据进行提炼形成的目录体系。编制数据资产目录可以给出业务场景和数据资源的关联关系，降低理解系统数据的门槛。通过编制数据资产目录，给出业务场景和数据资源的关联关系，降低理解系统数据的门槛。

②元数据检索

随着一次次对业务数据的抽取转换和分析，系统中存储的元数据数量足够多之后，为了保证不混乱和便于后续数据利用，元数据检索服务在接受用户查询请求后，在搜索引擎上搜索，将结果返回给用户。元数据检索的主要精力在于提高搜索速度、智能化处理搜索结果、用户检索界面的友好性上，保证较高的查全率和查准率。

系统首次使用搜索功能时没有历史搜索记录，此后每次搜索时显示历史搜索。历史搜索是之前查询的关键词集成的一个模块，根据任一关键词即可得到相应内容，因为大部分用户的喜好是固定的，搜索有一定的重复性，故通过选择先前的记录，进一步帮助用户节省时间，高效操作。

提供接受用户元数据检索服务请求后，通过搜索引擎，返回搜索结果给用户。提供高速、智能化、界面友好、准确率高的检索功能。

③血缘分析

在业务系统中，庞大的数据每时每刻都在产生，这些数据经过各种加工组合、清洗、转换等操作，又会产生新的数据，这些数据之间就存在着天然的联系，把这些联系称为数据血缘关系。数据血缘是指数据产生的链路，换句话就是这个数据是怎么来的，经过了哪些过程和阶段。

用户选择表或字段，通过算法分析，提供该表或字段的血缘关系，包含其来源、处理过程，以及后续应用等相关表或字段，提供相关表或字段的名称、位置、操作等信息，便于用户追溯数据的流转过程，为上层应用或学术分析提供依据。

④影响分析

通过数据流，以数据源为基准，分析每张表里，每个元数据与其他数据源中元数据之间的联系，可能存在一对多的关系，推断出该元数据的影响力，即该元数据可能影响到的其他数据，从而为保证元数据的一致性和正确性提供保障。

经过了数据溯源和数据血缘分析后，记录每个元数据在数据流通网上与其他元数据的关系，例如父／子节点关系、引用关系、等同关系等，算法根据权重公式计算出该元数据的影响力，并列出所有与该元数据相关的其他元数据，以影响因子标注并描述元数据之间的关系亲密程度。

⑤变更管理

定时检测生产库中元数据的变化，且能通过影响分析查看该元数据变化后对上层应用的影响，并及时通知管理人员。对元数据的变更进行监控，查看明细信息，支持变更订阅的功能，可随时监察，消除问题隐患，掌握数据资产的变化。

元数据会随着业务的改变而发生变化，根据相关业务订阅变更管理，尤其在监控上层数据流中的元数据，以规避对后续计算统计结果的影响。

⑥版本对比

随着业务场景的变化、系统的升级改造，对应元数据将会发生变更，平台的元数据会同步最新的元数据。平台保留业务元数据历史变更记录，并可对此进行版本管理追溯，统一对元数据进行版本进行管理追溯。

⑦导入 / 导出

元数据包含业务元数据、技术元数据、管理元数据。平台中所有对元数据的操作过程，都可以通过此功能将元数据导出，将信息转换为使用标准元数据格式的 XML 文件。

（7）数据质量控制

数据质量控制是数据治理的核心，可靠的数据质量是保证数据治理有效性的重要前提和保障。提高采集的数据质量，提供一整套完整的数据质量评估体系。该质量评估主要针对各业务系统的数据抽取质量情况，包括抽取质量以及抽取的稳定程度两个部分。

为保证整个数据在抽取治理后的数据质量，必须从源头开始，对数据流向的每个环节步骤进行监控。从数据的值和数据的量来保障整个数据的质量，提高数据的可用性。

①规则管理

采用导航式可交互界面设计思想，只需要通过图形化界面进行简单配置即可，使得非技术用户也能对定义过程、定义结果一目了然，有效解决技术人员和业务人员理解不一致而产生的数据质量风险。

根据数据的数据完整性、数据规范性、数据一致性、数据准确性、数据唯一性、数据及时性的数据质量状态，定义选择数据质量检测规则。提供统一的模板配置，用户可直接使用定义好的模板，无需重新定义规则；支持强规则设置、弱规则设置，实现规则权重配置。

②数据集检测

智能推进问题数据整改，把检测数据质量的流程智能化，通过事先定义好的规则、检测时间、工作流程，设置自动完成数据的质量检测，极大地减少人力的投入和过程干预，提升效率，减少误差。

提供根据业务配置的相应规则，对数据内容进行检测，对检测不满足业务规则的数据进行记录。根据监控范围，支持全量检测与抽样检测两种形式。

③数据流检测

支持在数据流转链路上，对数据各环节迁移过程进行检查。结合数据上下游血缘，保证源端数据和目标端数据在数据量上的一致。利用血缘分析，检查数据在数据流中各点的数据量进行跨数据源对比分析，跟踪具体问题。

④检测报告

记录每次检测任务的报告结果，根据时间先后排列（时间轴）记录，系统保留近三次检测结果的数据，报告主要记录显示不合规则的数据详情，反映任务执行情况，并提供多种质量分析报表，辅助用户对问题数据进行质量分析，以使用户进行有针对性的质量改进。

对数据质量报告进行分析与展示，定时发布数据质量评估结果、分析情况和排名情况，督促各业务系统及时提高数据质量。数据质量报告通过图文并茂的报告形式将数据质量问题进行周期性的说明，供主管领导查看及对外发布，且提供多种数据质量报告模板，根据质量监控情况定期自动生成质量报告。 质量报告可支持在线打印及导出为 Word、Pdf、Excel 等。

通过统计各检测方式的检测结果，全面评价不同部门、各种业务的数据质量发展情况。

（8）数仓建模

为了便于数据的快速呈现利用，提供数据模型自定义设计，基于 CWM 开发指南 UML 统一建模语言自定义数据模型，提供数仓建模服务。对数仓层抽取的业务数据进行多维分析，建立多个指标与维度进行分析，借助自动化的手段，快速完成数据加工，形成数据集市，紧紧围绕着业务模型，直观反映出业务模型中的业务问题。

维度建模以分析决策的需求出发构建模型，构建的数据模型为分析需求服务，因此它重点解决用户如何更快速完成分析需求，同时还有较好的大规模复杂查询的响应性能。

通过外部数据源相关连接信息定义需要采集的相关表和字段的元数据信息以及表之间的关联信息，用户可以根据不同需求自定义定制自己需要的相关数据信息（包含表之间的关联关系、字段筛选）的数据模型。相同的外部数据源可以根据不同的用户需求创建其相应的数据模型，以此满足同一数据源数据的重复利用，避免了数据的开销和浪费。

①数据建模

根据用户自定义的数据集市和事实表以及值域表建立对应的数据模型信息。数据模型从抽象层次上描述了系统的静态特征、动态行为和约束条件，为数据库系统的信息表示与操作提供了一个抽象的框架。

提供导入平台内部元数据进行数据模型的自动创建。根据用户自定义选择的事实表和维表信息，自动将其之间存在的关联关系信息导入数据库中，为后续理清相关表结构之间的关系以及数据的追根溯源提供支持。

提供字段关联关系的新增、删除。用户可以根据特定的业务需求对选定的相关事实表和维表数据结构信息进行自定义的数据关联，以便能简洁和方便地获取相关业务数据，提升数据的响应速度，避免其冗余的查询逻辑。同时也能将复杂的表结构关联信息，简化为更加清晰的相关依赖关系。

提供字段信息的筛选。用户通过过滤掉事实表和相关维表中一些对特定业务需求意义不大或无用的字段，让整个事实表和维表结构更清晰，避免了表结构数据的臃肿，让用户能拥有清晰简洁的视觉感受。

提供数据模型以拓扑图展示。根据数据模型拓扑图的展示，用户能更加清晰地认识和感知到自定义的相关业务需求下选择的事实表和维表表结构的信息和相关依赖关系。明白数据的流向关系，更直观地呈现给用户。

②维度分析

维表又分为普通维表和时间维表。根据不同维度来构建不同的需求模型，以实现数据基于不同维度的分析，过滤掉无关数据，提高数据的计算性能以及数据的查找性能。

普通维表：将数据模型中与事实表有关系的相关的多个值域表整合为一张表，便于提高后续数据的维护性和查找效率性。

时间维表：用户可以根据不同需求创建不同时间维度的表结构信息，便于后期根据不同时间维度统计相应的数据信息。

③一键式部署运维

定义数据集市并根据事前定义的多维数据集进行相关表的创建和数据的抽取工作。抽取工具需要满足离线增量数据方式和实时数据计算方式。

根据事前定义的多维数据集进行相关表的创建和数据的计算工作。提供集成分布式分析引擎。具备良好的可伸缩性和很高的吞吐率，能够实现数据交互亚秒级的响应。

④数据浏览

对数据集市中抽取到的数据进行查询展示，可以自定义选择多维数据集中的字段进行选定字段的数据的展示以及相关查询 SQL 的展示，以便为上层应用提供数据服务。

（9）数据安全管控

遵从《关于印发国家健康医疗大数据标准、安全和服务管理办法（试行）的通知》《四川省健康医疗大数据应用管理办法（试行）》（川卫规〔2020〕4 号）等标准规范及文件，依托于医院现有的安全保障措施，在数据治理全过程中开展数据安全管控，围绕用户管理、数据访问控制、数据保护及监控四个方面开展，全方位保障数据的安全运作。

①用户管理

通过用户权限集中管理来规范用户对平台的使用行为；用户账号按照组织机构、权限职能进行分组、分类、分角色。按照角色进行对应的访问、更新等操作权限控制，按照用户或用户组归属进行对应的数据权限控制；账号密码需符合安全标准的密码复杂度要求，并进行加密存储。

②访问控制

基于医院专网登录访问机制，加强数据库安全隔离、数据库授权管理。

③数据保护

对外提供 API 服务时进行数据加密。

④监控

对平台用户、API 服务进行监控，记录平台用户登录时间、在线时长等情况，提供 API 接口调用日志，包括 API 服务调用的操作记录、操作频次等分析图表。

（10）数据接口标准服务

数据接口标准服务确保组织的 API 程序发挥其最大潜力。通过 API 平台，医院可安全可靠且大规模地将 Web 服务发布为 API，从数据接入环节就进行脱敏，根据数据属性以及数据需求，制定数据开放共享机制，配置数据接口，通过 API 接口方式实现数据服务，严格把控 API 数据输出，支持设置界面参数对数据访问进行控制，实现数据的安全管控，保障用户个人信息及关键数据的安全。

①配置 API

为满足不同专业度的用户，API 服务提供多种 API 生成方式。

提供自定义 SQL 的脚本模式，允许自行编写 API 的查询 SQL，并支持统一数据源下多表关联、复杂查询条件以及聚合函数等功能。

提供以元数据为基础，通过向导模式快速生成数据 API，无需具备编码能力，即可在几分钟之内配置好一个数据 API。

②审核用户

平台需要审核 API 访问权限的申请，并且为申请权限的应用下发访问令牌（token）。平台对已有的令牌进行管理、延期、访问次数限制修改。

对申请 API 访问权限的用户进行审核，管理。

③应用管理

应用是为实现某一功能的 API 的一种集合，与 API 类型互补，应用是由当前用户创建和维护的。针对需要调用多个 API 的用户，通过使用数据应用组合。将已有的 API 组为一个数据应用，通过组合应用的密钥访问多个 API。

④调用监控

智能监控是一整套的监控报警逻辑，只需提供所关注业务的重要任务名称，智能监控即可全盘监控整体任务的产出过程，并生成对应的标准统一的报警机制。同时智能监控也提供了轻量级的自助配置监控。

对 API 调用情况进行日志记录，根据监控规则和任务运行情况，决定是否进行调用报警。

（11）搜索引擎及自定义报表

搜索引擎：基于数据治理之后的数据，根据患者、科室、病种三大主索引，结合搜索引擎技术，进行临床数据检索，实现统一关联查询；并可以根据历史搜索记录，快速高效检索，方便医生高效查询及调阅患者历次就诊资料，为就诊提供依据和便利；便于查询科室指标、病种分析，提高临床工作的质量和效率。

自定义报表：利用数仓层多维分析处理后的数据进行报表指标的计算与呈现。利用可视化图表组件，用户可通过简单配置，即可完成医院各类个性化分析报表的配置，既确保了数据治理，也提高了工作效率，通过丰富的交互及分析场景，实现指标数据的深度分析，为数据应用和开放等创新提供可能。具体包含以下4个功能。

①自定义数据定义报表的数据来源，直接使用数据库的数据来定义指标，可实现实时更新，保证数据的及时性。

②报表管理：使用类Excel的使用风格进行报表设计，可对报表权限进行设置，把报表分配他人进行查看与编辑等。可将设计好的报表挂载至目录中，以供管理员进行后续授权操作。可满足各科室的目标责任书、月度质控、反馈指标和三级公立医院考核等报告类型的自定义设计和呈现。可满足后期医院内部、国家上报指标标准的修改及增加的需求。

③目录管理：可以设置多层目录结构，对报表进行分类管理。管理员可在此处对报表进行授权，以满足医院各科室及部门对报表的查阅权限分配。被授权用户可以在数据可视化界面对报表进行预览。

④数据可视化：提供统一的数据信息的展示平台，医院各科室及部门可以在此对报表进行预览，自定义查看所需的数据。支持按Excel、Pdf等格式对报表进行导出操作。满足多样性查看指标呈现方式的需求。

15.1.3 治理成效

通过数据治理平台的建设，实现数据的统一管理，推进数据质量的不断改进，激活与使用医院历史数据，实现数据的可管、可信、可用的目标；为医院打造标准的、高质量的、开放的、安全的数据平台及应用，实现医院数据的最大化利用。

1）盘点数据资产，统一数据标准，实现新旧HIS等系统数据融合，输出数据目录、数据地图，促进了医院管理能力的提升： 数据治理专业管理机构统筹对全网数据进行了调研、深度盘点，包括HIS、EMR、PACS、LIS、病案系统、手麻重症系统等四十多个业务系统，涉及十几个软件厂商，实现大批量Oracle和SQL server多库历史数据融合，目前累计完成数据融合数据量约四十六亿条。采用分布式数据仓库存储架构，解决了最大单表记录四亿七千万条的查询问题；通过部署MPP架构的分布式数据库（GP集群），利用分布式数据库本身特性，将一个查询计划切分成多个来提高执行效率，多个执行计划并行工作，解决了Oracle数据库中最大单表数据的查询问题。根据标准库设计内容，完成新旧HIS系统元数据识别表分析翻译，对业务数据进行抽取、清洗、转换、存储，包括患者信息、药品字典、门急诊挂号、门急诊诊断、门急诊处方、门急诊处方明细、门急诊费用结算、门急诊费用结算明细、住院登记、住院医嘱、住院费用结算明细等，目前累计治理新旧HIS系统数据总量约44.77亿条，实现新旧HIS系统数据融合。制定各项数据采集、传输、汇聚规范，记录医院各业系统数据库元数据的表、字段、视图、索引、存储、指标、规则等数据资产信息，实现医院全数据的可视化管理，输出以元数据为核心的数据的资产目录；通过维护数据库表、字段的关联关系和数据追溯的血缘关系，以生产层、ODS、数据中心、数据仓库层、数据集市层追溯关系,形成数据地图,实现对数据资产进行归类、分层管理。

2)**积累结构化电子病历,实现新旧电子病历系统融合到基础标准库,实现以患者、科室、病种维度多表关联查询,促进了医院科研能力提升**:通过"后结构化"分拆了各科室、各专业的电子病历,充分积累临床上遇到的各种情况及其对应的术语,高效、准确地按照需求提取出病历特征,并作结构化输出,形成结构化 EMR 模板,累计构建 127 个结构化病历模板;利用自然语言理解和人工智能技术,通过运用电子病历结构化工具,结合行业标准,完成新旧电子病历数据文本解析融合,目前累计解析数据量达 35 万人次患者记录,3266.98 万条电子病历数据。通过构建医院统一标准的患者主索引、科室主索引、病种主索引,解决了医院多系统间患者、科室、病种信息不一致的问题,为今后实现 CDR 的统一视图奠定基础;实现对全平台电子病历数据进行搜索,提供强大的搜索引擎工具,实现以患者、科室、病种维度多表关联、查询,10 秒以内完成结果呈现。

3)**构建数仓建模,实现自定义报表,深挖数据价值**:在医院业务数据的基础上,建立医院数据的统一管理和基本规范,通过对数仓层的业务数据进行多维建模,有效避免数据的冗余存储造成的浪费和低效,同时提升同一指标的数据的准确性和业务的扩展性,便于多业务部门查询,改善用户使用数据的体验,提高使用数据的效率。通过对数仓层多维分析处理后的数据,采用直观、可视的方式、画布式操作界面,自由设置数据的查询条件、报表的样式和报表的显示形式,简单的拖拽操作就能构建强大、全面的数据分析报表,帮助医院从不同视角看数据,最大程度地挖掘出数据背后的价值,为医院的发展方向和运营决策提供支持,提高医院医教研管的水平和质量,推进医院的精细化管理。

15.2　广东省人民医院数据治理实践及成果展现

15.2.1　数据治理背景

广东省人民医院(广东省医学科学院)创建于 1946 年,前身为广州中央医院。经过几代省医人的不懈努力,广东省人民医院从一栋两层三进的铁皮房,发展到如今由东川院区、2 间分院、6 个门诊部、6 个研究所,13 个国家临床重点专科,33 个省临床医学重点专科组成的国内一流现代化三级甲等综合性医院。作为广东省高水平医院建设的排头兵,我院瞄准国际医学前沿、国家战略目标,借助粤港澳大湾区汇聚的地缘和人才技术优势,努力组建大团队、构筑大平台、组织大项目、实现大目标。在 2019 年国家三级公立医院绩效考核中获评最高等级 A++,位列全国第10,获评 2020 年度医疗机构最佳雇主和最受大学生欢迎医院。

15.2.1.1 数据治理背景分析

广东省人民医院信息化建设较早，始于 1994 年单机版收费系统的建设。现如今在政府的主导下开启公立医院创建 5G 应用的先河。目前完成全院基础业务系统如 HIS 系统、EMR 系统、护理系统、检验检查系统的建设，并且通过医院集成平台对临床业务数据进行了整合，建设了临床数据中心、影像数据中心、患者主索引系统等系统。2019 年 4 月，我院入选广东省首批互联网医院，并在政府的主导下开启公立医院创建 5G 应用的先河，力求将"互联网＋"与"惠民、惠医、惠政"相结合，大力推进 5G 应用建设，先行先试、大胆探索，倾力打造 5G 应用示范医院，建设融合 5G 云、AI 等综合应用的创新型智慧医院。但随着医院信息化建设的逐步深入，医院信息系统历史沉积的数据如何为医院未来的战略发展赋能，成为我们面前急需解决的问题。

1）科研痛点分析－现有数据无法高效支撑科研

医院经过长期的信息化建设，构建了相对完备的信息化系统。在各系统的使用过程中，产生了大量的数据，医院的总体数据量甚至已经到了 PB 级量。由于信息化发展的历史原因，医院的医疗数据标准不统一，术语不统一，质量参差不齐，数据存在缺失或者不一致的情况。医疗数据分散、数据规模大，特别是随着 5G 智慧医院的建设，医疗数据呈指数级增长。数据的管理、应用成为医院信息部门数字化转型的主要难点问题

医院现有医疗健康数据除了结构化录入的数据（如患者性别、检查种类）外，还有大量数据采用非结构化方式完成输入，如一诉五史、病程记录、影像检查报告、病理报告等。这些非结构化信息往往是更具有临床研究价值的信息。然而传统信息化方式很难按照医生的思维方式和医院管理方式将其解析出来，并以此为基础进行数据挖掘分析。所以使用传统数据收集管理方式开展的真实世界研究（RWS）面临着巨大挑战。

如我院开展了某科研研究，但花费了超过半年的时间，仅筛选出 637 个患者，以及完成这些患者的数据录入，其中患者的科研重要信息如 TNM 分期等信息，填充率只有 63%。这个过程暴露了以下问题。

（1）患者纳排成本高，医疗信息系统种类繁多，传统纳排高度依赖信息部门或手工收集，效率低、成本高。

（2）数据制备困难，多源数据标准不统一，整合难度大；高维数据如基因测序缺乏高效处理方案。

（3）患者数据手工录入，效率低下，且不能协同并发操作，容易导致错误发生。

（4）既往项目难以延续，数据收集录入工作大量重复，科研方案可能中途调整，导致所有工作推倒重来。

近 20 年来，随着分子生物学的发展以及基因测序技术的进步，很多疾病的诊疗模式已经从基于临床特征、病理分型的传统治疗模式发展到基于基因分型的精准治

疗模式。现阶段，疾病的治疗手段、治疗药物不断丰富，治疗理念亦发生了根本性变化，如何通过创新的方法、技术手段来最大限度地提高患者生存质量、降低死亡率是刻不容缓的命题，而基因的数据目前没有纳入传统的数据资产，给临床研究者带来了数据整合的难题。

（1）多源异构数据集成处理需求

患者来院后，会在医院多个科室就诊和检查、治疗，例如内科、外科、肿瘤科、放射科、介入科、病理科等不同科室。数据可能出现在医院不同的系统中，涵盖了病历、影像报告、检验等多种数据形式。因此，有效地整合数据资源是后续医疗大数据分析实现的基础。

急剧增长的医疗数据中包含着大量异构数据，传统的数据存储模式无法满足大数据多样化的需求。若能建立一个可以实时存储和处理各种类型数据的数据库系统，而且能够随着医疗系统的不断升级，适应数据模式的更新和扩展，适应大规模云计算处理模式，将有利于后续科研开展。数据处理包括数据的整合、清洗、转换、分析等多个步骤。电子病历主要是非结构化文本型数据，需要针对病症的关键词进行词汇的分割与语义的提取，转换为结构化数据。

医疗数据分析处理的关键是提取数据的特征和属性，根据特征值与属性值对其进行分类，并对不同属性进行数据关联分析，从而得到有价值的信息。面对复杂的医疗数据，数据类型、分类模型和分析方法都对最终的分析结果产生影响，因此，选取最佳数据挖掘分析方法，还需要不断地科研积累与临床检验。

（2）真实世界的数据价值无限

在传统的临床医学研究中，随机对照试验（randomized controlled trial，RCT）是一种对医疗卫生服务中的某种疗法或药物的效果进行检测的方法，是有效补充医学知识的研究手段。它将满足条件的受试对象采用随机化方法分别分配到试验组和对照组中，使非研究因素在试验组与对照组中达到均衡，其疗效差异可归结于干预措施，可为临床实践和卫生决策提供真实的科学依据。然而，在实际应用过程中，RCT常常存在着"随机"概念及统计学方法的误用滥用问题，且试验设计的样本量不好估计，若样本量过小，则代表性差，结论缺乏依据；若样本量过大，则增加了工作量，造成了浪费。在现实的临床医疗环境中，医疗数据规模巨大、更新速度极快、模态多样、真伪难辨，还具有多态性、不完整性、时效性、冗余性、隐私性等特点。这时基于医疗大数据的研究方法显示出了其优越性，为临床医学研究提供了新的解决方案。

近年来，基于真实世界的研究（Real World Study，RWS）正越来越多地受到医疗卫生领域的关注。RWS作为一种药品上市后的再评价方法，可以更好地反映出药品在实际临床使用过程中的有效性、安全性以及经济性等。但由于其所需样本量较大，通常涉及海量医疗数据，以往依靠人工操作的科研方式不仅耗时耗力，且极易出现人为错误，难以保证数据质量及科研实施的效率。

与此同时，随着医院信息化水平的日益提高以及信息系统覆盖率的逐渐增加，医院积累的诊疗数据呈指数级增长,为开展基于大数据的RWS研究提供了广泛基础。因此,如何利用大数据及人工智能技术,积极助力RWS的开展,提高其质量与效率,成为亟待解决的问题。

2)解决思路

为实现数据服务科研、管理、患者服务的目标,应用大数据的湖仓一体、数据中台、全流程数据治理等技术,通过建设全院级的大数据平台,并构建全院级科研平台,实现全院数据资产的统一管理、数据全流程治理、数字化服务转型,满足数据资产管理、科研、数据服务等要求。

近年来,随着大数据和人工智能技术的发展,算法、算力的提升,新技术的突破,以及医疗数据处理经验和能力的累积,医院开始采用大数据和人工智能技术、自然语言处理技术等建设全院大数据中心和科研平台、专病库,通过全面数据采集和融合,解决数据孤岛现象。通过数据治理、医学术语标准化、病历结构化,解决数据质量参差不齐、术语不统一、非结构化文本信息提取问题,通过大数据多样化、多维度检索解决迅速定位适合的患者、研究对象的问题,通过科研平台和专病库提供的科研项目管理工具,通过数据治理和标准化,通过全流程数据质控的方法提升数据质量和可用度,实现支持科研课题,充分挖掘医院数据价值,实现数据资产的充分利用。

3)数据治理战略

发现、理解并使用数据,通过数字化建设消除信息孤岛实现数据融合,降低合规风险,实现数据隐私保护是实现数据应用的前提和保障,医院的数据战略依托于数据战略规划、有效的数据管理组织、符合医院的数据管理制度等保障机制,实现对医疗大健康数据的采集、整合、治理、应用、管理的全生命周期管理,在形成有效数据资产后实现数据应用(图15-5)。

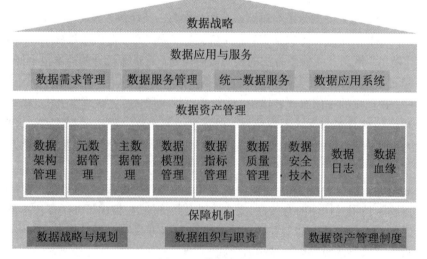

图15-5　数据战略架构

15.2.1.2　构建医院大数据平台，打造坚实的数据基础

通过建立医院大数据平台，实现对医院数据资产的有效管理，实现对全院数据进行采集和自动增量更新，包括医院各临床系统数据和基因、生物样本库数据；构建 ODS 数据湖，汇聚医院完整的数据，实现所有数据可在线访问；通过数据治理平台，完成数据治理流水线，实现数据标准化、清洗、质控、脱敏等功能；实现对医院数据的资产管理、全流程治理、数字化服务，实现数据的全生命价值、全方位的有效应用。

通过湖仓一体化技术和数据中台技术，实现数据从采集、治理、分析、应用、资产管理的全流程、全链路的全面管控，建设一个实现底层数据的共享互通、算法模式创新、多模态数据融合分析、符合医疗标准术语标准规范的，未来支撑医院临床、运营、科研、数据服务等需求的大数据平台。

通过搭建医院大数据中心，通过电子病历解析系统和自然语言处理平台，使用人工智能技术，批量自动实现电子病历解析和半结构化的大段文本的识别。

通过主数据管理平台的建设，建立平台级的术语（字典）标准，实现基于平台内各系统术语数据交换的语义级别的统一，将医院内重要的术语等作为主数据进行维护管理，并提供开放式访问接口和更新通知接口。

通过元数据管理平台的建设，追踪整个数据抽取、处理到目标数据源的全流程，从而准确描述数据的处理流程，实现表级别、字段级别的数据处理流程跟踪；自动建立血缘关系，通过可视化界面清晰展示出来，方便快速定位数据问题节点。

通过统一资源目录管理和 API 服务，支持丰富的服务接口拓展，从而实现所有管理资产的多渠道应用，实现数据价值最大化释放数据资源管理。通过统一 API 平台的 API 生成、注册、编排、授权、限流、隔离、监控告警、统计等一系列服务，实现平台内各业务系统之间数据的安全灵活交换。平台支持对外统一的数据访问接口和模型，平台提供 API 接口对外开放，同时也提供二次开发界面。

通过以上系统建设，为医院打造坚实的数据基础，支持医院各项实际业务当中，实现各项基于大数据和人工智能的临床、管理、运营、教学、科研应用，通过在人工智能、云计算、大数据领域的深厚积累，利用领先的人工智能技术、深厚的医学认知，协助医院进行医疗大数据智能化、智慧化建设，构建智能大数据平台，助推医院运营和科研管理进入人工智能时代，对实现医学大数据和人工智能融合发展具有重要的意义，成为研究型医院的信息化、数字化底座。

15.2.1.3　建立全院科研大数据平台，支持全院性科研应用

通过建设全院科研平台，利用 AI 助力、数据赋能，提高医院科研效率，促进成果转化，反哺临床诊疗，真正实现科研与诊疗的价值闭环，成为国内领先的标杆性科研平台。

医疗科研中，查找合适研究的入组患者是一个耗时耗力的工作，对科研的结果和时间有很大的影响（图15-6），为了更有效地筛选到课题所需的患者和相关医疗记录，科研平台结合了人工智能技术，提供人性化、智能化的搜索服务，支持医疗人员在院内海量数据中，检索出目标患者及相关就诊信息，可以为科研人员提供更加方便、更加确切的搜索结果。

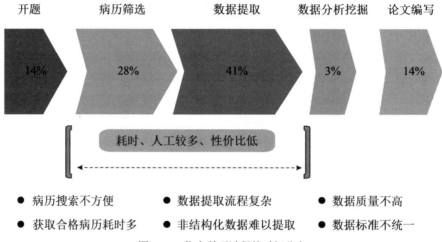

图 15-6　临床科研过程的时间分布

通过提供的病例搜索功能能够支持 TB 级数据的在线实时查询，不但支持模糊搜索，还支持各搜索业务场景下复杂的条件组合的高级搜索，例如条件树搜索，事件搜索，并在秒级时间内响应。

通过实现搜索患者列表展示，实现患者的 360 和时间轴展示，可随时查阅患者既往全部病历信息，并可依据时间顺序展示重点诊疗事件和历史检验指标的变化趋势。

支持临床研究人员非常方便地设计课题，并快速构建研究队列，对研究可行性进行验证分析。通过自定义纳排条件和变更纳排条件，支持研究人员管理和更新自己的患者数据集，并可把患者数据导入到科研项目。

支持临床事件和观测指标的自定义。观测指标的定义可以基于临床事件；可以基于临床事件和观测指标来定义纳排条件；对默认类型，可对文本类型、数值类型、日期类型等进行定义；对自定义枚举类型，可以选择检索结果范围（例如：检索结果范围的定义来自电子病历数据结构，可以锁定至具体的业务模块，如手术小结、入院诊断等），可以通过结果处理函数来具体限制条件命中的位置（如最早一次、最晚一次、最小值、最大值、平均值等）；可以快速统计各个组的病例数。

实现自动提取研究所需要的患者关键事件前后的指征结果，实现科研数据秒级提取。

15.2.2　系统数据源

全院级的大数据平台的数据源主要分为临床数据与生物样本数据两类。

（1）临床数据

整合医院 HIS、EMR、PACS、LIS、病理、电生理等多个信息系统的临床数据，重建从多模态数据到结构化数据一站式信息检索集成的表型数据体系；基于丰富的生物样本资源，依托多研究平台，进行基因组学、蛋白质组学、转录组学、代谢组学等研究，形成庞大的组学数据体系。

（2）生物样本数据

生物样本从采集、转运、接收、处理、储存与应用的冷链监管体系产生的数据，实现生物样本数据全生命周期管理。多组织类型的干细胞、基因重编程细胞、类器官等多维体外仿生模型管理系统数据，可以为医学研究与国际化接轨提供支撑。

15.2.3　数据治理规划与流程

15.2.3.1　数据治理框架

目前国际主流数据治理指导框架有 DAMA、DCMM、DGI 等等。我院采用国际通用 DAMA 架构作为参考，使用 DCMM 框架进行医院全量数据治理。DAMA 相关框架在本书其他章节有详细介绍，这里不再赘述。

15.2.3.2　数据治理规划

数据治理体系主要围绕数据治理核心组织，通过数据治理管控机制、工具支撑、数据治理实施路线几个方面展开。我院将数据治理从采集到应用为四个阶段分步实施。如图 15-7 所示。

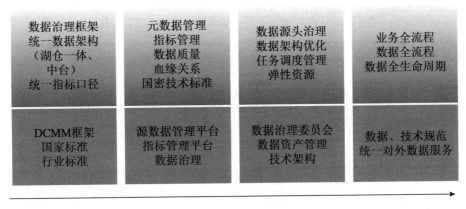

图 15-7　数据治理四阶段

通过数据全流程治理，实现数据价值。

第一阶段 **数据集成**：建立统一的数据治理框架和统一的数据架构，建立数据治理运营体系，相关人员参与数据集成的过程，了解数据采集路径，标注数据的价值以及数据产生者以及管理者。该阶段主要解决各个系统的数据集成的问题，明确数据所有者。目前按照数据治理后的统一数据架构实现快速、兼容实现历史所有数据与持续增量数据自动更新，目前已实现 HIS、EMR、LIS、病案、检查、微生物等六大类业务数据模块，对接处理的业务数据表多达几十种，对接采集的基础数据量有一千万患者人次以上，采集的诊疗数据量多达几亿条。

第二阶段 **数据标准化治理**：识别与建立医院的主数据与元数据标准体系，依据国家相关标准以及一万多条医学数据质量标准，采用国内领先的医学自然语言处理 AI 技术，实现从文本中抽取关键信息；实现文本的自动结构化，使得海量数据的利用从不可能变为可能。

第三阶段 **数据治理实施**：构建大数据资产管理平台，建立数据建模管理工具。实施数据治理方案与建立数据治理委员会，进行对每天采集的数据进行持续性的数据质量监控。包括医疗的闭环，数据的完整性与一致性。利用 PDCA 工具规范医疗业务，持续改进大数据平台的数据质量。

第四阶段 **数据统一应用服务**：智能对医疗数据进行全生命周期管理，覆盖数据"采、存、管、用"，助力临床、教学、科研、管理和患者服务等多方面的数据利用。同时建立数据应用问题反馈流程，跟踪数据质量的问题处理。

15.2.3.3 数据全生命周期管理

数据治理贯穿数据的全生命周期见图 15-8，是循序渐进的过程。

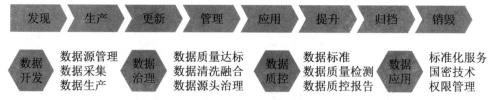

图 15-8　数据全生命周期管理

前期，从数据规划和数据标准入手，制定技术规范和数据规范，统一数据架构和指标口径，优先实现数据的价值；其次，从数据开发和应用推动，如对元数据和安全方面进行治理，实现表和指标搜索管理，使数据血缘变清晰，保障数据安全；再次，从技术架构、任务和资源进行治理，提升数据处理和使用效率；最后，沉淀规范形成治理标准，完善从业务到底层技术自上而下的全生命周期数据治理。

1）数据治理流程

数据治理是为了固化最优数据治理决策、更有效地管理数据资产、建立标准的可重复的流程、保护数据利益相关者的需求、降低成本和提高效益，服务数据应用的目标。其中建立数据治理流程与实施数据治理方案是重要的一环（图15-9）。

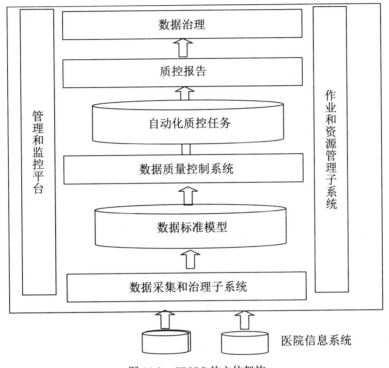

图15-9　CDIOS的主体架构

（1）系统化数据治理流程

建立数据治理平台包括数据质量控制工具。对数据的完整性、连续性、横向关联、纵向关联等各方面都有相应的数据治理措施；对各个业务系统集成后的数据都有数据完整性自动质控功能；能够提供质控报告反馈数据质量。

数据平台的数据治理是通过数据质控工具来检验数据的质量问题，并提供建议进行反复迭代调整，质控主要是以下几个方面。

核心字段（关键字）校验，根据数据模型表中配置的核心字段来校验每个核心字段是否为空；

数据完整性校验，检测字段数据空值的情况，根据数据质控完整性配置表的每一行来分别校验数据的完整性；

数据一致性校验，通过源表与目标表的数据量对比，多个库表之间的数据量对比；

数据规范性校验，通过数据标准约束的比较，验证数据违规性与值域校验，检测哪些数据内容是不准确的；

唯一性重复数据检验，检验哪些数据是重复的或者数据的某些属性是重复的，防止数据采集重复造成数据失真；

数据有效性逻辑校验，进行表内数据的逻辑比对；

数据关联性校验，孤儿数据与引用的完整检验，如检测数据关联不上或缺乏索引；

分布性时间分布与值域分布分析，根据分布字段进行分组统计，发现数据分布偏差或不符合数据特性的错误数据；

（2）数据清洗

数据清洗，是整个大数据平台建设过程中不可缺少的一个环节，其结果质量直接关系到后续所有相关研究的模型效果和最终结论。数据清洗包括对数据的完整性、一致性、合法性、正确性等的质控，并且按照一定规则转化成统一标准。比如：当数据包含不同量纲的多种变量时，数值间的差别可能很大。归一化将数据按比例缩放，使之落入一个小的特定区间；去除数据的单位限制，将其转化为无量纲的纯数值，便于不同单位或量级的指标能够进行比较和加权。经过清洗后的数据，才可以用于后续的统计分析。

数据清洗对采集汇聚的数据进行清洗加工处理，并做标准化整理。主要包括制定数据清洗流程、清洗流程控制、清洗质量控制、清洗过程管理等。通过规范流程和规则库，基于流程引擎构建统一的、可配置的数据转换、清洗、比对、关联、融合等加工处理过程，对异构异源海量离散的数据资源加工生产，生成易于分析利用的、可共享的数据。

数据清洗是对数据进行重新审查和校验的过程，目的在于删除重复信息、纠正存在的错误，并提供数据一致性。可使用字段清洗规则、正则表达式清洗规则、复杂逻辑清洗规则。数据清洗的任务是过滤那些不符合要求的数据，将过滤的结果交给业务主管部门，确认是否过滤还是由业务单位修正之后再进行抽取。不符合要求的数据主要是有不完整的数据、错误的数据、重复的数据三大类。数据清洗要进行一致性检查。一致性检查是根据每个变量的合理取值范围和相互关系，检查数据是否合乎要求，发现超出正常范围、逻辑上不合理或者相互矛盾的数据。

数据清洗是一个反复的过程，不可能在短时间内完成，只有不断地发现问题，解决问题。对于是否过滤，是否修正一般要求客户确认，对于过滤掉的数据，写入Excel文件或者将过滤数据写入数据表，促使他们尽快地修正错误，同时也可以作为将来验证数据的依据。

（3）数据质控任务

数据质控的可并行通过调度系统自动执行，质控结果与记录保存到数据库中识别业务系统数据质量问题。基于数据质量控制的结果，可以识别业务系统数据质量问题，并对业务系统数据质量改进提出明确的要求和建议方案。

（4）数据随机抽样测试

需要对数据进行随机抽样测试，实现数据质控的管理。

2）数据质控系统功能

为了更好地数据应用，平台对数据采集、数据提取、数据入库等数据处理过程的数据质量要求很高。平台不仅要能支持高质量的数据处理，还需要支持对数据质量进行定量化观测统计与分析，并提供有效的数据质量提升手段。

平台运用大数据和深度学习等人工智能技术，结合医学信息规则引擎，建立多维度医疗数据质控体系，进行高度自动化的数据处理与数据提取，可以有效帮助用户解决数据采集进度失控、质量参差不齐、数据不足与错乱、数据标准未履行等问题，确保数据处理过程的完整性，一致性及准确性，提升数据分析利用的准确性和实用性。

平台引入先进的数据采样、测试集训练集构建、人工智能模型优化的系统性方法，做到数据质量的可监测、可分析、可优化。

平台构建数据自动化质控和隐私保护体系，开放数据质检和隐私保护能力，使医疗机构可自定义数据质控规则，支持对数据自动识别及人工核查校正，支持自定义规则实现数据隐私保护。

提供超强纠错能力，可设置多种临床医学质控规则，自动校准医疗数据。同时辅以人工纸质病案抽样质检，实现治理过程正确、结果正确。使疾病诊疗能够得到最广泛的数据基础支撑，形成高质量大数据。数据质检是一个闭环、不断优化的流程。

结合医院的数据治理及监测管理需求，形成对原生数据改进闭环和对数据清洗能力改进闭环，进而保证数据质量的持续改进。实现对数据的分布和动态变更情况的追踪，提升数据质量，接着对数据进行全面的业务化，规范化，形成统一的业务视图，并保障数据在各个使用环节的安全可控。在整个流程中设置数据处理规则，持续监控数据处理情况，及时发现数据质量问题，通过告警的方式通知相关人员及时处理问题。

15.2.4　数据的治理规范

15.2.4.1　数据的标准化

数据的标准化（normalization）的目的是将把不同来源的数据统一到一个参考系下。数据标准定义参照卫计委以及国际标准如 ICD9/10 等，建立代码、数据元的分类标准，依据本项目的业务和数据规范要求，制定详细的代码标准和数据元分类标准，为数据的存储、访问、整合提供一致性保障。

平台参考以下国内、国际、行业、指南等标准（包括但不限于），对采集数据进行标准化处理，并反馈给业务系统。

卫健委数据标准：中国卫生信息数据元值域代码 WS364.X-2011、电子病历基本数据集 WS445.X-2014、医疗机构诊疗科目名录、中国卫生信息数据元、电子病历基本数据集。

国家相关数据标准：GB/T 2261.1-2003 个人基本信息分类与代码、GB/T 4671-2008 家庭关系代码。

相关术语标准：国际疾病分类第九版临床修订第三卷：手术与操作 ICD-9-CM-3、国际疾病分类第 10 版 ICD-10、国际疾病分类肿瘤学专辑第三版 ICD-O-3、观测指标标识符逻辑命名与编码系统 LOINC V2.42、SNOMED CT、MESH。

肿瘤学国际诊治指南：AJCC/UICC 临床分期手册（第 7 版）、美国国家癌症研究所常见不良事件评价标准第四版 CTCAE V4、美国国家癌症研究所肿瘤放疗小组远期放疗反应评估表、实体肿瘤疗效评估标准（RECIST）V1.1（美国，英国，加拿大，欧洲等）。

国际性肿瘤数据库结构：美国国家癌症研究所（NCI）SEER 计划编码和分期手册 2015 版、美国外科医生学院机构肿瘤注册数据标准 FORDS2015 版、英国国家癌症智能网络国家癌症数据储存库数据定义 NCDRR_V5.2、美国肿瘤临床协会（ASCO）治疗计划最终版（Online）

HL7CDA 文档：HL7ChinaCDA 规范试行 2013 版。

药品词典规范：CFDA、ATC 分类、WHODrug、MedDRA。

医疗影像标准：DICOM、IHE 标准等。

通过标准化和归一处理，平台可以对大批量的医学语言材料进行自动化采集、存储、检索、统计、语法标注、句法语义分析处理。

平台能将病历中一些重要字段（比如诊断、症状、用药等）进行术语化、标准化映射，并给出其对应的医学术语详情，并可显示对应的术语库信息。

平台能将自由文本中的同义词或不标准表述进行准确识别，并进行标准化，术语化映射。

数据标准化技术使用在数据处理阶段，在数据处理过程中将表示同一种含义的多种称呼的医疗术语，统一为标准化的名称，同时梳理不同诊断的流程关系，满足后续数据分析的需要。标准化的处理首先以标准表作为基准表，将医疗数据中实际出现医疗词往基准表上进行映射，映射过程包括机器处理加人工标注 2 个过程。当标准表不能对应实际的数据时，由专业的医生来决定是否扩充标准表。以诊断为例，标准化过程中，不同的诊断词之间的关系不同，如"白血病"和"血癌""艾滋病"和"获得性免疫综合症"是两组同义的诊断词，诊断词"重度脂肪肝"是"脂肪肝"的一种类型，存在包含/被包含关系。通过标准化，最终会将临床诊断与 ICD10 一一对应起来。如诊断"甲减"归一到 ICD10 疾病"甲状腺功能减退"，编码：E03.901。

通过自然语言的同义词表、医学术语的同义关联词表，在数据挖掘的算法指导下，对因不同文字表达但含义相对的字段信息进行归一，为后续和上层应用提供正确且统一的信息表达。

15.2.4.2　主数据管理平台

实现基于平台内各系统术语数据交换的语义级别的统一，将医院内重要的术语等作为主数据进行维护管理，并提供开放式访问接口和更新通知接口；简化数据交互，降低系统之间的耦合度，建立平台级的术语（字典）标准，以满足系统集成需要，给平台未来各项数据挖掘、科研和历史资料管理提供方便。

其中包括以下几个步骤。

术语 / 字典维护：用于术语 / 字典的维护功能。包括术语 / 字典查询、浏览、增加、编辑、删除、修改等功能。

术语 / 字典审批、启用流程：用于某个术语 / 字典中的项目增加或者变更后，可以通过此功能审批后进行发布操作。

术语 / 字典发布、订阅与数据同步：当系统发布更新术语 / 字典时，通知订阅了该字典的各业务系统，同时提供批量的数据更新同步功能，使得已订阅的业务系统能够更新其本地保存的术语内容。

15.2.4.3　元数据管理平台

依据卫健委规信司下发的《全国医院信息化建设标准与规范》，元数据管理平台的核心能力是以统一的数据标准对多源、异构的数据进行处理，形成统一、标准的大数据视图。

元数据是描述数据的数据，即描述元数据元素的基本内容和属性。在信息系统中，无论是大数据中心建设还是未来各项应用，都离不开元数据，特别是将多个应用系统建立在同一平台上，便于各应用系统方便调用彼此数据时，建立元数据标准就显得非常重要。

医疗机构组织架构异常复杂，管理体系和业务流程高度非标化，导致信息系统种类繁多，一家大型医疗机构信息系统供应商可达数十个，子系统上百个。目前医院医疗信息系统中存在术语不统一、数据模式描述文档不全、系统之间数据关联不清晰、系统值域标准不统一等问题，这对数据的集成造成了极大的困扰。因此，需要通过元数据管理获取业务系统中数据的含义，辅助数据理解，增加分析的敏捷性。元数据管理可以提高数据的可访问性、一致性及可用性，为多种来源数据的整合搭建了桥梁。

相比利用传统字典表以及数据字段名称的元数据初级表示方法，完整的元数据管理有完整的字段定义、与数据源的对应关系以及不同数据来源元数据之间的映射关系。

系统提供健康医疗大数据标准数据元数据管理功能。支持数据元、数据集、代码、编码、数据字典、事实数据、维度数据等的元数据属性描述规则建立和维护管理，标准数据元、数据集的生成和维护管理；支持临床大数据、影像大数据、预防大数据、管理大数据、生物医学大数据的元数据管理；支持数据采集接口、数据交换接口的数据集成接口标准元数据管理；

通过元数据管理平台，可以实现元数据建模、血缘图谱分析、数据质控规则制定、元数据版本管理等功能,让数据管理及使用人员清晰地了解数据的"来龙去脉"。通过友好易用的界面对数据库的模块列表进行维护,配置各模块的名称、临床数据源、字段列表、字段类型、字段取值约束进行配置。

通过搭建元数据管理平台,追踪整个数据抽取、处理到目标数据源的全流程,从而准确描述数据的处理流程,实现表级别、字段级别的数据处理流程跟踪;自动建立血缘关系,通过可视化界面清晰展示出来,方便快速定位数据问题节点。

支持表级、字段级颗粒度的数据血缘分析,且是通过 SQL 解析自动获取

支持血缘分析、影响分析、全链分析的不同溯源类型查看血缘;

支持查看元数据的不同版本变更信息;

具备可对元数据编辑补充信息,如标签、数据等级、手动创建关联关系等;

元数据需要打通直接打通资源目录,能够直接生成可分发的资源;

支持与用户权限的打通,确保元数据的数据安全。

15.2.5 数据的应用场景

15.2.5.1 项目建设情况

目前项目已经上线运行,重点实现功能如下。

1)基于分布式数据索引技术架构的心血管数据平台

建设了全院级心血管专病大数据平台,包含患者所有重要的临床数据,可集成院内各科室级临床信息系统(如医嘱、病历、检验、心电、超声、病理等),以及生物样本库信息,包括已经下线的历史系统的数据。实现一个数据整合、标准化、结构化、快速查询和应用的数据平台。

大数据平台实现了一套基于医学规则的标准数据体系,设立专门的数据质量管理小组和数据质量管理组织体系,对采集的数据进行归集、质控,进行标准化数据治理,为实现数据应用打下良好基础。

2)心血管病例智能检索系统

实现对临床资料(临床信息、标本信息)的搜索,并将结果进行呈现。同时需满足心血管相关疾病的科研业务需求。支持模糊搜索、高级搜索、科研课题设计和队列构建、科研项目及数据管理等功能。

3)基于大数据的应用

主要有基于病种的相似病人智能分析、费用分析,以及基于国家质控标准的基于病种的临床质量监控等应用,提升了临床诊疗质量和服务能力。

15.2.5.2 开展科研项目的前后能力对比

项目实施后,在以下方面能力有了显著提升。

1)心血管病症数据支撑能力大幅提升

通过系统建设,实现了心血管医疗大数据的共享。基于完善信息安全防护体系,

实现了对患者信息的保护和合规使用。同时大数据平台为后续的医疗能力辐射、赋能搭建了数据支撑。满足远程医疗需要。通过大数据实现临床决策支持系统，推动精准医疗技术发展。

2）心血管病症科研创新能力

基于心血管医疗大数据平台，打造高水平、开放的临床研究科研创新平台，支持开展疑难病症诊疗模式、药品研发等课题的开展，为实现关键诊疗技术突破，提升省域内疑难病症诊治能力和医疗质量管理打下良好基础。

3）为未来可以构建区域心血管病症医联体数据平台打下良好基础

通过信息系统建设，实现心血管病症医疗大数据的信息互联互通，满足医疗资源纵向流动对信息化的需求，为进一步完善医疗资源合理布局，实现区域内分工协作机制，双向转诊、上下联动的分级诊疗模式信息化支撑。

15.2.5.3　系统预期成效

1）满足了医院对数据资产的管理和有效利用的需求

通过建设基于大数据技术架构的一个可扩展性的医院大数据平台，系统化的集成和整合医院各个系统分散的诊断、医嘱、检验、影像、病理、病历文书等各种临床相关的数据以及生物样本库信息和生物组学数据，包括已经下线的历史业务系统的数据，通过以患者为维度的数据整合，将医疗数据转化为统一的临床数据模型。通过对数据进行质量控制、标准化管控和数据治理实现了数据质量的提升。整个大数据平台完成了数据采集、数据治理和数据管理，实现数据的全流程管控，实现了数据采集、数据存储与计算、数据开发、数据治理、数据服务、数据管理的数据全生命周期的管控，实现了数据资产的有效管理和应用。

2）实现了信息技术与临床能力的结合

基于医院相对完备的信息化系统，利用最新大数据技术，将多数据源的数据汇聚治理，解决了医院的医疗数据标准不统一、术语不统一、数据质量差、数据存在缺失的问题，建立了基于科研大数据平台及专科疾病数据平台，实现了信息部门的数字化服务转型。

医院依据现阶段拥有的丰富的临床病例资源，以及通过各种科研课题研究建立的若干人群队列，形成一个资料完整、信息共享度高的疾病资源库，将有利于提高医院整体学科竞争力，促进转化医学发展，也可以促进医院科研工作跨越式发展，同时基于科研大数据中心建设也为与国内外领先团队形成合作打下良好基础。将医院的临床能力通过大数据方式呈现。

通过大数据平台，充分利用了医院高难度病例案例数多、临床诊疗记录全面和生物样本丰富的特点。依据平台中高标准的医疗数据，利用大数据、人工智能等技术手段，在遗传背景、发病机制、诊断水平、药物研发、精准治疗手段、个体化治疗策略等各方面建立起具有中国特色的数据库、样本库，为临床科研提供循证医学证据，更好地服务于科研和临床诊疗。提升医院的临床能力和信息化服务能力（图 15-10）。

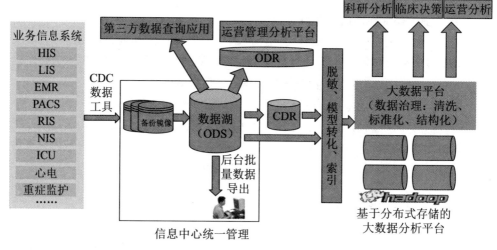

图 15-10 医院大数据平台

15.2.5.4 存在的问题及对策

1）存在问题

（1）新法规对数据安全要求进一步提高

随着国家对个人信息的保护认识提升和个人信息保护立法，对医疗信息的合规使用和数据保密等级进一步提高了要求。《中华人民共和国个人信息保护法》自2021 年 11 月 1 日开始实施，项目需要重新对标个人信息保护法，在数据安全等级和数据加密技术方面分析和完善。

（2）数据标准化能力需要进一步提升

由于历史原因，信息系统上线过程中采用了不同时期的数据标准，在本项目建设过程中，已经对大部分的数据标准进行了统一，但仍存在部分院内个性化数据字典内容未和最新标准实现统一，需要继续治理。

（3）大数据应用方向有待扩展

目前项目在数据应用的多样化和个性化应用分析不足，需要加大研讨，落地实施。

2）采取对策

（1）加大对信息安全管理的建设

主要是通过两方面的建设；一是建立信息安全管理保障机制。确保信息的全生命周期都满足相关规范的要求；二是提升数据安全的保障能力。加强技术研发，利用国密技术，对数据生产、应用流程的数据安全级别进行提升。

（2）依靠临床能力，实现数据标准统一

通过医院的临床人员参与，利用临床专业能力，对不符合要求的术语进行治理，引入国家医疗数据标准体系，实现动态的数据治理。

（3）扩展数据应用

以疑难病症能力提升为目标，实现问题驱动，扩展数据应用。通过搜集国内外医疗行业大数据应用经验，并分析其它行业大数据应用案例，通过横向对比和纵向挖掘，实现心血管病症的数据应用能力扩展。

15.3　中山三院数据治理平台实例

15.3.1　数据治理建设背景

中山大学附属第三医院（原中山医科大学附属第三医院，以下简称"中山三院"），始建于 1971 年，是国家卫健委直管的综合性三级甲等医院。在医院综合发展的背景下，亟需全面打造医疗、服务、管理'三位一体'的智慧医院体系，为医疗辐射、大数据集成、科学研究和医院高质量发展提供强大的支撑。随着医院信息化的发展，积累了大量有价值的数据，但是拥有数据并不意味着拥有数据资产。中山三院业务线条割裂，彼此存在数据孤岛、数据标准不规范不统一，医院信息化建设尚未建立面向临床、运营、科研的数据融合机制，使得临床诊疗数据只停留在业务条线内部流转，缺乏数据资产梳理及统一定义，未能实现面向诊疗服务个性化闭环管理。因此面向医院构建未来智慧化医院建设需要大数据治理，建立全院数据标准管理体系和关键指标体系，实现医院数据高质量共享、临床诊疗协同、临床科研创新转化，实现医院临床、运营、科研三大领域的数据融通，助力中山三院的数字化、智能化的能力提升，实现以下目标。

集中管理院内数据资产：针对院内分散的数据资产，建设集群异构的全院级数据湖，采用"存算分离""流批一体"的计算架构，解决院内各类数据高效融合和互联互通的问题；通过制定数据入湖规范，对院内数据资产进行盘点及编目，构建符合医院业务需求的大数据湖资源池，涵盖数据存储、融合、调用、发布等数据全生命周期管理过程，实现数据资源的灵活调拨机制。

挖掘医院数据价值：实现对全院各应用系统的业务数据治理进行自动化汇聚、融合、挖掘和分析，建立基于元数据采集及数据探查的资产目录，加大全院范围内信息资产的利用率，提高信息分析的准确性、一致性、时效性，改变医院运营管理模式，构建临床闭环分析的院前、院中、院后的患者全流程服务机制，提高医院的运营管理水平。

15.3.2　数据来源信息

项目建设完成系统数据接入包括：医院信息管理系统（HIS）、电子病历（EMR）、检验信息系统（LIS）、放射信息管理系统（RIS）、手术麻醉信息管理系统、重症监护（ICU）信息系统、病案管理系统、体检信息管理系统、其他系统（基于应用需求的各个业务系统）等，合计 39 个业务系统、数据库 schema（47 个）、表（8156 个）、字段（189164 个）、视图（895 个），累计系统数据 60T。

15.3.3 数据治理规划与流程

15.3.3.1 数据治理规划设计

参照 DAMA（国际数据管理协会）知识理论，本案例基于医院的信息化建设成果与实物资产管理的理念出发，建立相应的数据管理组织、数据流程、指标体系和大数据平台，开展数据治理运营，梳理现有、在建和拟建的业务应用系统，进行系统数据整合对接、格式转化清理，建设集中、统一、共享的医院数据湖。通过模型设计中心、数据开发、数据同步、调度中心等新型数据支撑体系，构建数据资源质量监控体系，形成医院数据标准化处理、医院数据模型管理、医院元数据管理、医院主数据管理等相关数据管控机制，实现从数据需求提出、治理实施、数据交付到应用实现的数据治理闭环。通过逐级开展数据治理工程，强化各类信息资源的汇聚、治理、管控和共享服务，赋能数据可视集市、科研数据集市、数据资源集市（图 15-11）。

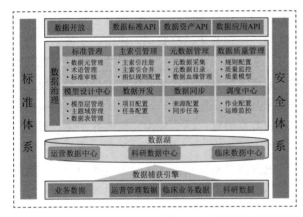

图 15-11　医院数据治理规划设计图

建立医院数据治理体系，在"事前、事中、事后"三个方面进行全面的管理。

事前，对现有数据进行全面盘点，从数据采集、管理、使用的角度，对现有的数据资源进行全面梳理，形成相应的数据资产分析报告，同时调研各科室的业务需求，以国家大数据标准规范、国家卫生信息化标准为基础框架，建立数据规范、接口规范、数据管理规范，确保数据治理工作有序开展。

事中，围绕数据的数量、质量和时量三大维度，贯穿数据入湖、数据处理、数据使用管理三个阶段。建立数据质量统一评价指标体系、业务运营管理机制等措施提高数据质量和业务应用效率。

事后，对治理后的数据进行数据质量、数据使用频率等方面的评估，编制数据资产目录，为后续的数据应用建设提供基底。

15.3.3.2　数据治理实践步骤

在项目流程中，我们面临着不同业务生命周期阶段对数据建设和治理不同的要求及挑战，问题驱动所牺牲的数据治理时间，将导致数据需求的响应不及时，影响业务生产效率。因此在数据治理过程中，需要建立项目的标准规范体系，用以支撑临床数据应用体系、科研数据应用体系、运营数据应用体系的运转需求。在三院的项目建设过程中，采用了实物资产管理思想，建立医院的数据资产台账，实现对数据标准、元数据、数据资源目录的管理，并通过基础配置管理对数据源、数据、字段配置和服务进行管理。同时通过数据专题配置和数据后台管理实现数据主题管理、数据质量管理和数据的增量更新。梳理了39个业务系统的数据接入，按临床、科研、运营作为主题域进行数据划分，沉淀基础数据标准、业务标准、统计指标标准、数据质量标准等数据标准体系，数据管理办法与流程，从而为三院各类业务提供数据保障（图15-12）。

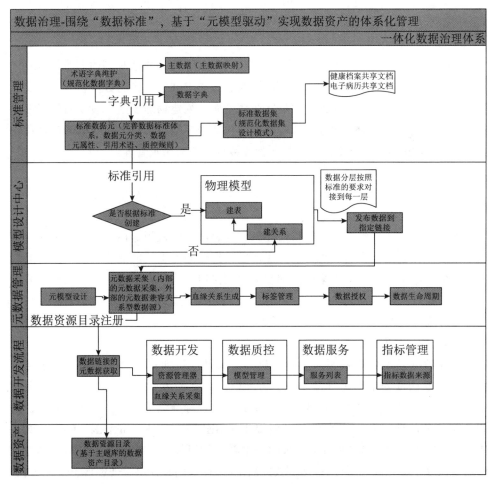

图 15-12　医院数据治理实践步骤

数据治理步骤以标准管理、模型设计中心、元数据管理、数据开发流程、数据资产为关键环节，提供基于元模型驱动的数据资产体系化管理。

（1）数据标准化处理

数据治理标准化是进行数据资产沉淀的关键点，治理标准会以国家标准、地方标准、行业标准等作为基础，结合业务开展进行本地化规范约束，但是确保标准规范的执行与保持规范的更新是任务的关键点。因此在中山三院的建设过程中，项目初期以院长牵头临床数据中心、信息科、医务科、质控科、病案科等部门成立数据治理小组，将标准规范建设作为"一把手"工程。在本次项目过程中我们通过事前约束、事中管控、事后分析评估的路径，实现了标准流程规范在数据治理的各个环节全覆盖，沉淀了中山三院的基础数据标准集合、临床数据 15 个业务域、科研数据 4 个业务域、运营数据 20 个业务域，主要围绕患者、科研项目、资产、人员等为中心组织，从 HIS、LIS、PACS、NIS、EMR、临床路径、病案首页等各类业务系统采集数据，异构数据库涵盖 CACHE、Sql server、Oracle 等，纳入信息化建设以来的历年数据及增量数据。

（2）模型设计中心

数据表管理是模型设计中心的核心功能，主要提供对数据表模型的创建与修改、删除等管理操作，通过数据表管理，可根据业务需求创建相应的数据表模型，设计其中的表模型属性与字段属性，并最终在数据库中创建物理表用于后续的数据治理任务，其中数据表模型创建包含了对数据表模型的模型层选择、主题域选择以及表模型各字段的来源术语字典选择，用于保障数据标准应用及管理。

（3）元数据管理

通过数据源管理功能实现元数据的采集，使用 datahub 元数据 ingestion 技术，将数据湖和数仓的元数据打通，实现湖仓一体化的元数据管理。通过向用户提供统一的检索系统，结合多用户下的权限控制，控制数据的权限、标签与术语协同。建立系统整体元数据整合的血缘分析，实现以数据流向为主线的血缘追溯。描绘出数据是如何从底层一层层汇上来的，都用了哪些接口，哪些数据表。由当前数据节点向下树形扩散，透过元数据的树形结构图，准确清晰地呈现元数据之间的血缘关系，支撑业务溯源管理。

（4）数据开发流程

从元数据采集后需要面向已知的数据需求进行系列式数据开发工作，数据的生产流程以项目为单位进行开发任务管理以及数据任务监控管理，基于模型设计中心提供的数据分层模型，在数据开发工具上实现标准化数据转换、数据清洗、关联整合任务，针对数据生产任务需要提供了 SHELL、SQL、SPARK、PYTHON、HIVE、SPARKSQL、SPARKETL、KETTLE 等规则组件，可自定义灵活的规则配置，然后由调度中心完成调度任务，达到数据清洗的目的。同时提供了任务日志查看功能，查看每次数据清洗任务状态、任务耗时、插入更新量等执行情况。在数据清洗后接入数据治理规则库，从完整性、规范性、一致性、准确性、唯一性和关联性上充分完成自动化和智能化处理。从源头抓起，避免瀑布式的错误沿袭，减少业务错误成本，提高数据质量。大数据开发流程完成由一个数据层数据规整到另一个数据层的技术支撑改良（图 15-13）。

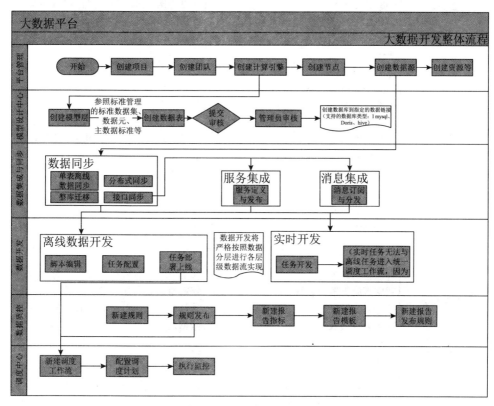

图 15-13 医院数据开发流程

（5）数据资产管理

数据资产目录是指对数据中有价值、可用于分析和应用的数据进行提炼而形成的目录体系。编制数据资产目录可以给出业务场景和数据资源的关联关系，降低理解系统数据的门槛。中山三院大数据平台构建数据资产目录，为医院数据管理员提供数据资产管理的统一视图与数据查询及分类管理功能，让医院清晰了解并管理数据资产，全面掌控自有数据资源，规划医院数据开发战略，制定大数据赋能方案。

中山三院大数据平台数据资产目录从数据治理维度与业务运营维度打造医院数据资产目录体系。数据治理维度资产目录包含数据仓库 ODS 层、DWD 层、DW 层、DWS 层、ADS 层、DIM 层等 6 个层次对数据资产进行分类管理。示例目录体系如表 15-3。

表 15-3　数据资产目录

目录分类	数据集	定义
ODS 层	HIS 门诊信息表 HIS 西药处方表 HIS 中药处方表 EMR 住院信息表 病案首页表 ……	通过与医院业务生产系统对接同步直接获取的数据
DWD 层	门急诊挂号表 门急诊就诊信息表 中药处方表 中药处方明细表 西药处方表 西药处方明细表 入院登记记录表 病案首页表 检查记录表 检验记录表 ……	基于医院数据标准对 ODS 层数据进行清洗后形成的数据颗粒度与 ODS 层一致的数据资产
DW 层	科室挂号就诊人次天表 药品使用量天表 科室入院人数天表 检查人次天表 检验人次天表 ……	在 DWD 层的数据基础上，对通用的核心维度进行聚合操作，算出相应的统计指标，提升公共指标的复用性的数据资产
DWS 层	患者主题宽表 医生主题宽表 科室主题宽表 医院运营主题宽表 ……	在 DW 层数据基础上，保留更少的分析维度，对数据进行进一步聚合，形成针对单一主题维度的数据资产，从而提供基于主题的多维分析
ADS 层	患者就诊费用分析报表 医生门诊服务量分析报表 科室门诊服务量分析报表 医院就诊服务分析报表 ……	基于上游数据治理成果资产，面向数据应用构建的上层数据资产，直接向应用提供数据
DIM 层	患者维度表 医生维度表 科室维度表 院区维度表 时间维度表 ……	与事实表关联的用于维护数据分析维度的数据资源

（6）数据应用实践示范路径

中山三院的数据治理业务在大数据平台的实时和离线数据同步引擎支撑下将多源异构数据融合汇聚到数据湖，形成统一标准的数据资源池，为后续数据应用开发奠定基础。数据治理以关键病种数据标签实现为例，其中关键实现路线示例如图 15-4。

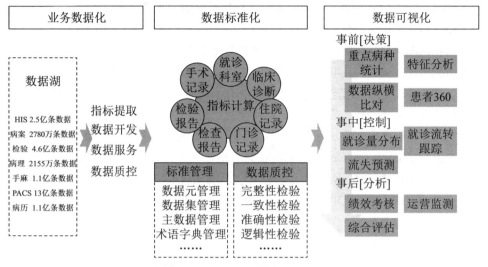

图 15-14 医院关键病种数据治理实现路线

第一步：业务数据化

从业务视角厘清组织的数据资源环境和资源清单，包含组织机构、信息系统，以及以数据库、网页、文件和 API 接口形式存在的数据项资源，立足于现有的数据资源情况以及上级相关的数据建设标准，建设满足于用户的数据标准规范，对中山三院的资源目录进行全面全量、彻底地梳理和编制，形成全院完整统一规范的资源目录清单和数据清单。结合医院提供的权责清单对各部门业务事项进行分解与梳理，针对每一个业务事项，梳理其业务基本情况，获取业务流程、业务环节、业务信息，相关内容等信息并收录到业务调查表，将对应的任务信息资源涉及的数据接口、数据流向与共享信息填写到信息资源信息表（图 15-15）。

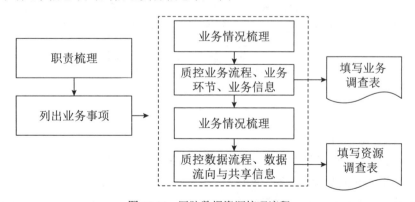

图 15-15 医院数据资源梳理流程

根据数据梳理和清洗情况分析，数据范围包括天河、萝岗两个院区的所有系统数据，分类建立数据湖内基础信息库模型，包含基本信息类、医疗质量管理类、人力资源类、财务管理类、设备管理类、物资管理类、办公管理类、教学科研类、后勤保障类、运营管理类等，对业务模型进行数据存储，并进行信息资源目录编制。

第二步：数据标准化

数据标准化则是对数据进行处理保障其可操作性。由于院内各业务系统的建设面向业务领域存在偏差，且电子病历文本大多以长文本格式保存，不同医护人员对病历书写习惯不一，对同一概念的医学术语往往有不同的描述方式，导致临床信息系统数据库中存储的疾病诊断、检验检查、治疗项目、药品名称等数据无法高效应用，因此需要完善数据标准化技术以提高数据可操作性。参照临床数据交换协会（Clinical Data Interchange Standards Consortium, CDISC）标准、《中国公共卫生信息分类和基本数据集》、国际疾病分类第 10 次修订版本（International Classification of Diseases, ICD-10）、SNOMED CT、LOINC 等国内外信息处理标准，结合相关消化系统疾病术语规范、国内外诊疗指南、专家共识等多种医学标准，行业相关数据标准等，与业务结合定义数据指标的名称、定义、变量类型、值域、来源以及指标间树状结构。

数据指标的类型涵盖：①人口统计学信息；②疾病相关的症状、体格检查、临床诊断、危险因素史、病历信息；③相关的功能检查、影像学检查、实验室检验指标；④治疗相关的手术名称、治疗方式、药品类型、药品名称和其他干预措施；⑤随访预后情况、不良事件和患者结局信息；⑥经济指标；⑦员工画像指标体系等。数据指标流程如图 15-16。

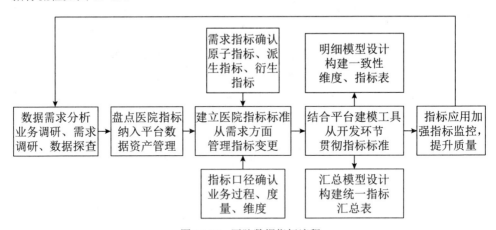

图 15-16 医院数据指标流程

第三步：数据可视化

肝病专科是中山三院重点建设专科之一，由于挂号号源紧张、检查难预约、等待时间长等问题导致患者在各个就诊流程中存在流失风险，每日巨大的门诊量导致肝外科医生难以对肝癌患者进行精细化管理。基于此现状，通过与中山三院肝外科开展肝癌专科诊治路径的业务调研，归纳出中山三院首诊疑似肝癌患者的就诊路径，可分为初次就诊、鉴别诊断、检验检查、肝癌治疗和随诊复查 5 个就诊环节。对于肝外科疑似肝癌的就诊患者，从初次就诊开始纳入专科诊疗路径进行闭环管理，通过挂号就诊信息、检查检验信息、住院信息、复诊随访信息识别患者就诊环节流转，发现流失风险。

首先，根据临床诊疗业务视角设计了每个就诊环节的数据模型，用于识别当前患者就诊流转阶段，相关内容收录到数据湖业务调查表，对涉及的数据接口、数据流向与共享信息记录到信息资源信息表（表15-4）。

表 15-4　信息资源信息表

就诊环节	数据模型	数据源
初次就诊	初诊标识	门诊就诊信息表
	门诊就诊日期	
	就诊科室名称	
	初次就诊门诊诊断	
鉴别诊断	复诊标识	门诊就诊信息表
	门诊就诊日期	
	就诊科室名称	
	复诊门诊诊断	
	肝癌诊断标识	
	流失标识	
检验检查	检查标识	检查信息表、检验信息表
	检查类别	
	检查时间	
	流失标识	
肝癌治疗	治疗标识	住院信息表、手术信息表、医嘱表
	治疗类别	
	治疗时间	
	流失标识	
门诊随访	随访标识	门诊就诊信息表、住院信息表、预后随访信息表
	随访科室名称	
	随访时间	
	流失标识	

在此基础上，获取上述数据模型可接入的数据资源、数据接口进行组织和统一汇聚，建立肝癌闭环管理数据主题，开展数据质控，包括完整性检验、一致性检验和医学逻辑校验。

完整性校验：所采集数据指标非空值校验；

一致性校验：同一数据指标在不同业务数据表内容一致性校验；

医学逻辑校验：基于各类医学术语标准，进行逻辑性校验，如疾病诊断名称与ICD-10编码标准性校验。

15.3.4　数据的治理规范

数据治理是由多个步骤共同协作完成的，每个步骤都有相应的治理规范要求，用来约束或防治数据治理过程中可能会产生的问题，并通过一些标准的流程规范促进更高效地执行数据治理工作。

数据的初步处理，在数据治理过程中是最烦琐的一个环节，需要对原始数据进行清洗、转归、脱敏/加密、最终完成实例化。其中涉及的环节有十余种，需要执行者按照每一个环节的标准操作规范去执行，利用专业的工具和方法执行各个步骤的数据处理，保留每个环节处理的数据结果与痕迹，也包含对脏数据的保留，方便后期问题溯源使用。使用的规范要求包括：数据采集操作方法与工具、数据清洗流程规范、数据归一标准文档、数据脱敏/加密规则及要求、数据纳排条件与标准、数据实例化部署步骤等相关规范文档。

文本数据结构化处理过程相对简单，要求医学专业人员掌握相关术语标准，理解文本书写形式的多样性。通过规则匹配、机器学习等操作，最终实现结构化字段内容的准确率达到90%以上。过程中会使用自主研发的数据处理平台进行跑数，使用规则规范程序编制的方法。

数据最终整合的部分，主要是对基础数据和文本结构化数据的整合，并应用于产品之中。其中涉及的标准流程是产品所对应的数据集要求规范，对于数据治理方面的规范要求则不会涉及，因此数据整合部分属于标准的 SOP 流程，而非数据治理的规范流程。

数据安全方面也是整个项目重中之重，通过双方的保密协议，对敏感操作进行约束，在数据治理的过程中，全流程的操作都要在医院的局域网环境中进行，对于敏感类的操作，院内局域网客户端也做有相应的限制，比如限制剪切板的读取，限制网络共享端口的开放，等等。

15.3.5　数据的应用场景

依托医院信息化建设的成熟水平以及临床应用的深度，运用大数据分析与挖掘技术，可以在一定程度上帮助医院提高生产力，改善临床科研管理水平，增强医院竞争力。实现历史医疗数据资源的再利用，借助大数据的思维和方法进行研究，挖掘数据的价值，实现量变到质变的过程。建设一个高效、稳定运行的大数据平台，实现各种医疗数据的共享与交换，使数据治理更加便捷、快速、贴近用户，有效实现数据的流通和增值。通过建设智慧服务一体化、智慧管理精细化、智慧科研便捷化三位一体的大数据创新应用，为患者、医务人员、科研人员及管理人员提供服务和协助。

1）服务提升——基于数据湖的重点病种运营流程改造

面向三院重点病种进行数据治理，提供重点病种闭环管理系统的解决方案，以数据驱动重点病种运营业务流程改造，系统主要提供患者诊疗流向视图、重点关注患者列表和患者 360 视图三个主要模块。通过对患者诊疗数据进行抽取整理，构建患者主索引，基于临床诊疗业务逻辑和疾病诊断标准，提取关键字段，完成患者诊疗路径入组，形成重点关注患者的径流分析视图，分析各诊疗环节患者的动向，通过患者入院率、科室转诊率、按时随访率等关键指标了解患者流失情况，把握诊疗服务整体水平。结合重点关注患者列表及患者360°视图，辅助对患者就诊过程中影响患者流失的关键因素进行深度调查，实现患者流失原因分析定位到科室、跟踪到环节、追溯到医生的精细化分析管理，进而帮助医务管理部门提出针对性解决方案，如对重点关注患者提供全程推送诊疗导航提醒、对医生提供患者诊疗状态全程跟踪以及随访跟踪等多种服务提升方案，构建重点病种的患者管理闭环，提升全诊疗环节的服务体验提升。

2）精准管理——员工画像

数据治理平台对全院数据进行流程化治理后按员工画像相关指标开展数据标签化实现，构建全院员工运营标签体系。现有对员工画像的研究主要从患者角度出发，通过挖掘临床医疗质量的信息以及患者对医疗服务满意度评价特征，为患者提供精准的医生推荐，从而实现"智慧就医"。虽然数据在进入大数据平台时已经对数据质量和准确性进行了验证处理，但仍然存在因部分医疗业务需要而产生的特殊数据，需要进行规则化处理。采用定制化的策略对标签值进行输出限制，如内科学的医生不出现外科手术类的标签值，医技超声学科医生没有治疗类的标签值等。同时，规则化处理还会针对数据输出格式、输出类型进行统一处理。因此员工画像的建立需要结合临床诊疗数据，对员工个人能力、绩效、科研成果等维度进行多维分析。其核心是数据治理标准化、员工画像信息标签化，整合和统计分析员工的行为特征，提炼出各分类个性化的员工标签，挖掘员工潜在价值信息，勾画员工全貌，从而达到医院对员工的数据化精准管理。

3）效率提升——临床科研数据探索

随着医院信息化水平的不断提升，基于大规模医疗数据的真实世界研究呈现出快速发展的态势，传统的手工获取科研数据的效率已不能适应大样本、多模态、多组学的医学研究开展，医学科研人员对临床诊疗过程中记录的大量医疗文本和图像数据产生巨大的使用需求。

基于临床科研数据需求为导向进行全院通用型科研数据整合展现，引入国内外医学术语体系如OMAHA、SNOMED CT、LOIINC以及国家临床医学研究中心主编的标准数据集，如《肝脏疾病公共数据元与肝硬化专病数据元》《呼吸系统疾病标准数据集》等标准，进行科研数据概念化以建立临床科研通用数据模型标准，其数据模型字段集的建立纳入了临床诊疗和临床研究中常见研究变量，如人口学、检查检验、疾病史、治疗及随访等信息，用于规范化描述各类医疗信息（包括数据元、代码集）以及对信息进行分类与编码，以实现跨部门、跨学科、跨系统的科研数据资源共享与管理。

在数据标准模型体系下，平台数据治理层完成了院内海量数据的高质量整合，为院内医疗科研数据梳理出可视化的数据资产目录。基于大数据搜索引擎，我们提供了一套科研数据探索系统，可实现科研数据检索秒级响应，将原来耗费数月才能完成同一受试者从不同信息系统、不同数据表的数据搜索、挑选、整理工作缩短至几小时。应用全文信息检索可根据用户所输入的关键词对科研数据进行模糊检索，自主探索科研灵感；也可应用多条件组合检索，运用逻辑运算表达式组合嵌套，筛选出更符合研究目标的科研数据。检出数据以二维表形式进行展示，在数据模型中已设定数据表的血缘关系，可溯源到数据原始记录。大数据检索工具降低了科研人员在数据检索与提取方面的工作量，实现了数据"拿来即用"。同时，为提升科研产出效率，基于 R 和 Python 的高性能开发和训练环境，搭建医学数据统计分析挖掘平台，集成多种数据分析工具，实现平台上直接完成数据预处理（数据归一、分组、行列转置、重编码）、描述性统计（最大/小值、均值、方差、计量、分布、峰度、偏度、正态性分布等）以及可拓展的探索性统计分析（均值检验、方差分析、回归分析、相关性分析、Cox 生存分析等），统计结果以丰富的统计图表输出。数据在不出院情况下完成挖掘、管理和统计分析的全流程应用，在提高了科研工作整体效率同时保障数据的安全防护。

15.3.6 数据治理的成果

通过对医院各个应用系统的业务数据进行规范的数据治理，形成汇聚、融合、挖掘、分析的全闭环管理流程，提高医院的数据资产利用率，实现历史医疗资源的再利用。借助数据治理的思维和方法进行研究，将数据价值从人员关注的"科研论"转换到"养数据"，完成过去传统思维、方法、技术无法完成的任务，使得数据得以利用，形成从量变到质变的过程。同时通过多维度的分析研究，实现对医疗数据的高效检索、后结构化、分析计算。面向领导层、科室主任、员工等不同角色，提供数据可视化应用服务，提高信息分析的准确性、一致性、时效性，改变医院运营管理模式，为医院经营管理和临床医疗提供及时、准确、科学的决策依据，提高医院的运营管理水平；面向科研人员，结合科研数据需求，提供科研大数据应用服务，实现科研大数据的挖掘和利用，协助科研人员发现数据中的价值点。

15.4 宜昌市疾控与卫建数据治理案例

15.4.1 数据来源背景

2014 年，宜昌市成功创建成为首批湖北省健康城市；2016 年，宜昌市被确定为全国首批 38 个健康城市试点之一。2017 年 7 月宜昌市发布《2015 年宜昌市健康城市建设状况评价报告（白皮书）》，第一次从健康人群、健康服务、健康环境、健康社会、健康文化、组织保障六个维度对宜昌市健康城市建设进行了综合评价。该报告涉及环保、医疗卫生、体育、教育等部门共 44 项指标，仅指标收集过程就耗时数月。随着宜昌市健康管理大数据中心的成立，环保、医疗卫生等部门数据的实时采集、传输以及数据治理的日渐完善，健康城市评价工作有了新路径。2019年开始宜昌市探索性尝试在线发布展示健康城市建设相关日指标、月指标、年指标等，实时展示宜昌市城区医疗机构诊疗服务情况、急诊人次数、健康事件（甲乙丙类传染病、心脑血管疾病、恶性肿瘤）报告数、新发高血压与糖尿病患者数、犬咬伤就诊人次数等人群健康相关数据，以及气温、空气质量、水质监测等环境数据。健康人群、健康服务、城市环境监测变得方便、高效、精准，让城市管理部门可以制定相应措施来初步治理和控制城市健康影响因素，大众可以随时获取城市健康状态并参与到城市未来发展规划与治理中去。

2016年以来，宜昌市疾病预防控制中心紧抓智慧城市建设契机，按照"一体化"的思路主导建设健康医疗大数据中心，利用大数据、云计算、物联网、隐私安全计算等新技术，有效实现全民健康信息的采集、互联互通、分析利用，将健康服务贯穿全程、惠及全民。

健康医疗大数据中心依托政府智慧城市项目，整合全员人口信息、网格管理信息、电子健康档案和电子病历三大数据库，关联空间地理库、医保费用支付库、公安户籍库、教育学籍库、空气质量、水质监测和气象监测等数据库，对接移动互联网和物联网端基于传感器采集的健康行为因素和健康监测数据，通过收集多源异构健康相关数据，构建健康医疗大数据中心，助力健康城市建设和评估，支撑跨部门共享协同应用、数据挖掘及科学研究，推进智慧健康城市建设和智慧疾控建设，开展全人群、全生命周期健康管理。目前，平台已接入423家医疗机构和368家药店数据，覆盖城区及9个县市区，每日采集6大类数据近380万条，已存储数据近32亿条（图15-17）。

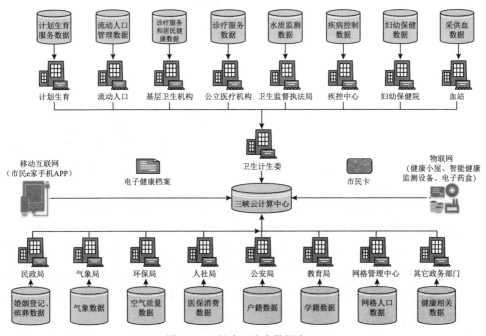

图15-17 健康医疗大数据中心

15.4.2 数据治理

15.4.2.1 数据治理规划设计

宜昌市疾病预防控制中心数据治理体系规划根据现状，依据"八横四纵"数据治理体系，即分别对数据架构、数据模型、数据标准、数据质量、元数据、主数据、数据安全和数据生命周期八个数据治理领域的现状问题进行总结和提炼。再根据改进要求分别在管控组织、管控政策、管控流程、技术支撑等四个方面设计相应的保障机制，以管理政策制度的方式将政策、组织、流程进行统一的发布。最后统筹数据治理各领域的保障机制规划，制定数据治理体系规划。数据治理工作框架如图 15-18 所示。

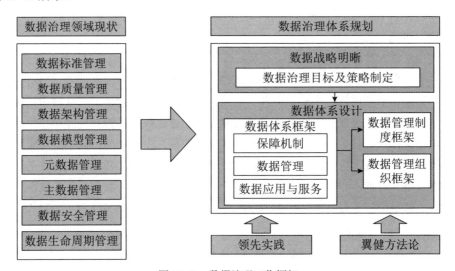

图 15-18 数据治理工作框架

1）数据治理全流程

图 15-19 显示了宜昌市各医疗机构的原始数据持续导入宜昌全民健康平台，经过数据平台的清洗、归一、整合，最后提供 DaaS（Data as a service，数据即服务）服务并且形成资源目录的整体流程。在下图中，每个蓝色的柱状体都代表了一类数据，每个橙色的立方体都代表了一个具体的操作，浅棕色的箭头代表了数据的流向。

下面梳理数据治理的各个步骤。

（1）各医疗机构、疾控原始数据的接入。数据资源整合流程的起点在于对接各医疗机构和疾控的原始数据，保证数据能够完整、准确、及时地引入平台里来。

（2）各医疗机构、疾控原始数据的脱敏和主索引建立。平台数据在进入清洗流程之前需要进行数据脱敏操作，即匿名化操作，将原始数据中的个人敏感信息一对一地替换为平台的个人或者数据主体（Data Subject）ID，同时在主索引系统中记录这个对应关系，便于后续需要时能够找到个人信息。

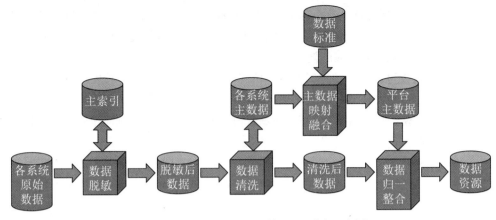

图 15-19　宜昌市疾控中心数据治理流程示意图

（3）各医疗机构、疾控数据的清洗。从各医疗机构、疾控的原始数据中提取主数据和数据清洗是在同一个过程中完成的。当一个不符合现行主数据规范的数据被发现后，有两种可能性。一是主数据规范发生了变化，二是数据本身出现了错误。当确认是数据本身错误时，希望尽可能地去纠正、挽救这个错误的数据而不是简单地丢弃。

（4）各医疗机构、疾控主数据的提取。每一个医疗机构的主数据是不尽相同的，是不断发展变化的，从实际发生的具体情况来看依靠各医疗机构来提供并且更新主数据规范是不现实的。所以必须能够为每一家医疗机构和疾控建立一套主数据，并且自动地持续地发现主数据的变化并加以更新。

（5）各医疗机构、疾控主数据的融合。当各医疗机构和疾控的主数据建立之后，我们需要依据宜昌市现行的健康医疗数据标准和其他数据标准，将各医疗机构和疾控的主数据融合到这个标准上。各医疗机构的主数据是"大同小异"的，所以融合的过程是一个"求同存异"的过程，充分利用大数据和人工智能的技术手段，辅助少量人工介入，快速地形成融合后的宜昌市健康医疗主数据。融合过程会建立各医疗机构、疾控的主数据到融合后的宜昌市健康医疗主数据之间的映射。

（6）各医疗机构、疾控数据的归一和其他数据的整合。当宜昌市健康医疗主数据建立之后，各医疗机构和疾控清洗后的数据就可以根据各机构、疾控的主数据到宜昌市的健康医疗主数据的映射归一到统一的数据规范，最终实现打通各医疗机构和疾控数据的目标，为平台提供高质量的数据服务提供了基础。这些数据可以和人口、地理的信息做进一步结合，形成 DaaS 服务数据集，使数据服务的能力更上一层楼。

（7）数据即服务。当高质量的数据准备完毕后，我们采用大数据的数据处理方法，提供高效的数据服务。这个数据服务可以集成在一个现在的数据平台上（如宜昌市健康医疗大数据应用开放平台，宜昌市城市大脑等），方便平台用户使用这个数据服务，也可以单独配置资源建设一个数据服务平台，直接向其他平台提供数据服务。

（8）数据资源目录。当高质量的数据服务建立好后，我们可以根据宜昌市健康医疗主数据来建设数据资源目录。数据资源目录可以灵活配置，根据不同的视角，按照目录的方式来发现对应的健康医疗数据资源。

在数据治理过程中，根据国家卫生信息标准，结合宜昌市的具体情况，建立分层级的医疗健康数据标准，建立各医疗机构的主数据和融合后的主数据，对健康医疗数据进行清洗、归一和整合，形成数据资源服务目录，构建数据应用和展示工具。

2）空间地理、环境数据与医疗数据的融合

宜昌市健康管理大数据平台整合了和人群健康密切相关的空气和水质的数据，在城区内形成一张动态连续的空气水质监测网，实时掌控空气和水质的重点指标和数据。

水质监测数据来源于宜昌市卫生监督执法局水质监测数据，主要反映出厂水和管网末梢水的卫生状况，主要指标包括浑浊度、色度、肉眼可见度、耗氧量、菌落总数、总大肠菌群、耐热大肠菌群等；空气质量来源于中国环境监测总站部署在宜昌的国控点采集的数据，主要包括 PM10、PM2.5、NO2、SO2、O3、CO 等数据指标。

15.4.2.2 数据治理后健康管理大数据的综合应用

1）临床病案电子化后疾病发现方式的改变

源于全生命周期健康医疗信息的采集，改变了原有的疾病发现和报告方式。2017 年，宜昌市启用了《宜昌市居民死亡医学电子证明（推断）书》。医疗机构通过疾病智能报卡系统登记死亡人口信息后，系统签发死亡医学电子证明（推断书），卫生计生、公安、民政、人社等部门在办理其他业务时，通过宜昌市电子证照共享系统或端口，直接调用，不再需要死者家属提供纸质证明，进一步简化流程，提高办事效率。

基于临床病案电子化构建了疾病智能监测报告系统，医生工作端出现所监测的疾病（包括四类：法定报告传染病、肿瘤、心脑血管疾病、死亡）诊断时，系统智能提醒并强制报告。修改传染病智能强制报卡程序，增加了新冠肺炎病种报告，优化新冠肺炎报告流程。高血压、糖尿病患者经医疗机构确诊后，信息自动推送到健康管理数据分析中心患者数据库。肺结核监测主动从门诊和住院病案中监测"阳性结果"，包括肺结核"阳性诊断""阳性实验室检查结果""阳性放射检查结果""阳性处方""阳性症状"等。所有疾病监测个案信息经过自动去重后，与网格人口库患者基本信息实时比对、补充、修正，再进行监测分析、统计展示。目前，智能监测报告覆盖了宜昌市城区所有公立医疗机构，疾病监测报告率、信息准确率大幅提升。依托于健康大数据分析中心，疾病监测模式由被动监测向主动智能监测转变，由疾病监测向症状、健康危险因素等监测转变。

出生和死亡数据，体检和临床电子病案等全生命周期的采集和数据融合应用，使得监测数据来源更为丰富，更为全面，从单纯的疾病监测，转向了全生命周期的采集，形成了完整的全生命周期健康档案。

2）高血压糖尿病的全程管理

（1）精准发现

宜昌市在全市范围内推行市民卡的运用，市民卡集成了就诊卡、医保卡、银行卡、社保卡、公交卡等等的功能，与个人身份进行关联，一人一卡，一卡通用。市民持市民卡进行就医，会将信息关联至个人的健康档案，并依托宜昌市的网格化人口管理系统，自动识别患者的现住址，凡是经综合性医疗机构诊断的高血压、糖尿病患者，均能被精准发现，准确定位。患者信息被纳入宜昌市高血压、糖尿病患者信息库，同时对信息进行自动更正，补充和去重，动态地累积，逐步建立起宜昌市精准，动态的高血压、糖尿病患者队列信息库。精准地发现使得宜昌市高血压、糖尿病发现病例的登记报告率达到了100%。

（2）精准分拣追踪

宜昌市健康管理大数据平台收集的患者信息，会根据网格人口库的地址，实时分拣推送至相应辖区的社区卫生服务中心，社区卫生服务中心家庭医生团队在接受患者信息后，会主动联系高血压、糖尿病患者，为其在基本公共卫生服务信息系统中建立高血压、糖尿病的专病管理档案，对其进行随访管理。分拣有误的信息还可以在不同的社区卫生服务中心之间实行调度转发，实现高血压、糖尿病管理的业务协同。

（3）精准分类管理

在宜昌市的基层卫生信息系统中，嵌入了中国疾病预防控制中心慢病中心和国卫健康大数据研究院共同研发的动脉粥样硬化性心血管疾病风险预测系统（简称ASCVD），根据患者相应的体检和生活方式数据，自动生成风险评估报告，评估报告共分为四个部分：基本信息，实验室检查，动脉粥样硬化性心脑血管疾病风险评估结果，主要危险因素和建议。便于医生精准指导患者，设定主要危险因素如低密度脂蛋白、血压、空腹血糖、体重指数的理想目标值，并给予生活方式，血压管理的相关建议；同时，在医生工作站中，嵌入医生诊疗辅助工作（简称CDSS），诊疗辅助系统根据权威的高血压、糖尿病治疗方案，链接社区卫生服务中心的药房系统，根据治疗方案，和实际的库存药物，指导医生开具规范，有效的处方。从根本上解决了基层医生能力参差不齐，经验有高有低的问题，使得患者能够享受到更为规范的诊疗服务。

（4）精准信息采集

宜昌市政府采购了500台智能血压计，在三个社区做试点，为高血压患者免费配发，智能血压计监测数据实现了三同步：同步到患者手机，同步到家庭医生，同步到宜昌市健康管理的大数据平台。动态精准监测的数据为开展高血压、糖尿病的管理提供了第一手的资料。同时，宜昌市为城区160个家庭医生团队配发了家庭医生智能随访包，随访包内物品包括平板电脑，血压计，血糖仪，体重秤，耳温枪等随访所需物品，各仪器以蓝牙连接至平板电脑，平板电脑内嵌的加密通讯通道可以直接将信息上传至宜昌市基层卫生服务信息系统，同步至居民的个人健康档案，实现了家庭医生随访数据的准确同步上传，减轻了医生录入信息的工作量。

宜昌市在城区设置了健康小屋44个，居民可以通过刷身份证或者市民卡的方式进行免费的血压测量，有条件的小屋在医生或护士的指导下开展血糖测量，测量的数据同样同步到个人的健康档案，同步至宜昌市健康管理大数据平台。

与此同时，还利用个人手机，智能穿戴设备丰富数据来源，商业化的设备采集的数据，也可以通过统一的数据接口，可以传输至个人的健康档案，搭建政务数据和社会混合云，实现了居民健康信息全时态采集。多种方式的血压采集，丰富了路径，便捷了群众，提高了科学性和准确性。

（5）精准 GIS 展示

结合宜昌市的网格人口信息平台，在宜昌市健康管理大数据平台上，可以将高血压、糖尿病的患者精准定位至每一个居民小区，每一个楼栋，甚至每一个门牌号码，在 GIS 中展示出每一个患者的健康档案，家庭医生签约服务情况，家庭医生团队信息，随访情况，构建了高血压患者立体化，全方位的管理专案。同时，GIS 还直观展示了每一个居民小区居民的基本情况，高血压、糖尿病的患者人数，每个患者随访管理的规范性，便于对应的基层医疗机构对随访管理工作进行监督质控。

（6）精准统计

宜昌市健康管理大数据平台，每日实时收集汇总城区综合性医疗机构确诊的高血压患者信息，实时统计高血压、糖尿病的患者人数、年龄、性别等信息，结合网格人口数，实时统计汇总宜昌市高血压、糖尿病患者的发现率，实时动态的统计，精准地展示出宜昌市高血压、糖尿病的流行和变化趋势，为相关政策的制定，奠定了科学的数据基础。

15.5　医疗保障基金飞行检查

医保保障基金飞行检查（以下简称飞行检查），是指国家和省级医疗保障行政部门组织实施的，对定点医药机构、医保经办机构、承办医保业务的其他机构等被检查对象不预先告知的现场监督检查。

飞行检查作为医保基金监管的一种重要手段，能精准发现医保违法违规问题，较好发挥飞行检查"利器"对欺诈骗保行为的震慑作用，在维护人民群众的"救命钱"方面发挥重要作用。

飞行检查的首要工作就是数据准备和筛查。通过核查病历、检查财务系统、比对进销存数据、调查病房等方法，排查出超标准收费、分解收费、套餐收费、高靠收费、串换收费、重复收费等疑点问题。

15.5.1　数据准备

1）数据采集

以数据治理平台为依托，利用数据集成引擎技术，从 HIS、病案系统、物流系统等医院各业务系统，采集医院检查时间段的病历全部数据，不限于包括以下数据。

（1）门诊结算

①门诊结算主单

门诊结算信息：单据号、结算日期、医疗总费用、基本统筹支付、个人自付金额。

门诊挂号：接诊医生编码、接诊医生名称、患者姓名、患者性别、患者出生日期。

诊断明细：诊断编码、诊断名称。

门诊费用明细：床位费、诊察费、检查费、化验费、治理费、护理费、卫生材料费、西药费、中药饮片费、中成药费、挂号费、其他费。

②门诊结算明细表

门诊费用明细：单据号、医院项目编码、医院项目名称、单价、数量、金额、支付类别、费用类别。

门诊结算信息表：结算日期。

医保对照表：医保项目编码、医保项目名称。

（2）住院结算

①住院结算主单

住院结算主表：住院号、结算日期、大额补充、个人账号支付。

医保就诊登记主表：患者医保卡号、入院科室、异地标志、医疗总费用、基本统筹支付、大病保险、医疗救助、公务员医疗补助、个人现金支付、个人自付、出院诊断编码、出院诊断名称。

病案首页基本信息：病案号。

住院登记：主诊医生编码、主诊医生名称、患者姓名、患者性别、患者出生日期、患者所在单位、患者现住址、入院日期、出院日期、入院诊断编码、入院诊断名称、住院天数、上次出院日期。

住院费用明细：床位费、诊察费、检查费、化验费、治理费、护理费、卫生材料费、西药费、中药饮片费、中成药费、挂号费、其他费。

②住院结算明细

住院结算明细，包括住院药品明细表、住院非药品明细表。

住院结算明细：单据号、住院号、费用类别、医院项目编码、医院项目名称、项目使用日期、单价、数量、金额。

医保对照表：医保项目编码、医保项目名称。

医保费用交易明细：医保范围内金额。

（3）医用耗材进销存

①医用耗材出入库记录

包括耗材编码、出入库日期、规格、生产厂家、供应商、注册证号、数量、单价、金额等。

入库记录：入库时间、入库方式、入库单号、发票号、库房编码、库房名称、耗材编码、耗材名称、规格单位、注册证号、供应商编码、供应商名称、生产厂商编码、生产厂商名称、单价、入库数量、入库金额。

出库记录：出库时间、出库方式、出库单号、出库科室编码、出库科室名称、库房编码、库房名称、耗材编码、耗材名称、规格、单位、注册证号、供应商编码、供应商名称、生产厂商编码、生产厂商名称、单价、出库数量、出库金额。

②医用耗材使用记录

包括手术耗材、高值耗材、一次性耗材、化验材料等使用记录。

门诊／住院的费用明细：病人姓名、住院号、医保身份、执行科室、记账时间、项目名称、记账编码、记账单位、单价、记账数量、记账金额、医保支付金额。

诊断明细：出院诊断。

住院登记：出院科室、入院时间、出院时间。

2）数据融合

通过统一规范的数据标准，整合医院不同来源的异构数据，利用数据融合等技术，对采集的数据进行标准化、规范化处理，存放在数据治理平台中的飞行检查标准数据库中，实现多源数据组合、冲突数据处理、数据格式检查等功能，保证飞行数据的准确性、有效性及完整性。

15.5.2　数据筛查

飞行检查小组，利用常规规则将数据治理平台中飞行检查标准数据库的数据与医保端结算数据进行核对，是否存在自立项目收费、串换项目收费等情况，完成对数据的初步核验与筛查；按照违规条数汇总，从数据治理平台中飞行检查标准数据库中取出病人信息，形成病历调取数据，分析比对参保人员、病症、医嘱、检查用药、收费情况，为医疗组的重点排查打下基础。

15.5.3　数据治理在飞行检查中的意义

利用数据治理平台，以大数据为依托，借助数据治理相关技术，梳理和制定统一规范的数据标准，整合不同来源的异构数据，实现文本数据解析及结构化处理，完成对非标准术语进行归一处理，实现数据同源，排除不同系统业务数据矛盾或者不一致的现象，促使业务人员、技术人员在提到同一指标、名词、术语的时候有着一致的理解，构建飞行标准数据库，保障数据的准确性，提高数据质量、提升数据的可用性，确保数据的合理共享，减少沟通成本，很大程度上减少检查小组调取医院检查时间段的 HIS 系统数据提取时间，提升医保违法违规信息数据筛查能力，真正让飞行检查插上现代信息技术的"翅膀"。

15.6 复旦大学附属肿瘤数据治理流程及成果展现

15.6.1 数据治理建设背景

复旦大学附属肿瘤医院是一所三级甲等专科型医疗机构，院内诊疗数据存在多样性多维度的形态，数据以不同结构的形式进行存储，缺乏对数据的统一治理机制，多元异结构的存储形式导致数据无法直接使用，需要借助于专业的工具与方法，对数据进行梳理、规整、清洗以及结构化处理，最终形成可直接使用的单病种临床科研数据库，在此基础上可开展科研课题的研究。

建立符合医疗场景特点的数据采集、治理、决策架构，可处理多元异构的形态数据，采集速度快，处理过程集中，治理过程可定制，运算速度快，数据层级少，生产过程透明化，标准化，流水线化，极大地降低了数据汇聚难度和运算速度慢及查找问题链路长效率低等问题。

通过人机结合的方式实现高效精准的数据治理，通过大规模自动化的采集、清洗、归类、关联数据，提升数据分析利用的准确性和实用性，形成统一数据视图为后续系统提供服务。复旦肿瘤医院首次接入的系统数据需要人工干预进行配置，基于机器学习的数据自动转换能力能够解放大量从事数据治理的人力工作，将其投入真正的业务实践工作中去。

15.6.2 数据来源信息

数据来源于院内患者全流程的诊疗数据，需要多链路多维度获取患者的诊疗信息，各链路的数据来源于不同的业务系统厂商，数据的存储形式也存在多样性。针对这些问题我院规划建设了 CDR（临床数据中心），CDR 可以统一管理数据，解决了数据多样性存储的问题，利用一个数据平台存储来自不同业务系统厂商的数据，增强数据的可用性，针对数据的使用者提供了不少的便利性。对于业务系统也减少了多方的数据接口而产生的冗余和重复劳动问题，统一的数据平台、统一的数据接口输入输出，也加强了业务系统的稳定性。另外，为满足医院临床科研需求，在 CDR 的建设基础上，单病种临床科研系统获取所需的业务诊疗数据，其中包含了 HIS、EMR、LIS、病案、检查、微生物等六大类业务数据模块，子项模块包含了十六种业务流程数据，对接处理的业务数据表多达几十种，对接采集的基础数据量有 1400+ 万患者人次，采集的诊疗数据量多达 8 亿多条。

15.6.3 数据治理规划与流程

15.6.3.1 数据治理规划设计

参照 DAMA（国际数据管理协会）知识理论，基于组织前期的业务架构设计成果进行开发，对组织的核心数据对象进行了识别和定义，并从数据统一存储、统一管理的角度设计了数据资源分类框架，规划了各数据对象在业务、应用系统中的分布，最终形成了我院的数据治理方案。CDR 数据中心整体框架设计如图 15-20。

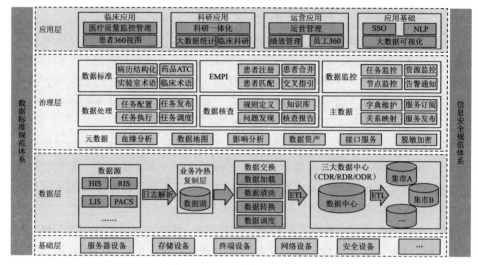

图 15-20　CDR 数据治理架构

　　数据治理架构分基础层、数据层、治理层、应用层，同时数据标准规范管理和数据安全管理贯穿数据治理的整个流程，形成闭环管理；

　　基础层保障我们的机房建设，存储、网络、终端设备等；数据层解决从各种异源、异构的业务源数据中自动化采集数据的问题，支持不同数据库类型数据库引擎，如 Hbase 引擎、Hive 引擎、SQLServer 引擎等；内嵌国内数十家主流业务系统与标准数据模型的适配规则库，可整合任何场景的数据源。针对实时数据，医疗大数据平台通过 CDC（Change Data Capture，变化数据捕获）同步数据，基于日志捕获技术实现实时增量数据的同步；针对离线数据，通过异构数据源离线同步工具 DataX，实现跨平台、跨数据库的不同系统之间的数据同步，支持 SQL Server、Oracle、MySQL 等数据库的离线同步。通过 CDC 及 DataX 实现全量的"热"数据中心。治理层基于海量多源异构医疗大数据，在完成数据收集后，按照统一的标准进行数据清洗，围绕数据应用场景进行加工，将汇聚整合的数据，和国际、国内、行业医学术语进行比对，统一格式转换为标准化的数据。但在实际应用中，采集汇总的可信数据仍然可能出现质量问题。因此需要采用健康医疗数据质量管理工具，进行数据逻辑校验规则管理，并根据汇总数据的修正情况，对接入业务应用系统的数据质量进行可信度评价管理，并实现可信度升降级，最终确保各数据的最高可信来源，提高汇总数据的质量，保证数据的完整性、准确性、一致性、关联性、规范性、及时性、有效性等方面的质量。最终建立的标准化健康医疗中心，提供健康医疗数据查询、分析和展示等服务。应用层基于治理层建立的标准化健康医疗中心及数据服务，建立包括辅助诊断、精细化管理、精准医疗、临床科研、深度挖掘增值服务等方面的数据应用系统，为精准医疗、智慧医疗和转化医学等服务。贯穿数据始末的是我们的数据安全管理及数据标准规范管理，数据安全管理提供分类分级管控、权限管控、敏感数据监控、数据操作异常行为监控、数据加密等工具服务，数据标准保证了健康医疗数据中心的规范性、共享性，解决了医院普遍存在的数据孤岛的痛点。

依托于 CDR 数据中心提供的临床业务数据，单病种数据库数据治理以模拟生产车间的方式分阶段执行，一车间生产做基础数据处理工作，主要是数据处理工程师（ETL）方面的工作；二车间生产做文本数据结构化工作，主要是医学专业人员（MD）对文本数据的规则匹配与数据挖掘工作；三车间生产是基础数据与文本结构化数据的整合工作，主要是技术工程人员对数据最终的整理合并和挂载搜索引擎的工作，是最终用户查询使用的关键步骤，在这里主要对一车间和二车间的工作进行展开描述。

整个数据治理的工序分为六大步骤，分别为：数据采集、数据模型映射、数据加工（清洗、转换、归一、去孤儿、去重、对照、EMPI、EMOI、脱敏 / 加密、分离脏数据）、数据纳排入组、文本数据结构化（自然语言处理、机器学习）、数据整合等。从数据采集开始需要对全程进行跟踪记录，跟踪数据的流向，记录数据处理中每一个步骤，实现层层把关，步步监控，对于工序完成后输出的结果进行质检，确保质检合格之后方可进入下一步的生产工作中。

整套方案实现前后无缝衔接，采用标准化的流程与工具，在操作过程中实现操作数据留档、操作记录留档，针对每个关键步骤分别进行质检，质检由多人参与协同执行，最终满足数据治理标准并获得参与人的认可后方可进入下一个环节的生产。管理者通过数据流转记录和操作记录监控项目的执行情况，根据质检报告判断数据质量，结合进度判断是否符合预期，在过程中根据实际情况调整最优的数据治理解决方案，从而开展质量更高、效率更快的数据治理实施方案。

15.6.3.2　数据治理步骤流程

CDR 数据治理主要包括主数据管理、患者主索引 EMPI、元数据管理、数据安全等。

1）主数据管理

为了解决医疗健康领域数据共享这一共性难题，满足对数据结构化、标准化、标签化的迫切需求，我们将医院各子系统中的基础数据进行统一管理，基于此背景，主数据管理平台的作用显得尤为重要，图 15-21 下是主数据系统架构图。

在信息化建设早的医院中都会出现字典后期杂乱分散在不同系统中、无法归一的情况，例如，院内各业务系统之间职工字典同步、ICD-10 诊断编码的整合、医院上报数据字典表的映射。首先在主数据 MDM 中维护国标、行标及院标的字典，再通过主数据映射操作，将非标字典映射国标行标，以形成 mapping 关系表，再由各业务系统订阅获取，主数据提供智能映射算法，可根据 code、name 以及其他扩展列作相似度匹配，同时也提供分词匹配算法，辅助用户提高映射效率。

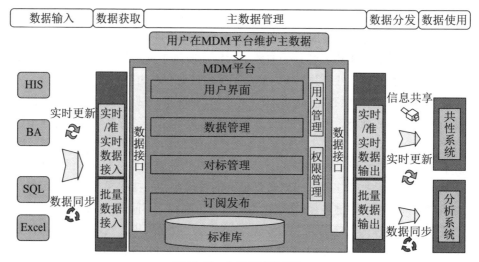

图 15-21　主数据系统架构

2）患者主索引 EMPI

患者唯一标志是指用于临床实际业务并且能够辅助进行患者信息唯一性识别，在该域或跨域均可见的患者唯一编码。患者主索引服务是指为保持在多域或跨域中用以标志患者实例所涉及的所有域中患者实例的唯一性所提供的一种跨域的系统服务。按照卫生部 2009 年《电子病历基本架构与数据标准》的规定，应包括该标准的 H.02 服务对象标志、H.03 人口学、H.04 联系人、H.05 地址、H.06 通信等数据组。其中主要元素包括：患者主 ID、业务系统 ID、患者 ID、姓名、性别、出生日期、出生地、民族、母亲姓名、婚姻状况、身份证号、住址、电话等。采用多表关联方式设计，方便后续扩展（图 15-22）。

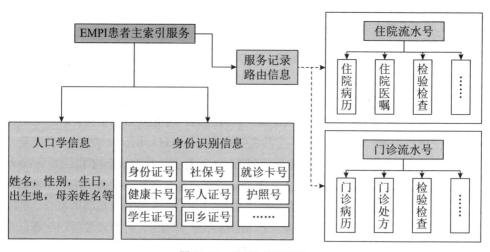

图 15-22　患者主索引服务

交义索引系统把患者在不同医疗机构的标志码通过索引联系起来，在需要访问某个系统时可以提供患者在该系统的识别码（图 15-23）。

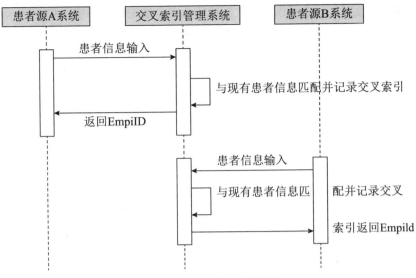

图 15-23　交叉索引时序图

（1）A 系统向交叉索引管理系统输入患者标志信息；

（2）交叉索引系统将输入的信息与系统中的现有患者进行匹配，形成 A 系统患者标志与现有患者的交叉索引；

（3）B 系统向交叉索引管理系统输入患者标志信息；

（4）交叉索引系统将输入的信息与系统中的现有患者进行匹配，形成 B 系统患者标志与现有患者的交叉索引。

3）元数据管理

在大数据平台中，元数据相当于数据的户口本。我们的数据资产管理，知识图谱，其实大部分也是建立在元数据之上的（图 15-24）。

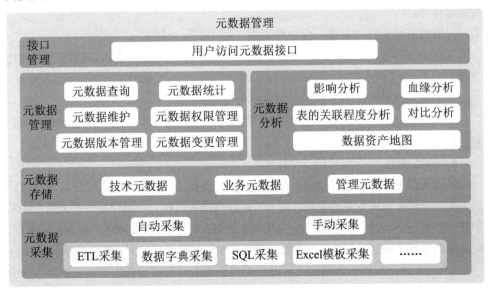

图 15-24　元数据管理

所以说元数据是一个组织内的数据地图，它是数据治理的核心和基础。元数据贯穿大数据平台数据流动的全过程，主要包括数据源元数据、数据加工处理过程元数据、数据主题库专题库元数据、服务层元数据、应用层元数据等。图 15-25 以一个数据中心为例，展示了元数据的分布范围。

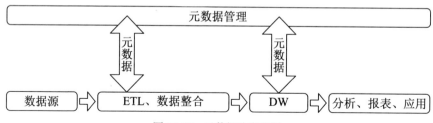

图 15-25　元数据分布范围

元数据通常分为以下类型。

技术元数据：库表结构、字段约束、数据模型、ETL 程序、SQL 程序等。

业务元数据：业务指标、业务代码、业务术语等。

管理元数据：数据所有者、数据质量定责、数据安全等级等。

我们根据这些元数据属性结合业务需求，输出了一整套指标视图、业务视图支撑平台应用。一般是以树形结构组织元数据，按不同类型对元数据进行浏览和检索。如我们可以浏览表的结构、字段信息、数据模型、指标信息等。通过合理的权限分配，元数据查看可以大幅提升信息在组织内的共享。

提供数据元搜索器：

（1）查询数据元信息，可以输入 ID、名称、业务标签（业务视图分类），支持精确检索、模糊检索、分类检索（目录分类）

（2）查询结果默认按照数据价值（热度、广度）由高到低排序，也可以按照数据成本排序；

元数据管理中还有其他一些重要功能，如：

元数据变更管理，对元数据的变更历史进行查询，对变更前后的版本进行比对等；

元数据对比分析，对相似的元数据进行比对；

元数据统计分析，用于统计各类元数据的数量，如各类数据的种类，数量等，方便用户掌握元数据的汇总信息。

4）数据安全

随着数据资产的整合、治理、交付、应用，数据的集中管理是为了更好地开放，数据的完全隐私也变得更加重要，尤其是医疗健康大数据，涉及群众的个人信息隐私和财产安全。基于元数据统一管理，强化整合的数据资产蓝图，要求统一数据权限管理、制定敏感数据脱敏加密策略，对元数据服务开放的数据进行权限管控，脱敏加密。

在 CDR 基础数据治理基础上，有着更高要求的单病种数据库的数据治理步骤分为几个关键点，数据采集、数据加工、文本数据结构化、数据整合等。数据加工和文本数据结构化两个步骤尤为重要，在整个流程中也是最复杂最耗时的步骤，数据加工步骤把数据通过规范的流程进行清洗、转换、加载，俗称ETL，同时去除一些不可用的脏数据、废数据。文本数据结构化过程主要是对病历文本、病理报告、检查所见的关键字段结构化输出，使用前沿的大数据技术基于NLP自然语言＋机器学习的方式进行处理，经过反复的训练与规则匹配，最终产出科研可使用的结果字段集。

数据治理的过程如图15-26所示。源数据为蓝色，一车间为蓝色，二车间为浅绿色，三车间为橙色，质控阶段为黄色。

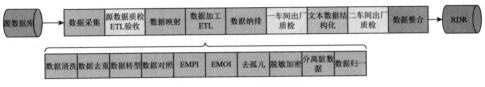

图15-26 数据治理的过程

5）数据采集（ODS）

了解复旦肿瘤CDR的数据库类型，并针对调研情况制定历史数据集成方案，确保数据能正确完整地集成到yituODS库，并不影响医院系统的正常运行。本次对接采用数据库的实时备份文件进行还原，对实时备份库进行初步质检，进行ETL验收，统计分析来源数据的完整性，与院方沟通源数据相关的问题，对于数据取值范围进行讨论切齐。在院内生产平台中建立医院信息，升级对应版本元数据，将验收通过的备份库数据按需导入ODS库。

6）数据映射（Mapping）

ETL根据已获取的样例患者纸质病历或者病历浏览程序案例，查询分析提供的各业务系统数据库数据，针对性地进行数据分析，梳理mapping脚本，字段对照。

以预设规则的mapping脚本为基础，结合导入yitu_ods的全量数据，考虑mapping脚本的泛化性修改，优化调整关联关系P和V的取值规则。将ODS中异构的数据，统一转换为yitudr结构；

7）数据加工（ETL）

针对医院通用的数据问题，执行数据治理加工工序，如下所示。

（1）清洗：数据清洗是对数据进行重新审查和校验的过程，包括检查数据一致性，处理无效值和缺失值等。

（2）去重：数据去重指的是找到数据文件集合中重复的数据并将其删除，只保存唯一的数据单元，从而消除冗余数据。

（3）转类型：数据转类型是针对不同的数据库存储标准之间的一种值域转换，第二种情况是从取值范围小的数据赋值给取值范围大的变量。

（4）对照：数据对照是指针对多源数据依据标准字典对照，以及对数据整理成

yitudr_dict 的一系列过程。

（5）EMPI：是患者主索引，其主要用途是在一个复杂的医疗体系内，通过唯一的患者标识将多个医疗信息系统有效地关联在一起。以实现各个数据模态之间的互联互通，保证对同一个患者，分布在不同系统中的个人信息采集的完整性和准确性。

（6）EMOI：是针对检验检查等类型的数据独立的规整方法，对于获取不到 Visit_id 的数据通过算法逻辑赋值一个 Visit_id。

（7）去孤儿：将无法通过主要患者 ID 字段关联的数据，进行标记，并对标记的数据通过分离数据工序放入 yitu_dirty 层的过程。由于此部分数据完整度缺失也不具备数据利用价值，因此做孤儿数据删除可便于后续对数据的利用

（8）脱敏 / 加密：数据脱敏 / 加密是指针对非必要展示的数据进行的处理，主要针对患者姓名、手机号、身份证号等敏感信息进行脱敏 / 加密处理，保证数据的安全性。

（9）分离脏数据：分离数据清洗过后的脏数据放入 yitu_dirty 库的过程。部分脏数据可带着标签跑完后续工序，将所有不符合常理的数据全部打标签，可一次性解决数据质量问题。

（10）数据归一：数据归一是指对数据标准化的处理，主要对诊断、检验检查、药品、手术等数据根据行业或国家标准进行归一化处理，行业或国家标准包括：ICD9、ICD10、国家医保规范、卫健委二级分类标准、ATC 药品分类标准等。

8）数据纳排入组

数据纳排入组是指根据科研病种库既定的逻辑规则初步筛选一批患者进入该科研病种库，通常以诊断的为主，从不同维度的数据模块中筛选患者信息进行纳排入组。

9）文本数据结构化

文本数据结构化是指从非结构化文本数据中提取所需的关键字段信息的方法，根据临床医生研究员提供的字段集要求，通过 NLP 自然语言处理 + 机器学习的技术对病历文书、病理报告、检查报告等非结构化文本内容进行结构化字段的提取，例如提取发病原因及时间、治疗的结果、肿瘤的大小及位置等记录在非结构化文本报告中的信息。

10）数据整合

数据最终的整合与输出是指将基础数据与结构化的数据合并成一个最终临床科研可使用的科研数据中心（RDR），针对数据配置 ES 全文搜索引擎，最后与产品配置使用。

15.6.4 数据的治理规范

数据治理是由多个步骤共同协作完成的，每个步骤都有相应的治理规范要求，用来约束或防治数据治理过程中可能会产生的问题，通过一些标准的流程规范促进更高效地执行数据治理工作。

数据的初步处理，在数据治理过程中是最繁琐的一个环节，需要对原始数据进行清洗、转归、脱敏/加密、最终完成实例化。其中涉及的环节有十余种，监督执行者按照每一个环节的标准操作规范去执行，利用专业的工具和方法执行各个步骤的数据处理，保留每个环节处理的数据结果与痕迹，也包含对脏数据的保留，方便后期问题溯源使用。使用的规范要求包括：数据采集操作方法与工具、数据清洗流程规范、数据归一标准文档、数据脱敏/加密规则及要求、数据纳排条件与标准、数据实例化部署步骤等相关规范文档。

文本数据结构化处理的步骤，此过程中的流程相对来说比较简单，需要医学专业人员掌握相关的术语标准，了解多样性的文本书写形式。根据多种书写形式匹配或编辑文本挖掘的规则，经过不断的规则匹配、机器学习等操作，最终结构化字段内容准确率要达到 90% 以上。过程中会使用自主研发的数据处理平台进行跑数，使用规则规范程序中拟定好的方法。

数据最终整合的部分，其中主要是对基础数据和文本结构化数据的整合，并应用于产品之中。其中涉及的标准流程是产品所对应的数据集要求规范，对于数据治理方面的规范要求则不会涉及，因此数据整合部分是标准的 SOP 流程，而非数据治理的规范流程。

数据安全方面也是整个项目重中之重的问题，通过双方的保密协议，用来约束数据安全的敏感操作。对于行为上的约束，在数据治理的过程中，全流程的操作都要在医院的内网环境中进行，对于敏感类的操作，院内网客户机也做相应的限制，比如限制剪切板的读取，限制网络共享端口的开放等。

15.6.5 数据的应用场景

为了让医院实现科学化、智能化管理，依托于 CDR 平台，我院建设了运营、质控系统，对医院运营管理数据进行挖掘分析，对临床诊疗数据进行整合串联，为诊疗工作便捷化提供直观的数据展现；另一方面需要结合临床的业务场景，找到真痛点、真需求，为医护人员提供智能的预警与建议。助力科研成果的产出，为临床科研课题研究提供有力的数据支撑，以临床科研为导向的数据治理过程，改善帮助临床医生获取数据难、过程复杂且效率低的问题。当前院内数据量庞大且高速增加，多元异构，非结构化数据占比高，利用度低等问题，以往科研的数据需要手工获取、手工整合录入数据，通过数据治理与平台化的工具可便捷地查询使用科研数据，基于数据治理建设一站式的科研大数据服务平台，临床医生通过科研大数据平台进行科研方向的探索，利用平台化的工具对科研方案进行设计与优化，根据科研课题产出科研成果，增强科研成果的转化。

1）运营、质控系统

目前在用的医院质控管理系统通过对患者诊疗数据的定向抽取与进一步整理，能够通过对质控环节过程监测，对诊疗结果进行汇总分析，实现对诊疗服务开始至服务结束的全过程进行监督和管理，从而为积累诊疗经验，提高诊疗水平提供了真实的，量化的，准确的数据平台。实现了医院管理层对医院的运营情况进行查看、分析、定位，提高医院的管理效率；对医院运营相关的指标进行监控，从临床业务、效率分析、收入分析、疾病分析、手术分析、资源分析等几大维度，展开深入分析与展示。软件主要以磁贴和图表的形式进行数据展示。磁贴用于展示概要数据，包含磁贴名称、统计数值、单位、上年同期值及同比增长率或增减值；图表用于展示分类汇总数据，具备数据筛选功能，且能够进行表格与图表的切换显示以及表格数据导出。

2）数据上报平台

临床数据中心 CDR 首先对各个业务系统的数据进行第一步的治理，按照临床数据中心的数据架构获取所有数据，并存入独立数据库中。再对数据中心的数据进行进一步的治理，按照上传所要求的格式，先分别存在院内数据中心，进而按照一定周期的增量模式，定期上传至各系统的中心数据库，最后由相应部门完成后续数据治理工作。该平台汇总了各个业务系统的全部数据，避免了多个厂家分别整理与上传数据，节约了人力成本。且更少的上传渠道能有效管理数据的上传进度及成果。各业务系统数据进入临床数据中心后，使用了统一的表结构，大大降低了后续数据清洗的复杂程度。

3）临床决策支持系统（CDSS）

数据中心为各个临床应用提供数据治理后的业务数据，例如基于 AI 和大数据的智能 CDSS 系统，CDSS 系统能智能识别分析病历文书、LIS、RIS、医嘱等患者完整病历数据，通过机器深度学习和大数据挖掘，自动映射 SNOMED-CT、LONIC、ICD-10，将非结构化和半结构化病历数据转化为更具应用价值的临床决策和科研信息，知识库的标准程度直接影响 CDSS 诊断和建议是否准确，结合 AI 和医疗大数据的 CDSS，具有自我学习的能力，加速知识更新和运算模型迭代，不断提高知识库的标准程度。基于循证医学证据和完整数据分析，在临床应用中实时为医护人员提供决策支持，辅助优化诊疗方案，自动审核处置及医嘱等合理性，以及针对患者病情的个性化医疗建议。

4）全院科研大数据平台

全院科研大数据平台将医院全院的非标准化原始数据进行结构化处理，并在产品上提升对应的应用，从而提升临床医生科研效率。临床医生可从患者病历、诊断、手术等多元化的数据分布来探索科研方向，积累与整合多模态数据，提升临床医生数据制备效率，加速科研成果的产出。

全院科研大数据平台提供数据驾驶舱服务，帮助用户了解库内数据指标及分布情况；支持患者智能搜索，以树状形式添加筛选条件，实现多层结构的条件设置；基于大数据和 AI 的数据治理技术，将院内多模态临床数据集成治理，支持医院建设院内大数据科研平台；提供 eCRF 配置、科研统计分析、患者入组管理等科研工具套件，支撑科研课题目标达成；协助有临床科研诉求的客户，进行科研探索、研究队列管理、数据制备等效率提升。

5）乳腺癌科研专病库

乳腺癌科研专病库是与复旦肿瘤合作的第一个科研级专病库产品，乳腺外科是复旦肿瘤的特色科室，乳腺肿瘤是女性常见的疾病，其中恶性肿瘤严重危害女性健康。在我国，乳腺癌发病率和死亡率均位居女性恶性肿瘤首位，其中原始发病率高达万分之四，且发病率仍以近 3% 的年增长率发展，其死亡率也相应增加。目前乳腺癌发病趋势呈现年轻化、城镇化，其中 45-59 岁女性人群最高发，比西方国家女性的发病年龄更早。为此在多方的驱动下，我们协助复旦肿瘤建立了乳腺癌科研专病库，推动区域肿瘤预防诊疗的水平提升。

根据乳腺癌的纳排标准，我们从最近十年的数据集中筛选出 75574 名乳腺癌患者，针对这批患者数据我们关联出了数十万份患者病历，累计处理患者诊疗数据 1 亿多条。把数据分成 15 个模块，拆分出 321 个字段，对其中一半的字段进行了文本结构化的工序处理。给予临床医生一个丰富的乳腺癌科研专病库，提供更高水平的科研课题研究。

乳腺癌科研专病库在全院科研大数据平台的功能基础上增加了智能病历筛选，同时支持"搜患者"和"搜病历"，实现找患者和找病历业务场景的覆盖，达到所见即所得的搜索效果；患者智能搜索支持"事件－时间"式筛选，筛选某个时间点之后的首次、末次的诊疗信息；结构化数据支持溯源，每条数据提供精确的原始信息取值来源，一键定位，最大程度保障科研数据质量；

6）甲状腺癌科研专病库

甲状腺癌近年来因显著上升的发病率而受到广泛关注。然而发病率高及预后好的特性使得甲状腺癌患者人群愈发庞大，因而甲状腺癌患者人群管理是挑战甲状腺肿瘤专科医师的一大难题。我国近 30 年间甲状腺癌的发病率已升高近 3 倍，经过规范化治疗，多数甲状腺癌患者愈后良好，经规范治疗后的 5 年生存率可达 90% 以上。复旦肿瘤头颈外科作为全国最大的甲状腺癌诊治中心，甲状腺癌中还存在部分中晚期、复杂难治性甲状腺癌，其治疗策略则是相关专科医师面临的另一大挑战。

建立甲状腺癌科研专病库，帮助临床医生探索更优化的诊疗方案，调整甲状腺癌的治疗策略，探索复杂性甲状腺癌的应对新方法。

甲状腺癌科研专病库入库患者数为 62016 人，时间跨度十余年，整合了所有患者的全流程诊疗数据，同时针对患者随访数据也进行了纳入。处理数据模块共 13 个，涵盖 347 个字段，主要针对甲状腺癌的特色字段进行了文本结构化处理，其中包含手术治疗、病理信息、甲状腺超声等相关模块。甲状腺癌科研专病库同时纳入了恶性和良性肿瘤的患者，在科研课题研究方面提供了对照组的数据，为研究者提供多方位的课题研究。

甲状腺癌科研专病库在产品功能上延伸了全院科研大数据平台的基础功能与特

点，同样拥有乳腺癌专病库的特色亮点，使得专病库平台的建设保持高度的一致性，给予用户完整的产品体验。丰富的产品功能，增强用户使用的便捷性，完善的数据治理机制，以及患者全流程的诊疗数据提供，全方位地助力复旦肿瘤的科研课题研究，加强科研成果的转化。

15.6.6 数据治理的成果

通过规范的数据治理流程后，我们建设了针对性的运营、质控、临床决策支持、科研大数据平台、科研专病库，提高院内的运营管理、智能化诊疗、科研技术实力，有效改善科研流程的管理，帮助临床医生提升科研能力，帮助管理者管理科研课题及科研医生。通过数据的治理与大数据平台、科研平台的建设，我院获得了科研实力更上一层楼的显著成效，改善专病诊疗方案，深入研究科研课题，不断地完善与改进相关专病库的字段集内容，使得真正帮助到实际的科研效果。为此不断地进行字段集的打磨与更新，最终形成了行业内的数据集标准，以及行业内的数据治理规范，为行业发展提供方向，为数据集标准提供引导，为治疗方案提供有价值的参考，为科研课题研究提供更有力的支撑。

第16章

健康医疗数据
伦理与法规

2014 年 5 月，原国家卫计委出台了《人口健康信息管理办法（试行）》（国卫规划发〔2014〕24 号），提出了"人口健康信息"这一概念，即依据国家法律法规和工作职责，各级各类医疗卫生计生服务机构在服务和管理过程中产生的人口基本信息、医疗卫生服务信息等，主要包括全员人口、电子健康档案、电子病历以及人口健康统计信息等。该办法的制定目的是为规范人口健康信息的管理工作，促进人口健康信息的互联互通和共享利用，原则性规范了各级各类医疗卫生计生服务机构的人口健康信息采集、管理、利用、安全和隐私保护工作。

2015 年 8 月，国务院公布《促进大数据发展行动纲要》（国发〔2015〕50 号）（以下简称"纲要"），提出大数据是以容量大、类型多、存取速度快、应用价值高为主要特征的数据集合，正快速发展为对数量巨大、来源分散、格式多样的数据进行采集、存储和关联分析，从中发现新知识、创造新价值、提升新能力的新一代信息技术和服务业态；信息技术与经济社会的交汇融合引发了数据迅猛增长，数据已成为国家基础性战略资源。为贯彻落实纲要要求，顺应新兴信息技术发展趋势，规范和推动健康医疗大数据融合共享、开放应用，国务院办公厅于 2016 年 6 月发布《国务院办公厅关于促进和规范健康医疗大数据应用发展的指导意见》（国办发〔2016〕47 号）。2018 年 7 月，为加强健康医疗大数据服务管理，促进"互联网＋医疗健康"发展，充分发挥健康医疗大数据作为国家重要基础性战略资源的作用，国家卫健委发布了《国家健康医疗大数据标准、安全和服务管理办法（试行）》（国卫规划发〔2018〕23 号）等。健康医疗大数据逐步取代人口健康信息概念，其内容和范畴也逐步扩大和清晰。

根据《中华人民共和国个人信息保护法》相关规定，个人信息是以电子或者其他方式记录的与已识别或者可识别的自然人有关的各种信息。《中华人民共和国数据安全法》所称"数据"是指任何以电子或者其他方式对信息的记录。因此，根据上述法律定义，数据属于信息的范畴，属于被记录的信息。

16.1 健康医疗数据相关概念和法学研究进展

16.1.1 健康医疗数据概念

根据国家卫健委 2018 年发布的《国家健康医疗大数据标准、安全和服务管理办法（试行）》第四条，健康医疗大数据是指"在人们疾病防治、健康管理等过程中产生的与健康医疗相关的数据"。

全国信息安全标准化技术委员会 2020 年发布的国家标准《信息安全技术 健康医疗数据安全指南》（GB/T 39725-2020）中，健康医疗数据被界定为"个人健康医疗数据以及由个人健康医疗数据加工处理之后得到的健康医疗相关的电子数据"，其中的"个人健康医疗数据"是指"单独或者与其他信息结合后能够识别特定自然人或者反映特定自然人生理或心理健康的相关电子数据"。

由此可见，健康医疗数据是一个内涵丰富并不断完善的概念。对于健康医疗数据的内涵及外延，有学者认为，健康医疗大数据泛指所有与医疗和生命健康相关的极大量数字化信息之集合，根据数据特征与应用领域将其分为医疗、健康、生物组学、卫生管理、公共卫生以及医学科研大数据等六大类。与之相似，其他学者认为，可在《国家健康医疗大数据标准、安全和服务管理办法（试行）》的基础上，将健康医疗数据分为三类：一是临床大数据，主要包含各种医疗机构、药企等医疗行业场所涉及的病历信息、药物反应等相关数据；二是生物大数据，即从生物医学实验室等机构获得的人类相关基因组学、转录组学、实验胚胎学、代谢组学等组学信息数据，和通过各类设备获得的血压、血氧等监测体征数据；三是健康大数据，即与日常生活相关的医疗活动、健康行为、环境卫生等内容的健康管理数据。

以人类遗传资源信息为例，根据《中华人民共和国人类遗传资源管理条例》第二条，人类遗传资源信息是指利用人类遗传资源材料产生的数据等信息资料。2023年 7 月 1 日起施行的《人类遗传资源管理条例实施细则》第二条明确，上述条例所称人类遗传资源信息包括利用人类遗传资源材料产生的人类基因、基因组数据等信息资料，不包括临床数据、影像数据、蛋白质数据和代谢数据。实践中，与上述实施细则配套的《中国人类遗传资源采集行政许可事项服务指南》进一步明确，人类遗传资源信息包括基因、基因组、转录组、表观组及 ctDNA 等核酸类生物标志物等数据信息。

真实世界证据（Real World Evidence，RWE）源于美国国会在 2016 年 12 月7 日通过的《21 世纪治疗法案》（21st Century Cures Act），该法案专门制定了第3022 条款，即在美国 FDA 的基本法规《联邦食物、药品和化妆品法案》的第 5 章中增加一条修正条款："利用真实世界证据"。国家药品监督管理局组织制定的《真实世界证据支持药物研发与审评的指导原则（试行）》中，10 种来源的数据被认定为真实世界数据包括（1）卫生信息系统（Hospital Information System，HIS）；

（2）医保系统；（3）疾病登记系统；（4）国家药品不良反应监测哨点联盟（China ADR Sentinel Surveillance Alliance，CASSA）；（5）自然人群队列和专病队列数据库；（6）组学相关数据库；（7）死亡登记数据库；（8）患者报告结局数据；（9）来自移动设备端的数据；（10）其他特殊数据源等。真实世界证据研究应用是近年来我国深化药械审评审批制度改革、支持创新药械早日上市、满足公众用药用械需求的重要举措，支持建立开放型经济和推动经济高质量发展的重要安排。2019年6月以来，国家药品监管部门在海南博鳌乐城国际医疗旅游先行区布局药械真实世界证据研究应用，加速药械上市试点工作。

根据国务院办公厅2018年公布的《科学数据管理办法》，科学数据主要包括在自然科学、工程技术科学等领域，通过基础研究、应用研究、试验开发等产生的数据，以及通过观测监测、考察调查、检验检测等方式取得并用于科学研究活动的原始数据及其衍生数据。科学数据管理需遵循分级管理、安全可控、充分利用的原则，进行科学数据分级分类，明确其密级和保密期限、开放条件、开放对象和审核程序等，并开展科学数据汇交工作，以开放为常态、不开放为例外为原则进行科学数据共享利用。据此，在健康医疗相关领域的科学数据亦属于健康医疗数据的一部分。

16.1.2　数据法律性质与权利认定

健康医疗数据属于大数据范畴，大数据已经成为一种重要的社会和国家基础性战略资源。然而，在数据法律性质及权属的问题上，相关法律法规均未形成定论。因此，数据法律性质及权属的学理研究，也是学界所关注的焦点之一。

解决"数据确权"这一新生事物不仅需要国家有关部门制定相关法规和办法，学术界亦需进行深入的理论探讨。

学界对此从不同视角展开了许多研究，提出通过物权、债权、知识产权、反不正当竞争法等途径对数据权益进行保护，由此产生了所有权客体说、知识产权客体说、财产权客体说、数据资产说、商业秘密说等观点。

所有权客体说认为，数据权是企业、公民拥有的对依附于自身的数据和自己获取数据的所有权。

邻接权客体说，即大数据是邻接权保护的客体。一些学者提出，大数据与人的智慧活动密切相关，属于知识产权新的财产形态，这是知识产权客体合理扩张的实践理性。该学说认为，实践中绝大多数大数据不具有独创性的数据汇编，以邻接权保护的立法模式更符逻辑和法理，且有可资借鉴的国际立法先例，具有更高的可行性。然而，该学说提出的法理基础颁布时间多早于大数据被广泛提出和应用之前，立法亦不具有针对性。虽有借鉴意义，但因大数据的数据、构成和主体的广泛性和复杂性，邻接权制度的适用和效果都不会理想。

财产权客体说，即赋予数据财产权，该学说始于信息财产权理论和个人信息财产权观点的提出。由于大数据还未在国内被广泛提及，一些学者先以"信息"为中心构建了信息财产权理论，数据财产权的概念则于 2015 年被正式提出。此外，从国内外大数据交易实践可看出，大数据在交易中具有商品属性，这亦表明大数据具有财产性，可以成为财产权客体。

数据资产说认为，大数据是数据控制人的资产，数据资产是数据控制人所享有的数据相关的一切权益总和。大数据交易实践中将大数据界定为资产，如贵阳大数据交易所的交易范围之一就是"大数据资产"。数据要转化成资产就必须解决它的赋权和赋值问题，而在大数据时代下要如何进行，数据资产是否适用现有物权的概念，如何构成权利体系等，都是具有现实意义的法律问题。不同于财产权客体说的是，该学说认为大数据时代的数据资产不适用于原来物权的概念，而需建立新的权益体系。

也有学者将数据资产说与信息财产权理论相结合，在大数据法律属性的认同上倾向于数据资产说，并持大数据作为数据资产是信息财产的重要类型，是信息财产权客体之观点。该观点认为，大数据是随着信息技术发展而出现的一种新型财产权客体，虽然仅就概念而言，从层级和隶属关系上称为"数据资产"可能更准确，但考虑到制度的包容性和前瞻性，仍借用先前已经存在的内涵更为丰富的"信息财产"。

人格权兼财产权客体说则认为，对个人数据的法律保护需以对其人格性的保护为出发点，应当赋予数据人格权和财产权的双重属性。

商业秘密说提出，商业秘密与数据在客体、范围和内容方面高度契合，在数据财产权益的保护上可以适用商业秘密相关规定，其符合数字经济实际需求，兼容数据保护等不同领域的监管性法律，也更符合数据立法的发展趋势。

还有一些学者认为，数据权的性质不能一概而论。由于数据在各个处理环节中会涉及许多主体和客体，多个法律主体则会产生多种法律关系，故而数据在不同情境下的法律属性会随之不同，各类主体所享有的权益亦不相同。

由上述学说及相关观点可见，大多数学理研究对于大数据具有财产属性的观点都表示肯定。上述相关学术观点为《关于构建数据基础制度更好发挥数据要素作用的意见》的制定奠定了理论和法理基础。

16.2　数据相关立法和政策趋势

16.2.1　政策引领

2020 年 4 月，中共中央、国务院发布《关于构建更加完善的要素市场化配置体制机制的意见》，明确将数据正式纳入生产要素范围，使数据和土地、劳动力、资本、技术等传统要素一同融入经济价值创造体系，并要求着力加快培育数据要素市场，"加强数据资源整合和安全保护。探索建立统一规范的数据管理制度，提高数据质量和规范性，丰富数据产品。研究根据数据性质完善产权性质。制定数据隐私保护制度和安全审查制度。推动完善适用于大数据环境下的数据分类分级安全保护制度，加强对政务数据、企业商业秘密和个人数据的保护"。

该政策将数据作为第五大要素提出，一是作为推动经济高质量发展的基础性资源与重要新动能，二是确认数据资源价值和其具有的产权性质，三是强调加强数据资源整合和安全保护，从国家政策层面为数据确权路径和促进数据利用作出了原则性意见和指引。

在此基础上，中共中央、国务院于 2022 年 12 月发布《关于构建数据基础制度更好发挥数据要素作用的意见》，提出"四项制度"，即建立保障权益、合规使用的数据产权制度，建立合规高效、场内外结合的数据要素流通和交易制度，建立体现效率、促进公平的数据要素收益分配制度，以及建立安全可控、弹性包容的数据要素治理制度；在顶层设计上进一步探索建立数据产权制度，建立数据资源持有权、数据加工使用权、数据产品经营权等分置的产权运行机制——合理保护数据处理者对依法依规持有的数据进行自主管控的权益；在保护公共利益、数据安全、数据来源者合法权益的前提下，承认和保护依照法律规定或合同约定获取的数据加工使用权，尊重数据采集、加工等数据处理者的劳动和其他要素贡献，充分保障数据处理者使用数据和获得收益的权利；保护经加工、分析等形成数据或数据衍生产品的经营权，依法依规规范数据处理者许可他人使用数据或数据衍生产品的权利，促进数据要素流通复用。由此，从国家政策层面为数据确权路径和促进数据利用作出了进一步的具体指导。

16.2.2 法律完善

在上述政策的引领下，我国在数据安全与产权保护方面的立法正有序进行并不断发展完善。

16.2.2.1 国家立法

《中华人民共和国民法典》由第十三届全国人民代表大会第三次会议于 2020 年 5 月 28 日通过，自 2021 年 1 月 1 日起施行。该法确立了"自然人的个人信息受法律保护"的法律原则。《中华人民共和国民法典》将隐私和个人信息进行了明确的区分，亦界定了个人信息定义和处理原则。个人信息的收集、存储、使用、加工、传输、提供、公开等个人信息处理均需遵循合法、正当、必要的原则。该法要求信息处理者公开明示处理的规则、目的、方式和范围，并强调个人信息的处理须征得自然人或其监护人同意；赋予个人信息主体查阅权、复制权、更正权及删除权，明确信息处理者的安全保障义务，要求其不得泄露或篡改，未经同意不得向他人非法提供个人信息。该法亦特别规定，医疗机构及其医务人员应当对患者的隐私和个人信息保密；泄露患者的隐私和个人信息，或者未经患者同意公开其病历资料的，应当承担侵权责任。

《中华人民共和国民法典》第一百二十七条"法律对数据、网络虚拟财产的保护有规定的，依照其规定"对数据保护作出了原则性规定，为后续细化数据保护的单行法提供了立法依据。

在中共中央、国务院《关于构建更加完善的要素市场化配置体制机制的意见》的安排下，数据领域相关单行立法正在有序进行，数据安全保障、个人隐私保护等制度亦在逐步建立完善。

《中华人民共和国数据安全法》由第十三届全国人大常委会第二十九次会议于2021年6月10日通过，自2021年9月1日起施行。该法遵循"总体国家安全观"，坚持"维护数据安全"与"促进数据开发利用"并重的立法与监管理念，明确将数据处理活动纳入法律调整范围，落实开展数据活动的组织、个人的主体责任，建立健全国家数据安全管理制度；通过建立健全数据安全治理，提高数据安全保障能力，由此保护个人、组织与数据有关的权益，在保障数据安全的前提下，鼓励数据合理有效利用，保障数据有序自由流动，从而推动数据要素化市场改革，促进以数据为关键要素的数字经济发展。

《中华人民共和国个人信息保护法》由第十三届全国人大常委会第三十次会议于2021年8月20日通过，自2021年11月1日起施行。在法律渊源上，该法将个人信息保护上溯至宪法，经由宪法第三十三条第三款"国家尊重和保障人权"、第三十八条"中华人民共和国公民的人格尊严不受侵犯"、第四十条"中华人民共和国公民的通信自由和通信秘密受法律的保护"，宣誓、夯实、提升了个人信息权益的法律位阶。在立法目的上，该法将"保护个人信息权益"和"促进个人信息合理利用"作为并行的规范目标，秉持"执其两端，用其中于民"的理念，满足人们对美好生活的向往。

该法确立了个人信息处理应遵循的合法、正当、必要和诚信基本原则。其次，该法围绕规范个人信息处理活动、保障个人信息权益，构建了以"告知－同意"为核心的个人信息处理规则。特别是该法定义了敏感个人信息，即生物识别、宗教信仰、特定身份、医疗健康、金融账户、行踪轨迹等信息，以及不满十四周岁未成年人的个人信息为敏感个人信息。据此，健康医疗数据属于敏感个人信息范畴。根据该法特别要求，个人信息处理者在处理敏感个人信息、向他人提供或公开个人信息、跨境转移个人信息等环节应遵守取得个人的单独同意等特定规则。此外，该法亦定义了匿名化与去标识化，以及匿名化与去标识化处理的原则和规则。

《中华人民共和国数据安全法》《中华人民共和国个人信息保护法》与2017年6月施行的《中华人民共和国网络安全法》三部法律相辅相成、相互呼应，形成对个人信息保护的法律体系。《中华人民共和国网络安全法》主要立法目的系为了保障网络安全，维护网络空间主权和国家安全、社会公共利益，保护公民、法人和其他组织的合法权益，促进经济社会信息化健康发展。网络运营者应当按照网络安全等级保护制度的要求，履行规定的安全保护义务，保障网络免受干扰、破坏或者未经授权的访问，防止网络数据泄露或者被窃取、篡改。

在卫生健康、生物医药法律领域，亦有涉及数据的相关规定。

《中华人民共和国基本医疗卫生与健康促进法》由第十三届全国人大常委会第十五次会议于 2019 年 12 月 28 日通过，自 2020 年 6 月 1 日起施行。该法明确要求国家保护公民个人健康信息，任何组织或者个人不得非法收集、使用、加工、传输、买卖、提供或者公开公民个人健康信息。

《中华人民共和国生物安全法》由第十三届全国人大常委会第二十二次会议于 2020 年 10 月 17 日通过，自 2021 年 4 月 15 日起施行。作为生物安全领域的一部基础性、综合性、系统性、统领性法律，其颁布和实施起到了里程碑的作用，标志着我国生物安全进入依法治理的新阶段。该法的出台在生物安全领域形成了国家生物安全战略、法律、政策"三位一体"的生物安全风险防控和治理体系，国家加强对我国人类遗传资源和生物资源采集、保藏、利用、对外提供等活动的管理和监督，保障人类遗传资源和生物资源安全。

《中华人民共和国人类遗传资源管理条例》由国务院第四十一次常务会议于 2019 年 3 月 20 日通过，自 2019 年 7 月 1 日起施行。该条例围绕人类遗传资源进行了更加细化的规定，通过对人类遗传资源作出定义，界定遗传资源管理的范围边界，明确监管范围与主管部门，确立遗传资源采集、保藏、利用、对外提供等活动的总体原则与禁止性规定，提出审批或备案要求，并树立科学研究及建设发展的鲜明导向，从而强化对人类遗传资源的保护管理，促进其合理利用。

我国刑法对于相关数据的保护则主要体现在《中华人民共和国刑法修正案（九）》和《中华人民共和国刑法修正案（十一）》中。前者规定了"违反国家有关规定，向他人出售或者提供公民个人信息""违反国家有关规定，将在履行职责或者提供服务过程中获得的公民个人信息，出售或者提供给他人"以及"窃取或者以其他方法非法获取公民个人信息"的处罚，后者则规定了"违反国家有关规定，非法采集我国人类遗传资源或者非法运送、邮寄，或者非法运送、邮寄、携带我国人类遗传资源材料出境，危害公众健康或者社会公共利益"的相应处罚。此外，在司法实践中，司法机关往往通过将数据纳入商业秘密罪之范畴进行刑事保护，即依据《中华人民共和国刑法》第二百一十九条，有侵犯商业秘密行为，给商业秘密的权利人造成严重后果的，将根据严重程度处以相应刑罚。

16.2.2.2　地方立法

作为在《中华人民共和国个人信息保护法》出台后的第一部地方数据法规，《上海市数据条例》由上海市第十五届人大常委会第三十七次会议于 2021 年 11 月 25 日通过，自 2022 年 1 月 1 日起施行。该条例依法保护自然人、法人和非法人组织在使用、加工等数据处理活动中形成的法定或者约定的财产权益，以及在数字经济发展中有关数据创新活动取得的合法财产权益，并对数据的各处理环节作出了制度性安排，保障数据要素在科技创新和推动相关产业发展的转化作用。

除了关注促进数据要素流通、释放数据要素价值，该条例还强化了个人隐私和信息保护，对个体的保护进行了衡平考量和安排，它明确了对自然人对其个人信息享有的人格权益之保护，且设置个人信息特别保护章节，强化了个人信息"知情同意"的原则和规则。

16.3　司法实践

16.3.1　数据保护的法律适用

在目前相关立法对数据权利性质没有明确界定的情况下，我国司法实践中往往适用《中华人民共和国反不正当竞争法》（以下简称《反不正当竞争法》）相关商业秘密规定对数据权利人进行保护。

《反不正当竞争法》第九条明确了侵犯商业秘密的行为，包括"以盗窃、贿赂、欺诈、胁迫、电子侵入或者其他不正当手段获取权利人的商业秘密；披露、使用或者允许他人使用以前项手段获取的权利人的商业秘密；违反保密义务或者违反权利人有关保守商业秘密的要求，披露、使用或者允许他人使用其所掌握的商业秘密；教唆、引诱、帮助他人违反保密义务或者违反权利人有关保守商业秘密的要求，获取、披露、使用或者允许他人使用权利人的商业秘密"。经营者以外的其他自然人、法人和非法人组织实施前述所列违法行为的，视为侵犯商业秘密；第三人明知或者应知商业秘密权利人的员工、前员工或者其他单位、个人实施上述所列违法行为，仍获取、披露、使用或者允许他人使用该商业秘密的，同样视为侵犯商业秘密。最高院《关于审理侵犯商业秘密民事案件适用法律若干问题的规定》第一条规定："与技术有关的结构、原料……数据等信息，人民法院可以认定构成反不正当竞争法第九条第四款所称的技术信息。与经营活动有关的创意、管理……数据等信息，人民法院可以认定构成反不正当竞争法第九条第四款所称的经营信息。"由此可见，数据在一定条件下可以作为商业秘密被司法保护。

16.3.2　典型案例概述

在北京百度网讯科技有限公司与上海汉涛信息咨询有限公司不正当竞争纠纷案的判决中，对于以数据利用为争议核心的不正当竞争诉讼，是否获得了用户的授权并非最为重要的问题，法院更加看重该案中大众点评的整体商业模式，并认可了大众点评对用户点评的加工整理是一种劳动成果，反不正当竞争法应当予以保护。

在淘宝（中国）软件有限公司与安徽美景信息科技有限公司不正当竞争纠纷案中，原告以网络原始数据内容为基础，经过运营者大量的智力劳动成果投入，通过深度开发与系统整合，形成案涉大数据产品；被告未经授权亦未付出新的劳动创造，以不正当手段招揽、组织、帮助他人获取其中的数据内容，并从中牟利。该案作为全国首例涉及大数据产品权益保护的新类型不正当竞争案件，首次通过司法判例初步划分了各相关主体对于数据资源的财产权边界，认定案涉数据内容可以为原告带来经营收入并构成竞争优势，赋予网络运营者对于数据产品在竞争法意义上的财产性权益，给予反不正当竞争法的保护。

作为同样涉及数据权益归属判断的典型案件，在深圳市腾讯计算机系统有限公司等与浙江搜道网络技术有限公司等不正当竞争纠纷案中，法院认为，案涉平台数据资源系原告经过长期经营积累聚集而成，能够带来竞争优势，原告对于数据资源应当享有竞争权益，被告未经许可对其规模化破坏性的使用将构成不正当竞争。并且，案涉数据包含个人身份数据，被告擅自收集、存储或使用不仅侵害了个人信息权益，还会导致用户信任丧失，损害原告对于数据资源所享有的竞争性权益，故适用反不正当竞争法相关规定。

16.4　伦理规制

鉴于健康医疗数据的收集和处理涉及个人隐私、敏感信息和国家生物安全，伦理审查系重要的治理制度之一。

原卫生部于 2007 年制定了《涉及人的生物医学研究伦理审查办法（试行）》，该规范性文件对宣传普及科研伦理原则，建立健全受试者保护机制，规范生物医学研究行为起到了积极促进作用，但并未将生物样本和信息数据纳入伦理审查。之后，原国家卫生计生委对 2007 年原卫生部发布的《涉及人的生物医学研究伦理审查办法（试行）》进行了修订，以部门规章形式于 2016 年发布了《涉及人的生物医学研究伦理审查办法》（原卫生计生委令 11 号）（以下简称"11 号令"），将生物样本和信息数据纳入伦理审查，并明确了知情同意制度。11 号令所称涉及人的生物医学研究，包括采用流行病学、社会学、心理学等方法收集、记录、使用、报告或者储存有关人的样本、医疗记录、行为等科学研究资料的活动。

党中央、国务院高度重视科技伦理体系建设，2022 年 3 月 20 日，中共中央办公厅、国务院办公厅印发了《关于加强科技伦理治理的意见》。为积极推进统一的伦理审查制度体系建设，经国务院同意，国家卫生健康委会同教育部、科技部、国家中医药局于 2023 年 2 月 18 日联合印发了《涉及人的生命科学和医学研究伦理审查办法》（以下简称"《办法》"）。《办法》在坚持 11 号令基本原则和制度框架的基础上优化完善，适用于在中华人民共和国境内的医疗卫生机构、高等学校、科研院所等开展涉及人的生命科学和医学研究伦理审查工作，为上述主体开展相关研究提供统一的伦理审查制度遵循。

目前，上述《办法》和 11 号令共同规范伦理审查，其主要制度框架、伦理审查方式、知情同意等总体上是一致的，机构的具体伦理审查实践，可以《办法》作为指导；对医疗卫生机构伦理审查的违规行为，各级卫生行政部门可以 11 号令为依据进行处理。

16.4.1 明确伦理原则

《办法》要求相关研究符合控制风险、知情同意、公平公正、免费和补偿、赔偿、保护隐私权及个人信息、特殊保护等伦理原则。

关于知情同意，《办法》规定：尊重和保障研究参与者或者研究参与者监护人的知情权和参加研究的自主决定权，不允许使用欺骗、利诱、胁迫等手段使研究参与者或者研究参与者监护人同意参加研究，允许研究参与者或者研究参与者监护人在任何阶段无条件退出研究。

特定人群是伦理审查关注的重点。为强化保障特定研究参与者的权益，《办法》明确提出"特殊保护"的要求，规定对涉及儿童、孕产妇、老年人、智力障碍者、精神障碍者等特定群体的研究参与者，应当予以特殊保护。

16.4.2 完善伦理审查机制

《办法》所称涉及人的生命科学和医学研究，是指以人为受试者或者使用人（统称研究参与者）的生物样本、信息数据（包括健康记录、行为等）开展的规定的研究活动，其中包括采用流行病学、社会学、心理学等方法收集、记录、使用、报告或者储存有关人的涉及生命科学和医学问题的生物样本、信息数据（包括健康记录、行为等）等科学研究资料的活动。由此，《办法》进一步明确将生物样本和信息数据纳入伦理审查。

为实现涉及人的生命科学和医学研究之伦理审查的全面覆盖，《办法》建立委托审查机制，明确未设立伦理审查委员会或者伦理审查委员会无法胜任审查需要的机构可以委托有能力的机构伦理审查委员会或者区域伦理审查委员会开展伦理审查，并要求受委托的伦理审查委员会应当对审查的研究开展跟踪审查。鉴于医疗卫生机构主要开展临床研究，对风险控制的要求较高，《办法》同时要求，医疗卫生机构应当委托不低于其等级的医疗卫生机构的伦理审查委员会或者区域伦理审查委员会开展伦理审查。企业和机构合作开展研究的，机构应当充分了解研究的整体情况，通过伦理审查、开展跟踪审查；企业独立开展研究的，可以通过委托伦理审查实现伦理审查监管，通过跟踪审查实现延伸监管，并明确监督管理责任。

此外，《办法》明确了免除伦理审查的范围，即在使用人的信息数据或者生物样本开展研究不对人体造成伤害、不涉及敏感个人信息或者商业利益的前提下，可以免除伦理审查的情形主要包括：（1）利用合法获得的公开数据，或者通过观察且不干扰公共行为产生的数据进行研究的；（2）使用匿名化的信息数据开展研究的；（3）使用已有的人的生物样本开展研究，所使用的生物样本来源符合相关法规和伦理原则，研究相关内容和目的在规范的知情同意范围内，且不涉及使用人的生殖细胞、胚胎和生殖性克隆、嵌合、可遗传的基因操作等活动的；（4）使用生物样本库来源的人源细胞株或者细胞系等开展研究，研究相关内容和目的在提供方授权范围内，且不涉及人胚胎和生殖性克隆、嵌合、可遗传的基因操作等活动的。

16.4.3 细化知情同意程序

在知情同意这一重要程序上,《办法》进行了更为详细的规定。

《办法》进一步细化对无行为能力、限制行为能力的研究参与者知情同意过程的规定,即对于无民事行为能力或者限制民事行为能力的研究参与者,应当获得其监护人的书面知情同意,同时还应在研究参与者可理解的范围内告知相关信息并征得其同意。

对于研究者应当再次获取研究参与者知情同意的情形,11 号令规定为:研究方案、范围、内容发生变化的,或是利用过去用于诊断、治疗的有身份标识的样本进行研究的,或是将生物样本数据库中有身份标识的人体生物学样本或者相关临床病史资料再次使用进行研究的,或是研究过程中发生其他变化的;《办法》则规定为:与研究参与者相关的研究内容发生实质性变化的,或是与研究相关的风险实质性提高或者增加的,或是研究参与者民事行为能力等级提高的。

另外,根据 11 号令规定,经伦理委员会审查批准后可以免除签署知情同意书的情形包括:利用可识别身份信息的人体材料或者数据进行研究,已无法找到该受试者,且研究项目不涉及个人隐私和商业利益的;或是生物样本捐献者已经签署了知情同意书,同意所捐献样本及相关信息可用于所有医学研究的。

16.5 国家标准和行业示范文本

除上述审查办法外,截至目前国内还出台了《信息安全技术 健康医疗数据安全指南》《信息安全技术 个人信息安全规范》《生物样本库质量和能力通用要求》等国家标准,中国医药生物技术协会组织生物样本库分会及中国研究型医院学会临床数据与样本资源库专业委员会还制定了《医疗卫生机构生物样本库通用样本采集知情同意书示范范本》,其对健康医疗数据的保护和处理等问题均具有一定指导意义,可以根据实际情况进行参照适用。但需要注意的是,由于部分标准的出台时间早于《中华人民共和国个人信息保护法》,故在适用或参考时应当谨慎识别,若相关标准与该法中的规定存在冲突,则应优先适用该法。

16.6 健康医疗数据价值和权益理论及构建路径

16.6.1 健康医疗数据的价值理论

健康医疗数据已成为国家重要基础性战略资源。相关政策和法律法规鼓励在维护国家和个人安全和权益的合规前提下,对健康医疗数据进行规范管理,推进数据的开发利用,促进健康医疗大数据产业的发展,为打造健康中国、全面建成小康社会和实现中华民族伟大复兴的中国梦提供了有力支撑。

因此，赋予数据相应的价值和认可相关方相应的权益系不容回避的客观趋势。如财政部制定印发了《企业数据资源相关会计处理暂行规定》，自 2024 年 1 月 1 日起施行，明确了适用范围和数据资源会计处理适用的准则。

构建有价值的健康医疗数据和合法权益，数据处理主体需要遵循健康医疗数据的价值和权益理论——即数据主体依据相关法律法规，在维护个人权益、国家安全和社会公共利益的前提下，遵循收集主体合法、采集数据守规、处理数据合规、维护数据安全、完善数据保密等原则，在健康医疗数据的收集、存储、使用、加工、传输、提供、公开等数据处理过程中所形成的数据权利、价值和权益。

16.6.2　健康医疗数据价值权益和权益构建的五项原则

我国目前在数据方面进行了多层面的规定，尽管相关立法仍未对数据的法律属性予以明确规定，但我国的司法实践之价值取向系保护相关方的合法数据权益，进而鼓励数据应用，保障数据流转，故在实务中大多都承认数据的财产属性，并予以重视。《关于构建数据基础制度更好发挥数据要素作用的意见》亦以探索有利于数据安全保护、有效利用、合规流通的产权制度和市场体系为原则，以解决市场主体实际问题为导向，创新数据产权观念，聚焦数据使用权流通，创造性地提出了数据资源持有权、数据加工使用权和数据产品经营权"三权分置"的数据产权制度框架，由此明确数据要素各参与方的合法权益和数据财产权利。本书依据相应法律法规总结以下五项原则，以建立健康医疗数据价值权益和权益构建之原则性路径。

16.6.2.1　收集主体合法原则

首先，数据的收集主体必须合法。根据相关法律规定，对于特定健康医疗数据的收集主体有限制性规定。例如，根据《中华人民共和国生物安全法》第五十六条规定，境外组织、个人及其设立或者实际控制的机构不得在我国境内采集、保藏我国人类遗传资源，不得向境外提供我国人类遗传资源。《人类遗传资源管理条例实施细则》进一步明确主体之定义表述：除我国科研机构、高等学校、医疗机构或者企业外，设在港澳的内资实控机构亦被视为中方单位；对于外方单位即境外组织、个人设立或者实际控制的机构之界定，其包括境外组织、个人持有或者间接持有机构百分之五十以上的股份、股权、表决权、财产份额或者其他类似权益，境外组织、个人持有或者间接持有机构的股份、股权、表决权、财产份额或者其他类似权益不足百分之五十，但其所享有的表决权或者其他权益足以对机构的决策、管理等行为进行支配或者施加重大影响，以及境外组织、个人通过投资关系、协议或者其他安排，足以对机构的决策、管理等行为进行支配或者施加重大影响等情形。

《中华人民共和国数据安全法》第三十二条要求，收集数据应当采取合法正当的方式，不得窃取或者以其他非法方式获取数据。《中华人民共和国人类遗传资源管理条例》第十一条则规定，采集我国重要遗传家系、特定地区人类遗传资源或者采集国务院科学技术行政部门规定种类、数量的人类遗传资源的，采集主体应当具有法人资格，并经国务院科学技术行政部门批准。

16.6.2.2 采集数据守规原则

《中华人民共和国个人信息保护法》第二十八条将医疗健康信息归类于敏感个人信息，相关数据的采集应当遵循正当、必要的原则。进行伦理审查也是基于健康医疗数据来源于大量个人主体的提供，由于对数据的研究模式具有开放性和不确定性，若其研究方法、目的、风险等信息都不明确，就会产生许多伦理问题，使得数据提供者的权益无法得到保障。

1）充分告知、知情同意

取得个人的知情同意是采集健康医疗数据极为重要的环节，也是法律和伦理重要的规则。知情同意通过赋予数据处理者相应的告知义务，使个人在了解自己将面临的风险、付出的代价等基础上自由选择，从而维护个人利益，改变其相对弱势的地位。

《中华人民共和国民法典》第一千零三十五条规定，采集个人信息须征得自然人或者其监护人同意。《中华人民共和国个人信息保护法》第二十九条明确，处理敏感个人信息应当取得个人的单独同意，法律、行政法规规定处理敏感个人信息应当取得书面同意的，从其规定；第十七条、第三十条规定，信息处理者应充分告知个人下列事项：信息处理者的名称或者姓名和联系方式、个人信息的处理目的、处理方式、处理的个人信息种类、保存期限，个人行使本法规定权利的方式和程序，以及上述事项的变更情况，处理敏感个人信息的，还应告知处理的必要性以及对个人权益的影响。需要注意的是，下列情况应取得个人的单独同意：（1）个人信息处理者向其他个人信息处理者提供其处理的个人信息的，应当向个人告知接收方的名称或者姓名、联系方式、处理目的、处理方式和个人信息的种类，并取得个人的单独同意；（2）接收方变更原先的处理目的、处理方式的，应当重新取得个人同意；（3）个人信息处理者向中华人民共和国境外提供个人信息的，应当向个人告知境外接收方的名称或者姓名、联系方式、处理目的、处理方式、个人信息的种类以及个人向境外接收方行使本法规定权利的方式和程序等事项，并取得个人的单独同意。

健康医疗数据中包含着基因等人类遗传资源信息，《中华人民共和国人类遗传资源管理条例》第十二条中对告知同意有着更为具体的要求：一方面应保障人类遗传资源提供者的知情权，即采集者应当事先告知提供者采集目的、采集用途、对健康可能产生的影响及个人隐私保护措施；另一方面应告知其享有的自主决定权，即提供者享有自愿参与和随时无条件退出的权利。上述告知必须全面、完整、真实、准确，不得隐瞒、误导、欺骗，并且征得人类遗传资源提供者书面同意。

《涉及人的生物医学研究伦理审查办法》和《涉及人的生命科学和医学研究伦理审查办法》均对知情同意有着明确的伦理要求。

在江西省宜春市人民检察院督促保护医疗健康个人信息行政公益诉讼案中，检察机关认为"根据《中华人民共和国个人信息保护法》《医疗机构病历管理规定》等法律法规，医疗健康等信息属于敏感个人信息，未经公民本人同意，或未具备具有法律授权等个人信息保护法规定的理由，医院向保险代理机构提供患者医疗健康信息，改变了公民公开个人信息的范围、目的和用途，不属于法律规定的合理处理"。

据此，签署书面的知情同意书是实现依法依规取得并使用健康医疗数据的重要程序。

一般而言，数据采集时需要签署的知情同意书内容主要包括 数据的种类与来源，采集方式与目的，个人可能遭受的安全、健康和权益的风险，以及相应保护措施和信息保密措施，个人应当享有的权利等。根据《涉及人的生命科学和医学研究伦理审查办法》之规定，涉及人的生物样本采集的，还应当包括生物样本的种类、数量、用途、保藏、利用（包括是否直接用于产品开发、共享和二次利用）、隐私保护、对外提供、销毁处理等相关内容。

根据《中华人民共和国个人信息保护法》第十三条规定，在为订立、履行个人作为一方当事人的合同所必需的情形下，个人信息处理者可处理个人信息且无需取得个人同意。从法律角度而言，书面知情同意属于契约性文件，在履行前述文件中所规定的目的和范围内，该情形可认定为履行合同所必需的情形。由此，按照法律法规规定取得相应书面知情同意后，根据知情同意书所明确的特定目的和范围使用样本数据的，可适用该法第十三条规定。

中国医药生物技术协会组织生物样本库分会及中国研究型医院学会临床数据与样本资源库专业委员会制定的《医疗卫生机构生物样本库通用样本采集知情同意书示范范本》以"泛知情同意"为路径，即依据《涉及人的生物医学研究伦理审查办法》第三十九条规定，生物样本捐献者已经签署了知情同意书，同意所捐献样本及相关信息可用于所有医学研究的，经伦理委员会审查批准后，可以免除再次签署知情同意书。上述"泛知情同意"路径符合建设生物样本库过程中，生物样本库不太可能预计到所有未来开展的研究，数据和样本采集一般不针对特定的项目 的实际情况。

2）知情同意的例外情况

合理处理个人自行公开的或者其他已经合法公开的信息，且个人未明确拒绝或处理活动不侵害个人重大利益的，或者为了维护公共利益或个人合法权益而合理实施的信息处理行为，《中华人民共和国民法典》第一千零三十六条将其归为处理者无须承担民事责任的情形。

《中华人民共和国个人信息保护法》第十三条则更为具体化，对于符合为履行法定职责或者法定义务所必须，为应对突发公共卫生事件或者紧急情况下为保护自然人的生命健康和财产安全所必需，为公共利益实施新闻报道、舆论监督等行为在合理的范围内处理个人信息等情形的，个人信息处理者无需取得个人同意。

3）一数一源、最少必要

除了采集数据前的知情同意，在采集过程中，《人口健康信息管理办法（试行）》第八条需要所采集的信息符合业务应用和管理要求，保证服务和管理对象在本单位信息系统中身份标识具有唯一性，基本数据项具有一致性。

《中华人民共和国个人信息保护法》第六条规定，收集个人信息应限于实现处理目的的最小范围，不得过度收集。采集者应当根据数据预期用途、成熟技术或相关标准确定采集程序，收集满足业务需要的最少数据，并严格实行信息复核程序，避免重复、多头采集，以此保证相关数据的可追溯性，同时避免资源与精力的浪费。

4）涉人类遗传资源数据的采集行政许可

根据《中华人民共和国人类遗传资源管理条例》第十一条，采集我国重要遗传家系、特定地区人类遗传资源或者采集国务院科学技术行政部门规定种类、数量的人类遗传资源的，应当经国务院科学技术行政部门批准。

《人类遗传资源管理条例实施细则》将人类遗传资源采集行政许可的适用范围予以细化：关于重要遗传家系人类遗传资源采集活动，重要遗传家系是指患有遗传性疾病、具有遗传性特殊体质或者生理特征的有血缘关系的群体，且该群体中患有遗传性疾病、具有遗传性特殊体质或者生理特征的成员涉及三代或者三代以上，高血压、糖尿病、红绿色盲、血友病等常见疾病不在此列；关于特定地区人类遗传资源采集活动，特定地区人类遗传资源是指在隔离或者特殊环境下长期生活，并具有特殊体质特征或者在生理特征方面有适应性性状发生的人类遗传资源。特定地区不以是否为少数民族聚居区为划分依据；另外，采集用于大规模人群研究且人数大于3000例的人类遗传资源采集活动亦需行政许可，大规模人群研究包括但不限于队列研究、横断面研究、临床研究、体质学研究等。

16.6.2.3　处理数据合规原则

"数据处理"这一正式概念源于2016年颁布并于2018年生效的欧盟GDPR。《中华人民共和国民法典》在对个人信息的规定上吸纳了对个人信息的"处理"概念，《中华人民共和国数据安全法》继续沿用了此概念。综合《中华人民共和国数据安全法》第三条及《中华人民共和国个人信息保护法》第四条有关规定，除数据采集外，数据相关处理还包括数据的存储、使用、加工、传输、提供、公开、删除等环节。

《中华人民共和国数据安全法》第八条规定，开展数据处理活动应当遵守法律法规，尊重社会公德和伦理，遵守商业道德和职业道德，诚实守信，履行数据安全保护义务，承担社会责任，不得危害国家安全、公共利益，不得损害个人、组织的合法权益。《关于构建数据基础制度更好发挥数据要素作用的意见》亦强调实现数据流通全过程动态管理，在合规流通使用中激活数据价值。

1）基本规则

《中华人民共和国个人信息保护法》第五条至第十条明确规定了处理个人信息

的几项规则：（1）遵循合法、正当、必要和诚信原则，不得通过误导、欺诈、胁迫等方式处理；（2）具有明确、合理的目的，并应与处理目的直接相关，采取对个人权益影响最小的方式；（3）遵循公开、透明原则，公开处理规则，明示处理目的、方式和范围；（4）保证个人信息的质量，避免因个人信息不准确、不完整对个人权益造成不利影响；（5）不得非法使用、加工、传输、买卖、提供或者公开他人个人信息，不得从事危害国家安全、公共利益的处理活动。

2）处理环节的具体要求

若数据采集者在采集完成后，委托其他机构进行数据的后续处理，例如存储、维护等操作，则应以书面形式明确规定受托者的责任义务，确保其具备足够的数据安全能力要求，并准确记录委托处理的情况。

关于数据的对外提供，《中华人民共和国民法典》第一千零三十八条明确处理者不得泄露或者篡改其收集、存储的个人信息，个人信息未经个人同意不得向他人非法提供，但是经过加工无法识别特定个人且不能复原的除外。《中华人民共和国刑法修正案（九）》规定，违反国家规定向他人出售或者提供公民个人信息的，或是以窃取或其他方法非法获取公民个人信息的，情况严重的将构成刑事犯罪，判处最高可达七年有期徒刑；将在履行职责或者提供服务过程中获得的公民个人信息，违反国家规定出售或者提供给他人的，按前款规定从重处罚；单位为犯罪主体的则对其判处罚金，并对其直接负责的主管人员和其他直接责任人员依照前述各款规定处罚。

处理者依法依规向他人提供数据时，应当和数据接收方签署书面协议，确认接收方是否具有资质及其使用数据的目的，阐明提供和使用数据的条件，明确接收方需要承担的数据安全保护责任，并将相关文件的所有更改都记录在案。

涉及境外提供方面，《信息安全技术 健康医疗数据安全指南》第7条规定，经主体授权同意与数据安全委员会讨论审批同意，不涉及国家秘密且不属于重要数据的，控制者可向境外目的地传送个人健康医疗数据，但累计数据量不得超过250条，否则应提请相关部门审批。

关于数据的销毁删除，个人有权随时无条件撤销数据的提供或相关授权，在签署退出声明后，信息处理者将根据个人退出的要求，对保存在库来源于该个人的可辨识的信息数据进行销毁，并不再继续采集和（或）利用，除非数据无法识别特定个人且不能复原已不可辨识身份。同时，销毁记录应在一段时间内保留以备查询。

除个人撤回同意之外，存在处理目的已实现、无法实现或为实现目的不再必要，保存期限已届满，或是处理者违反法律、行政法规、约定处理个人信息等情形的，《中华人民共和国个人信息保护法》第四十七条都要求处理者主动删除个人信息，否则个人亦有权请求删除；若法律、行政法规规定的保存期限未届满，或者删除个人信息从技术上难以实现，则信息处理者应当停止除存储和采取必要安全保护措施之外的处理活动。上述个人信息不包括经过处理后无法识别特定自然人且不能复原的匿名化信息。

3）涉人类遗传资源数据的监管要求

人类遗传资源关系到国家安全和重大公共利益，属于极其重要的核心数据，相关处理操作在《中华人民共和国生物安全法》《中华人民共和国人类遗传资源管理条例》等法律法规以及《人类遗传资源管理条例实施细则》中都进行了严格规定。

根据《中华人民共和国生物安全法》第五十六条，采集我国重要遗传家系、特定地区人类遗传资源或者国务院科学技术主管部门规定的种类、数量的人类遗传资源，保藏人类遗传资源，以及利用人类遗传资源开展国际科学研究合作的，除以临床诊疗、采供血服务、查处违法犯罪、兴奋剂检测和殡葬等为目的的活动外，都须经过国务院科学技术主管部门的批准。

为了取得相关药品和医疗器械在我国上市许可，在临床试验机构利用我国人类遗传资源开展国际合作临床试验、不涉及遗传资源出境的，无需部门批准，但对于拟使用的人类遗传资源种类、数量及用途，在临床试验前应当向国务院科学技术主管部门进行备案。

《中华人民共和国人类遗传资源管理条例》第九条规定，采集、保藏、利用、对外提供我国人类遗传资源的，应按国家规定进行伦理审查并遵守国务院科学技术行政部门制定的技术规范。

保藏审批方面，《人类遗传资源管理条例实施细则》第二十八条将人类遗传资源保藏活动定义为"将有合法来源的人类遗传资源保存在适宜环境条件下，保证其质量和安全，用于未来科学研究的行为，不包括以教学为目的、在实验室检测后按照法律法规要求或者临床研究方案约定的临时存储行为"。《中华人民共和国人类遗传资源管理条例》第十五条要求保藏单位完整记录人类遗传资源保藏情况，妥善保存遗传资源的来源信息和使用信息，并就保藏遗传资源的情况向国务院科学技术行政部门提交年度报告。根据《人类遗传资源管理条例实施细则》，应当申请行政许可的人类遗传资源保藏活动同时涉及人类遗传资源采集的，申请人仅需要申请人类遗传资源保藏行政许可，无需另行申请人类遗传资源采集行政许可。取得保藏行政许可后，保藏目的、保藏方案或者保藏内容等重大事项发生变更的，被许可人应当向科技部提出变更申请。

国际合作科学研究审批方面，《中华人民共和国人类遗传资源管理条例》第二十三条及第二十四条规定，利用我国人类遗传资源开展国际合作科学研究，应当保证中方单位及其研究人员在合作期间全过程、实质性地参与研究，研究过程中的所有记录以及数据信息等完全向中方单位开放并向中方单位提供备份。研究过程中，合作方、研究目的、研究内容、合作期限等重大事项发生变更的，应当办理变更审批手续。根据《人类遗传资源管理条例实施细则》，为取得相关药品和医疗器械在我国上市许可的临床试验涉及的探索性研究部分，应当申请人类遗传资源国际科学研究合作行政许可。取得行政许可后，开展国际科学研究合作过程中，研究目的、研究内容发生变更，研究方案涉及的人类遗传资源种类、数量、用途发生变更，或者申办方、组长单位、合同研究组织、第三方实验室等其他重大事项发生变更的，被许可人应当向科技部提出变更申请；取得行政许可后出现下列情形的，被许可人则不需要提出变更申请，但应向科技部提交事项变更的书面说明及相应材料：研究内容或者研究方案不变，仅涉及总量累计不超过获批数量10%变更的，本实施细则第四十六条所列合作单位以外的参与单位发生变更的，合作方法人单位名称发生变更的，以及研究内容或者研究方案发生变更，但不涉及人类遗传资源种类、数量、用途的变化或者变更后内容不超出已批准范围的。

国际合作临床试验备案方面，《中华人民共和国人类遗传资源管理条例》第二十二条规定，为获得相关药品和医疗器械在我国上市许可，在临床机构利用我国人类遗传资源开展国际合作临床试验、不涉及人类遗传资源材料出境的，不需要审批，但合作双方在开展临床试验前应当将拟使用的人类遗传资源种类、数量及其用途向国务院科学技术行政部门备案。《人类遗传资源管理条例实施细则》第五十三条明确，国际合作临床试验完成备案后，涉及的人类遗传资源种类、数量、用途发生变更，或者合作方、研究方案、研究内容、研究目的等重大事项发生变更的，备案人应当及时办理备案变更；研究方案或者研究内容变更不涉及人类遗传资源种类、数量、用途变化的，不需要办理备案变更，但应当在变更活动开始前向科技部提交事项变更的书面说明及相应材料。

对外提供或开放使用备案方面，将人类遗传资源信息向外国组织、个人及其设立或者实际控制的机构提供或者开放使用的，《人类遗传资源管理条例》要求应当向国务院科学技术行政部门备案并提交信息备份。

16.6.2.4 维护数据安全原则

数据的安全管理应当贯穿于整个数据处理过程。《关于构建数据基础制度更好发挥数据要素作用的意见》要求统筹发展和安全，贯彻总体国家安全观，强化数据安全保障体系建设，把安全贯穿数据供给、流通、使用全过程，划定监管底线和红线。

《中华人民共和国网络安全法》第二十一条强调网络安全等级保护制度，要求网络运营者按照网络安全等级保护制度的要求，履行安全保护义务，主要包括制定内部安全管理制度和操作规程，确定网络安全负责人，落实网络安全保护责任，采取防范计算机病毒和网络攻击、网络侵入等危害网络安全行为的技术措施，采取监测、记录网络运行状态、网络安全事件的技术措施，采取数据分类、重要数据备份和加密等措施等。《中华人民共和国个人信息保护法》第九条明确，信息处理者应对其处理活动负责，并采取必要措施保障所处理的个人信息之安全。《中华人民共和国数据安全法》第二十七条要求健全全流程数据安全管理制度，组织开展数据安全教育培训。利用互联网等信息网络开展数据处理活动，应当在网络安全等级保护制度的基础上，履行上述数据安全保护义务。《国家健康医疗大数据标准、安全和服务管理办法（试行）》第十八条规定，责任单位应当采取数据分类、重要数据备份、加密认证等措施保障健康医疗大数据安全。

1）采取加密、去标识化等安全技术措施

健康医疗数据能够服务于公共卫生、科学研究等事业，并致力追求长期利益。健康医疗数据集合了个人基本信息及遗传资源等数据，为了防止溯源困难以及某些研究受限，可识别身份的隐私信息会被保留在系统中。这些信息一旦被公开披露，几乎不可能再次取回使其私人化，此过程中数据的获取人员和具体用途也都无从知晓，这就会产生隐私泄露的风险并引起大型社会性问题。

因此，严格的隐私保护是数据处理者应尽之义务，通过对数据进行加工使其无法识别特定个人，可以减少个人对数据滥用的担忧，从而提高公众参与率，也关系到数据利用的整体利益。

去标识化与匿名化即为对个人隐私进行保护的两种技术手段。根据《中华人民共和国个人信息保护法》第七十三条的定义：去标识化，是指个人信息经过处理，使其在不借助额外信息的情况下无法识别特定自然人的过程；匿名化，是指个人信息经过处理无法识别特定自然人且不能复原的过程。

去标识化与匿名化的区别在于：在大数据时代下，不同的数据类型之间往往有着许多直接和间接的联系，通过数据之间的分析，能够挖掘出被隐藏很深的个人信息，这使得部分匿名化操作在面对大数据分析和搜寻时不再有效。由此可见，判断数据处理属于去标识化还是匿名化，在很大程度上取决于处理者的技术能力和现实条件。并且，去标识化后的信息仍属于个人信息，而根据《中华人民共和国个人信息保护法》第四条，匿名化处理后的信息不被列为个人信息。

在实际操作中，匿名化虽然较为安全，但由于完全无法得知当事人的身份、相关环境，就不能进行后续的追踪，使得未来的研究受限，不适用于健康医疗数据的某些研究。而去标识化后，个人信息控制者通常保留着可用于复原或重识别个人信息主体的信息，仍存在着可以确认个人身份信息的联结，属于可回溯性的处理。

目前，《信息安全技术 健康医疗数据安全指南》第10.2条主要对去标识化进行了原则化的阐述。

去标识化前，应当了解数据的类型、用途、业务特性等，考虑去标识化的影响并选择合适的技术，确保去标识化数据在满足安全保护要求的同时仍具应用价值。去标识化的数据宜应用于受控公开共享或领地公开共享（控制者完全控制的环境），宜通过数据使用协议约定数据使用目的、方式、期限、安全保障措施等。去标识化的策略、流程和结果宜由数据安全委员会审批。

当数据应用于临床研究和医药／医疗研发时，相关要求如下。

（1）宜去除个人属性数据中可唯一识别到个人的信息或披露后会给个人造成重大影响的信息；（2）个人属性数据中可间接关联到个人的信息宜进行泛化处理；（3）模糊化后仍有医学意义的数据可以保留模糊后的结果；（4）宜删除医护人员姓名

以及其他身份标识信息；（5）数据集中所有属性值相同的人数最低宜在 5 人以上；（6）对需要追溯到患者的情况，宜由控制者内部建立患者代码索引；（7）去标识化过程中使用的各种参数配置如患者代码索引、个人代码生成规则等宜严格保密，仅限于控制者内部专人管理；（8）在需要进行重点标识确定主体时，宜由控制者内部专人处理，处理过程严格保密；（9）宜禁止使用者参与去标识化相关工作；（10）宜签署数据使用协议，约束数据的使用目的、期限以及数据保护措施等；（11）在受控公开共享模式下，使用者宜记录数据使用情况，并接受控制者审计。

2）对数据实行分类分级管理

健康医疗数据依据相关规定与标准进行分类分级，是数据安全管控的重要手段，目前健康医疗数据分级分类主要有两大分级分类路径。

在全国信息安全标准化技术委员会发布的国家标准《信息安全技术 健康医疗数据安全指南》中，健康医疗数据可分为个人属性数据、健康状况数据、医疗应用数据、医疗支付数据、卫生资源数据以及公共卫生数据等类别，根据数据重要程度和风险级别以及对个人健康医疗数据主体可能造成的损害以及影响的级别，建议数据划分为五级。

根据国务院办公厅发布的《科学数据管理办法》，由科学数据中心负责科学数据的分级分类，明确科学数据的密级和保密期限、开放条件、开放对象和审核程序等。现由国家人口健康科学数据中心对生物医学科学数据进行分级分类工作，该中心已经初步完成《生物医学领域科学数据分级分类实践指南》。

3）制定内部管理制度和操作规程

数据处理涉及安全风险的，应当根据《中华人民共和国国家安全法》《中华人民共和国网络安全法》《中华人民共和国数据安全法》等相关规定进行审查，参考国家信息安全登记保护、国家安全风险评估等制度，建立健全数据安全风险评估、安全风险监测预警、安全管理监督等内部机制，制定相应操作规程，保证及时有效地安全管理。

《中华人民共和国网络安全法》第四十二条要求网络运营者采取技术措施和其他必要措施，确保其收集的个人信息安全，防止信息泄露、毁损、丢失。在发生或者可能发生个人信息泄露、毁损、丢失的情况时，应当立即采取补救措施，按照规定及时告知用户并向有关主管部门报告。

《中华人民共和国个人信息保护法》第五十五条、第五十六条对个人信息保护影响评估进行了较为具体的规定。个人信息处理者应当事前进行评估，并对处理情况进行记录的情形包括：处理敏感个人信息、公开个人信息、委托处理或向他人提供个人信息、向境外提供个人信息都需要经过评估并进行记录。评估的内容则包括：处理目的、处理方式等是否合法、正当、必要，对个人权益的影响及安全风险，所采取的保护措施是否合法、有效并与风险程度相适应。评估报告和处理情况记录应当至少保存三年。

对于重要数据，更应当明确责任部门和安全负责人。《中华人民共和国数据安全法》第三十条要求对重要数据处理活动定期开展风险评估，并向有关主管部门报送风险评估报告。

在数据的访问和使用上，《国家健康医疗大数据标准、安全和服务管理办法（试行）》规定，应当建立严格的电子实名认证和数据访问控制，规范数据接入、使用和销毁过程的痕迹管理，确保健康医疗大数据访问行为可管、可控及服务管理全程留痕，可查询、可追溯，对任何数据泄密泄露事故及风险可追溯到相关责任单位和责任人员。

4）制定并组织实施个人信息安全事件应急预案

根据《中华人民共和国数据安全法》第二十九条规定，数据处理时应当加强风险监测，发现数据安全缺陷、漏洞等风险时立即进行补救；发生数据安全事件则应立即采取处置措施，及时告知个人并向有关主管部门报告。难以通过邮件、信函、电话、推送通知等方式将事件相关情况逐一告知个人的，则应采取合理有效的方式公开发布警示信息。

《国家健康医疗大数据标准、安全和服务管理办法（试行）》第二十五条规定，责任单位建立健康医疗大数据安全监测和预警系统，建立网络安全通报和应急处置联动机制，开展数据安全规范和技术规范的研究工作。

根据《中华人民共和国个人信息保护法》第五十七条，发生或者可能发生个人信息泄露、篡改、丢失的，个人信息处理者应当立即采取补救措施，并通知履行个人信息保护职责的部门和个人。通知应当包括：发生或者可能发生个人信息泄露、篡改、丢失的信息种类、原因和可能造成的危害，信息处理者采取的补救措施和个人可采取的减轻危害的措施，以及信息处理者的联系方式。个人信息处理者采取措施能够有效避免信息泄露、篡改、丢失造成危害的，可以不通知个人，但履行个人信息保护职责的部门认为可能造成危害的，其有权要求信息处理者通知个人。

5）涉人类遗传资源信息的安全审查

将人类遗传资源信息向外国组织、个人及其设立或者实际控制的机构提供或者开放使用，可能影响我国公众健康、国家安全和社会公共利益的，《中华人民共和国人类遗传资源管理条例》要求通过国务院科学技术行政部门组织的安全审查。《人类遗传资源管理条例实施细则》第三十七条进一步明确，应当经过科技部组织的安全审查的情形包括重要遗传家系的人类遗传资源信息，特定地区的人类遗传资源信息，人数大于 500 例的外显子组测序、基因组测序信息资源，以及可能影响我国公众健康、国家安全和社会公共利益的其他情形。

16.6.2.5　完善数据保密原则

在本章第三部分司法实践中已经阐述，作为特殊的权利客体，健康医疗数据在一定条件下可以作为商业秘密并适用商业秘密相关条款，实现数据财产权益的恰当保护。因此，除了对原始的个人身份信息、临床诊疗信息等需要按照法律规定、伦理规则及双方约定进行保密，经过加工分析以及研究所得到的数据同样需要采取保密措施。

基于此制定的数据保密规则可以包括：签订协议约定保密义务；通过章程、培训、规章制度、书面告知等方式，对能够接触、获取数据者等提出保密要求；限制操作人员，进行权限区分管理；对能够接触、获取数据的计算机设备、电子设备、网络设备、存储设备、软件等，采取禁止或者限制使用、访问、存储、复制等措施等。

16.7 推动健康医疗大数据有序开放

健康医疗大数据以及在此基础上所发展的医药人工智能具有极大的科学、社会和经济价值，可推动转化医学和精准医学的发展，也是生物医药和人工智能产业乃至关乎国家发展的重要数据要素和资源，其重要性日益突出。

16.7.1 健康医疗大数据有序开放的窗口机遇期已经显现

《关于构建数据基础制度更好发挥数据要素作用的意见》为健康医疗大数据的有序开放提供了一系列指引，而国际上推动健康医疗大数据共享、开放和流动已经成为趋势和政策导向，国内相关省市也在积极推动健康医疗大数据的有序开放。

2023 年 3 月，OECD（经济合作与发展组织）发布《新兴的隐私增强技术：当前的监管和政策方法》（*Emerging Privacy Enhancing Technologies*：*Current Regulatory And Policy Approaches*）报告。报告评估了主要隐私增强技术的发展成熟度及其机遇和挑战，并提出了有关监管和政策建议，帮助政策制定者和监管机构更好地将隐私增强技术应用于隐私保护和数据治理领域。隐私增强技术（Privacy-enhancing Technologies，PETs）是一系列收集、处理、分析和共享信息，同时保护个人数据机密性的数字技术和方法的集合，包括数据混淆、加密数据处理、联邦和分布式分析以及数据问责等。PETs 有利于实现"数据可用不可见"，可促进安全、合法和具有经济价值的数据共享。从 OECD 前述报告分析，其政策导向为推动新型技术衡平个人数据可用性与隐私之间关系，推动创新者、政府和更广泛的公众带来重大利益以促进数据共享的价值取向。

新加坡致力于成为未来亚洲生物医药中心，为此，该国生物伦理咨询委员会（Bioethics Advisory Committee）于 2023 年 5 月公布并公开咨询《大数据和人工智能在人类生物医学研究中的应用引起的道德、法律和社会问题》（*Ethical, Legal And Social Issues Arising from Big Data and Artifiaial Intelligence Use in Human Biomedical Research*），报告认为"大数据和人工智能聚合、集成和处理来自各种来源的大量数据的能力带来了好处，例如：（1）更好地预测和诊断工具；（2）改善临床服务的质量和效果；以及（3）个性化医疗的进步"。但是报告也承认：大数据和 AI 技术的进步及其在生物医学研究中的应用可能会带来复杂和多维度的挑战。健康相关数据一些问题包括基因数据是否应与其他类型的个人和健康数据区别对待，社会效益和保护数据隐私之间要如何权衡、获得知情同意和尊重个人权利和自主权的平衡，以及数据安全义务与数据价值的关联。为此，该生物伦理咨询委员会制定公共咨询文件，以探讨如何负责任地使用数据、数据所有权和管理，以及匿名化等相关伦理问题和考量，以及可提供指导的伦理原则。而最终报告和建议于 2023 年年底公布，这也预示着新加坡在健康大数据开放应用方面将完成伦理和政策的制定，该国健康医疗大数据和人工智能将进入实质应用层面和阶段。

国内相关的省市也在积极推动健康医疗大数据的有序开放，并且已经进入了论证和探索实施阶段，主要思路是将生物健康大数据作为重要的基础资源、设施和营商环境的重要组成部分，推动地方相关生物医药、人工智能等先导产业发展，从而进行战略考虑和定位。

16.7.2　完善健康医疗大数据治理体系

16.7.2.1　管理提升

对健康医疗大数据的处理和管理方面，应把握收集主体合法、采集数据守规、处理数据合规、维护数据安全、完善数据保密等原则，完善数据全流程合规体系。随着《涉及人的生命科学和医学研究伦理审查办法》和《人类遗传资源管理条例实施细则》的陆续颁布，健康医疗大数据所涉及的伦理和人遗管理领域的政策和法规环境趋于稳定。为此，需进一步夯实健康医疗大数据资源合法持有，即需要持续推动以"告知－同意"为核心的个人信息处理规则和机制。《医疗卫生机构生物样本库通用样本采集知情同意书示范范本》是业内通行的知情同意书版本，该版本亦包括了健康医疗信息和数据的采集以及可应用于所有的医学研究的同意机制。基于前述版本，可依据健康医疗大数据有序开放的机制和策略进一步完善知情同意文本，从源头上解决数据资源合法持有。

16.7.2.2　推动敏感信息保护

《中华人民共和国个人信息保护法》定义了敏感个人信息，即生物识别、宗教信仰、特定身份、医疗健康、金融账户、行踪轨迹等信息，以及不满十四周岁未成年人的个人信息。据此，健康医疗数据属于敏感个人信息范畴。根据该法特别要求，个人信息处理者在处理敏感个人信息、向他人提供或公开个人信息、跨境转移个人信息等环节应遵守取得个人的单独同意等特定规则。

从 OECD 发布《新兴的隐私增强技术：当前的监管和政策方法》的策略来看，通过计算技术加政策规制相结合的方法应用于隐私保护和数据治理领域，寻求安全、合法的个人数据有序开放，达到"数据可用不可见"。目前，国内学界亦在积极探索推进 Pets 技术的实际应用，如复旦大学智能医学研究院正在实施的"基于隐私计算的医学科研数据协作网络平台"项目，联通附属医院的数据项目等。

据此，可参照国际通行惯例和合规路径，通过落实数据分类分级标准以及"技术＋政策"的方式，解决敏感信息和隐私保护的问题。

16.7.2.3　先行先试，完善有序开放制度体系

健康医疗大数据综合利用可能会对社会、伦理和法律带来复杂而多维度的挑战，包括推动数据应用和维护国家生物安全考量，数据权益保障和补偿机制设计，社会效益和保护群体、个人权益衡量，对数据有序开放和负责任地使用数据实施管理措施和监管机制等。

为此，可鼓励和推动相关地区以法治化的思维推动健康医疗大数据有序开放的"先行先试"工作，为建立完善健康医疗大数据制度体系积累案例和经验。根据《中华人民共和国立法法》第八十四条"经济特区所在地的省、市的人民代表大会及其常务委员会根据全国人民代表大会的授权决定，制定法规，在经济特区范围内实施。上海市人民代表大会及其常务委员会根据全国人民代表大会常务委员会的授权决定，制定浦东新区法规，在浦东新区实施。海南省人民代表大会及其常务委员会根据法律规定，制定海南自由贸易港法规，在海南自由贸易港范围内实施"，可发挥相关地区变通立法权等优势，吸收国际通行做法并对标国际标准，从制度层面"建章立制"，建立可复制可推广的健康医疗大数据，有序开放"先行先试"方案。

17.1　数据管理与组织变革概述

在数字化转型的浪潮中，数据管理或数据治理重视程度逐年提高，曾经数据治理被误认为是一项纯技术工作，而现在越来越多的机构意识到数据治理也是一项管理变革工作，也有更多的人认可数据管理是"一把手"工程。数据管理的主体工作都需要人去执行和推动，医院在开展数据管理的时候，如果将组织体系建设放在第一位来执行，定义相应的岗位职责去负责推动相关工作，才有可能将数据管理持续推动落地，达到数据管理工作的价值。

回顾《DAMA 数据管理》相关章节内容，在第 17 章中很明确地指出了成功的数据管理实现的必需条件：（1）根据信息价值链调整数据责任制度，以此来学习横向管理。（2）将垂直的（筒仓）数据责任制度转变为共享的信息管理工作。（3）将局部业务关注点或 IT 部门工作中的信息质量演变为整个组织的核心价值。（4）将对信息质量的思考从"数据清洗与数据质量记分卡"提升转变为组织的基本能力。（5）对不良数据管理引发的代价和规范化数据管理带来的价值进行衡量。

正是因为国际数据管理组织意识到只有能正确理解组织变革管理的数据管理专业人士才会更成功地实现组织变革，从而更有利于相关人员能更好地利用好组织的数据产生价值。所以在相关章节中，花费了较大篇幅去介绍组织变革的概念。变革管理专家威廉·布里奇斯强调转型过程在变革管理过程中的核心地位，他将转型过程定义为人们适应新环境的心理过程，在数字化转型过程中，最重要的点也是转型过程，帮助人们认识变革过程和转型阶段是自然而然发生的。书中还特别介绍了科特变革管理的八大误区，以及重大变革的八个步骤，对管理变革过程中的现象、问题和解决方法进行了较为详细的描述。

而在医疗行业，现代医学和现代医院管理一直都在持续向前发展，伴随着一次又一次的转型和变革，梅奥诊所从 1907 年开始使用划时代的病历纪录系统，到后来为了优化运营管理而上线预约系统，无不是在伴随业务的发展进行变革。伴随着医院诊疗业务对数据的依赖度越来越高，数据管理工作已经成为医院首席信息官的核心工作，同时为了更好地做好数据治理，医院进行了相关组织结构调整和相应职责划分，业务的发展驱动了数据管理的发展，而数据治理工作更好地可持续落地又驱动了组织变革，组织变革过程又反哺优化了数据管理过程，理想化情况下将形成较好的数据管理工作闭环。

尽管在《医院数据治理——框架、技术与实现》一书的第三章中，已经很全面地介绍了医院数据治理组织体系的建设思路和案例，但我们也不应该过于乐观，我们所面临的调整依然巨大。所有的变革都会带来改变，而人的天性都会抗拒改变，所有在技术层面的变革通常都是最容易实现的，而最大的挑战恰恰来自于如何处理人与人之间的差异和认知偏差。在 DAMA 数据管理的变革管理章节，分阶段对变革管理所遇到的困难和误区进行了阐述，而文中提到的一些阻碍变革管理的常见因素，也会在我们日常工作中出现，例如内向型文化、瘫痪的官僚机构、狭隘性政治、信任度低、缺乏团队合作、缺乏领导力或者领导力失败、对未知的恐惧等。所以，我们需要有更大的耐心和更加乐观的心态去积极面对，也应该以更加开放的心态去学习国外医院的先进管理经验，总之，数据管理和组织变革都将是重要而又困难的事情。

17.2 医院数字化转型组织变革

17.2.1 国外现代医院管理变革简介

按照 DAMA 数据管理的理论，业务战略决定着数据战略，业务架构决定数据架构和技术架构，医疗领域也不例外。随着现代医学的发展，美国医院作为现代医学的诞生地和发源地，一直扮演着引领和革新的角色，通过医疗业务的发展，美国现代医院管理逐步形成了三层模型：第一层，营造合理的组织文化和价值观；第二层，建立适当的组织架构和团队；第三层，应用具体的管理工具。医院的主体业务是为患者提供医疗服务，医院的组织文化和价值观决定了医院如何为患者提供怎样的医疗服务，再通过相匹配的组织架构和团队达成医院的愿景，最后通过管理工具更好地达成愿景。而医院数据管理只是第三层模型中的信息化工具之一的数据管理工具，目的也是更好地服务医院的业务战略。

17.2.1.1 组织文化和价值观

一家医院的组织文化和价值观是医院的精神宗旨，决定着一家医院未来的发展轨迹和方向。加州大学伯克利分校公共卫生学院院长舒泰（Shortell）教授曾在 1995 年通过对跨 61 家医院 7000 多名医务人员进行研究，证明了"参与度强、团队成员之间更加融洽以及心理安全"的组织文化与医院内质量管理改进项目的顺利实施关系显著。

以梅奥诊所为例，1910 年威廉·J. 梅奥医生阐明了存在于梅奥诊所的两个主要价值观——"患者需求至上"和"发展合作医学"，逐步发展为梅奥诊所的三点价值观——"患者至上，团队合作，共同分享"。在梅奥，从董事会、首席执行官、最高决策者，到普通的管理人员和医护人员，每个人服务的宗旨都是以患者为中心。

如果开会期间大家对于一项决议不能达成统一的意见，那么最终裁判权就在于哪种方法对患者最为有利。领导层通过自己的决策和行为，坚定不移地传承着梅奥兄弟患者第一的价值观，并把这种价值观传递和影响到基层的每个医护人员。梅奥兄弟是"医疗团队执业"理念的创始者，梅奥团队合作的文化内涵是管理梅奥医生行医的准则：通过跨学科的诊疗，并根据患者的需求，通力合作为患者提供最佳的诊疗服务。梅奥诊所成立和早期发展，完全得益于老梅奥先生以及两个儿子精湛的医术和无私的分享。这种分享的精神已经在梅奥形成了一种文化，除了梅奥医学院，以及梅奥为医护人员提供的官方继续教育课件以外，梅奥官方网页还有一个重要平台，就是梅奥专家分享平台，在这个平台上，梅奥的医生可以查找到医院任何一个领域的专家，可以通过邮件、电话、短信等方式向这位专家求教。除此之外，专家们也把自己行医的经验、所得、体会以及有效的临床路径发布在这个平台上，和其他医护人员分享。

17.2.1.2　组织架构和团队构成

美国现代医院管理模型的第二层是建立适当的组织结构和团队，通过对医院组织的主要决策、执行、监督等部门的设立和重要岗位的任命，对医院进行有效管理。美国现代医院的管理与国际大公司类似，设置董事会/理事会作为最高管理权利机关，把握医院宏观战略、财政预算、发展方向、高层任免等重要事务。董事会的最高职位是董事长，如果董事长对医院本身的运营和管理非常了解，能很好地把握医院的发展方向和战略决策，但董事长只负责医院重大的战略、方向以及发展等问题，医院日常具体的运营和管理工作由首席执行管负责。

首席执行官是医院的最高行政执行长官（CEO），负责医院内部每日的运营。主要职责一般会包括以下几个方面。

（1）制订医院每年的工作计划，并向董事会汇报上一年的工作总结。

（2）向其他医院高管传达董事会的重要决议及医院战略发展方向，带领、协调其他高管和各部门主管完成董事会制定的战略。

（3）和董事会一起招聘医院其他重要高管和学科带头人，并制定这些高管的详细工作职责与评估方案。

（4）在董事会战略方针下，领导医院其他高管及各部门主要负责人，开展医院文化建设、学科建设、社区活动、医疗质量提高等重要工作。

（5）与医院其他高管一起协商并分解董事会制定的医院整体战略目标，把整体目标布置到其他高管的主管区域，并与他们一起制定高管和重要科室的工作任务及工作目标。

（6）与医院其他高管与相关部门合作，分析医院重要的质量和患者安全风险，并协调资源给予改进。

（7）协调医院与外部主要利益相关方的合作，例如与医院相关的医学院、医生组织、科研机构、基金会、政府部门、保险公司，第三方质量监管机构，病人满意度监管机构等。

（8）协调医院内部各部门之间的工作与关系，使各部门之间顺畅、有效率地协作完成董事会对医院战略目标的要求。

（9）与董事会及相关高管一起制定医院重大投资、融资等财务战略。

（10）与医院其他高管一起对医院的财务、绩效、质量、患者满意度等重要指标负责。

（11）与首席医疗官，以及临床科室带头人一起合作制定临床、科研、以及教学计划，并确保医院学科建设和发展。

（12）加强医院与社区的联系与组带，帮助医院筹集发展的资金。

（13）领导医院重大项目以及活动。

在美国大型学术医学中心，首席执行官更多时候代表着医院的形象，主要责任已经由对医院内部的管理转变为对外代表医院与政府、保险公司、医学院、医生组织、社区以及其他利益相关方进行谈判和沟通。内部管理的重任则由首席运营官（COO）负责，首席运营官也就成为医院实际运营者和管理人，主要负责医院内部日常的运营、流程，以及与各科室之间的衔接、配合、沟通等各方面的管理工作。一些大型医院首席运营官的另一主要职责是和首席质量官一起负责医院的质量和降低患者风险。

医院首席医学官（CMO）主要负责与医疗相关的事宜，包括医生招聘、科室建设、住院医生标准化培训、医生、其他医务人员和行政管理人员之间的交流协作等涉及医务的工作。一般首席医疗官都必须是医学专家，被医生所认可，是医生中的领袖。在大型学术医学中心，医生不仅仅在医院为病人提供诊疗服务，还兼任医学院教职员工，并从事科研工作，所以首席医疗官既要从医院的角度管理协调医生在医院行医的工作，更要与医学院配合，协调资源以满足医生的科研和教学需求。大型学术医学中心首席医疗官的另一项重要任务是与社区医生组织谈判，签订合作协议，建立起医院在社区内的网络资源。

首席质量官（CQO）主要负责医院内所有与诊疗质量和患者安全相关领域的工作。另外，首席质量官还需要与美国政府、第三方质量监管、质量认证等机构保持紧密的联系与合作，及时了解最新医疗质量的要求、规定和指南。首席质量官还要确保有关医院质量的统计数据能够客观、正确、透明、及时地展示给公众。除了日常事务性工作外，首席质量官更重要的职责还包括发现医院内医疗质量和病人风险的隐患，制定方针政策和措施方案去降低这些隐患。

医院首席信息官（CIO）的工作范围不仅仅是设计、建立一个医院电子信息系统，更重要的是如何利用这个系统改进诊疗流程、促进患者与医生沟通、输助患者就诊和健康管理。除此之外，电子信息系统还可以辅助管理层利用数据、分析数据、挖掘数据，最终使用数据结果辅助决策、监控医疗质量和流程，更加有效地管理医院。

护理工作与患者住院期间的经历与满意度密切相关。护理团队在住院病人和住院病房的管理中起着至关重要的作用，通常首席护理官（CNO）需要与首席运营官一起协调并负责医院内部病人护理，以及医院住院部门的运营等工作。首席护理官也担任着领导社会工作者、个案管理师等为患者提供诊疗服务团队的责任。另外，由于护理团队在提高诊疗质量，降低患者风险方面有着不可替代的作用，首席护理官也是首席质量官在质量管理和患者风险控制方面重要合作者。

主管人力资源的副院长负责的工作范围比较广泛，不仅仅包括事务性的工作，例如人力资源档案管理、各级医生和行政管理人员的营业执照许可，合规管理、法务、员工薪酬和福利的设计，还包括医院创造性的工作，例如医院的培训工作，医院人力资源战略的制定与执行。此外，人力资源副院长还积极参与医院文化建设，使人力资源战略与医院文化建设战略协调一致。在美国现代医院管理中，人力资源管理变得越来越重要。对于科技和人才密集型的医疗行业，招聘和管理人才是医院成功的基础。

首席财务官（CFO）的职能和工作随着医院管理职业化以及支付制度的改革变得越来越重要，其职能范围也从最开始的医院账目管理与监督，扩展到医院的运营、投资和战略发展等方面。医院首席财务官需要与首席运营官、首席质量官、首席信息官一起协调资源、制定战略，在不影响医疗诊疗质量和服务的基础上，增加医院收入并控制成本，提高投资回报率。

在一些医院里，主管医院发展与社区合作的副院长也被称为首席市场官（CMO），主要负责医院的市场宣传、品牌建设、推广，以及各种与社区相关的活动。医院已经成为社区的重要组成部分，负责医院发展与社区合作的副院长需要通过组织各式各样的社区服务和活动，搭建与社区居民之间的桥梁，同时让政府、慈善基金以及居民和患者了解医院的使命和价值观，帮助医院募集捐款，促进医院的发展。

除了管理部门和岗位，美国医院内还常设各种委员会负责跨部门之间的沟通和协调，例如患者服务理事委员会的主要职责是讨论所有与病人诊疗和服务相关的事宜，医疗事务委员会的主要职责是讨论和解决医院内所有与医疗事务相关的问题，许多医院为了推行改革或实施新项目，还会设立领导力变革委员会。

随着现代医院的规模的壮大，美国大部分知名医院已经跨越了单体医院发展阶段，走向了医疗集团或大型医学中心，需要进行多院区管理，相应的管理模式类似大型企业的管理，有集权式的也有分权式的。

17.2.1.3　现代医院数据管理变革

美国现代医院管理模型的第三层级为"应用具体的管理工具"，而所有的管理工具都是流程工具，尽管在大部分介绍现代医院管理的资料中，大量提到类似于六西格玛企业管理的系统管理理论方法，或者一些通用的项目管理工具，例如帕累托图、流程图、鱼骨图、PDCA等。但是在现代医院发展历程中，这些仅仅只是医院运营管理的方法论，从1907年美国梅奥诊所建立全球首个病历纪录系统纪录医生就诊日志，到后来通过预约挂号提升医院整体的工作效率，作为世界级的标杆医院，梅奥诊所通过多轮信息化建设和数字革命，逐步奠定了现代医院管理的基石。

美国克利夫兰诊所也很早就意识到电子病历不仅可以帮助患者，还可以帮助医生更有效地诊断，并且减少病患登记和等待就诊的等候时间。在克利夫兰诊所，医生用的系统 MyPractice 中，医生只要登录就能够看到总部、市级医院、社区医院的患者就诊纪录，不仅包括诊疗信息，还包括影像报告、用药医嘱等信息。而在患者使用的 MyChart 系统中，不仅可以看到自己在克利夫兰就诊的所有病案，还能够看到每位医生的日程安排，直接进行就诊预约。如果医生更新了患者就诊信息，MyChart 系统会发送邮件通知患者。

在美国约翰霍普金斯医院，信息化在医疗工作中举足轻重，医院提供较为完善的远程会诊系统，患者与医生交流，以及需要开具检查检验单，都可以在网上进行。与此同时，随着各种信息化业务系统的建设，产生了大量临床相关数据，而这些临床数据库资源，在医院都可以很便捷地应用到临床工作中去。

医院管理工具在 20 世纪开始信息化，在信息化的发展历程，随着数据的积累和完善，又逐步走向数字化，通过管理数据、治理数据、利用数据而产生数据价值，从而更好的反哺医疗业务的发展。随着美国医疗信息化的发展，1961 年医疗信息与管理系统学会（HIMSS）成立，初衷是通过促进学会成员及其他对医疗信息系统感兴趣的相关方进行交流，帮助大家更好地理解医院管理信息系统，为医院领导提供管理新思路，为从事医院系统分析、设计或改善的专业人员提供新理念。2006 年 HIMSS 发布了 EMRAM 电子病历应用模型，并以此为依据，评价医疗机构的信息化建设水平，而该模型也是代表着医院电子病历信息化建设规范和病历数据管理应用评级正式面试，首次将医院数据管理和应用纳入行业规范体系，以评审促进医院对诊疗数据的规范化管理。

表 17-1　美国 HIMSS 电子病历评级

阶段	关键能力
7 级	无纸化电子病历，区域协同共享
6 级	医疗交换文档，CDSS，PACS
5 级	闭环药品管理
4 级	CPOE，临床决策支持
3 级	临床文档库
2 级	CDR，可控医学术语
1 级	实验室、药房、放射系统
0 级	基本临床业务自动化

从 HIMSS 电子病历评级模型可以看出，从第二级开始，医院已经建立了 CDR 临床数据中心，存储临床系统的数据、受控医学数据，以供临床工作者调用，而 CDR 又采用标准医学术语字典和临床决策支持 / 规则引擎，进行数据不一致性检查，同时影像系统可能将非结构化影像数据进行了存储并与临床数据中心进行了关联。

再往上层，就是基于临床数据中心的数据支撑医疗业务场景的应用，例如有基于数据和临床路径规则的 CDSS，基于临床数据的医嘱闭环管理，最后，达成全无纸化就诊纪录，在医院内形成完全意义上的电子病历，并通过与基层、跨区域医院的数据协同共享整合，最终实现理想化的电子健康档案。

从 HIMSS 发布的电子评级标准中，基本可以看到美国现代医院管理对于医院信息化建设和病历数据管理所达成的一致理解，即以医院信息化为基础，积累临床相关数据，逐步建成医院临床数据中心，然后通过术语和主数据管理、数据治理以及数据分析应用，驱动业务闭环，再通过临床路径规则的积累和一些数据挖掘算法，实现医院临床辅诊 CDSS，最终基于较为完善的数据管理制度，以及跨机构、跨区域的数据协同共享，形成无纸化的患者健康档案。

与此同时，从已有资料可以看出，美国现代医院的信息化建设和电子病历数据管理建设，都是医院信息中心的主要工作，首席信息管 CIO 作为相关工作的主要责任人和执行者，同时直接给医院的执行总裁 CEO 汇报。而作为世界知名医院的梅奥诊所，其所拥有的 IT 工程师比医生还要多很多，同时从梅奥诊所与谷歌达成的十年大数据与人工智能合作可以看出，其相关数据管理程度已经相当完善，能为人工智能算法训练和数据分析挖掘提供较为高质量的诊疗数据，而这都是我国医院数字化转型努力追赶的方向。

17.2.2　梅奥诊所的数字化转型案例

17.2.1.1　梅奥诊所发展历程

作为世界最著名的私立非营利性医疗机构之一，梅奥诊所由梅奥医生在 1864 年在明尼苏达州罗切斯特市创建，长期在国际医学领域处于领跑者位置，现已成为世界上最具影响力的综合医学中心之一。作为一家以患者利益为核心价值的非营利医疗机构，梅奥诊所现已形成了包括 2500 名医生和科学家在内的 42000 多名医护人员组成的庞大医疗精英团队。

2018 年世界品牌实验室发布"2018 世界品牌 500 强"榜单，梅奥医学中心排名第 341 位。美国《新闻周刊》（Newsweek）和数据公司 Statista 联合评选出了"2023 年世界最佳医院"，对来自 28 个国家和地区的 2300 多家医院的声誉和绩效进行了基于数据的比较，梅奥诊所的综合成绩排名第一。如今，梅奥诊所在佛罗里达州和亚利桑那州另设有分所，同时拥有自己的医学院和涵盖周边几个州的数十家医疗诊所，其临床专家及科学家已达 2700 多名。员工人数超过 63 000 名。

追溯梅奥的历史，在美国南北战争时期，有一个叫梅奥的英国医生在部队行医，内战结束后，他开始在罗切斯特建立自己的私人诊所梅奥诊所。后来他的两个儿子威廉·詹姆斯·梅奥（William James Mayo）和查尔斯·贺瑞斯·梅奥（Charles Horace Mayo）从医学院毕业也加入到老梅奥的诊所行医，他们又陆续聚集了很多医生、护士等医疗人员，实行大家合作、优势互补、知识技能和经验共享的行医方法。

1889年，梅奥父子与圣弗朗西斯修女合作创办的圣玛丽医院开业。此后，越来越多的医生加入其中，使之发展成为世界上最早的多学科综合性医院。

1915年，于世界上最早建立了医学研究生训练项目。1972年，梅奥医学院正式成立。

1986年，罗切斯特梅奥诊所与圣玛丽医院（Saint Marys Hospital，SMH）、罗切斯特卫理公会医院（Rochester Methodist Hospital，RMH）正式合并。终于发展成为今天的梅奥医学中心暨基金会。早期尤以心脏科著称于世的梅奥诊所，如今已经成为集医疗、科研、教育为一体的机构，它包括位于罗切斯特市的梅奥门诊部、圣玛丽医院、罗切斯特卫理公会医院以及医学院和研究生院。它还在亚利桑那州的斯科茨代尔（Scottsdale，Arizona）和佛罗里达州的杰克逊维尔（Jacksonville，Florida）建有两个新的校区。其中以罗切斯特为中心，该市的十万人口中，梅奥医学中心占有三万多人口。

梅奥诊所发展之初，梅奥兄弟建立起了一套"集体行医"模式：所有的医生领取薪水但不分红。这一模式强调每个医生都应有一个共同的目标——即为患者利益着想。在这一模式下，医生可以在自己选择的领域内学有所长，精益求精，没有后顾之忧。这在当时，显然是个大胆的革新。

除此之外，梅奥还规定医生必须不断地进修，强调医学研究的重要性，这又为梅奥临床医学的发展提供了至关重要的动力。从创办之初，梅奥就提倡学术交流。梅奥兄弟常常身体力行，往返于那些在医疗领域有所创新的医疗机构，并且把这些成果引入梅奥。同样，梅奥也把自己的新成果、新经验和同行分享。梅奥的百年发展也得益于它坚持学习和创新。

临床治疗、医学教育和医学研究，这三者的结合是梅奥成功背后的推动力。梅奥是一家"以患者为中心"的医疗机构，它的核心理念就是"患者的需要至上"。在梅奥，医学专家们讲究"协作医疗"，不论何时，只要患者需要，来自梅奥各个领域的医生都会组成专家团队，综合其医疗技术和经验，解决患者在治疗过程中遇到的问题。

2013年8月，梅奥医疗健康集团来到中国，与国内领先健康风险管理机构好人生国际健康产业集团（Valurise Health Solutions International）签订在华独家长期全面战略合作协议；2015年8月20日，梅奥诊所依托好人生国际健康产业集团的技术开发，运用梅奥诊所知识库系统及智能分诊测算法，正式在华推出"梅奥智能自诊系统"。该系统可与医院、健康管理公司、保险公司、互联网公司等进行嵌入式合作。

17.2.1.2 梅奥诊所的数字化转型

梅奥诊所是全球最早进行业务数字化转型的医疗机构，作为全球医疗机构数字化创新的先驱，率先进行了电子病历数字化存储。1907年梅奥诊所早期领导者Henry Plummer博士创建了一个中央医疗记录系统，开创了现代病历的改革。2017

年梅奥诊所花费 15 亿美元将 20 万名患者的电子医疗记录转移到了美国著名的电子病历系统公司 Epic，Epic 电子病历系统正式取代了梅奥之前使用的 Cerner 和 GE 两家公司的三套系统，更改后清除了 287 个遗留系统，新系统可使 22 家医院和 76 家诊所的 5.2 万多名工作人员、17.1 万多部终端用户使用。梅奥诊所首席信息官克里斯托弗·罗斯（Christopher Ross）表示："将世界上最具前瞻性的技术、流程应用于我们的电子健康记录和协作护理系统中，我们的医生将更加有效地为患者提供具有价值的护理、研究和教育。"

梅奥于 1907 年建立的电子病历系统有两大革新：一是任何医生记录、私藏病历的分配都由其统一管理；二是将其病历统一管理的医生行医日记形式，改为患者就诊形式，从医生为中心转为以患者为中心。梅奥通过电子病历系统的建立实现了业务的数字化，并逐年累月地积累了较为完善的患者就诊数据。

梅奥在管理上也进行了数字化转型，最重要的部分就是其预约系统，通过数字化系统形成管理流程的数字化和智能化。梅奥的科室管理采用"科室主管 - 运营主管"的双头领导设置，将人事管理和业务管理分开，让医疗服务的主体 - 医生的工作更为专业。

梅奥大学的最高权力机构是董事会，但并没有投票权，只有通过专业投票进行决策；同时增加了专业委员会，专业委员会对组织进行辅助，提供性意见和建议，梅奥诊所一定要在内部的决策权上，不断打通每一位医生的高层决策的通道。

梅奥的内部学习系统（ELS）也是其管理数字化流程中的重要应用，该系统能够提供医疗专家对疾病治疗处理的说明、常见的回答及关键事实和临床指导。诊所的相关报告都被添加到学习系统的数据库中，并通过搜索等数字化途径的技术手段，向主治医生直接提供各种相关信息。

在医院组织架构上来看，梅奥诊所有三个院区，但并不是一家孤立的医院，而是一个完整的分级诊疗体系，囊括了综合医院、乡镇诊所和养老院，更像国内的医联体，建立了一个完整的医疗健康服务体系。为了提升内部的管理水平，梅奥采用了很多企业通用的信息化管理系统，以打通各个部门之间的管理障碍。同时不仅仅在美国，更在全球范围内，已有几十家医院加入了梅奥的医疗体系，成为一个庞大的综合医疗集团，同时也是一个庞大的医疗数字化知识体系联合体。

梅奥有 6 万多名员工，但医生只有 4200 人（7%），IT 人员却有七千多。梅奥提供大量 App 给患者、医生，包括教育、健康管理等 App，以及十亿美元级别的数据服务。苹果手机中自带的健康 App，其背后的医疗数据就来自于梅奥的服务。而谷歌搜索引擎的医疗信息检索服务，都由梅奥提供专业的技术支持。因为梅奥在医疗知识的数据结构化和体系化梳理方面的专业性，故很多知名公司在选择医疗知识服务的时候都优先选择与其合作。

梅奥在医疗知识的数字化方向已经具备很强的技术领导力和影响力，自身拥有的较强的医生团队和 IT 团队，同时具备的成体系的诊疗服务体系，以及源源不断从全球各地涌入医院的就诊的患者所带来的数据，共同为梅奥医疗知识的数字化管理创造较好的基础环境。通过多团队的协作，梅奥率先对医疗术语进行了标准化描述，包括诊断、诊疗方案、用药、诊后等，形成了较为完善的疾病知识库，再以此为基础，梅奥建立了标准化的临床路径，并通过 NLP 等人工智能算法构建了一套用于患者自主诊断的系统，在患者将自己的症状输出系统就可以智能化给出疾病推荐，为诊疗过程提供指导。

梅奥诊所很早就开始使用智能手机等硬件进行诊疗过程数字化，并为医疗保健患者提供相关的智能导医的 iPad，帮助患者了解操作程序、治疗计划等。并通过与苹果公司、Fibit 等公司合作，采用智能设备、可穿戴生物传感器等跟踪监测手术病人的健康状况、帮助患者了解自己的病情和诊疗过程，并通过智能技术合作不断提升医疗数字化进程。

2019 年 10 月，谷歌和梅奥诊所宣布了一项为期 10 年的战略合作，谷歌将帮助梅奥诊所制定数字战略、云和人工智能工具的路线图，还将与医院、研究中心合作，为严重和复杂的疾病创建机器学习模型，成为其数字化转型的"基石"。梅奥诊所将把患者数据存储到 Google Cloud 中，并使用先进的云计算、数据分析、机器学习和人工智能来促进疾病的诊断和治疗。除了在 Google Cloud 建立数据平台外，梅奥诊所的医学专家还将与谷歌合作，为严重和复杂的疾病创建机器学习模型，希望最终与全球的医护人员共享这些模型和其他联合解决方案，以改善医疗保健水平。

回到医学本身，循证医学是医疗领域的一个重要方向。美国的众多医院行医模式都是遵循循证医学证据的，但是在大型教学医院里，往往审批层级众多、效率低下，导致一些最新的临床研究结果和证据无法很快地传导到临床医疗中。

而在梅奥，医生们的循证医学证据遵循的证据往往在不断更新，比如产科延迟脐带夹闭、氟哌利多的使用、内收肌管阻滞的大规模应用等。并且，梅奥的医生在将新的诊疗手段应用到临床后，会积极收集临床数据，来观察疗效是否确实更好。很多临床问题，都有自己医院的独特数据，而收集这个数据并不是为了做科研发文章的需要，而主要是为了改进临床工作。

美国信息系统的特点是，信息输入时往往并不是完全格式化的，但是后期会有人去利用机器学习的方法来研究和分析大数据，为临床所用。梅奥有一支庞大高效且多专业融合的数据分析部门，专门针对医疗信息系统里面收集的海量信息进行分析，旨在改善临床流程和结局。研究团队成员有医师、流行病学家、统计学人员、IT 人员等，学科充分交叉和相互补充。随着 HIT 系统源源不断地产生大量数据，这样的一支队伍是不可或缺的，这也保证了梅奥能够做到基于数据的临床持续改进。

梅奥的数字化转型的成果也在不断往外拓展，例如在中国，梅奥与高瓴资本合资成立了惠每医疗集团，旗下的人工智能系统拥有深度学习、NLP 等 AI 前沿技术，融合了梅奥知识体系和最新指南文献的知识内核，可为医疗管理与临床决策提供全面、智能、高效的支持。

17.2.1.3 数据管理和组织变革

在美国，医院的内部管理、治理结构与现代大公司相类似，都有董事会，而梅奥作为非盈利机构称为理事会，董事会/理事会制度仍然是美国医院内部的最高管理权力机关，把握医院宏观战略、财政预算、发展方向、高层任免等重要事务。在董事会的领导下，医院院长或首席执行官是行政和执行团队的总负责人，直接向董事会汇报。首席执行官带领着执行团队完成董事会制定的医院整体战略和目标。很多高管岗位和大公司类似，例如，医院也有主管人力资源的人力资源副院长、主管信息的首席信息官、首席财务官等现代企业中的高级管理职位，这些高管都直接向医院的首席执行官汇报，首席执行官则向董事会/理事会汇报。

梅奥诊所作为一个医疗集团，其组织架构也不是一成不变的，而是随着市场的变化和集团发展的方向而不断变化。梅奥诊所集团在 2010 年之前，主要采用的是控股公司式的组织架构：集团公司给予各分院和下属医疗机构一定的预算和目标，分院和下属机构根据预算和目标自行制订计划并实施。年终时，集团总部会评估各分院实施的结果和绩效，给予分院奖惩并制订下一年的计划。

2010 年以后，梅奥诊所希望它旗下的三个分院——罗切斯特、杰克森威尔和斯科特迪尔，以及下属的二级医疗中心和社区服务中心有统一的医疗诊疗、服务以及流程标准，所以开始了结构集中化和分权化混合方式的改革。改革后，梅奥诊所既实现了每个院区和下属医疗服务机构可以根据自身市场的具体情况调整运营的方式，又更加重视整体文化、诊疗和流程的统一性。

在现在（2013 年）的组织架构中，处于最顶端的董事会由 31 名董事组成，其中包括 17 名外部董事、14 名内部董事，董事会成员三分之一为医生。董事会主要负责整个集团宏观战略，包括管理、财务、投资、商业发展等事宜，还负责重要人事的任免，包括向董事会汇报的治理委员会、首席执行官等重要岗位。除此之外，董事会还负责对各医院和商业部门的审计工作。

由董事会直接领导、对董事会直接负责的是治理委员会（Board of Governance）。治理委员会起到董事会执行委员会的责任，负责内部监督、治理以及各种政策的制定，即将董事会的战略和决策变成具体的政策和执行方案。集团首席执行官是治理委员会的主席，也是委员会下属管理团队的主席。委员会常任委员还包括首席管理官（CAO）和分院的院长。

管理团队直接对集团首席执行官负责，整合协调所有临床、科研、教学以及各院区和商业部门的工作，还负责制定和监督各院区、医疗和商业部门的工作计划及实施情况。管理团队由 19 名成员组成，除首席执行官、首席管理官、首席财务官、首席医疗信息官和首席计划官外，其他成员包括来自于医疗部门、教学部门、科研部门以及分院、社区服务系统、协作医疗网络系统的代表。广泛分布的成员保证了管理团队能够全面、平衡地掌握整个集团各方面的发展。

管理团队之下是两大平行机构：一个负责跨院区的临床、教学、科研与各商业部门日常运作，另一个为各个分院运营团队。院区内运营团队可支配的资源在 500 万美元以下，超过 500 万美元则需上一级管理团队审批。院区内运营团队每周开会，与会成员 14 ~ 22 名，包括此院区内临床、教学、科研、质量、运营、医疗、护理、创新、财务、计划、设备、人事等部门的负责人。

这样的组织架构，既保证各院区的运营团队有一定的财务和运营独立权，又通过跨院区职能部门，保证了梅奥各院区的临床、教学、科研与商业工作具有统一的质量和标准。

一个拥有超过 5.6 万员工，3 个分院区的巨无霸医疗集团在品牌、文化、流程、标准上像一个统一的整体，但各院区和各医疗分支又充满活力，没有受到庞大官僚机构的束缚，梅奥诊所集团的组织架构既兼顾了集中管理，又鼓励了各院区的自主经营，满足了市场快速反应的需求。

在梅奥诊所的数字化转型之路上，大致可以分为三个阶段，业务的数字化、管理的数字化和数字化驱动新业务，从开始系统化纪录电子病历开始的业务数字化，从以预约系统和内部学习系统（ELS）为代表的管理流程数字化，以及从已有数据构建知识体系并对外输出的数字化驱动新业务。梅奥诊所作为全球医疗领域的创新领导者，创造了很多个首创，每一个首创都代表着医院的巨大变革，梅奥诊所如何使用大数据的案例经验对于在医疗行业中如何管理和应用大数据有着重要的意义：（1）以实际数据应用需求为核心关注目标，将数据发现集中于非常具体的目标，例如通过大数据管理减少手术准备时间让每位外科医生每年可以节省数百万美元，让医生能够服务更多的患者；（2）"授人以渔"而不是由外部大数据公司技术人员做所有事情，大数据管理成功的关键是使用户能够很便捷地自己访问数据、构建应用和发掘价值；（3）医疗数据的真正问题很广泛但是不够深入，所以需要重视哪些非机构化和实时传输的数据，它们能够增加数据深度，最终改善患者护理，而处理非结构化和实时数据能力是各个行业所面临的一大挑战。

在梅奥，随着 HIT 系统的持续创新升级和应用，产生了源源不断的数据，梅奥诊所很早就能够基于数据持续做临床改进，所以在梅奥有一支庞大高效且专业融合的数据管理部门，成体系的构建专业的数据管理体系，专门针对从医疗信息系统里面收集的海量信息进行分析，通过数据管理和应用改善临床管理流程。梅奥的数据管理团队有医师、流行病学家、统计学人员和 IT 从业人员，多学科充分交叉和相互补充，共同协作配合做好临床数据管理。

在梅奥诊所，数据管理的主要职责由 CIO 负责，医院 CIO 的工作范围不仅仅是设计、建立一个医院电子信息系统，更重要的是如何利用这个系统改进诊疗流程、促进患者与医生沟通、辅助患者就诊和健康管理。除此之外，电子信息系统还可以帮助管理层利用数据、分析数据、挖掘数据，最终使用数据结果辅助决策、监控医疗质量和流程，更加有效地管理医院。

第 18 章

数据管理成熟度评估

18.1 DCMM 数据管理能力成熟度评估

GB/T 36073-2018《数据管理能力成熟度评估模型》（Data Management Capability Maturity Assessment Model，简称 DCMM）由中国国家标准化管理委员会于 2018 年 3 月发布，是我国在数据管理领域首个正式发布的国家标准。

DCMM 借鉴和参考了国际上数据管理理论框架和方法，在综合考虑国内数据管理情况发展的基础上，整合了标准规范、管理方法论、数据管理模型、成熟度分级等多方面内容；DCMM 能够深入了解、发现组织在数据管理能力建设方面的现状以及存在的问题；找到组织本身与所在行业平均水平之间的差距；针对存在的问题，帮助组织总结提炼关键发现，提升组织内部的数据管理意识，为组织未来数据管理能力建设提供理论依据。共建设理念图如图 18.1 所示。

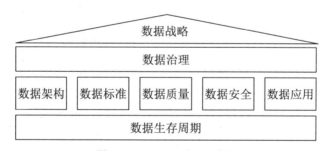

图 18-1　DCMM 建设理念图

18.1.1 能力域和能力项

DCMM 国家标准结合数据生命周期管理各个阶段的特征，按照组织、制度、流程、技术对数据管理能力进行了分析、总结，提炼出组织数据管理的八大过程域：数据战略、数据治理、数据架构、数据标准、数据质量、数据安全、数据应用、数据生存周期，并对每项能力域进行二级能力项（28 个能力项），见表 18-1。

1）数据战略

数据战略包括数据战略规划、数据战略实施、数据战略评估三个二级能力项，其中数据战略规划旨在数据管理愿景、目标等高阶内容，数据战略评估对落实执行过程进行评价，有利于战略的执行和调整。

表 18-1　能力域和能力项

能力域	能力项
数据战略	数据战略规划
	数据战略实施
	数据战略评估
数据治理	数据治理组织
	数据制度建设
	数据治理沟通
数据架构	数据模型
	数据分布
	数据集成与共享
	元数据管理
数据标准	业务术语
	参考数据和主数据
	数据元
	指标数据
数据质量	数据质量需求
	数据质量检查
	数据质量分析
	数据质量提升
数据安全	数据安全策略
	数据安全管理
	数据安全审计
数据应用	数据分析
	数据开放共享
	数据服务
数据生存周期	数据需求
	数据设计和开发
	数据运维
	数据退役

（1）数据战略规划

数据战略规划是在所有利益相关者之间达成共识的结果。从宏观及微观两个层面确定开展数据管理及应用的动因，并综合反映数据提供方和消费方的需求。

（2）数据战略实施

数据战略实施是组织完成数据战略规划并逐渐实现数据职能框架的过程。实施过程中评估组织数据管理和数据应用的现状，确定与愿景、目标之间的差距；依据数据职能框架制定阶段性数据任务目标，并确定实施步骤。

（3）数据战略评估

数据战略评估过程中应建立对应的业务案例和投资模型，并在整个数据战略实施过程中跟踪进度，同时做好记录供审计和评估使用。

2）数据治理

数据治理是对数据资产管理行使权力和控制的活动集合（规划、监控和执行）。数据治理职能指导其他数据管理职能如何执行，是在高层次上执行数据管理制度。数据治理包括数据治理组织、数据制度建设和数据治理沟通三个二级能力项。

（1）数据治理组织

数据治理组织包括组织架构、岗位设置、团队建设、数据责任等内容，是各项数据职能工作开展的基础。对组织在数据管理和数据应用行使职责规划和控制，并指导各项数据职能的执行，以确保组织能有效落实数据战略目标。

（2）数据制度建设

数据制度建设指的是保障数据管理和数据应用各项功能的规范化运行，建立对应的制度体系。数据制度体系通常分层次设计，遵循严格的发布流程并定期检查和更新。数据制度建设是数据管理和数据应用各项工作有序开展的基础，是数据治理沟通和实施的依据。

（3）数据治理沟通

数据治理沟通旨在确保组织内全部利益相关者都能及时了解相关政策、标准、流程、角色、职责、计划的最新情况，开展数据管理和应用相关的培训，掌握数据管理相关的知识和技能。数据治理沟通旨在建立与提升跨部门及部门内部数据管理能力，提升数据资产意识，构建数据文化。

3）数据架构

数据架构是通过组织级数据模型定义数据需求，指导对数据资产的分布控制和整合，部署数据的共享和应用环境，以及元数据管理的规范。数据架构包括数据模型、数据分布、数据集成与共享和元数据管理四个二级能力项。

（1）数据模型

数据模型是使用结构化的语言将收集到的组织业务经营、管理和决策中使用的数据需求进行综合分析，按照模型设计规范将需求重新组织。

从模型覆盖的内容粒度看，数据模型一般分为主题域模型、概念模型、逻辑模型和物理模型。主题域模型是最高层级的、以主题概念及其之间的关系为基本构成单元的模型，主题是对数据表达事物本质概念的高度抽象；概念模型是以数据实体及其之间的关系为基本构成单元的模型，实体名称一般采用标准的业务术语命名；逻辑模型是在概念模型的基础上细化，以数据属性为基本构成单元；物理模型是逻辑模型在计算机信息系统中依托于特定实现工具的数据结构。

从模型的应用范畴看，数据模型分为组织级数据模型和系统应用级数据模型。组织级数据模型包括主题域模型、概念模型和逻辑模型三类，系统应用级数据模型包括逻辑模型和物理数据模型两类。

（2）数据分布

数据分布职能域是针对组织级数据模型中数据的定义，明确数据在系统、组织和流程等方面的分布关系，定义数据类型，明确权威数据源，为数据相关工作提供参考和规范。通过对数据分布关系的梳理，定义数据相关工作的优先级，指定数据的责任人，并进一步优化数据的集成关系。

（3）数据集成与共享职

数据集成与共享职能域是建立起组织内各应用系统、各部门之间的集成共享机制，通过组织内部数据集成共享相关制度、标准、技术等方面的管理，促进组织内部数据的互联互通。

（4）元数据管理

元数据管理是关于元数据的创建、存储、整合与控制等一整套流程的集合。

根据业务需求、数据管理和应用需求，对元数据进行分类，建立元模型标准，保障不同来源的元数据集成和互操作，元模型变更实现规范管理；实现不同来源的元数据有效集成，形成组织的数据全景图，能从业务、技术、操作、管理等不同维度管理和使用数据，元数据变更应遵循相关规范；建立元数据应用和元数据服务，提升相关方对数据的理解，辅助数据管理和数据应用。

4）数据标准

数据标准指的是数据的命名、定义、结构和取值的规则，是组织数据中的基准数据，为组织各个信息系统中的数据提供规范化、标准化的依据，是组织数据集成、共享的基础，是组织数据的重要组成部分，主要包括业务术语、参考数据和主数据、数据元、指标数据四个二级能力项。

（1）业务术语

业务术语是组织中业务概念的描述，包括中文名称、英文名称、术语定义等内容。业务数据管理就是制定统一的管理制度和流程，并对业务术语的创建、维护和发布进行统一的管理，进而推动业务术语的共享和组织内部的应用。业务术语是组织内部理解数据、应用数据的基础。通过对业务术语的管理能保证组织内部对具体技术名词理解的一致性。

（2）参考数据和主数据

参考数据是用于将其他数据进行分类的数据。参考数据管理是对定义的数据值域进行管理，包括标准化术语、代码值和其他唯一标识符，每个取值的业务定义，数据值域列表内部和跨不同列表之间的业务关系的控制，并对相关参考数据的一致、共享使用。

主数据是组织中需要跨系统、跨部门共享的核心业务实体数据。主数据管理是对主数据标准和内容进行管理，实现主数据跨系统的一致、共享使用。

（3）数据元

通过对组织中核心数据元的标准，使数据的拥有者和使用者对数据有一致的理解。

（4）指标数据

指标数据是组织在经营分析过程中衡量某一个目标或事物的数据，一般由指标名称、时间和数值等组成。指标数据管理指组织对内部经营分析所需要的指标数据进行统一规范化定义、采集和应用，用于提升统计分析的数据质量。

5）数据质量

数据质量是在指定条件下使用时，数据的特性满足明确的和隐含的要求的程度，即从使用者的角度出发，数据满足用户使用要求的程度。数据质量重点关注数据质量需求、数据质量检查、数据质量分析和数据质量提升的实现能力。

（1）数据质量需求

数据质量需求明确数据质量目标，根据业务需求及数据要求制定用来衡量数据质量的规则，包括衡量数据质量的技术指标、业务指标以及相应的校验规则与方法。数据质量需求是度量和管理数据质量的依据，需要依据组织的数据管理目标、业务管理的需求和行业的监管需求并参考相关标准来统一制定、管理。

（2）数据质量检查

数据质量检查根据数据质量规则中的有关技术指标和业务指标、校验规则与方法对组织的数据质量情况进行实时监控，从而发现数据质量问题，并向数据管理人员进行反馈。

（3）数据质量分析

数据质量分析是对数据质量检查过程中发现的数据质量问题及相关信息进行分析，找出影响数据质量的原因，并定义数据质量问题的优先级，作为数据质量提升的参考依据。

（4）数据质量提升

数据质量提升是对数据质量分析的结果，制定、实施数据质量改进方案，包括错误数据更正、业务流程优化、应用系统问题修复等，并制定数据质量问题预防方案，确保数据质量改进的成果得到有效保持。

6）数据安全

数据安全是数据的机密性、完整性和可用性，是计划、制定、执行相关安全策略和规程，确保数据和信息资产在使用过程中有恰当的认证、授权、访问和审计等措施。有效的数据安全策略和规程要确保合适的人以正确的方式使用和更新数据，并限制所有不适当的访问和更新数据。数据安全包括数据安全策略、数据安全管理、数据安全审计三个二级能力项。

（1）数据安全策略

数据安全策略是数据安全的核心内容，在制定的过程中需要结合组织管理需求、监管需求以及相关标准等统一制定。

（2）数据安全管理

数据安全管理是在数据安全标准与策略的指导下，通过对数据访问的授权、分类分级的控制、监控数据的访问等进行数据安全的管理工作，满足数据安全的业务需要和监管需求，实现组织内部对数据生存周期的数据安全管理。

（3）数据安全审计

数据安全审计是一项控制活动，负责定期分析、验证、讨论、改进数据安全管理相关的政策、标准和活动。审计工作可由组织内部或外部审计人员执行，审计人员应独立于审计所涉及的数据和流程。数据安全审计的目标是为组织以及外部监管机构提供评估和建议。

7）数据应用

数据应用是指通过对组织数据进行统一的管理、加工和应用，对内支持业务运营、流程优化、营销推广、风险管理、渠道整合等活动，对外支持数据开放共享、数据服务等活动，从而提升数据在组织运营管理过程中的支撑辅助作用，同时实现数据价值的变现。数据应用是数据价值体现的重要方面，数据应用的方向需要和组织的战略和业务目标保持一致。

（1）数据分析

数据分析是对组织各项经营管理活动提供数据决策支持而进行的组织内外部数据分析或挖掘建模，以及对应成果的交付运营、评估推广等活动。数据分析能力会影响组织制定决策、创造价值、向用户提供价值的方式。

（2）数据开放共享

数据开放共享是指按照统一的管理策略对组织内部的数据进行有选择的对外开放，同时按照相关的管理策略引入外部数据供组织内部应用。数据开放共享是实现数据跨组织、跨行业流转的重要前提，也是数据价值最大化的基础。

（3）数据服务

数据服务是通过对组织内外部数据的统一加工和分析，结合公众、行业和组织的需要，以数据分析结果的形式对外提供跨领域、跨行业的数据服务。数据服务是数据资产价值变现最直接的手段，也是数据资产价值衡量的方式之一，通过良好的数据服务对内提升组织的效益，对外更好地服务公众和社会。数据服务的提供可能有多种形式，包括数据分析结果，数据服务调用接口，数据产品或数据服务平台等，具体服务的形式取决于组织数据的战略和发展方向。

8）数据生存周期

为实现数据战略确定的数据工作的愿景和目标，实现数据资产价值，需要在数据生存周期中实施管理，确保从宏观计划、概念设计到物理实现，从获取、处理到应用、运维、退役的全过程中，数据能够满足数据应用和数据管理需求。数据生存周期包括数据需求、数据设计和开发、数据运维、数据退役四个二级能力项。

（1）数据需求

数据需求是指组织对业务运营、经营分析和战略决策过程中产生和使用数据的分类、含义、分布和流转的描述。数据需求管理过程识别所需的数据，确定数据需求优先级并以文档的方式对数据需求进行记录和管理。

（2）数据设计和开发

数据设计和开发是指设计、实施数据解决方案，提供数据应用，持续满足组织的数据需求的过程。数据解决方案包括数据库结构、数据采集、数据整合、数据交换、数据访问及数据产品（报表、用户视图）等。

（3）数据运维

数据运维是指数据平台及相关数据服务建设完成上线投入运营后，对数据采集、数据处理、数据存储等过程的日常运行及其维护过程，保证数据平台及数据服务的正常运行，为数据应用提供持续可用的数据内容。

（4）数据退役

数据退役是对历史数据的管理，根据法律法规、业务、技术等方面需求对历史数据的保留和销毁，执行历史数据的归档、迁移和销毁工作，确保组织对历史数据的管理符合外部监管机构和内部业务用户的需求，而非仅满足信息技术需求。

18.1.2 成熟度评估等级

DCMM 将数据管理成熟度划分为初始级、受管理级、稳健级、量化管理级和优化级，不同等级代表企业数据管理和应用的成熟度水平不同。

1）初始级

数据需求的管理主要是在项目级体现，没有统一的管理流程，主要是被动式管理，具体特征如下。

（1）组织在制定战略决策时，未获得充分的数据支持；

（2）没有正式的数据规划、数据架构设计、数据管理组织和流程等；

（3）业务系统各自管理自己的数据，各业务系统之间的数据存在不一致现象，组织未意识到数据管理或数据质量的重要性；

（4）数据管理仅根据项目实施的周期进行，无法核算数据维护、管理的成本。

2）受管理级

组织已意识到数据是资产，根据管理策略的要求制定了管理流程，指定了相关人员进行初步管理，具体特征如下。

（1）意识到数据的重要性，并制定部分数据管理规范，设置了相关岗位；

（2）意识到数据质量和数据孤岛是一个重要的管理问题，但目前没有解决问题的办法；

（3）组织进行了初步的数据集成工作，尝试整合各业务系统的数据，设计了相关数据模型和管理岗位；

（4）开始进行一些重要数据的文档工作，对重要数据的安全、风险等方面设计相关管理措施。

3）稳健级

数据已被当作实现组织绩效目标的重要资产，在组织层面制定了系列的标准化管理流程，促进数据管理的规范化，具体特征如下。

（1）意识到数据的价值，在组织内部建立了数据管理的规章和制度；

（2）数据的管理以及应用能结合组织的业务战略、经营管理需求以及外部监管需求；

（3）建立了相关数据管理组织、管理流程，能推动组织内各部门按流程开展工作；

（4）组织在日常的决策、业务开展过程中能获取数据支持，明显提升工作效率；

（5）参与行业数据管理相关培训，具备数据管理人员。

4）量化管理级

数据被认为是获取竞争优势的重要资源，数据管理的效率能量化分析和监控，具体特征如下。

（1）组织层面认识到数据是组织的战略资产，了解数据在流程优化、绩效提升等方面的重要作用，在制定组织业务战略的时候可获得相关数据的支持；

（2）在组织层面建立了可量化的评估指标体系，可准确测量数据管理流程的效率并及时优化；

（3）参与国家、行业等相关标准的制定工作；

（4）组织内部定期开展数据管理、应用相关的培训工作；

（5）在数据管理、应用的过程中充分借鉴了行业最佳案例以及国家标准、行业标准等外部资源，促进组织本身的数据管理、应用的提升。

5）优化级

数据被认为是组织生存和发展的基础，相关管理流程能实时优化，能在行业内进行最佳实践分享，具体特征如下。

（1）组织将数据作为核心竞争力，利用数据创造更多的价值和提升改善组织的效率；

（2）能主导国家、行业等相关标准的制定工作；

（3）能将组织自身数据管理能力建设的经验作为行业最佳案例进行推广。

18.2　信息互联互通标准化成熟度测评

为指导各地区域卫生和医院信息标准化建设，推进医疗健康信息互联互通和共享协同，国家卫生健康委统计信息中心于 2020 年 7 月正式印发了《区域全民健康信息互联互通标准化成熟度测评方案（2020 年版）》和《医院信息互联互通标准化成熟度测评方案（2020 年版）》。国家医疗健康信息互联互通标准化成熟度测评（以下简称互联互通测评）分为区域和医院两部分，根据统一的测评方案、测试规范，依托标准符合性测试工具，构建一套科学、系统的信息互联互通标准化成熟度分级评价技术体系和方法。其中区域测评的对象为各级卫生健康委组织建设的以电子健康档案和区域全民健康信息平台为核心的区域全民健康信息化项目，医院测评的对象为各医疗机构组织建设的以电子病历和医院信息平台为核心的医院信息化项目，旨在促进卫生健康信息标准的采纳、实施和应用，推动医疗卫生服务与管理系统的标准化建设，促进电子健康档案在区域、医疗机构之间的信息交换、整合和共享，实现业务协同，为国家、省级、地市、区县 4 级平台和医疗机构之间的标准化互联互通提供技术保障。

从美国国家卫生信息技术协调办公室（Office of the National Coordinator for Health Information Technology，简称 ONC）所建立的互操作性标准建议看，也是通过一套模型和程序，从标准的成熟度、执行成熟度、采纳水平、是否被联邦政府采纳、费用负担形式和是否有检验工具等 6 个维度，对医疗 IT 领域的互操作性标准以及其实施规范进行评估，每年公开发布评估报告。

18.2.1　互联互通测评的技术理论与方法

（1）标准符合性测试和应用效果评价相结合

区域全民健康信息互联互通标准化成熟度测评（以下简称区域测评）和医院信息互联互通标准化成熟度测评（以下简称医院测评）分标准符合性测试和应用效果评价两个部分，区域测评针对以电子健康档案和区域全民健康信息平台为核心的区域全民健康信息化项目，医院测评针对以电子病历和医院信息平台为核心的医院信息化项目，分别进行信息标准的符合性测试和互联互通实际应用效果的评价。见图 18-2。

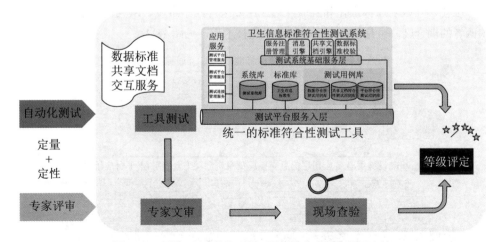

图 18-2　区域 / 医院信息互联互通标准化成熟度测评方法

标准符合性测试是指在实际生产环境中对各级卫生健康委（局）组织建设的区域全民健康信息化项目和各医疗机构组织建设的医疗机构信息化项目，分别从数据集、共享文档、交互服务等方面验证与国家卫生健康行业标准的符合性。标准符合性测试主要采用定量测试，定量指标主要包括健康档案和电子病历数据集标准符合性，健康档案和电子病历共享文档标准符合性，互联互通交互服务标准符合性。定量测试采用"黑盒测试"的方法，将信息平台视为"黑盒"，通过测试工具向测试对象（健康档案和电子病历数据、共享文档）发送服务请求，测试对象处理服务请求并返回处理结果给测试工具；测试工具分析校验返回的结果，判断测试对象是否符合信息平台技术规范和交互规范。

应用效果评价是指对区域全民健康信息化项目和医疗机构信息化项目，分别从技术架构、基础设施建设、互联互通应用效果等方面进行评审，包括专家文审和现场查验两个阶段。应用效果评价主要采用定性指标，主要包括信息平台技术架构情况、硬件基础设施情况、网络及网络安全情况、信息安全情况、业务应用系统（生产系统）的建设情况、基于平台的业务应用建设及利用情况、平台互联互通业务等定性指标进行评价，见图 18-2。

（2）测评技术和理论模型相关联

医院信息平台是一个集成各类应用系统以及日常运营的数据交换和业务协作平台，在此平台之上实现医院内部业务应用系统的协同性和互操作性，最终形成一个互联互通、支持辅助决策的医院业务协作平台。医院信息平台需要支持不同系统之间的医疗数据的整合和交换，快速实施应用程序节点部署以及各医疗子系统之间的协同。基于 ISO 的架构设计，国家卫计委《WS/T 447-2014 基于电子病历的医院信息平台技术规范》中将医院信息平台参考技术架构分为基础设施层、业务应用层、信息交换层、信息资源层、平台服务层、平台应用层和平台门户层等 7 层，如何测评医院信息平台的技术架构、功能实现程度以及应用效果，测评内容涉及基础设施建设情况、数据资源标准化、互联互通标准化和互联互通应用效果等四个维度，从其关联模型中可以反映两者的耦合度，也是测评指标设计的关键技术点，见图 18-3。

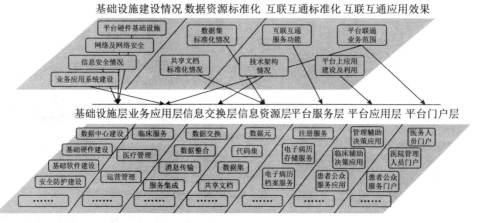

图 18-3 医院信息互联互通标准化测评和医院信息平台架构的关联模型

18.2.2　互联互通测评的标准规范化文件

- 《城乡居民健康档案基本数据集》（WS 365-2011）
- 《电子病历基本数据集》（WS 445-2014）
- 《基于电子病历的医院信息平台技术规范》（WS/T 447-2014）
- 《基于健康档案的区域卫生信息平台技术规范》（WS/T 448-2014）
- 《卫生信息共享文档编制规范》（WS/T 482-2016）
- 《健康档案共享文档规范》（WS/T 483-2016）
- 《电子病历共享文档规范》（WS/T 500-2016）
- 《疾病分类与代码》（GB/T 14396-2016）
- 《居民健康卡数据集》（WS/T 537-2017）
- 《居民健康卡技术规范》（WS/T 543-2017）
- 《手术、操作分类与代码》（T/CHIA 001-2017）
- 《区域卫生信息平台基本交互规范》
- 《医院信息平台基本交互规范》
- 《省统筹区域人口健康信息平台应用功能指引》
- 《医院信息平台应用功能指引》
- 《全国基层医疗卫生机构信息化建设标准与规范（试行）》
- 《全国医院信息化建设标准与规范（试行）》
- 《药品采购使用管理分类代码与标识码》
- 《医用耗材采购使用管理分类代码与标识码》

18.2.3　互联互通测评的对象

区域测评对象是被测评区域全民健康信息化建设项目中使用的基于健康档案的区域全民健康信息平台及应用系统，或电子健康档案管理信息系统。医院测评对象是被测评医院信息化建设项目中使用的基于电子病历的医院信息平台及应用系统，或医院管理信息系统。作为测试对象的信息平台（或系统）必须具备软件著作权证书，运行一年以上并通过初验。

18.2.4　互联互通测评的流程

区域测评和医院测评工作包括信息标准符合性测试、信息化建设成熟度专家评审等两个环节以及申请、准备、实施、评级等4个阶段，见图18-4。

18.2.5　互联互通测评的主要内容

区域和医院信息互联互通标准化成熟度测评内容及指标体系包括数据资源标准化、互联互通标准化、基础设施建设和互联互通应用效果等4个维度，见图18-5。

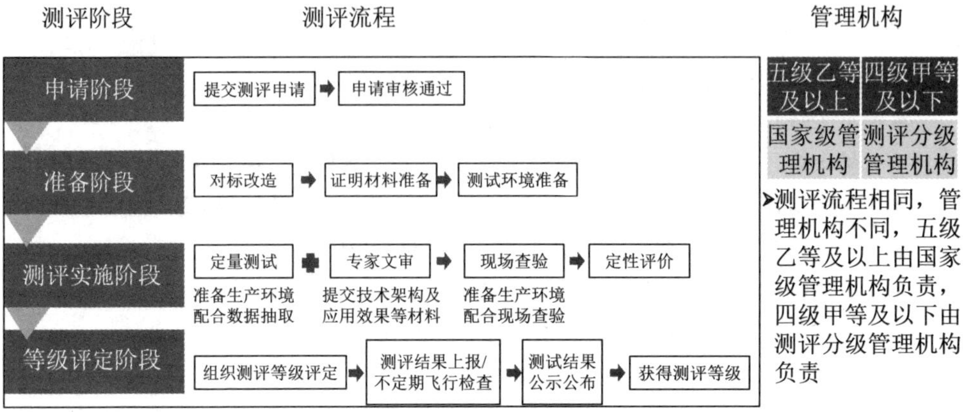

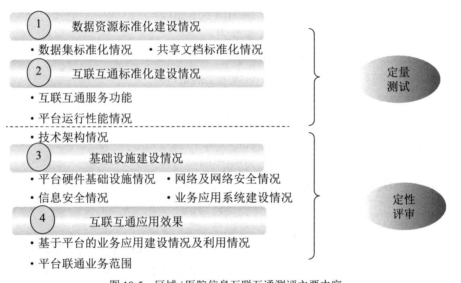

图 18-4　区域 / 医院信息互联互通测评流程

图 18-5　区域 / 医院信息互联互通测评主要内容

（1）数据资源标准化

包括数据集标准化和共享文档标准化指标，数据标准化是互联互通的基础，而标准的共享文档为数据共享的重要载体。

（2）互联互通标准化

包括交互服务标准化和技术架构标准化指标，考察为互联互通提供了"通道"的交互服务是否已标准化；技术架构通过考察信息整合方法、信息整合技术、资源库等指标，验证平台的高扩展性、高安全性、高可靠性等。

（3）基础设施建设

包括硬件基础设施、网络安全、信息安全、业务系统建设等指标，主要考察是否具有支持平台正常运行的基础硬件和安全保护，并检查基础业务系统的建设情况。

（4）互联互通应用效果

包括平台上的业务应用建设、平台互联接入、业务联通应用效果等指标，考察平台标准化建设后的应用效果。

18.2.6 互联互通测评的分级要求

区域和医院信息互联互通标准化成熟度测评的应用效果评价分为 7 个等级，由低到高依次为一级、二级、三级、四级乙等、四级甲等、五级乙等、五级甲等，每个等级的要求由低到高逐级覆盖累加，即较高等级包含较低等级的全部要求。

1）区域测评的分级要求

区域全民健康信息互联互通测评的应用效果评价分为 7 个等级，由低到高依次为一级、二级、三级、四级乙等、四级甲等、五级乙等、五级甲等（见表 18-2），每个等级的要求由低到高逐级覆盖累加，即较高等级包含较低等级的全部要求。

表 18-2　区域健康信息互联互通标准化成熟度分级方案

级　别	分级说明
一级	区域范围内部署单机版电子健康档案信息管理系统；电子健康档案数据标准符合国家和当地医改要求
二级	区域范围内部署网络版电子健康档案信息管理系统；系统实现与公共卫生主要业务系统的数据整合
三级	区域范围内建立主要业务生产系统，初步建成区域全民健康信息平台， 运行一年以上并通过初验，且平台运行性能和架构符合标准规定； 平台建成电子健康档案数据资源库，电子健康档案数据基本完整； 平台实现符合标准要求的注册服务、健康档案整合服务、健康档案调阅服务；平台支持通过共享文档交换数据； 平台实现所辖区域内部分医疗卫生机构的连通，并支持基于平台的数据整合；平台初步建立数据质量控制措施； 平台上的应用功能数量不少于 17 个
四级乙等	区域范围内建立覆盖全面的业务生产系统，且建成较为完善的区域全民健康信息平台； 平台实现符合标准要求的健康档案存储服务，且利用部分标准共享文档进行数据归档和业务协同； 平台实现所辖区域内部分医疗卫生机构的连通，动态采集连通机构业务数据，支持区域内数据共享和业务协同； 平台建立数据质量控制措施，初步建成使用质量分析系统；平台实现 3 个行业外机构的连通； 平台上的应用功能数量不少于 25 个
四级甲等	区域全民健康信息平台实现健康档案管理服务，且利用全部标准共享文档进行数据归档和业务协同； 平台有效实施动态的数据质量监控管理，平台数据逻辑性、及时性、完整性、稳定性和准确性较好； 平台实现所辖区域内大部分医疗卫生机构的连通；平台实现 4 个行业外机构的连通； 平台上的应用功能数量不少于 34 个

级　　别	分级说明
五级乙等	区域范围内建立覆盖全面的业务生产系统，建成标准化的区域全民健康信息平台； 平台已实现符合标准要求的区域医疗卫生业务协同服务和术语字典注册服务，实现区域内术语和字典的统一； 平台实现所辖区域内绝大部分医疗卫生机构的连通； 平台实现医疗卫生数据实时采集，数据准确可用，建立数据资源目录； 基于平台的业务应用较为丰富，平台开始具有新技术应用；平台实现与上级平台连通，实现 5 个行业外机构的连通；平台上的应用功能数量不少于 45 个
五级甲等	平台实现所辖区域内全部医疗卫生机构的连通； 平台准确覆盖、整合全区域全民健康数据，实现切实有效的协同助医、智能监管、决策分析、惠民利民服务； 基于平台的业务应用全面，平台上的新技术应用较为丰富，平台实现 6 个行业外机构的连通； 平台上的应用功能数量不少于 60 个

根据申请机构的类别分成省级、地市级和区县级。

（1）一级是区域范围内部署单机版电子健康档案信息管理系统，且电子健康档案数据标准符合国家和当地医改要求。

（2）二级是区域范围内部署网络版电子健康档案信息管理系统，系统实现与公共卫生主要业务系统的数据整合。

（3）三级是在满足二级要求的基础上，至少建立信息平台，实现了信息平台的核心功能，包括个人注册服务、健康档案整合服务和健康档案调阅服务符合标准；信息平台可通过共享文档交换数据，实现区域内跨系统、跨机构按照标准实现电子健康档案临床数据、公共卫生数据整合；基于信息平台能够实现与辖区内少量卫生、医疗机构的信息交互和共享，并初步建立数据质量控制措施；平台上的应用功能数量不少于 17 个。

（4）四级乙等是在满足三级要求的基础上，建立了比较完善的信息平台，包括信息平台的注册服务、健康档案整合服务、健康档案存储服务和健康档案调阅服务，信息平台基本实现通过标准共享文档交换数据；实现与辖区内部分卫生、医疗机构信息的交互和共享，在数据质量控制措施，初步建成使用质量分析系统，实施动态的监控管理；进一步扩大业务系统的覆盖面，平台上的应用功能数量不少于 25 个；根据实际需求与行业外 3 个机构建立互联。

（5）四级甲等是在满足四级乙等要求的基础上，建立了更加完善的信息平台；实现对辖区内更多卫生健康机构系统的覆盖，并有效实施动态的数据质量监控管理，从逻辑性、及时性、完整性、稳定性和准确性等方面衡量平台数据质量都有较好表现；丰富业务系统的建设，平台上的应用功能数量不少于 34 个；根据实际需求与行业外 4 个机构建立互联。

（6）五级乙等是在满足四级甲等要求的基础上，实现平台对辖区内卫生健康机构和业务系统的基本全覆盖；采用规范统一的术语、字典进行数据的共享，实现区域全民健康信息共享和业务协同；通过平台实现区域全民健康信息资源整合，实现医疗卫生数据实时采集，数据准确可用，建立数据资源目录；提供切实有效的协同助医、智能监管、决策分析、惠民利民等标准互联互通应用服务；平台上的应用功能数量不少于 45 个，平台开始具有新技术应用；根据实际需求与行业外 5 个机构建立互联。

（7）五级甲等是在满足五级乙等要求的基础上，实现平台对辖区内卫生健康机构和业务系统的完全覆盖；通过平台实现区域全民健康信息资源整合，提供切实有效且更加丰富的协同助医、智能监管、决策分析、惠民利民等标准互联互通应用服务；平台上的应用功能数量不少于 60 个；根据实际需求与行业外 6 个机构建立互联。

2）医院测评的分级要求

医院信息互联互通测评的应用效果评价分为 7 个等级，由低到高依次为一级、二级、三级、四级乙等、四级甲等、五级乙等、五级甲等（见表 18-3），每个等级的要求由低到高逐级覆盖累加，即较高等级包含较低等级的全部要求。

表 18-3　医院信息互联互通标准化成熟度分级方案

等级	分级要求
一级	部署医院信息管理系统，住院部分电子病历数据符合国家标准
二级	部署医院信息管理系统，门（急）诊部分电子病历数据符合国家标准
三级	实现电子病历数据整合； 建成独立的电子病历共享文档库，住院部分电子病历共享文档符合国家标准； 实现符合标准要求的文档注册、查询服务； 公众服务应用功能数量不少于 3 个； 联连的外部机构数量不少于 3 个
四级乙等	门（急）诊部分电子病历共享文档符合国家标准； 实现符合标准要求的个人、医疗卫生人员、医疗卫生机构注册、查询服务； 在医院信息整合的基础上，实现公众服务应用功能数量不少于 11 个、医疗服务应用功能数量不少于 5 个、卫生管理应用功能数量不少于 10 个； 连通的业务系统数量不少于 15 个； 连通的外部机构数量不少于 3 个
四级甲等	建成较完善的基于电子病历的医院信息平台； 建成基于平台的独立临床信息数据库； 基于平台实现符合标准要求的交互服务，增加对就诊、医嘱、申请单和部分状态信息交互服务的支持； 基于医院信息平台，实现公众服务应用功能数量不少于 17 个、医疗服务应用功能数量不少于 14 个、卫生管理应用功能数量不少于 17 个； 提供互联网诊疗服务，开始临床知识库建设，在卫生管理方面提供较为丰富的辅助决策支持； 连通的业务系统数量不少于 31 个； 连通的外部机构数量不少于 5 个

等级	分级要求
五级乙等	法定医学报告及健康体检部分共享文档符合国家标准； 增加对预约、术语、状态信息交互服务的支持； 平台实现院内术语和字典的统一，实现与上级平台基于共享文档形式的交互； 实现公众服务应用功能数量不少于 27 个、医疗服务应用功能数量不少于 30 个； 提供较为完善的互联网诊疗服务，初步实现基于平台的临床决策支持、闭环管理、大数据应用； 平台初步实现与上级信息平台的互联互通； 连通的外部机构数量不少于 7 个
五级甲等	通过医院信息平台能够与上级平台进行丰富的交互，实现医院与上级术语和字典的统一； 基于平台提供较为完善的临床决策支持、闭环管理，实现丰富的人工智能和大数据应用。 平台实现丰富的跨机构的业务协同和互联互通应用； 连通的外部机构数量不少于 9 个

（1）一级是对采纳、应用电子病历数据标准的基本要求，医疗机构的住院电子病历数据应符合标准中对数据元属性的要求。

（2）二级是在满足一级要求的基础上，增加了对门（急）诊电子病历数据的要求，电子病历数据完全符合标准要求，为规范电子病历数据的传输和共享提供标准数据。

（3）三级是在满足二级要求的基础上，增加对住院电子病历共享文档、文档注册查询交互服务的符标要求，标准化要求从单纯的数据维度扩展到包括共享文档、交互规范、技术架构、基础设施、应用效果的多维度，是从数据采集到数据应用的进一步规范，并要求建成独立的电子病历共享文档库，实现电子病历数据整合。

（4）四级乙等是在满足三级要求的基础上，增加对门（急）诊电子病历共享文档和个人、医疗卫生人员、医疗卫生机构注册、查询服务的符标要求，初步实现全院信息整合并提供公众、医疗、管理等方面的应用功能，并进一步规范了技术架构、基础设施、应用效果等内容。

（5）四级甲等是在满足四级乙等要求的基础上，建成较完善的基于电子病历的医院信息平台和基于平台的独立临床信息数据库，提供基础的互联网诊疗服务，开始临床知识库建设，在卫生管理方面提供较为丰富的辅助决策支持，业务系统建设较为丰富并实现基于平台的连通，公众、医疗、管理等方面的应用功能要求基于平台实现，并进一步规范了技术架构、基础设施、应用效果等内容。

（6）五级乙等是在满足四级甲等要求的基础上，法定医学报告及健康体检共享文档符合标准，平台实现院内术语和字典的统一，实现与上级平台基于共享文档形式的交互，提供较为完善的互联网诊疗服务，初步实现基于平台的临床决策支持、闭环管理、大数据应用，医院信息平台的性能满足接入上级信息平台的要求，初步实现与上级信息平台的互联互通。

（7）五级甲等是在满足五级乙等要求的基础上，医院信息平台实现与上级信息平台进行丰富的交互且医院信息平台的交互服务完全满足医疗机构内部标准化的要求，医院与上级平台实现术语和字典的统一，基于平台提供较为完善的临床决策支持、闭环管理，实现丰富的人工智能和大数据应用，实现丰富的跨机构的业务协同和互联互通应用。

18.2.7 互联互通测评的等级评定

（1）区域测评等级评定要求

区域全民健康信息互联互通标准化成熟度的等级由等级分决定，等级反映了区域全民健康信息互联互通的标准化成熟度，体现了等级差异，见表18-4。

表 18-4 区域健康信息互联互通测评的指标达标要求

测评指标	一级	二级	三级	四级乙等	四级甲等	五级乙等	五级甲等
数据集标准化情况	5	8	11.5	12.8	13.5	14.2	15
共享文档标准化情况	—	—	12	12.7	13.4	14.3	15
技术架构情况	—	—	5.9	6.7	7.9	9.5	10
互联互通交互服务情况	—	—	15	18	22	24	25
平台运行性能情况	—	—	—	—	—	—	—
硬件基础设施情况	—	—	2.9	3.7	4.1	4.5	4.53
网络及网络安全情况	—	—	1.4	2.2	2.2	2.2	2.2
信息安全情况	—	—	3	3.2	3.9	5.12	5.27
业务应用系统建设情况	—	—	1.8	2.1	2.4	2.7	3
平台实现业务应用情况	—	—	4.8	5.6	6.4	7.9	8.5
平台联通业务范围	—	—	1.7	3	4.2	5.58	6.5
等级分	5分	8分	60分	70分	80分	90分	95分

（2）医院测评等级评定要求

医院信息互联互通标准化成熟度的等级由等级分决定，等级反映了医院信息互联互通的标准化成熟度，体现了等级差异。见表18-5。

表 18-5 医院信息互联互通测评的指标达标要求

测评指标	一级	二级	三级	四级乙等	四级甲等	五级乙等	五级甲等
数据集标准化情况	10	15	15	15	15	15	15
共享文档标准化情况	—	—	13	14	14	14	15
技术架构情况	—	—	6	7.4	8.1	9.8	10
互联互通交互服务情况	—	—	10.5	12.5	19.1	25	25
平台运行性能情况	—	—	—	—	—	—	—
硬件基础设施情况	—	—	3	3.9	4.3	4.6	6
网络及网络安全情况	—	—	4.5	5.3	5.48	5.49	5.5

续表

测评指标	一级	二级	三级	四级乙等	四级甲等	五级乙等	五级甲等
信息安全情况	—	—	1.8	2.9	3.07	3.21	4.1
业务应用系统建设情况	—	—	1.2	1.5	1.8	2.1	2.4
应用建设情况及利用情况	—	—	4	5.1	6.2	7.2	7.7
平台联通业务范围	—	—	1	2.4	2.95	3.6	4.3
等级分	10 分	15 分	60 分	70 分	80 分	90 分	95 分

18.3 医院智慧管理与智慧服务分级评估

18.3.1 医院智慧管理分级评估标准体系

2012 年 3 月，国家卫生健康委办公厅制定《医院智慧管理分级评估标准体系（试行）》。

本标准仅针对医院管理的核心内容，从智慧管理的功能和效果两个方面进行评估，评估结果分为 0 级至 5 级。分级原则如下。

（1）0 级：**无医院管理信息系统**。手工处理医院管理过程中的各种信息，未使用信息系统。

（2）1 级：**开始运用信息化手段开展医院管理**。使用信息系统处理医院管理的有关数据，所使用的软件为通用或专用软件，但不具备数据交换共享功能。

（3）2 级：**初步建立具备数据共享功能的医院管理信息系统**。在管理部门内部建立信息处理系统，数据可以通过网络在部门内部各岗位之间共享并进行处理。

（4）3 级：**依托医院管理信息系统实现初级业务联动**。管理部门之间可以通过网络传送数据，并采用任意方式（如界面集成、调用信息系统数据等）获得本部门之外所需的数据。本部门信息系统的数据可供其他部门共享使用，信息系统能够依据基础字典库进行数据交换。

（5）4 级：**依托医院管理信息系统实现中级业务联动**。通过数据接口方式实现医院管理、医疗、护理、患者服务等主要管理系统（如会计、收费、医嘱等系统）数据交换。管理流程中，信息系统实现至少 1 项业务数据的核对与关联检查功能。

（6）5 级：**初步建立医院智慧管理信息系统，实现高级业务联动与管理决策支持功能**。各管理部门能够利用院内的医疗、护理、患者服务、运营管理等系统，完成业务处理、数据核对、流程管理等医院精细化管理工作。建立医院智慧管理数据库，具备管理指标自动生成、管理信息集成展示、管理工作自动提示等管理决策支持功能。

18.3.2 医院智慧服务分级评估标准体系

2019 年 3 月，国家卫生健康委办公厅制定《医院智慧服务分级评估标准体系（试行）》。

建立医院智慧服务分级评估标准体系（Smart Service Scoring System，4S），旨在指导医院以问题和需求为导向持续加强信息化建设、提供智慧服务，为进一步建立智慧医院奠定基础。电子病历、医院运营、教学、科研等信息化建设情况不在本评估范围内。

对医院应用信息化为患者提供智慧服务的功能和患者感受到的效果两个方面进行评估，分为0级至5级。

（1）0级：**医院没有或极少应用信息化手段为患者提供服务**。医院未建立患者服务信息系统；或者在挂号、收费、检查、检验、入出院、药事服务等环节中，面向患者提供信息化服务少于3个。患者能够通过信息化手段获取的医疗服务信息较少。

（2）1级：**医院应用信息化手段为门急诊或住院患者提供部分服务**。医院建立服务患者的信息系统，应用信息化手段对医疗服务流程进行部分优化，在挂号、收费、检查、检验、入出院、药事服务等环节中，至少有3个以上的环节能够面向患者提供信息化服务，患者就医体验有所提升。

（3）2级：**医院内部的智慧服务初步建立**。医院应用信息系统进一步优化医疗服务流程，能够为患者提供智慧导医分诊、分时段预约、检查检验集中预约和结果推送、在线支付、床旁结算、生活保障等智慧服务，患者能够便捷地获取医疗服务相关信息。

（4）3级：**联通医院内外的智慧服务初步建立**。电子病历的部分信息通过互联网在医院内外进行实时共享，部分诊疗信息可以在院外进行处理，并与院内电子病历信息系统实时交互。初步建立院内院外、线上线下一体化的医疗服务流程。

（5）4级：**医院智慧服务基本建立**。患者医疗信息在一定区域内实现互联互通，医院能够为患者提供全流程的个性化、智能化服务，患者就诊更加便利。

（6）5级：**基于医院的智慧医疗健康服务基本建立**。患者在一定区域内的医院、基层医疗机构以及居家产生的医疗健康信息能够互联互通，医院能够联合其他医疗机构，为患者提供全生命周期、精准化的智慧医疗健康服务。

18.4　DAMA框架

数据管理成熟度评估框架被划分为离散的数据管理主题，框架焦点和内容取决于它们是用于通用行业还是特定行业。大多数主体都可以映射到DAMA-DMBOK知识领域，关于DAMA的内容，本书前面的章节多有描述，在此不再赘述。目前市面上的许多供应商都开发了自己的模型，在选择供应商或开发自己的框架之前，组织应该先评估如下几个模型。

1）CMMI数据管理成熟度模型

CMMI（能力成熟度模型研究所）开发了CMMI-DMM（数据管理成熟度模型），

该模型为以下数据管理领域提供了评估标准。

（1）数据管理策略。

（2）数据治理。

（3）数据质量。

（4）平台与架构。

（5）数据操作。

（6）支持流程。

在每个流程中，模型都会识别出一些评估子流程。例如，数据质量部分包括数据质量策略和数据质量评估、分析和清理。该模型还考虑了数据管理各知识领域之间的关系。例如，会考虑利益相关方的需求以及业务流程和数据质量管理之间的关系。DMM 模型对数据管理目标过程域的具体评估标准见表 18-6。

表 18-6　DMM 数据管理能力成熟度评估等级

等　级	描　述	观　点
第 1 级：初始	流程是临时性的，主要在项目级别执行。没有形成跨业务领域数据管理流程，数据管理过程是被动的，例如，对于数据质量的修复。关于数据管理的基本改进可能存在，但改进尚未在企业或组织范围内进行明确、宣贯和推广	数据作为项目实施的需求进行管理
第 2 级：管理	流程是计划好的，并按照规则执行；雇佣有专业知识的数据管理人员来对数据进行管理，使得核心数据能够受控输出；对部分数据开始进行监控、控制和过程审查，并对其过程描述进行评估	数据作为企业关键资产的重要性，局部实现了常态化管理
第 3 级：定义	数据管理标准过程集已建立，并随着时间的推移进行改进；提供一种可预测的一致性衡量标准	数据在组织级被视为关键生产要素
第 4 级：定量管理	已基本建立起可预测和度量数据的指标体系；有正式的变量管理过程；质量和过程性能在数据中体现，并贯穿于整个过程的生命周期	数据被视为竞争优势的来源分析
第 5 级：优化	通过增量和创新不断得到改进；反馈用于驱动流程增强和业务增长；最佳的表现与同行、行业共享	在一个充满活力和竞争的市场中，数据被视为生存的关键，持续提升和优化

2）EDM 委员会 DCAM

企业数据管理委员会（Enterprise Data Management Council）是总部设在美国的金融服务行业宣传组织，它开发了数据管理能力评估模型（Data management Capability Assessment Model，DCAM）。DCAM 是成员努力在数据管理最佳实践上达成共识的结果，描述了与可持续数据管理项目开发相关的 37 项能力和 115 个子能力。评估重点关注利益相关方的参与程度、流程的形式及展示能力的组件。

表 18-7　DCAM 数据管理能力成熟度评估等级

等　　级	特　　性
1 级：未开始	临时性；由个人完成
2 级：概念性	问题正被讨论；会议讨论阶段；涉及数据从业人员参与
3 级：开发	关键功能性因素已定义；工作流已定义；会议正在进行；参与度增长；活动正在进行；政策、角色和运作程序正在建立；计算项目 / 年度工资预算
4 级：定义	业务用户参与；LOB 管理经营实施；需求已核实；界定和分配责任；政策和标准存在；程序到位；定义和验证谱系；元数据捕获和验证；识别和清点 CDES；持续地跟踪，可持续地资金支持
5 级：实现	执行行政管理认可；积极参与业务；责任协调；政策和标准已执行谱系验证和记录；跨数据库数据协调；元数据实现；主动维护被审计的依从性；战略 / 投资的资金支持
6 级：优化	充分融入运营文化，持续改进

3）IBM 数据治理委员会成熟度模型

IBM 数据管理委员会成熟度模型基于 55 个组织委员会组成。委员会成员合作定义了一组通用的可观察和期望的行为，组织可以通过这些行为评估和设计自己的数据治理项目。该模型的目的是通过经验证的业务技术、协作方法和最佳实践，帮助组织构建治理中的一致性和质量控制。该模型围绕 4 个关键类别组成。

（1）结果。数据风险管理和合规、价值创造。

（2）使能因素。组织结构和认知、政策、管理。

（3）核心内容。数据质量管理、信息生命周期管理、信息安全和隐私。

（4）支持内容。数据架构、分类和元数据、审计信息、日志记录和报告。IBM 模型既是一个成熟度框架，也是为了成熟度分级而构造出的一组有答案的评估问题。

IBM 数据管理委员会成熟度模型将数据治理的成熟度描述了五个等级的成熟度路径。

Level 1 初始化：工作通常是临时的，环境也不稳定，反映组织内个人能力，而不作为成熟度管理。该阶段尽管会生成产品和服务，但往往会超出预算和项目计划时间。

Level 2 已管理：基于项目或单业务职能的有效管理，能够跟踪成本和时间表，可以基于项目实践的计划和执行的经验开展复用，但仍缺乏组织内整体的管理，仍然存在预算超支和时间逾期等风险。

Level 3 已定义：组织内形成覆盖整个组织的标准、流程和规程管理，能够适应组织内业务职能或项目。

Level 4 量化管理：组织通过统计技术和量化分析，对所开展的质量目标进行量化管理。

Level 5 持续改进：量化的目标被明确建立且持续修订反映业务目标的变化。

4）斯坦福数据治理成熟度模型

斯坦福大学的数据治理成熟度模型是为该大学开发的。它并不是一个行业标准，但即便如此，它仍然是提供指导和测量标准模型的一个好例子。该模型关注的是数据治理，而不是数据管理，但它为全面评估数据管理奠定了基础。该模型区分基础部分（意识、形式化、元数据）和项目部分（数据管理、数据质量、主数据）。在每部分，该模型都清楚地说明了人员、政策和能力的驱动因素，而且阐明了每个成熟度级别的特征，并为每个级别提供了定性和定量的测量。

5）Gartner 的企业信息管理成熟度模型

2008 年，Gartner 基于 CMMI 理念创建一个 6 级的企业信息管理成熟度模型（EIM Maturity Model），分为无认知型、认知型、被动回应型、主动回应型、已管理型和高效型等 6 个阶段。该模型建立了评估愿景、战略、度量、治理、角色和责任、生命周期和基础架构的标准。

Gartner 的 EIM 由愿景、战略、矩阵、治理、组织（人）、过程（生命期）和基础设施等 7 个维度组成一个企业数据治理的周期，同时将 EIM 分为 13 个领域的功能参考架构，并给出规范、规划、建设和运行等 4 个过程。

第 19 章
医疗大数据应用

19.1 概述：医疗大数据的应用

随着医疗信息数字化的进程，大量的电子病历、医院信息系统、医学影像等数据应运而生，而互联网技术的飞速发展将大数据分析技术带到了医疗健康领域。目前，大数据已经逐渐改变了包括临床操作、药物研发、个性化治疗等在内的公共卫生领域。2016年，国务院印发《关于促进和规范医疗大数据应用发展的指导意见》，由此看出：中国已将医疗保健领域产生的数据纳入大数据发展的战略规划。因此，推进医疗健康领域的数据应用，构建相互融合的信息平台，拓展医疗领域的数据应用，丰富互联网和医疗领域的服务，完善和加强相关制度建设，可以有效促进和服务公众健康。

在过去的几年中，深度学习在不同的科学领域中产生了显著的影响。深度学习算法能够超越尖端方法，这在许多任务中得到了证明，比如在图像处理和分析方面。在某些情况下，深度学习甚至比人类表现得更好，比如物体识别。这一发展在医疗领域也显示出巨大的潜力。随着医院记录的患者数据增加，以及个性化治疗的趋势，自动化处理和分析医疗信息的需求大大增加。患者数据不仅包括在医院或健康中心收集的，还涉及全科医生、移动医疗应用或在线网站收集的数据。在过去的几年中，可获得的医疗数据的大规模增长带来了新的研究热潮，如用于早期检测、监测、诊断和治疗评价等医学任务。

19.2 大数据分析在医疗大数据中的应用

19.2.1 大数据分析与一般数据分析的区别

数据分析是指在明确分析目标的前提下，用适当的统计分析方法对收集的数据进行分析，提取有用信息，得出结论的过程。目前，数据分析是各领域进行科学研究和工业应用的主要数学方法。

而大数据是指数据量和数据的复杂程度使得在现有的计算框架下无法捕获、处理和分析的数据。Doug Laney 将大数据定义为"3V"模型：数据量（Volume）、速度（Velocity）、类型（Variety）。数据量表示海量数据，速度表示数据创造速度快，类型表示不同数据源和数据类型之间的多样性。IBM 引入真实性（Veracity）作为大数据模型的第四个"V"，将"3V"模型修改为"4V"模型，其中真实性是指大量数据的不确定性。

大数据分析是指在大量原始数据中发现趋势、模式和相关性的过程，以帮助做出基于数据的决策。这些过程使用高端计算资源、人工智能算法、统计分析技术来理解如此庞大的数据量。大数据的概念是麦塔集团于 2001 年首先提出的，大数据分析技术为经济发展和科技进步提供了有力的工具，已经对社会各方面产生了深远的影响。

作为大数据分析的主要目的，从大数据中提取有价值的信息可以分为五个阶段，如图所示。这五个阶段可以划分为数据管理和数据分析两部分。数据管理包括数据采集、存储、准备和检索分析。数据分析是指从大数据中提取智能方法、技术和算法，因此，分析可以被识别为整个大数据处理任务的子流程。

大数据分析与一般数据分析的主要区别主要有以下三点。

（1）两者所分析的数据规模不同

传统的数据分析技术和算法无法处理数据量大、复杂程度高的高通量数据。

（2）两者数据收集方法不同

大数据分析不需要使用抽样调查，而采用所有数据进行分析处理，因此不用考虑数据的分布状态（抽样数据是需要考虑样本分布是否有偏，是否与总体一致），也不用考虑假设检验。

（3）两者的分析工具和分析目的不同

传统数据分析主要是将机器学习模型当黑盒工具来辅助分析数据。在大数据分析的场景中，数据分析往往是数据建模的前奏，数据建模是数据分析的成果。

19.2.2　大数据分析的应用场景

大数据改变了我们分析、管理和利用任何行业数据的方式，大数据分析在医疗健康行业的使用带来了革命性的变化。大数据分析在医疗保健中有六个应用领域，包括疾病监测、医疗保健管理、公共卫生预警和管理。

（1）疾病检测

在传统的医疗诊断中，医生仅可依靠患者提供的信息以及自己的经验和知识储备，局限性很大。而大数据分析技术则可以借助电子病历和互联网获得的信息，将患者的影像数据、病历数据等各种信息汇总分析。医疗保健数据的图像处理提供了有关解剖学和器官功能的宝贵知识，并可以识别疾病和患者健康状况。可穿戴设备以及云计算在内的科技产品可以实时收集与生理指标（例如，情绪、饮食遵循、锻炼和睡眠周期模式）相关的准确医学数据（例如心率、燃烧的卡路里、血糖水平、皮质醇水平），为用户提供日常的健康监测。

（2）医疗健康管理

医疗健康管理包括在患者住院期间有效地安排和提供患者护理等。大数据技术可以通过建立海量医疗数据库、网络信息共享等方式，使医疗机构之间能够共享患者信息，从而节省医疗资源，减轻患者负担。通过这样的数据库系统，患者也可以实现网络预约、异地就诊、医疗保险信息即时结算。另外，通过电子病历等数据，大数据分析技术可以开发患者到院数量的预测模型，从而帮助医院优化临床人员和设备使用安排，帮助患者平衡等待时间等。

（3）公共卫生预警和管理

大数据分析也已应用于新冠疫情期间的追踪溯源、路径传播、发展模型预测、资源调配等方面。北京大数医达为南京市疾控中心建设了疾病与监测预警系统，该系统通过建立电子病历系统（EHR），使用大数据及人工智能对 EHR 进行分析，建立预警系统，当 EHR 中包含新冠肺炎等传染病的关键词时，预警系统会判断该病例是否为疑似或者高度疑似，避免医院因故遗漏或者迟报。

19.2.3 大数据分析的产出与结果

针对上述大数据分析在医疗健康领域的应用场景，本节描述了三个大数据技术的产出与结果。

哥伦比亚大学医学中心对与脑损伤患者相关的生理数据流的复杂相关性进行了分析。其目标是为医疗专业人员提供关键和及时的信息，以积极治疗并发症。据报道，这种先进的分析技术可以比以前提前 48 小时诊断出因脑动脉瘤破裂而发生出血性中风的患者的严重并发症。

美国医疗保健联盟网络 Premier 拥有 2700 多名成员医院和卫生系统、9 万非急性病机构和 40 万名医生，该网络已经汇集了一个包含临床、财务、患者和供应链数据的大型数据库。通过这些数据库，该网络产生了全面和可比的临床结果测量、资源利用报告和交易级成本数据。这些产出为大约 330 家医院的决策提供了信息，改善了保健程序，挽救了约 29 000 人的生命，并减少了近 70 亿美元的保健开支。位于加拿大多伦多的北约克总医院是一家拥有 450 张床位的社区教学医院，该医院报告使用实时分析来改善患者结果，并对医疗保健服务的运营有更深入的了解。据报道，北约克已经实现了一个可扩展的实时分析应用程序，以提供多种视角，包括临床、行政和财务。

在公共卫生预警方面，约翰·霍普金斯医学院的研究人员发现，他们可以利用来自谷歌流感趋势的数据，在疾病控制与预防中心发出警告前至少一周，预测与流感相关的急诊室就诊人数的突然增加。同样地，在 2010 年 1 月海地地震后，对 Twitter 更新的分析和官方报告一样准确（而且比官方报告早两周），追踪了霍乱在海地的传播。在另一个糖尿病应用中，哈佛医学院和哈佛朝圣医疗保健中心的医生展示了分析应用对 EHR 数据的潜力，以识别和分组糖尿病患者，进行公共健康监测。

19.2.4　大数据分析案例

大数据可以直接帮助医护人员开展临床活动，包括个性化的诊疗、疾病的早期诊断、不良事件的预警（如感染等）。在本节中，我们展示了两个案例来说明医学大数据分析的应用。

（1）预测女性糖尿病

糖尿病是影响世界各地成年人的最常见疾病之一，虽然有许多建议的生活方式和药物改变建议用于治疗，但仍存在非常鲜为人知和经过验证的方法，可确保逆转和改善。在所有糖尿病病例中，超过 50% 的受影响个体是女性。这是因为与男性相比，女性的生理机能导致患糖尿病的几率更高，并且更难以控制。Agarwal 等人使用 Pima Indians Diabetes 数据集，它由至少 21 岁女性的数据组成，并考虑了 BMI、怀孕次数、血压、胰岛素水平等因素。该数据集记录在女性中普遍存在的生理特征，而教育程度、地理位置等因素不考虑在内。研究者不仅专注于疾病预测，还尝试研究和可视化与糖尿病患者最相关的因素。通过研究最常见的算法，可以确定未来需要在哪些领域开展工作以开发更好的医疗保健方式。研究者使用了多种机器学习模型，如决策树、逻辑回归、朴素贝叶斯、SVM 和 KNN。在 K 折和交叉验证的帮助下，最终获得了 81.1% 的准确率。通过对数据进行可视化和分析，我们可以得出结论，一些因素在糖尿病方面起着更重要的作用。与皮肤厚度和血压相比，血糖水平、BMI、年龄和怀孕等因素的影响更大。

（2）恶性肿瘤检测

很长一段时间以来，癌症一直是全球人类最大的死亡原因之一。人们对癌症进行了多年的研究和开发，但我们仍然无法找到一种能够保证从患者身上根除癌症的全面治疗方法。考虑到受癌症影响的人数，我们需要开发更好的诊断和治疗方法。已经有研究者建立机器学习模型，能够非常有效地识别和研究癌症肿瘤。实验证明肿瘤的类型和形式可以告诉我们它的危害有多大，恶性和良性的几率有多大。在机器学习的帮助下，研究者训练模型来识别最有可能指向恶性肿瘤或其他疾病的特征。他们可以使用预先存在的数据集并训练机器学习模型，以了解它工作的准确性。有许多算法适合做这个任务，如 KNN 分类器和逻辑回归模型等。研究者获得了较好的识别结果，在该文章中，训练集上的准确率可以达到 94%，在测试集上的准确率可以达到 97%。

19.3　精准医学与医疗大数据

19.3.1　精准医学的定义

精准医学（Precision Medicine，PM），是一种根据患者的疾病特征、诊断信息和治疗反应，结合其具体基因、所处环境和生活方式，综合考虑个体差异，并通过分子生物学和遗传学等研究手段，来对患者进行细致而精确的分型，进而依据分型进行具体治疗的新兴医学模式。其具体做法就是先对大量患者和健康人群进行基因组测序，建立一个庞大的医学数据信息库，然后研究人员会对比分析不同个体的基因信息，进一步了解导致各种疾病的共性原因以及个性原因。需要注意的是，精准医学与"个体化医疗"是两个概念，不能单纯地画上等号。后者强调的是对不同患者给出针对性治疗方案，而前者还同时强调对同亚型患者得到一致性的治疗方案。精准医学不仅能够降低医疗成本、减少药物不良反应，还能够有针对地增强药物作用的有效性。精准医学的创新有望为患者带来巨大的利益，并改变医疗服务的提供方式和评估模式。

19.3.2　精准医学与大数据的关系

精准医学是基于个体生物学，而不是群体生物学对患者的医疗过程进行考虑。这意味着数据是面向个体的，从个体收集数据，如遗传信息、生理监测数据或电子病历数据，并建立特定模型调整其治疗方案。合理使用大数据是精准医学强有力的支撑。精准医疗的发展离不开大数据，大数据和医学的结合才是精准医疗的核心。一般而言，医疗大数据的形成，第一步是通过"物联网＋互联网"的方式把碎片化的数据通过一系列结构化的方式汇总起来。第二步是通过数据清洗，筛选出有用的数据以便形成有效信息。第三步是将有效的信息形成知识库。第四步是在新数据不断加入时实现知识库对各类新数据的兼容与更新能力。通过这四个步骤形成的医疗大数据，是实现精准医疗的重要前提。

19.3.3　如何利用大数据支撑来实现精准医学

要实现精准医学，必须具备两个条件，一是获得组学数据，只有将组学测量与大数据分析有机融合，才能构建组学大数据的基础；二是搭建以分子水平信息为代表的基因型数据和以疾病为代表的表观数据之间的桥梁。

如今，随着各类数据平台的建设，数据的产生变得更加容易，数据的分析变得越来越复杂，近十年来业界已经积累了大量的人群基础数据、疾病特异性数据，HGP、TCGA、HPA等一系列数据库亦开始对公众开放。如何基于背景研究数据分析特定样本特征，为数据的深度挖掘和解读找到更好的分析方式，是比继续收集更多数据更为迫切的需要。

面对精准医疗所要处理的海量数据，目前需要解决的重大问题是超大数据处理和服务能力的基础平台架构与技术。此外，如何划分疾病数据库群，制定相应的规范仍需要探索。精准医疗的发展离不开以下几个基础：首先，要获取海量人群的组学数据，而且所有组学数据必须是大规模的，否则会没有效果。此外，还必须用大数据分析的手段挖掘组学数据中蕴含的跟疾病相关的信息。因此，第一个基础就是获取组学数据，并进行数据处理获得分子水平和疾病相关的信息。其次，建立这些再分子水平上获取的信息和宏观临床疾病之间的桥梁，也就是建立基因型与表型之间的关联，这需要发展一系列医学信息解读和生物学信息解读方法。有了这些基础，才能够使组学数据更好地应用到诊断和治疗中来，并与影像学、血检等检测以及医生的临床诊断结合起来。

19.3.4　精准医学的未来

精准医学，是指在医疗中，基于个体的基因、环境以及生活习惯等差异，给出有针对性的治疗方案。未来十年，精准医学将引领医疗行业进入全新的时代。以下将基于其发展现状，从七个方面对精准医学的未来发展提出展望。如图 19-1。

（1）更好的数据共享

我们需要大规模、可长期跟踪的人群队列。20 年来，英国的 Biobank、美国的 Million Veteran Program 等计划通过对实验对象的基因组、生活方式和随访结果等方面进行评估，收集了海量数据。全球基因组学与健康联盟（Global Alliance for Genomics and Health，GA4GH）等组织正尝试开发通用数据模型和文件格式，以实现全球各个队列数据的共享和互操作性。

（2）更具多样性的人群队列

目前的人群队列研究存在的共性问题是人群缺乏多样性。在已发表的全基因组关联研究中，只有不到 3% 的参与者是非洲、西班牙裔或拉丁美洲血统，86% 的临床试验参与者是白人。而缺乏面向多样性人群的研究导致了我们在适用于所用人群的生物学研究上的成果并不丰硕。

（3）大数据和人工智能的紧密结合

随着更便捷高效的数据共享的实现，人工智能将继续在医学领域大放异彩。展望未来，生物医学数据集将越来越适合分析。大数据和人工智能的进一步结合会加强对大数据中有用信息的挖掘和提取，两者将共同组建一种新的技术生态。

（4）进一步推广临床基因检测

当前的基因检测，集中在肿瘤患者以及罕见的单基因病检测上，未来随着测序成本的进一步降低，基因检测会成为诊断中的常见检测项，用于常见病及用药指导等更多场景。

（5）电子健康记录（EHR）助力表型和基因研究

随着临床检测结果、体检数据，以及医学影像数据的电子化、格式化，标准化的电子健康记录，将使我们能够观察到更多研究受试者的表型、基因及其生活习惯之间的联系。完善的电子健康记录对于发现新的表型和了解特定疾病的特定表现意义重大，将使相关研究更加高效便捷。

（6）更加精细化的表型和环境数据收集

随着可穿戴设备的不断普及，可以细化地实时记录目标人群从事各项活动时的身体指标，进一步增强电子健康记录信息丰富度。正如 2019 年新冠流行期间，基于手机的定位信息，人群聚集信息，均为远程健康检测提供了参考。简单总结，智能设备的引入，可以让研究者以更精细的方式，探索社交生活对健康情况的影响，并构建更加精细的表型和环境数据集。

（7）更加全面的隐私保护

精确医学的效用取决于人群的广泛参与，而大量人口的广泛参与对绝对严密的隐私保护和更高的价值回报提出了需求。参与过程中信任的构建与收益分配需要更加透明。相应的法律约束和道德规范需要在精准医学的发展中顺应需求不断完善。

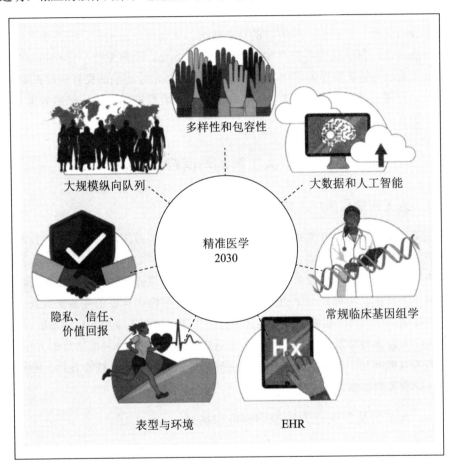

图 19-1 2030 年精准医学 7 大发展机遇

19.3.5 精准医学的相关案例

近年来，我国乳腺癌发病率持续升高，以精准医学为基础的个性化治疗已经成为临床干预乳腺癌的重要方式。基于精准医学理论的治疗方案强调依据精准术前评估基因分型和乳腺癌患者的分期、分型，来精确制定个性化的治疗方案。

在基于精准医学的乳腺癌治疗中，影像学技术、多基因检测、复发风险评估、分子分型检测等一系列方法将被运用到确定分期，肿瘤可切除性以及具体治疗方案的制定中。对于乳腺癌患者，治疗方案能否抑制肿瘤细胞的增殖、转移至关重要。常规的治疗方案因对患者的评估不充分，与患者契合度欠佳。基于精准医学的治疗方案能够很好地弥补这一不足，对肿瘤的生长和增殖起到良好的抑制作用。且这一治疗方案更加注重抗肿瘤治疗的疗效、微创性及安全性。医师可根据乳腺癌患者的组学信息，制定微创性手术方案，确定最佳辅助治疗方法。如对于分子分型为 Her-2 过表达型的乳腺癌患者，通过精准医学策略对治疗方案进行设计，可采用靶向治疗配合辅助化疗的手段。精确的影像学检查分析结果、基因检测结果，可有效预测乳腺癌患者对化疗、靶向治疗等方法的获益状况，从而帮助医生有针对性地选择最佳的抗肿瘤方法，帮助乳腺癌患者实现个体获益最大化。靶向治疗与化疗相结合，能够精准有效地抑制乳腺癌的恶化，强化抗肿瘤效果。该治疗方法的良好病灶去除作用、损伤控制作用以及对脏器的保护作用，可充分满足乳腺癌患者对抗肿瘤效果及治疗安全性的要求。

19.4　人工智能与医疗大数据

19.4.1　人工智能在医疗大数据中的关系与位置

人工智能是研究、开发用于模拟、延伸和扩展人类智能理论、方法、技术及应用系统的一门新的技术科学。数据是人工智能发展的基础和核心要素之一。目前，我国人工智能仍处于初步发展阶段，其典型特点是不能进行多任务学习，同时其学习依赖于大数据，需要在一个点上积累足够多的、带精确标签的完备大数据。健康医疗大数据的状况将会影响人工智能技术在卫生领域的深入应用与持续发展。当前，健康医疗大数据种类繁杂、标准不统一，并且质量参差不齐；在精准医疗的大环境下，细分到类且能够利用的样本量非常少；疾病相关数据维度多、特性各异，隐私数据匿名化处理需要加强。

19.4.2　人工智能在医疗大数据中的应用场景

人们普遍认为，人工智能工具将促进和增强人类工作，而不会取代医生和其他医护人员的工作。人工智能随时准备为医疗保健人员提供各种任务支持，从管理工作流到临床文档和患者外展，以及图像分析、医疗设备自动化和患者监控等专业支持。

对于人工智能在医疗保健方面最有益的应用，存在不同的观点。《福布斯》在 2018 年指出，最重要的领域将是行政工作流程、图像分析、机器人手术和临床决策支持。埃森哲（Accenture）2018 年的一份报告提到了同样的领域，还包括人工智能在医疗保健应用、减少剂量误差和网络安全方面的兴起。麦肯锡（McKinsey）2019 年的一份报告指出了连接和认知设备、有针对性的个性化医疗、机器人辅助手术和电子医疗等重要领域。

1）人工智能与医学可视化

赋予图像或视频形式出现的数据以可解释性是一项具有挑战性的任务。该领域的专家必须经过多年的培训才能获得辨别医学现象的能力，除此之外，随着更多研究和结果的出现，还必须积极学习新内容。然而，随着需求的不断增加，会造成该领域的专家严重短缺。

而计算机视觉涉及机器对图像和视频的可解释性赋予，其能力达到或超过人类水平，包括物体和场景识别。计算机视觉产生重要影响的领域包括基于图像的诊断和图像引导手术。

2）大数据与智能诊断

对于影像科的医生而言，每日的工作就是对影像资料进行对比查阅，从而得出进一步的建议和检查。这其实对于医疗资源而言是某种程度上的浪费。因此，我们需要一种全新的方法——智能诊断，来节省这一部分的医疗资源，让医生可以面对更多的病人。而人工智能有望成为填补这一需求缺口的工具。

大数据和人工智能的组合在智能诊断方面有着独到的优势，通过学习大量的经过有经验的医生标注的样本，可以达到很好的效果。在智能诊断中，关键的技术包括但不限于：多模态数据的配准、病灶的分割与量化、病灶良恶性的鉴别、病灶类型的鉴别、病灶的定位等。一般而言，一个相对来讲理想的智能医学影像诊断需要分成以下几个步骤。

（1）首先，整个模型需要支持不同类别的图像，例如 CT、MRI、PET 等多模态数据的配准。或者是对病灶进行分割。

（2）然后，对于病灶的检测需要准确，这要求医生基于医学上的精标准来进行样本的标注。

（3）最后，还要对于病灶的良恶性以及病灶的分期分型进行鉴别。这就意味着前期需求大量的优质样本。因为样本的质量对于在医疗智能诊断领域中常用的监督式学习而言非常重要，通常可以直接决定一个模型的效果好坏。

正是因为对于医疗大数据的样本标注门槛较高，所以这也成为限制智能诊断行业发展的一个因素。同时，由于对数据量有所需求，因此对于常见的疾病而言，智能诊断一般较为成熟，例如肺部以及乳腺钼靶影像。但是对于罕见病而言，智能诊断的难度则要提高许多，因此，小样本的机器学习方法亟待在智能医学影像诊断中进行推广应用。

3）计算机视觉与手术辅助

计算机视觉主要基于统计信号处理，但现在更多地转向应用人工神经网络作为学习方法的选择。在这里，深度学习用于设计计算机视觉算法，以对皮肤和其他组织中的病变图像进行分类。视频数据估计包含来自高分辨率诊断图像（例如 CT）的数据量的 25 倍，因此可以根据分辨率随时间提供更高的数据值。视频分析还为时过早，但在临床决策支持方面具有巨大潜力。例如，腹腔镜手术的实时视频分析在识别该手术的所有步骤方面的准确率为 92.8%，令人惊讶的是，还发现了遗漏或意外步骤。人工智能和计算机视觉在手术技术中的一个显著应用是增强手术中的某些功能和技能，例如缝合和打结。来自约翰霍普金斯大学的智能组织自主机器人（The smart tissue autonomous robot，STAR）已经证明，它可以在某些外科手术中胜过人类外科医生，例如动物肠道吻合术。在不久的将来，完全自主的机器人外科医生将成为一个新的概念，同时研究人员对使用人工智能增强手术的不同方面很感兴趣。这方面的一个例子是克拉根福 Alpen-Adria 大学信息技术研究所的一个小组，该小组使用手术视频作为培训材料，以对外科医生所做的行为进行干预。例如，当对患者的组织或器官进行解剖或切割时，算法会识别出可以干预的可行性以及身体的特定区域。此类算法自然基于对许多视频的训练，并且可以证明对于复杂的外科手术或需要缺乏经验的外科医生进行紧急手术的情况非常有用。外科医生积极参与此类工具的开发，以确保临床相关性和质量，并促进从实验室到临床部门的转化，这一点很重要。

4）临床决策系统与医疗成本

临床决策支持系统，即 CDSS，一般指凡能对临床决策提供支持的计算机系统，这个系统充分运用可供利用的、合适的计算机技术，针对半结构化或非结构化医学问题，通过人机交互方式改善和提高决策效率的系统。

临床决策系统的框架如下：在工作流程中，通过正确的渠道，在正确的时间，在正确的干预模式下，向正确的人，提供正确的信息。该框架的提出者认为这是提高预后的五个基本要素。大多数 CDSS 由三部分组成，即知识库、推理机和人机交流接口部分。

不仅在治疗中可以帮助节约医疗系统的成本，人工智能和大数据同样可以通过将医疗模式从反应式（reactive）转变为主动式（proactive）来节约成本，也就意味着帮助人们进行更多的健康管理而非基本疾病治疗，完成更少的住院、更少的就诊、更少的治疗。这样不仅有利于人们的健康，而且医院也可以节约更多的医疗资源，节约医疗成本。人工智能可以通过持续的健康检测以及指导帮助人们维持健康来达到这些目的，具体的手段包括早期诊断、定制治疗以及更为有效的随访等。

19.4.3 人工智能在医疗大数据中应用时面临的问题

（1）数据基础有待加强

数据的基础属性良好与否对于人工智能计算和学习能力的提升具有至关重要的作用，是机器能否准确、高效学习的关键。使用过多相同的老旧单一的公开样本数据将会产生失效的、错误的和冗余的信息，最终可能导致临床诊疗的错误甚至医疗事故的发生。加州大学旧金山医疗中心电子病案系统的分析显示，高达 80% 的文本型录入有复制和粘贴他人记录的嫌疑。这对于医疗大数据和人工智能领域的推进发展无异于致命一击。

（2）数据低质化，人工智能亟待夯实根基

大数据、算法、计算能力是人工智能的 3 大基石，其中大数据是人工智能赖以实现的基础。大数据在中国的发展正处于起步阶段，数据低质化问题是目前我国大数据产业发展的主要障碍之一，同样也影响着人工智能的发展。目前，我国普遍陷入数据困境，健康医疗大数据利用率低。

（3）临床应用问题

医疗人工智能产品需要实现从试验向临床应用的突破。目前，业内针对肺结节、糖网病检查等场景的医疗人工智能产品诊断准确率普遍很高，但是真实情况并非如此乐观。企业在训练自己模型时通常都有自己的数据库，各自的算法都是按照自己的数据进行训练的，然后以自己的数据来验证准确性。在没有得到临床验证前，基于标准或特定数据集的实验室测试结果并不具备较大的意义，因为实际临床应用的场景是非常复杂的。

19.4.4　人工智能与医疗大数据的未来发展方向

（1）人工智能影像产业化发展

作为人工智能应用最为久远的一个细分领域，人工智能影像企业可谓医疗人工智能的先驱。这一技术的发展在一些领域已经相对成熟并且进行商业化的产出，人工智能影像系统可以帮助许多医生提高医技水平，而许多公司在技术的发展中做出了重要的支持。

（2）新一代智能医疗硬件装备研究发展

人工智能的发展不止于独立的软件，许多硬件也因此产生了颠覆式的改变。

在 2018 年 11 月全国首届超声人工智能读片大赛中，浙大孔德兴教授设计的智能超声仪以 1 分 36 秒的耗时，90% 的准确率战胜了平均耗时 45 分钟，74.46% 准确率的百人优秀医生团队。这意味着，人工智能确实能够辅助医生做出更为准确、更为迅速的决策。

而连建宇博士的智能科室移动核磁共振能够在超早期快速鉴别缺血梗塞，突破承重和屏蔽限制，能够兼容生命维持系统与生命监测系统，运用人工智能自动提示异常组织区域，并提供影像学、病理学人工智能诊断建议。相比于传统器械，该设备能够让医生在更复杂的环境下进行核磁共振检查，并提高影像识别准确率。

（3）跨媒体智能医学装备出现

"手眼系统＋医生"是跨媒体智能医学装备的核心，它把医生眼前看到的病灶和过去检查中的病灶的影像部分叠加在一起，让医生能在手术中看得更加清楚。一直以来，其中最为优异的产品非达·芬奇莫属。

如今国产医学装备也在不断向着跨媒体智能的方向进发，杭州三坛医疗科技便是一个很好的例子。骨折复位常用闭合复位、切开复位的方式进行治疗，但闭合复位可靠性差、医生经验依赖高，而切开复位则创伤大、出血多。相比之下，杭州三坛医疗科技研发了一款 AR 眼镜可让医生更清晰地了解患者受伤部位状况，结合 X 光片、三维重建、人工智能技术，医生能够更精确地打螺丝、接骨，以更小的创伤对患者进行治疗。

（4）医学装备与服务 +5G 网络

5G 有三个重要的特征。第一个是宽频的传输，有利于医学的图像高分辨度的远程进行传输。第二个是海量接入、准时钟，有利于医疗设备的远程控制和远程观测。第三个是高可靠、低延时的信号传输。这三个对于医疗装备和 5G 相结合，形成新的互联网的医疗装备，具有巨大的支持意义。

（5）技术集成

从现在的形态上看，一款成熟的医疗装备常常兼备人工智能、互联网、5G 等多种技术，而在云平台的加持下，涌现出了一种医疗的新模式。这一经营模式的技术模型，实际上是把智能设备和云平台结合在一起以后，不但被医院使用，而且还能被病人和家庭使用。并且把智能急救车和药店都连在云平台，为医疗研究、教学和管理进行服务。

新一代人工智能将驱使医疗仪器进行变革，进而使得人类医疗保健的方式产生巨大的变化。这是由医疗系统、药物系统和医疗保健系统——整个系统的构成产生一个巨大变革。在这个变化中间，医疗的水平一定会取得一个极大的提高。

第 20 章
健康医疗数据
要素流通

20.1　健康医疗数据流通基本特征

医疗是社会经济和人民生活最密切的场景之一，数字化与医疗应用场景之间的联系愈发紧密，智能问诊、临床决策支持、影像分析支持、保险风控、科学研究、药械研发生产等应用场景不断拓展，健康医疗数据的价值正在加速释放。现阶段，行业内关注的焦点在于如何获取高质量的健康医疗数据、如何有效促进健康医疗数据在不同主体之间的流通共享以及如何根据具体应用场景实现健康医疗数据的科学利用。

20.1.1　基本现状与核心挑战

健康医疗数据的生成源自医院内的各种医疗应用场景，涉及患者就诊、医疗影像、医学检验、用药情况、护理记录、健康管理等，可基于软硬件设施和数字化医疗信息系统收集后进行储存、处理和统计分析，蕴含着巨大的应用价值。一方面，这些医疗数据可用于临床诊疗技术水平的提高；另一方面，健康医疗数据的汇总分析将在医院管理决策、医疗科技创新、医疗保险开发以及患者医疗服务等多个领域发挥正面且积极的作用。

然而，由于在医疗机构数字化基建、医疗数据标准统一、医疗数据安全性考量等方面存在诸多挑战，目前我国的大部分医疗机构的健康医疗数据长期处于沉寂状态，尚且无法实现数据的有效流通和利用，具体如下。

（1）医疗机构信息系统相对独立，"数据孤岛"问题较为突出。由于历史和操作习惯等复杂原因，独立的医疗信息系统使得医疗机构之间难以实现数据的互联互通，导致了严重的"数据孤岛"现象，对实现"医疗大数据"的应用愿景提出了较大的挑战。根据 2021 年《全民健康信息化调查报告》，我国的三级医院平均只有不到 20% 的医疗机构采用了医疗大数据应用，二级医院更是不足 5%。即使在临床数据这一备受瞩目的领域，也仅有五分之一的医院进行了相关研究尝试。这些数据表明，我国医院在各项大数据的应用仍处于低位，院内医疗大数据应用潜力有待被进一步挖掘。

（2）医疗数据存储缺乏统一标准，"数据质量"显著参差不齐。我国医疗领域普遍存在"强调临床、轻视数据"的倾向，体现在存储数据质量参差不齐、缺乏统一口径和数据标准等方面，导致医疗数据在实际使用中往往面临着格式混乱、可用性低、数据质量低等问题，这在很大程度上阻碍了医疗数据在不同机构之间有效的共享、流通和应用。

（3）**高安全性和敏感性特征凸显，"数据流通"面临重重挑战**。由于健康医疗数据涵盖大量高度敏感的医患信息，包括患者信息、病历记录、处方信息等，因此其完整性和安全性至关重要。一旦健康医疗数据受到篡改、损坏或泄露，将严重威胁到医院等医疗机构的正常运营，同时也会危及医患双方的隐私安全，甚至可能对社会的安定与和谐产生不利影响。

20.1.2　数据流通的主要方式

数据作为新型生产要素，不仅在同一主体中通过融入生产经营中发挥协同优化的功能，而且还通过在不同主体、不同领域、不同行业之间的流通，发挥其复用增效、聚合增值和融合创新的乘数效应，放大其价值功能。当前，数据流通主要包括"五大形式"和"四大主体"。

20.1.2.1　数据流通五大形式

数据流通的五大形式包括数据开放、数据共享、数据运营、数据交换以及数据交易。其中，数据开放主要指公共数据开放；数据共享包括公共数据共享和社会数据共享2种方式；数据运营主要指公共数据授权运营、企业数据运营和个人数据运营3种类型；数据交换主要指企业间数据交换、企业与个人间数据交换、政府与企业间数据交换、政府与个人间数据交换4种类型；数据交易主要指数据交易所和数据交易平台2种交易类型。

（1）**数据开放**：主要指公共数据开放，即政府机关或公共事业单位将其持有的公共数据向社会开放，为市场主体免费提供。当前公共数据开放主要指政务数据在各地市、各省，以及国家级政务数据开放平台上，将其持有的政务数据以数据集、政务数据目录、报告等方式向社会免费开放，包括无条件开放、有条件开放、不予开放三种类型。

（2）**数据共享**：指数据主体以数据目录、共享平台或点对点提供等不同方式，将持有的数据以免费或收费的形式提供给数据需求方，包括公共数据共享和社会数据共享两种方式。其中，**公共数据共享**主要指公共数据在政府机关和公共事业机构内部的共享；**社会数据共享**是指不同市场主体将各自持有的数据资源，在其构建形成的供应链、产业链或产业联盟内提供和使用，形成在产业链或产业联盟内数据的高效流通。

（3）**数据运营**：指数据主体将其拥有或持有的数据，通过自营或授权给其他市场主体开展市场化运作，包括公共数据运营、企业数据运营和个人数据运营等类型。

公共数据运营是指政府机构和公共事业单位等公共数据持有主体，对一些涉敏涉密不能直接向社会公开的公共数据，通过引入市场化机制，采用人工智能、区块链、隐私计算等技术对原始公共数据脱敏脱密后，以有偿方式向社会提供。**企业数据运营**是指企业对生产经营和在数字化转型过程中形成、存储下来的各种数据，通过自营或授权运营的方式，向社会其他市场主体提供数据服务。**个人数据运营**是指个人对拥有的自身数据及公共机构和企业平台采集的个人数据，通过自营或授权运营的方式，向社会其他市场主体提供数据服务

（4）**数据交换**：是指作为数据需求方的政府、企业或个人以有偿或无偿的方式，点对点从企业或个人等数据供应方获取所需数据，主要包括企业间数据交换、企业与个人间数据交换、政府与企业间数据交换、政府与个人间数据交换等4种类型。

（5）**数据交易**：指数据交易经营者为数据交易供需双方提供一个交易平台，数据供应方将其持有的数据在交易平台挂牌销售，数据需求方在交易平台上购买所需数据。分为两种类型，一种是政府主导推动的数据交易所或数据交易中心，另一种是企业组织搭建的数据交易平台。

20.1.2.2　数据使用四大主体

根据2021年启动实施的《信息安全技术-健康医疗数据安全指南》（GBT 39725-2020），健康医疗数据根据特定的使用场景，可将相关组织或个人划分为四大类角色，分别是**个人健康医疗数据主体、健康医疗数据控制者、健康医疗数据处理者、健康医疗数据使用者**，具体如下。

（1）个人健康医疗数据主体（简称"主体"）：个人健康医疗数据所标识的自然人。

（2）健康医疗数据控制者（简称"控制者"）：能够决定健康医疗数据处理目的、方式及范围等的组织或个人。包括提供健康医疗服务的组织、医保机构、政府机构、健康医疗科学研究机构、个体诊所等，其以电子形式传输或处理健康医疗数据。

（3）健康医疗数据处理者（简称"处理者"）：代表控制者采集、传输、存储、使用、处理或披露其掌握的健康医疗数据，或为控制者提供涉及健康医疗数据的使用、处理或者披露服务的相关组织或个人，包括：健康医疗信息系统供应商、健康医疗数据分析公司、辅助诊疗解决方案供应商等。

（4）健康医疗数据使用者（简称"使用者"）：针对特定数据的特定场景，不属于主体，也不属于控制者和处理者，但对健康医疗数据进行利用的相关组织或个人。

基于上述不同角色之间的数据流动关系，可进一步将数据使用场景划分为六大类别，包括：（1）主体－控制者间数据流通使用；（2）控制者－主体间数据流通使用；（3）控制者内部数据流通使用；（4）控制者－处理者间数据流通使用；（5）控制者间数据流通使用；（6）控制者－使用者间数据流通使用。如图20-1。

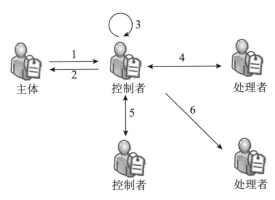

图 20-1 健康医疗数据六大使用场景

20.1.3 数据流通闭环管理体系

基于健康医疗数据的安全性和敏感性考虑，目前医疗行业内的相关主体正在积极地尝试盘活沉寂的医疗数据，最大化发挥其应用价值，实现理想状态下的健康医疗数据要素的流通闭环（图 20-2）。在该闭环管理体系下，主要包括外部企业、医疗机构、交易机构和监管机构四大核心主体，建立起以政府为主导、市场化的数据要素交易机构和服务平台为支撑的闭环体系，将有助于实现健康医疗数据从"生产要素"到"资产"的转变。其中，医疗机构通过进行有效的数据汇总、加工、安全性审核，为健康医疗数据创造流通环境；外部企业通过搭建平台、辅助标注、提供安全保障，为数据流通过程提供关键技术支撑；交易机构主要提供供需对接服务，实现数据升值、数据变现；监管机构发挥数据交易市场监管和质控的职责，通过营造良好的数据流通环境，保障健康医疗数据在合规条件下无障碍流通。

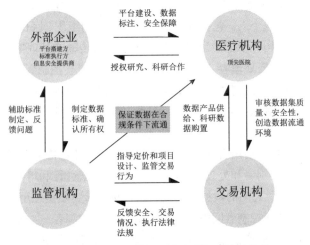

图 20-2 健康医疗数据要素流通闭环管理体系

（引自蛋壳研究院"2023 医疗大数据白皮书：从'生产要素'到'资产'，距离数据流通还有多远？"）

在医疗机构与外部企业层面,中国信通院上海工创中心联合多家上海本地医院、高校、科研院所以及医疗行业领先企业,打造国内首个医疗健康数据空间(H-Matrix),通过 H-Link、H-Studio、H-Spacehub、H-Operation 和 H-Security 五大平台提供全面的健康医疗数据治理、分析、服务、运营和安全保障(引自生命健康数据空间联合实验室"中国视角下的欧洲健康数据空间建设路径");上海数字产业发展有限公司联合多家上海医院正在开发基于临床试验的医疗数据共享和流通平台,通过集成多种隐私计算技术来保护医疗数据检索、模型参数交互、模型构建、模型推理等数据研究和应用,从而实现医疗全生命周期数据使用过程可追溯;北京数字认证股份有限公司开发了检查检验报告共享平台,试图打破医院之间的数据壁垒,实现跨院就医过程中的数据流通。此外,政府和监管机构也在积极地推动地方健康医疗数据率先实现互通。以山东省为例,已于 2024 年制定印发了"数据要素 × 医疗健康"三年行动方案,依托国家健康医疗大数据北方中心,开发了 10 个商用场景、12 项数据产品,其中"鲁医互认"惠民场景建设已实现全省 541 家医疗机构跨市跨机构检查结果互认共享。

20.1.4　医疗数据流通标准指南

2023 年 4 月,由广东省计算机信息网络安全协会发起、广东省计算机信息网络安全协会、中国广电广州网络股份有限公司、广东省人民医院、南方医科大学南方医院等多家单位共同起草编写的《健康医疗数据合规流通标准》(以下简称"标准")正式发布。《标准》洞察数据安全流通领域发展的最新需求,规定了健康医疗数据合规流通的总体原则、管理体系、流通框架、流通过程及流通监管的要求,内容涵盖医疗数据合规流通的全链条环节,为健康医疗数据合规流通共享标准化发展提供了参考指导,有助于推动健康医疗数据合规流通、共享和高效应用。

20.1.4.1　健康医疗数据合规流通框架

《标准》主要面向医疗机构、医药企业、医疗器械机构等参与健康医疗数据流通的机构,以数据流通相关的国家法律法规政策体系和健康医疗行业标准规范为依据,对如何做好数据合规流通提出指引。根据《标准》提供的健康医疗数据合规流通框架,需要聚焦健康医疗数据流通的事前、事中、事后三个阶段,即"流通准备、流通过程、流通完成",同时需要为每个阶段配备相应的合规措施(图20-3,引自《健康医疗数据合规流通标准》,HC3i 数字医疗网"《健康医疗数据合规流通标准》正式发布!")。此外,《标准》也强调合规工作要涵盖参与主体、数据内容、流通机制、管理体系以及审计措施五个合规要素。由此可见,上述举措的实施将有助于保障健康医疗数据在流通过程中的安全性和合规性,从而推动数据安全流通和共享应用。

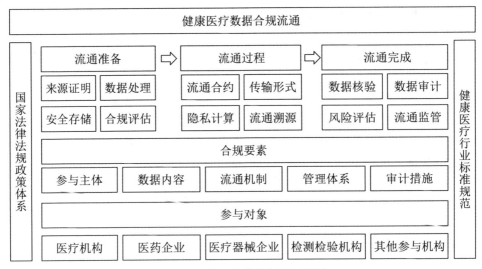

图 20-3　健康医疗数据合规流通框架

20.1.4.2　健康医疗数据常见流通场景

　　针对流通场景，《标准》基于不同机构之间的健康医疗数据流通共享，总结了五类行业内较为常见的适用场景，包括医疗服务、健康医疗应用开发、临床试验、医学科研、公共卫生管理，具体如下。

　　（1）**医疗服务**：为了提供或接受医疗服务需要而进行的健康医疗数据流通，例如医疗机构间的联合会诊对患者医疗数据的共享；

　　（2）**健康医疗应用研发**：医药企业、医疗器械企业、医疗保险机构、医疗信息化企业等为了健康医疗应用创新而对健康医疗数据进行收集、整理、分析或联合研究的数据流通；

　　（3）**临床试验**：基于临床试验的需要而进行的数据转换、交换、传输、共享等活动；

　　（4）**医学科研**：为了临床科研目的，对产生于临床实践中的真实诊疗数据进行共享并进行分析的数据流通，例如通过建设临床科研平台，将数据上传至平台进行分析；

　　（5）**公共卫生管理**：为了提供信息和改进全民健康，或服务于区域分级诊疗、医生能力加强、医疗卫生系统监管、传染病风险及时管控等目的的数据流通。

20.1.4.3　健康医疗数据流通全链条

　　《标准》针对数据提供方、数据接收方，围绕流通准备、流通过程和流通完成三大核心环节，提出了健康医疗数据流通全链条要求，具体如下。

（1）阶段一：流通准备

根据《标准》，针对数据提供方，流通准备阶段应遵循如下要求：（1）开展数据权属认定工作，对数据来源进行证明确认，涵盖数据公开收集、自行生产、间接获取、个人信息采集及未成年人个人信息流通；（2）开展数据合规处理工作，保障数据的安全、合法、保密、完整性和可用性，如对敏感数据进行去标识化处理、开展数据流通风险评估，并具备数据安全主管部门或第三方机构出具的数据流通合规性证明等；（3）确保数据流通过程中的数据存储满足合法性、合规性和安全性的相关要求，如涉及存储个人生物特征识别信息则应遵守相关国家标准的特殊要求等。

（2）阶段二：流通过程

根据《标准》，针对数据流通双方，流通过程阶段应遵循如下要求：（1）签署数据流通协议，明确数据获取流程、权利、义务及服务质量要求等；（2）采取安全的数据传输方式，以防范数据泄密的风险，如采用多方安全计算、联邦学习和可信执行环境等隐私计算技术，实现原始数据不出域，数据可用不可见的目标；（3）建立数据流通追溯机制，对数据传输全流程进行记录，以防范及监察数据流通的风险。

（3）阶段三：流通完成

根据《标准》，针对数据接收方，流通完成阶段应遵循如下要求：（1）在接收数据以及对数据开展使用、加工和处理时，履行相应的合规义务，如数据校验、权限设置、风险评估等；（2）对数据流通合规情况进行审计，发布审计报告等；（3）对持续性数据流通活动定期开展风险评估，建议通过第三方服务机构对健康医疗数据流通后的使用条件、约束机制等合规要求进行评估等；（4）数据流通使用完成后，应该对数据进行销毁，以防止数据泄露。

20.2　健康医疗数据流通法规政策

伴随着互联网技术和新一代信息技术，如5G、云计算、大数据、物联网、移动互联网、人工智能、区块链、虚拟现实技术等的快速发展和迭代，以及智能应用终端的广泛普及，数字化服务逐渐成为人们健康需求驱动下的一种新服务模式。数字化技术在赋能创新医疗应用场景实现的同时，也积累了海量的健康医疗数据。如何合规、合法、安全地使用这些医疗数据，促进医疗数据在市场中的流通和共享，充分发挥医疗数据的潜在价值，国家层面和各地区省市层面均提出了相应的监督管理和支持办法。

20.2.1　国家层面

早在2018年，国家卫健委发布的《国家健康医疗大数据标准、安全和服务管理办法（试行）》就规定了我国公民在中华人民共和国境内所产生的健康和医疗数据，国家要在保障公民知情权、使用权和个人隐私的基础上，根据国家战略安全和人民群众生命安全需要，加以规范管理和开发利用。近些年，随着数据要素发展逐渐上升为国家战略，相关部门也出台了系列针对数据要素（包括健康医疗数据）流通和共享的管理和支持办法（详见表20-1）。

表20-1　我国主要健康医疗数据流通相关法规政策

时间	部门	文件名称	核心内容
2023年12月	国家数据局等十七部门	《"数据要素×"三年行动计划（2024—2026年）》	数据要素×医疗健康领域，有序释放健康医疗数据价值，完善个人健康数据档案，融合体检、就诊、疾控等数据，创新基于数据驱动的职业病监测、公共卫生事件预警等公共服务模式
2023年2月	国家互联网信息办公室	《个人信息出境标准合同办法》	对"标准合同"途径下的个人信息出境要求给出详细规定，明确个人信息出境标准合同的适用范围、订立条件、评估内容和备案要求
2022年12月	中共中央 国务院	《中共中央 国务院关于构建数据基础制度更好发挥数据要素作用的意见》	完善和规范数据流通规则，构建促进使用和流通、场内场外相结合的交易制度体系，规范引导场外交易，培育壮大场内交易；有序发展数据跨境流通和交易，建立数据来源可确认、使用范围可界定、流通过程可追溯、安全风险可防范的数据可信流通体系
2022年7月	国家互联网信息办公室	《数据出境安全评估办法》	明确需要进行出境安全评估的三类场景：第一类是重要数据出境；第二类是关键信息基础设施运营者收集和产生的个人信息出境；第三类是达到一定条件的非关键信息基础设施运营者收集和产生的个人信息出境

以国家数据局等十七部门联合印发的《"数据要素×"三年行动计划（2024—2026年）》为例，围绕工业制造、金融服务、医疗健康等12个行业和领域，通过打造新场景、新模式，推动发挥数据要素乘数效应、释放数据要素价值。例如，在医疗健康领域，提出要"有序释放健康医疗数据价值，完善个人健康数据档案，融合体检、就诊、疾控等数据，创新基于数据驱动的职业病监测、公共卫生事件预警等公共服务模式。加强医疗数据融合创新，支持公立医疗机构在合法合规前提下向金融、养老等经营主体共享数据，支撑商业保险产品、疗养休养等服务产品精准设计，拓展智慧医疗、智能健康管理等数据应用新模式新业态"。

20.2.2　省市层面

在国家政策的指引和号召下，全国各省市地区政府围绕健康医疗数据的交易和流通、跨境传输等方面先后也出台了一系列法规政策。近些年，长三角地区主要省市以及北京、深圳等地区在健康医疗数据相关的政策法规方面开展了领先实践（详见表20-2）。以《中国（上海）自由贸易试验区临港新片区数据跨境流动分类分级管理办法（试行）》为例，为进一步指导和帮助数据处理者高效合规地开展数据跨境流动，围绕安全有序、正当必要、需求导向、分类分级、动态更新五大基本原则，结合上海"五个中心"建设，围绕汽车、金融、航运、生物医药等重点领域进行分类管理，将跨境数据划分为"核心数据、重要数据、一般数据"三个级别，为数据跨境流动提供了有效指引。

表 20-2　国内主要省市健康医疗数据流通相关法规政策

省市	时间	文件名称	核心内容
北京	2024 年 3 月	《北京市支持创新医药高质量发展若干措施（2024 年）》	鼓励医疗健康数据赋能创新，推动医疗健康高价值数据向数据先行区汇聚共享，形成一批单病种主题数据库。实施"监管沙盒"机制，有序推进医疗健康数据的交易和流通
上海	2024 年 2 月	《中国（上海）自由贸易试验区临港新片区数据跨境流动分类分级管理办法（试行）》	跨境数据分级从高到低依次分为核心数据、重要数据、一般数据 3 个级别，核心数据禁止跨境，重要数据形成重要数据目录，一般数据形成一般数据清单
深圳	2023 年 11 月	《深圳市卫生健康数据管理办法》	明确各级管理架构及各相关单位职责，对卫生健康数据分类处理、分级授权、共享调阅等进行规范，加强对医疗服务、科学研究、公共服务等过程中产生的卫生健康数据处理的全流程管理
江苏	2023 年 12 月	《关于推进数据基础制度建设更好发挥数据要素作用的实施意见》	构建数据流通基础设施，支持徐州建设"数据金库"，为数据存储、加工、流通交易提供可靠的基础设施支撑
浙江	2024 年 5 月	《浙江省人民政府办公厅关于深化数据知识产权改革推动高质量发展的意见》	强化数据知识产权登记证书作为流通交易、收益分配的初步凭证作用，推进信息共享，营造可信生态，减轻交易成本，促进数据的流通运用，激活数据要素动能

20.3　数据空间与健康医疗数据流通

数据要素正在成为一种重要的战略资源，数据要素的流通和交易成为企业在市场上是否成功的关键影响因素。同时，随着计算机处理数据体量、交换需求和多组织间数据管理需求的不断增长，寻找正确的、满足业务需求的数据越来越困难，数据湖（Data Lake）等在中央数据库中存储数据并进行分析的数据管理模式正面临着前所未有的挑战。在此背景之下，分布式的、具有协调功能的"数据空间"（Data Matrix）数据共享流通架构应运而生。

20.3.1　数据空间基本内涵

数据空间可被定义为"产业合作伙伴基于共同约定原则进行数据要素流通配置的枢纽节点，是面向产业提供数据可信、安全、共享和流通能力的新型基础设施"，具备"高质量的数据资源、多方共赢的共享机制、安全可信的技术保障、便捷高效的工具集合"四大要素。在数据空间中，重要的不再是集中存储所有的数据，而是确保应用程序（如深度学习算法）能够以正确的方式接收和使用正确的数据。为进一步解决数据资源共享流通中不同利益主体的安全和信任问题，后续又衍生出可信数据空间（Trusted Data Matrix），基于数据使用控制、隐私计算、安全技术、存证溯源等技术，建立起覆盖数据全生命周期的数据管控系统和价值生态体系，支撑解决数据要素产权确权、交易流通、安全治理等核心问题。

20.3.2　数据空间发展历史

　　数据空间的概念最初于 2005 年在美国计算机科学领域提出，并于 2015 年前后在德国工业领域率先实践，2017 年开始向其他行业扩展，并在欧盟达成共识。

　　2020 年，欧盟委员会先后发布《欧洲数据战略》和《欧洲数据治理条例》，提出在保证欧洲公共利益和数据提供者合法权益的条件下，构建工业、绿色政务、出行移动、健康、金融、能源、农业、公共管理、技能等九大数据空间，实现更广泛的数据资源释放和国际数据共享。

　　2022 年 5 月 3 日，欧盟委员会发布了《医疗数据空间条例》草案，以期进一步提升医疗数据共享水平。为了应对 2020 年全球范围内爆发的新冠肺炎疫情，欧盟委员会在《欧洲数据战略》的基础上加快了**欧洲健康数据空间（EHDS）**的筹备工作。2022 年 5 月 3 日，欧盟委员会正式宣布启动欧洲健康数据空间的建设，成为《欧洲数据战略》中九大优先支持发展的公共领域数据空间的首发建设项目。EHDS 的发展经历了立法提案、多方协商和修订，在 2023 年形成了临时协议，并计划于 2025 年初开始实施。

20.3.3　健康医疗数据空间案例

　　在《欧洲数据战略》和《医疗数据空间条例》的支持下，欧盟委员会围绕健康医疗数据在全球率先启动了 EHDS 的建设，旨在创建统一法律环境，促进健康数据的跨境访问和交换。与此同时，中国也在积极探索医疗健康大数据的开放共享，通过建立统一数据标准，推动医疗数据的整合与共享。H-Matrix 项目作为国内首个健康数据空间项目，由多方共建，致力于为医疗健康产业提供高质量数源和创新数据产品。

20.3.3.1　国际健康医疗数据空间：以EHDS为例

　　EHDS 的核心概念在于创建一个统一的法律环境，促进健康数据的跨境访问和交换。EHDS 基于构建一个特定于健康领域的数据空间，通过规则、通用标准和实践、基础设施和治理框架的整合，形成一个专注于健康医疗领域的生态系统，其目标是让患者能够轻松访问和管理个人的健康医疗数据，同时为科学研究、创新科技、政策制定和患者安全提供数据支持。

　　基于数据的一次使用和二次使用，数据存储与共享平台的建设成为 EHDS 技术架构的核心组成部分。MyHealth@EU 和 HealthData@EU 两大平台分别针对健康数据的一次使用和二次使用进行了优化（图 20-4）。MyHealth@EU 专注于支持患者和医疗保健提供者对健康数据的访问和控制，而 HealthData@EU 则为研究和政策制定提供了一个跨境的数据共享基础设施。

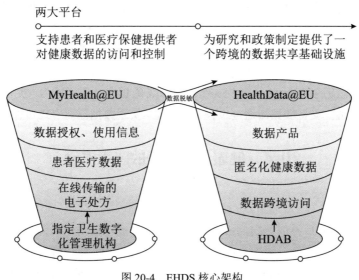

图 20-4　EHDS 核心架构

20.3.3.2　国内健康医疗数据空间：以H-Matrix为例

2023 年 11 月，于上海举行的全球数商大会健康数据高峰论坛上，国内首个健康数据空间项目——"医疗健康数据空间（H-Matrix）"正式启动。"医疗健康数据空间（H-Matrix）"是生命健康数据空间联合实验室（H-Matrix Joint Lab）的重点建设项目，由复旦大学、上海市生物医药技术研究院和中国信通院上海工创中心牵头，中国信通院上海工创中心负责组织管理，复旦大学附属中山医院、复旦大学附属华山医院、复旦大学附属肿瘤医院、复旦大学附属儿科医院、复旦大学附属妇产科医院、复旦大学附属眼耳鼻喉科医院、复旦大学附属华东医院、上海市重大传染病和生物安全研究院、上海市生物医药行业协会、英矽智能等二十余家单位联合共建。

H-Matrix 是医疗健康数据要素流通的重要枢纽，是提供医疗健康产业高质量数源和数据产品的新型基础设施，具备公开透明的共享合作和利益分配机制，提供区块链、隐私计算、可信网络等数据安全流通的保障能力。针对医疗健康产业应用场景和实际问题，提供高质量数源及行业应用，实现新产品、新服务、创造新的价值增量。主要包含五项建设内容，具体如下。

（1）**医疗数据治理平台（H-Link）**：具备数据汇聚、数据处理等能力，提供医疗数据治理、映射、校验、发布等功能，支持数据资源分布式管理，实现医疗数据资源多层次的互联互通。

（2）**数据分析应用平台（H-Studio）**：具备数据流通、数据应用等能力，提供数据分析工作站、行业工具库等功能，支持 MPC、联邦学习等多种数据流通模式，实现数据分析、建模及在线部署。

（3）**健康医疗服务门户（H-Spacehub）**：提供数据资源目录、资源查询、供需对接、数商服务目录等功能。提升用户用数体验，实现用户留存，完善数据生态建设。

（4）**空间运营管理平台（H-Operation）**：具备数据运营能力，提供功能应用链路管理、可视化看板等功能，支持数商应用上架，数据产品平台部署及推理等服务，实现空间精细化运营。

（5）**安全流通保障中心（H-Security）**：具备数据安全保障能力，提供身份认证、日志认证等功能，支持数据流通全过程上链存证，实现数据流通有迹可循、有证可查。

20.4 健康医疗数据的跨境流通

20.4.1 基本现状

随着中国内地与香港之间的产业合作与人员交流日益密切，内地居民赴港工作和香港居民在内地长住已成为一种新趋势。2023 年 12 月，为了推动粤港澳大湾区个人信息的跨境安全与有序流动，国家互联网信息办公室与香港特别行政区政府创新科技及工业局联合发布了《粤港澳大湾区（内地、香港）个人信息跨境流动标准合同实施指引》。该指引明确了大湾区内个人信息处理者和接收方可以根据要求，通过签订标准合同来实现内地与香港之间的个人信息跨境流通。这一制度的确立，为促进两地健康医疗数据的互通互认以及跨境医疗服务体系的建立奠定了坚实的基础。

在数据交换平台方面，根据标准合同实施指引，大湾区内的相关单位积极响应，与内地和香港的相关部门签订了标准合同，并在广东省互联网信息办公室进行了备案，从而获得了从内地到香港开展健康医疗数据跨境交换的许可。通过跨境医疗数据交换平台，内地患者（包括在大湾区内地城市长期居住的香港居民）可以授权香港的医疗专业人员访问他们在内地的电子病历、CT 和 MRI 医疗影像记录以及实验室检验结果，还可以与拥有电子病历访问权限的香港医疗专业人员进行远程会诊。

在医疗数据共享方面，2024 年 4 月 26 日，在香港举行的"沪港合作会议"第六次会议上，围绕沪港数据合作，双方就推动沪港"便捷就医服务"应用场景试点，探索沪港围绕"随申办""医健通"等平台开展战略合作达成协议。未来，沪港还将进一步推动医疗健康数据开放共享，包括基于特定范围内试点开放部分医疗数据和生物医药数据。

在跨境科研合作方面，随着《数据出境安全评估办法》正式实施数月后，北京市互联网信息办公室于 2023 年 1 月公示了首都医科大学附属北京友谊医院普外中心与荷兰阿姆斯特丹大学医学中心普通外科合作研究项目，该项目成为全国首个获得北京网信办批准的数据出境安全评估案例，为加强医疗健康数据出境安全管理和促进国际医疗研究合作提供了宝贵的实践经验。

在数据跨境服务方面，2024 年 4 月 7 日，上海临港新片区数据跨境服务中心正式启用，这是国内首个由网信部门设立的基层服务中心，可以为上海市的企业提供跨境数据政策咨询服务、解答相关疑问，同时企业可通过提交数据出境安全评估以进行备案认证。与此同时，临港新片区数据跨境公共服务管理平台也正式上线并开始试运行，该平台与服务中心紧密合作，在临港新片区开展数据跨境模式创新，为企业安全合规地开展数据跨境流通提供一站式服务。

20.4.2　合作机制

随着国内健康医疗数据跨境流通路径不断拓展，以及国际健康医疗数据合作的不断深入，跨境数据流通合作机制正呈现出多样化发展态势。目前，在国内健康医疗数据跨境流通合作中，主要涉及政府、医疗企业、医疗机构和研究机构四类主体，涵盖**医疗数据流通平台、医疗数据产业园区**和**多中心临床研究合作**在内的三大机制，能够在安全评估备案的基础上实现数据要素的价值释放。具体如下。

（1）**机制 1—企业主导打造医疗数据流通平台**

以企业为主导，在符合国家和地区数据合规要求的前提下，通过企业内部共享或地区合作的数据平台，实现医疗数据的互联互通和信息共享。此类平台的功能覆盖数据收集、存储、境内分享和跨境传输等多个环节，不仅优化了信息共享和服务协同，同时也为跨境诊疗创造了条件。以大湾区跨境医疗数据交换平台为例，内地患者可以授权香港医疗专业人员访问他们在内地的医疗数据，包括电子病历、影像学以及实验室检验数据，并且可以与拥有其电子病历访问权限的香港医疗专业人员进行远程会诊。

（2）**机制 2—以自贸试验区为核心载体先试先行**

在《数据出境安全评估办法》和《促进和规范数据跨境流动规定》（以下简称《规定》）等文件的指引下，国内逐渐形成了一种以自贸试验区为核心载体，通过"政府引导共建转化平台、产业园或医疗中心，企业汇聚项目合作"的形式开展健康医疗数据跨境流通合作。《规定》中指出，在国家数据分类分级保护制度框架下，自由贸易试验区可以自行制定区内需要纳入数据出境安全评估、个人信息出境标准合同、个人信息保护认证管理范围的数据清单。例如，2022 年 3 月，《中国（北京）自由贸易试验区条例》出台，提出了在风险可控的前提下，开展数字领域的国际合作，促进数据跨境传输、数字产品安全检测与认证、数据服务市场安全有序开放等领域的互惠互利、合作共赢，推动数字贸易港建设。

（3）**机制 3—聚焦多中心临床试验开展创新合作**

跨境医学研究的数据交流形式包括课题或项目合作，涉及课题研发产生的科研数据以及医学实践产生的真实世界数据。科研数据的跨境协同为健康医疗国际合作创造了条件，推动了不同国家、地区之间在产学研领域的创新合作，同时加速了医疗行业前沿技术在不同国家和地区的应用和推广。例如，首都医科大学附属北京友谊医院普外中心和阿姆斯特丹大学医学中心普通外科作为全球牵头中心，联合发起结直肠领域的国际多中心临床研究项目（COLOR IV），成为全国首个健康医疗数据合规出境案例。

20.4.3 监管要求

对于健康医疗数据出境业务，国内医药公司及机构的数据跨境流通与共享往往面临着境外与境内法律法规的双重监管要求。虽然，我国目前尚未对健康医疗数据出境进行专项的法律规制，但对企业的监管要求已散见于各类法规政策之中。根据《数据安全法》《个人信息保护法》《数据出境安全评估办法》、国家标准《健康医疗数据安全指南》《数据出境安全评估指南》等一系列政策文件要求，当数据处理者向境外提供数据符合以下情形之一时，即应通过省级网信部门向国家网信部门申报数据出境安全评估。

（1）关键信息基础设施的运营者收集和产生的个人信息和重要数据；

（2）出境数据中包含重要数据；

（3）处理个人信息达到一百万人的个人信息处理者向境外提供个人信息；

（4）累计向境外提供超过十万人的个人信息或一万人以上敏感个人信息。

20.4.4 核心挑战

在健康医疗数据跨境流通过程中，不仅需要应对一般数据跨境流通的普遍难题，还需面对健康医疗领域的特有挑战。这些挑战主要体现在数据安全、制度合规性和技术支持方面，具体如下。

（1）**顶层监管规范空白**：现阶段，对于非个人信息和非重要数据的跨境流动，尚缺乏明确的规范指导，导致了监管程序上的不连贯性。此外，安全评估与标准合同在内容上的重叠，使得立法目的的区分变得模糊，给医疗机构在数据出境安全评估申报上带来造成了一定的困扰；

（2）**数据分类分级不清**：国内医疗数据的分类分级制度尚未完善，使得医疗数据资产的梳理难以有效开展，数据处理者难以确定业务中是否涉及对重要数据的处理；

（3）**行业制度衔接不畅**：健康医疗数据出境的通用性制度与行业性制度之间存在衔接不畅的问题。例如，人类遗传基因资源信息跨境流通受到极其严格的限制，与其他类型的数据在出境规则上存在显著差异。

（4）**国际标准差异明显**：各国关于个人隐私、数据保护和医疗信息管理的法律法规存在显著差异。例如，《个人信息保护法》等法规对数据出境有严格要求，而不同国家和地区的规定不一，使得企业在进行跨境数据传输时需同时遵守多套法律体系，增加了合规难度。在操作层面，健康医疗数据出境的合规成本较高，涉及多部门协同配合的难度，以及境内外配合的难度。

（5）**转化应用前景不明**：即便数据成功跨境，如何在不同国家的医疗体系、研究框架内有效转化和应用这些数据，以推动医疗服务和科研进步，也是一个复杂的过程。

附录
中英文术语对照表

序号	英文名称	中文名称
1	Enterprise Service Bus，ESB	企业服务总线
2	SOA	面向服务架构
3	WebService	一种跨编程语言和跨操作系统平台的远程调用技术
4	Socket	套接字
5	XML	可扩展标记语言
6	JSON	轻量级的数据交换格式
7	WSDL	Web 服务描述语言
8	Oracle	甲骨文公司开发的一套关系数据库管理系统
9	DB2	美国 IBM 公司开发的一套关系型数据库管理系统
10	SQL Server	Microsoft 公司推出的关系型数据库管理系统
11	Sy Base	美国 Sybase 公司研制的一种关系型数据库系统
12	Mysql	瑞典 MySQL AB 公司开发的一个关系型数据库管理系统
13	Access	通道
14	FTP	文件传输协议
15	SMTP/POP3	发送 / 接收
16	HTTP	超文本传输协议
17	SOAP	简单对象访问协议
18	Extract-Transform-Load，ETL	数据抽取、转换和加载
19	DataStage	数据集成软件平台
20	Power Center	存储库管理器
21	OWB	Oracle 数据仓库构建器
22	SSIS	生成高性能数据集成解决方案的平台
23	Kettle	开源的 ETL 工具
24	Health Level Seven，HL7	医疗信息交换标准
25	Open Systems Interconnection model	开放式系统互联通信参考模型
26	Application Layer	应用层
27	Fast Healthcare Interoperability Resources，FHIR	卫生保健信息电子化交换标准
28	REST API	网络接口
29	RIM	参考信息模型
30	Clinical Document Architecture，CDA	临床文件架构
31	C-CDA	合并临床文档架构
32	CCD	护理连续性文件
33	SPL	结构化产品标签
34	CCOW	临床上下文对象工作组

序号	英文名称	中文名称
35	HDF	开发框架
36	DICOM	医学数字成像和通信
37	Integrating the healthcare Enterprise，IHE	医疗信息系统集成
38	Technical Framework	技术框架
39	RESTful Web	基于 REST 架构的 Web 服务
40	Rhapsody	模型驱动可视化开发软件
41	Operational Data Store，ODS	操作型数据存储
42	Transform	清洗、转换
43	Data Warehousing	数据仓库
44	Data Warehousing，DW	数据中心库
45	HIS	医疗信息就诊系统
46	CIS	临床信息系统
47	EMR	电子病历
48	TCP/IP	传输控制协议 / 网际协议
49	XSD Validation	数据集验证
50	SSO	通用网络协议
51	CDC	数据库
52	CDR	临床数据中心
53	ODR	运营数据中心
54	RDR	科研数据中心
55	ACR	美国放射学会
56	NEMA	美国电器制造商协会
57	PACS	图像存档和通信系统
58	ACR-NEMA	数字成像和通讯标准委员会
59	ISO-OSI	计算机网络的开放系统互连模型
60	UID	唯一标识符
61	ANSI	美国国家标准学会
62	Little-Endian，LE	小端存储
63	Big-Endian	大端存储
64	Transfer Syntax	传输语法
65	Data Element	数据元素
66	Tag	数据元素标签
67	Value Length，VL	数据值长度
68	Value Field，VF	数据值域
69	Data Set	数据集
70	VR	值表示法
71	IOD	信息对象定义

序号	英文名称	中文名称
72	IOM	信息对象模块
73	Patient	患者层次
74	Study	检查层次
75	Series	序列层次
76	Image	图像层次
77	AE Title	应用实体标识
78	Type	类型
79	Item	条目
80	information object class，IOC	信息对象类
81	Attribute	属性
82	IE	信息实体
83	CT	电子计算机断层扫描
84	MR	核磁共振影像
85	UL	上层协议
86	DIMSE DICOM	消息服务元素
87	Message	消息
88	Protocol Data Unit，PDU	协议数据单元
89	Association	关联
90	Context	上下文
91	Service-Object Pairs，SOP	服务对象
92	service class provider，SCP	服务类提供者
93	service class user，SCU	服务类使用者
94	Run Length Encode，RLE	游程编码
95	HIMSS	卫生保健信息管理系统学会
96	RSNA	北美放射学会
97	Actor	角色
98	Transactions	事务
99	Intcgration Profile	集成规范
100	Scheduled Workflow，SWF	预约工作流程
101	Patient Information Reconciliation，PIR	患者信息修改处理
102	Consistent Presentation of Images，CPI	影像的一致性显示
103	Presentation of Grouped Procedures，PGP	分组检查的实现
104	Post-processing Workflow，PWF	后处理工作流程
105	Reporting Workflow，RWF	报告流程
106	Evidence Documents，ED	取证文档
107	Key Image Note，KIN	关键图像注释

序号	英文名称	中文名称
108	Simple Image and Numeric Reports，SINR	简单图像和数字化报告
109	Charge pasting，CHG	付费记录
110	Basic Security，SEC	基本安全
111	Access to Radiology Information，ARI	获取放射信息
112	Potable Data for Imaging，PDI	影像数据携带
113	Patient Identifier Cross-referencing，PIX	病人标识交叉引用
114	Patient Demographics Query，PDQ	病人基本信息查询
115	Retrieve Information for Display，RID	用于显示的信息检索
116	Consistent Time，CT	时间一致性
117	Enterprise User Authentication，EUA	企业范围内用户验证
118	Patient Synchronized Applications，PSA	患者数据应用同步
119	IHE Connectathon	医疗健康信息集成规范认证测试
120	Medical Enterprise Simulators and Analyzer，MESA	一种 IHE 测试工具